常见病诊治重点与难点丛书

病毒性肝炎

主编　孙玉凤　王　娜　姚冬梅

科学技术文献出版社
SCIENTIFIC AND TECHNICAL DOCUMENTATION PRESS

图书在版编目(CIP)数据

病毒性肝炎/孙玉凤,王娜,姚冬梅主编.—北京:科学技术文献出版社,2011.8

(常见病诊治重点与难点丛书)

ISBN 978-7-5023-6931-6

Ⅰ.①病…　Ⅱ.①孙…　②王…　③姚…　Ⅲ.①病毒性肝炎-诊疗　Ⅳ.①R512.6

中国版本图书馆 CIP 数据核字(2011)第 085182 号

病毒性肝炎

策划编辑:丁坤善　责任编辑:马永红　责任校对:张吲哚　责任出版:王杰馨

出 版 者　科学技术文献出版社
地　　址　北京市复兴路 15 号　邮编 100038
编 务 部　(010)58882938,58882087(传真)
发 行 部　(010)58882868,58882866(传真)
邮 购 部　(010)58882873
网　　址　http://www.stdp.com.cn
发 行 者　科学技术文献出版社发行　全国各地新华书店经销
印 刷 者　北京时尚印佳彩色印刷有限公司
版　　次　2011 年 8 月第 1 版　2011 年 8 月第 1 次印刷
开　　本　787×1092　1/16 开
字　　数　438 千
印　　张　19
书　　号　ISBN 978-7-5023-6931-6
定　　价　68.00 元

编 委 会

前 言

病毒性肝炎是由多种不同肝炎病毒引起的一组以肝脏损害为主的传染病，包括甲型肝炎、乙型肝炎、丙型肝炎、丁型肝炎及戊型肝炎，还有庚型病毒性肝炎。病毒性肝炎遍布全球，感染的地区差异性大，我国是甲型病毒性肝炎和乙型病毒性肝炎的高发地区之一。尽管肝炎病毒型别不同，传播途径各异，但其发病率仍居全国传染病之首，严重危害人们的健康，由此产生的经济负担，成为因病致贫、因病返贫的重要原因之一。

为了进一步促进临床医师对病毒性肝炎的正确认识，提高其临床技能，从而满足广大传染科及广大内科专业医务人员的临床需要，编者在参阅国内外相关研究进展的基础上，结合临床经验编写此书。

本书共18章，约40万字。首先介绍病毒性肝炎的流行病学、发病机制、临床表现、辅助检查、诊断与鉴别诊断，然后重点阐述急性病毒性肝炎、慢性乙型病毒性肝炎、慢性丙型肝炎、慢性丁型肝炎、淤胆型肝炎、重症肝炎、并发症及合并症的治疗，最后介绍病毒性肝炎的中医药治疗、护理及预后等。本书充分吸收国内外最新的研究成果，侧重实用性，并力求详尽准确。

本书读者对象为广大传染科临床医生，同时包括县级医院、乡镇医院及社区医疗服务中心的临床医生；同时还包括广大研究生、进修生、医学院校学生等，可作为其工作和学习的工具书及辅助参考资料。

本书编写过程中，得到了多位同道的支持和关怀，他们在繁忙的医疗、教学和科研工作之余参与撰写，在此表示衷心的感谢。

由于时间仓促，专业水平有限，书中存在的不妥之处和纰漏，敬请读者和同道批评指正。

编 者

目录

Contents

第一章

概　述

病毒性肝炎是由多种不同肝炎病毒引起的一组以肝脏损害为主的传染病，根据病原学诊断，肝炎病毒常见的有 5 种，即甲型、乙型、丙型、丁型、戊型肝炎病毒，分别引起甲型、乙型、丙型、丁型、戊型病毒性肝炎，即甲型肝炎（hepatitis A）、乙型肝炎（hepatitis B）、丙型肝炎（hepatitis C）、丁型肝炎（hepatitis D）及戊型肝炎（hepatitis E）。还有一种称为庚型病毒性肝炎，较少见。

随着对病毒性肝炎及非感染性肝炎认识的深入，原来的组织学分类已不适应临床需要。中华医学会传染病与寄生虫病学会、肝病学分会联合修订的 2000 年《病毒性肝炎防治方案》强调慢性肝炎应以病原学为依据来命名，只要有可能和可行，应标明病因学分类，例如乙型慢性肝炎、丙型慢性肝炎、丁型慢性肝炎、自身免疫性肝炎、药物性慢性肝炎等。

20 世纪 90 年代已有己型肝炎散发的报道，由于病原尚未肯定，到目前仍未正式命名。病毒性肝炎遍布全球，感染的地区差异性大，我国是甲型和乙型病毒性肝炎的高发地区之一。各种类型病毒性肝炎的病理变化、血液生化改变、临床表现均很相似，但其病原学、传播途径、发展与转归、预防措施不尽相同。

一、甲型病毒性肝炎(甲肝)

1. 病原学　为甲型肝炎病毒（hepatitis A virus，HAV），主要存在于患病者的粪便中。

2. 传染源　为急性期患病者或亚临床感染者。

3. 传播途径　为经粪—口传播，HAV 由口进入消化道，并进入肝细胞内进行繁殖。

4. 流行病学　呈散发或地方性流行。

5. 人群分布　在高发地区发病主要为儿童。

6. 临床特点　表现为自限性肝炎，以急性黄疸型肝炎多见。暴发性发病者极为少见。

7. 预后　一般良好，无慢性化倾向。感染后可获得持久的免疫力。

8. 血清学检查　血清抗 HAV 阳性。

9. 预防　切断传播途径是预防甲型病毒性肝炎的根本性措施，加强水源、饮食、粪便的管理，提高个人卫生水平，消灭苍蝇、蟑螂等传播媒介。儿童可注射甲肝疫苗。

二、乙型病毒性肝炎(乙肝)

1. 病原学 为乙型肝炎病毒(hepatitis B virus，HBV)，主要存在于患病者的血液、精液、阴道分泌物、唾液及初乳等。

2. 传染源 为急性或慢性患病者以及 HBV 慢性携带者。

3. 传播途径 为输血或血制品、污染的注射器、医疗器械、针刺、牙刷及母婴传播、密切接触传播等，HBV 进入肝细胞内进行繁殖。

4. 流行病学 呈散发为主。

5. 分布 我国乙型病毒性肝炎为高发地区。南方多于北方，农村多于城市，男性多于女性。

6. 临床特点 表现急性肝炎、急性重型肝炎、亚急性重型肝炎及慢性肝炎几种情况。

7. 血清学检查 血清 HBsAg 阳性及其他 HBV 标志物可阳性。

8. 预后 一般良好，5%～10%患者可能发展成慢性肝炎，部分患者发展成肝硬化或肝癌。急性重型肝炎预后差，死亡率高。

9. 预防 主要是管理传染源，切断传播途径，保护易感人群，注射乙肝疫苗。

三、丙型病毒性肝炎(丙肝)

1. 病原学 为丙型肝炎病毒(hepatitis C virus，HCV)，主要存在于患病者的血液或体液中。

2. 传染源 为急性或慢性患病者及 HCV 慢性携带者。

3. 传播途径 主要为输血或血制品，其次为密切接触。目前认为 HCV 直接损伤肝细胞。

4. 流行病学 呈散发发病。

5. 发病人群 主要为长期接受输血者、血液透析者、静脉吸毒者、血友病患者等。

6. 临床特点 表现为急性或慢性肝炎。

7. 血清学 血清抗 HCV 阳性/HCV-RNA 阳性。

8. 预后 急性自限性丙型肝炎预后一般良好(约占 15%)，85%发展成慢性肝炎。

9. 预防 需严格筛选献血者，目前尚无有效的疫苗。

四、丁型病毒性肝炎(丁肝)

1. 病原学 为丁型肝炎病毒(hepatitis D virus，HDV)，是一种缺陷病毒。HDV 感染必伴有 HBV 感染。

2. 传染源 为急性或慢性期患病者或者是慢性携带者。

3. 传播途径 同乙型病毒性肝炎。HDV 直接损伤肝细胞。

4. 流行病学 呈散发发病。

5. 临床特点 表现为与乙型病毒性肝炎同时或重叠感染，HDV 感染可加重乙型病毒性肝炎的病理改变。

6. 治疗　目前尚无特效治疗方法，治疗丁肝的难度比乙肝还大。

7. 预防　参考乙型病毒性肝炎的预防。

五、戊型病毒性肝炎（戊肝）

1. 病原学　为戊型肝炎病毒（hepatitis E virus，HEV），主要存在于患病者的粪便中。

2. 传染源　为潜伏期末期或发病早期患病者或亚临床感染者。

3. 传播途径　为经粪—口传播，水源污染可引起大的暴发流行。

4. 流行病学　呈散发或暴发性流行。

5. 发病人群　人群普遍易感。

6. 临床分型　表现为黄疸型、无黄疸型、淤胆型以及重型肝炎。

7. 血清学　血清抗 HEV 阳性。

8. 预后　一般良好，无慢性化倾向。感染后可获得持久的免疫力。

9. 预防　与甲型病毒性肝炎相同。

（孙玉凤　刘学臣　王会青）

第二章

流行病学

一、甲型肝炎

1. 传染源 甲型肝炎的主要传染源是急性患者和隐性患者。病毒主要通过粪便排出体外，自发病前 2 周至发病后 2～4 周内的粪便具有传染性，而以发病前 5 天至发病后 1 周最强，潜伏后期及发病早期的血液中亦存在病毒。唾液、胆汁及十二指肠液均有传染性。

2. 传播途径 甲型肝炎主要经粪—口途径传播。粪便中排出的病毒通过污染的手、水、苍蝇和食物等经口感染，以日常生活接触为主要方式，通常引起散发性发病，如水源被污染或生食污染的水产品(贝类动物)，可导致局部地区暴发流行。通过注射或输血传播的机会很少。

3. 人群易感性 人类对各型肝炎普遍易感，各种年龄均可发病。甲型肝炎感染后机体可产生较稳固的免疫力，在本病的高发地区，成年人血中普遍存在甲型肝炎抗体，发病者以儿童居多。

4. 流行特征 甲型肝炎全年均可发病，而以秋冬季为发病高峰，通常为散发；发病年龄多在 14 岁以下，在托幼机构、小学校及部队中发病率较高，且可发生大的流行；如水源被污染或生吃污染水中养殖的贝壳类动物食品，可在人群中引起暴发流行。

二、乙型肝炎

HBV 感染呈世界性流行，但不同地区 HBV 感染的流行强度差异很大。全球 60 亿人口中，约 1/2 生活在 HBV 高流行区，主要流行于亚洲、南太平洋地区、撒哈拉沙漠以南、非洲、北极(阿拉斯加、格陵兰和加拿大北部)、澳大利亚、新西兰、南美洲和中东地区。在发达国家中，来自流行区的移民、男性同性恋者、静脉注射毒品者和拥有多个性伴侣者有很高的慢性 HBV 感染率。我国和撒哈拉以南沙漠，慢性 HBV 感染导致的肝癌是威胁男性生命的主要肿瘤之一。据世界卫生组织(WHO)统计，全球约 20 亿人感染 HBV，其中 3.5 亿人为慢性 HBV 感染者，25%～40%导致肝硬化和肝癌。HBV 感染相关性死亡在前十位疾病死因中居第 7 位，远位于艾滋病之前。

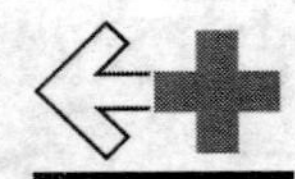

据 1992—1995 年全国病毒性肝炎血清流行病学调查，我国属于 HBV 高流行区和中流行区，一般人群感染率为 9.09%，约有 1.2 亿 HBV 感染者，其中约 3000 万人为慢性 HBV 感染者。对急性黄疸型乙型肝炎患者进行的随访观察表明，大约 3%的患者发展为慢性肝炎，但也有相当多的慢性乙型肝炎患者并没有明显的急性肝炎病史。

1. 传染源 各型乙型肝炎患者和无症状乙型肝炎病毒携带者是本病的传染源。急性乙型肝炎患者潜伏期后期即有传染性，发病后作为传染源的意义降低。慢性乙型肝炎患者传染性与肝脏病变程度无关，与血中乙肝病毒的脱氧核糖核酸(HBV-DNA)载量及 HBV-DNA 复制程度有关。无症状 HBV 携带者作为传染源的意义尤其重要，其传染性与病毒复制活跃程度呈正相关。我国无症状 HBV 携带者数量多、分布广、携带病毒时间长，是我国 HBV 传播的最主要传染源。

2. 传播途径 HBV 存在于 HBV 感染者的血液及各种体液(汗液、唾液、泪液、乳汁、羊水、阴道分泌物、精液等)中。通过血液、体液、母婴传播及日常密切接触而传播。

(1)血液传播：在 HBV 低流行区，输血及使用血制品常是主要传播途径。使用污染的注射器或针刺等，如注射、拔牙、刷牙、静脉吸毒等也是重要的传播途径。研究发现，微量血液(0.0004ml)即可造成感染。

(2)母婴垂直传播：可包括 3 个阶段：宫内传播(通过胎盘感染)，约占 5%；产程传播，主要为分娩时母亲的血液、阴道分泌物通过胎儿的破损皮肤、黏膜而传染，或吸入羊水、产道血液等导致胎儿感染；产后传播，出生后通过哺乳等密切生活接触而传播。研究发现，如母亲为 HBsAg 和 HBeAg 阳性，在不用乙肝疫苗、免疫球蛋白对母亲及婴儿进行预防的情况下，出生后 1 年内将有 70%～90%的婴儿成为 HBsAg 感染者；如为 HBsAg 阳性母亲所生婴儿，出生后 1 年内将有 40%变为 HBsAg 阳性。

(3)性接触传播：精液、阴道分泌物均含 HBV-DNA。研究发现，新婚夫妇中一方 HBsAg 阳性，婚后 2.25 年，另一方有 14%可受到感染，因此应做好防护。

(4)日常接触：日常密切生活接触有可能传播，但传播几率较小。

3. 易感人群 人类对 HBV 普遍易感，成年人感染后多数可获得持续性、特异性免疫。在乙型肝炎高发地区，HBV 感染高峰为 4～8 岁人群，成人患者则多为慢性肝炎；HBV 感染高峰为 20～40 岁人群。从性别上，男性和女性的 HBV 总感染率相近，但发展为慢性乙肝者男性多于女性。而且 HBV 感染时年龄越小，越易形成慢性肝炎、肝硬化或慢性 HBV 携带状态(免疫耐受)。HBV 感染后对同一 HBsAg 亚型可获得持久免疫力，但对不同亚型的免疫力不完全，偶可再感染其他亚型的 HBV。

4. 流行特征 乙型肝炎见于世界各地，人群中 HBsAg 携带率以西欧、北美及大洋洲最少(0.5%以下)，而以亚洲与非洲最高(6%～10%)，东南亚地区达 10%～20%；我国属 HBV 感染高流行区，一般人群的 HBsAg 阳性率为 9.09%，其中北方各省较低，西南方各省较高，农村高于城市。我国流行的 HBV 血清型主要是 adrq＋和 adw2，少数为 ayw3(主要见于新疆、西藏和内蒙古自治区)；基因型主要为 C 型和 B 型。乙型肝炎的发病无明显季节性，发病年龄在低发区主要为成人，在高发区主要为儿童，成人患者多为慢性肝炎。一般散发，但常见家庭聚集现象。

三、丙型肝炎

目前的统计资料表明，全球 HCV 感染率约为 3%，估计有 1.7 亿 HCV 感染者，每年新发丙型肝炎病例约 3.5 万例。大多数西欧国家和北美洲的人群，丙型肝炎感染率为 0.1%～0.2%，地中海沿岸地区约 3%，而热带地区可高达 6%，我国约 3.2%。HCV 在不同性别、不同年龄、不同种族的人群中均可发病。传播途径以血/体液（血液制品）传播为主，还可通过生活密切接触传播、性传播、母婴传播、经移植物传播等肠道外传播方式传播。

1. 传染源

(1)患者：急性丙型肝炎症状轻微，黄疸型者约占 25%，因此无黄疸型急性患者的流行病学意义远大于有黄疸型者。急性患者起病前 12 天即有传染性，发病后 HCV-RNA 阳性代表有传染性，而抗-HCV 要在起病后两周以上才会阳转。急性丙型肝炎约有 50%以上转变为慢性，故慢性丙型肝炎患者是主要传染源。由于血中 HCV 浓度很低，HCV-RNA 的检出可代表有传染性，但是 HCV-RNA 阴性并不能完全排除传染性。

(2)病毒携带者：HCV 携带者较少，但健康人群中抗 HCV 阳性率可达 0.7%～3.1%。献血员中甚至可高达 10%以上。经抗-HCV 筛选后，输血后丙型肝炎的发病率仍较高；用检测 HCV-RNA 筛选后，输血后丙型肝炎的发生率可明显降低。

2. 传播途径

(1)血/体液（血液制品）传播：血/体液（血液制品）传播是丙型肝炎的最主要的传播途径。输血后丙型肝炎的发病率与血液来源、输血量、供血员血清丙氨酸氨基转移酶（ALT）水平，以及是否感染 HBV 有关。血源来自职业供血员、多次接受输血或一次接受多个供血员供血均可增加 HCV 感染机会；接受 ALT 异常和（或）抗-HBc 阳性的血液感染 HCV 的机会明显增高。几乎所有血液制品均可传播 HCV，但尤以凝血因子浓缩剂的危险性最大，此类事件世界各地均有报道。1990 年以前，由于未能进行抗-HCV 检测，大多数丙型肝炎患者是经输血或血液制品感染的。目前，一般献血员必须经过抗-HCV 检测方能献血，由输血感染的丙型肝炎已明显减少，而静脉药瘾者由于共用注射器而交叉感染引起的丙型肝炎的比例呈上升趋势。此外，暴露于污染血液的职业、文身、穿耳、共用剃刀及指甲剪、针刺治疗、血液透析、牙科治疗、内镜检查及器官移植等医疗措施均可导致 HCV 感染。

(2)性接触传播：HCV 可通过唾液、精液和阴道分泌物排出，所以性接触传播也是 HCV 的重要传播方式。与性活动有关的特殊人群（如妓女）和丙型肝炎患者配偶中 HCV 感染率较高，而长期独处的人群则 HCV 感染率较低。有性传播疾病（如梅毒、男性尿道炎、女性宫颈炎）、同性恋及性乱交者均为 HCV 感染的高危人群，较普通人群 HCV 感染率明显增高，而与 HCV 感染者接触时间长、性伙伴有 HCV 感染合并 HIV 感染、肝病加重或 ALT 升高均可增加 HCV 感染机会。

(3)母婴传播：包括经胎盘、分娩、哺乳、喂养等方式，均可引起 HCV 传播。对 HCV 感染的母亲和她们的胎儿及婴儿感染情况的调查发现，母婴间 HCV 基因序列呈高度同源性，证实 HCV 感染可经母婴传播。但是一般情况下，HCV 阳性母亲的婴儿 HCV 感染率在 6%以下。HCV 感染的妇女妊娠期间 ALT 一般正常，HCV-RNA 阴性，病毒血症较分娩后为低，此可能是HCV母婴传播率较低的原因之一。另外，孕妇合并HIV感染、有静脉药瘾史、高HCV血症、有活动性肝炎等因素，均为母婴传播的危险因素。

3. 易感人群 凡是未感染过HCV的人，无论年龄、性别和种族均对HCV易感。由于抗-HCV并非保护性抗体，到目前为止对丙型肝炎的免疫情况尚未完全阐明，但从动物模型和分子生物学研究结果中可以推断，不同类型的HCV病毒株之间不存在交叉免疫。

4. 流行特征

(1)发病情况：HCV感染在世界各地基本呈散发流行，在特殊人群如供血员、接受血制品人群，可出现暴发流行。供血员、受血者、HIV感染者、透析人群、各种肝病患者、静脉药瘾者、同性恋者等为HCV感染的高危人群。因输注被HCV污染的血液或血制品，或因为不按严格的消毒隔离措施而施行的单采血浆等操作所引起HCV感染暴发流行，屡见报道。非经输血传播的丙型肝炎又称为散发性丙型肝炎，是由密切生活接触和母婴传播所致，用注射器引起的丙型肝炎也属于散发性发病。

(2)季节分布：丙型肝炎主要为慢性经过，季节分布不明显。

(3)年龄与性别分布：HCV感染可发生于任何年龄，但各年龄组感染率有一定差异，一般儿童和青少年HCV感染率较低，中青年次之，老年人较高。很多报道证实男性HCV感染率高于女性。有人调查日本某HCV流行区的3797位居民发现，抗-HCV阳性率随着年龄增长而增加，提示抗-HCV阳性率与年龄密切相关；女性HCV-RNA阳性率明显低于男性，但老年女性较男性为高；而HCV-RNA阳性人群中，男性ALT异常明显高于女性，但老年女性反而多于男性。

(4)地理分布：HCV感染呈世界性分布，但非洲HCV感染率较高，亚洲次之，欧洲的HCV感染率较低。

四、丁型肝炎

自1997年Rizzetto发现HDV至今，国内外学者对其分子生物学、流行病学、临床和病理学等方面的研究取得了重大成就，HDV的传播须与辅助病毒HBV偕行或在其后随行，二者传播途径十分相似。

HDV是嗜肝DNA病毒的卫星亚病毒，也是一种嵌合性的、有缺陷的、目前动物体内发现的单链环状RNA嗜肝病毒。其所致感染在人类表现为两种形式：①乙肝病毒与HDV同时感染(混合感染)；②慢性HBsAg阳性携带者感染HDV(重叠感染)。HDV感染呈全球分布，在HBV流行的区域，同样也伴有HDV的流行，在高发流行区一般以重叠感染形式存在。儿童多于围产期与HBV同时感染，其次为幼年或少年期获得HDV感染。在HBV低流行区，HDV感染仅见于高危人群，如药瘾者及血友病患者，此类地区的HDV感染主要以混合感染的形式传播。

从全球估计，HBsAg阳性携带者中伴有这种缺陷病毒感染者不低于5%，HBsAg阳性携带者约有2亿人。从HBsAg阳性人数计算，估计全球有1000万HDV感染者。

1. 传染源 主要传染源是丁型肝炎的急性、慢性患者和携带者。人感染HDV有两种形式，即HBV和HDV同时感染或重叠感染。

2. 传播途径 丁型肝炎的传播途径类似于 HBV 的传播，主要通过血液和其他体液排出体外，并可通过注射或非注射途径进入易感者体内。

(1)输入带有 HDV 的血液和血制品或使用病毒污染的注射器和针头而发生感染，此为传播的主要方式。

(2)日常生活密切接触传播：含有 HDV 的体液或分泌物，通过破损的皮肤、黏膜感染，甚至可通过蚊虫叮咬等方式进入易感者血液。HDV 感染有家庭聚集现象。

(3)性接触传播：接触 HDV 患者的唾液、尿液、精液、阴道分泌物也可导致 HDV 的传播。

(4)母婴间的垂直传播：乙型肝炎病毒表面抗原(HBsAg)和丁型肝炎病毒抗体(抗-HDV)阳性的母亲，其乙型肝炎病毒 e 抗原(HBeAg)阳性者可直接将 HDV 传播给新生儿，表明 HDV 围产期传播仅在 HBV 活跃复制的条件下才有可能，但发生率远无 HBV 高。多数学者认为 HDV 很少发生围产期母婴传播，故对 HDV 围产期传播有待进一步深入研究。

3. 易感人群 人对 HDV 普遍易感。丁型肝炎的高危人群是注射药瘾者和血友病患者、血液透析患者、经常接触血液的其他人员及各种类型的慢性乙型肝炎患者。男性较女性常见，因高危人群男性为多，在地方性流行区男性携带率高于女性。

4. 流行特征 丁型肝炎的传播非常广泛，几乎呈全球性分布，主要分布在地中海流域、中南美洲、中东地区及非洲的部分地区。其流行特点大致上可归纳如下。

(1)地方性流行：见于大部分乙型肝炎高发地区，如地中海、巴尔干半岛、西非和中非，一般感染率可达 HBsAg 阳性者的 30%～40%，甚至高达 60%。而乙型肝炎发病率较低的地区，丁型肝炎的感染率也较低，如北欧、美国与大洋洲等。至于东南亚、南非地区，尽管 HBV 感染率很高，丁型肝炎的感染率却并不高。

(2)暴发流行：主要出现于某些不发达地区的人群中，如南美北部的亚马逊河流域，曾多次发生暴发流行，病情特别严重，呈暴发性肝衰竭，病死率高，且多见于儿童及青少年，其发病机制目前尚未阐明。

(3)仅限高危人群发病：主要见于欧美等 HBV 感染率较低国家的静脉输注毒品药瘾者、多次受血者和经常接受血制品的血友病患者。因其 HBsAg 的携带率较高，故常发生丁型肝炎。此外，还可能与种族、遗传特点等自然条件因素有关。据有关报道，澳大利亚土著居民 HBsAg 阳性者中，HDV 的感染较为少见，而在移民中却较多见。

我国 HDV 的感染率为 1.85%～12.66%，以西南地区较高，北京偏低。1984 年，许健育首先报道在北京乙型肝炎患者的血清中检测出丁肝病毒抗体。此后，都连杰等报道武汉地区血清 HBsAg 阳性的肝组织检测出丁肝病毒抗原阳性者 10 例。HDV 感染不仅存在于边疆少数民族地区，也存在于中原、东南及我国的北方地区。文献报道血清丁肝抗原(或抗体)阳性与肝组织中丁肝抗原阳性在我国华北地区分别为 11.01%和 6.86%，东北地区为 10.57%和 6.52%，华东地区为 1.43%和 11.63%，中南地区为 13.12%和 6.15%，西南地区为 6.83%和 10.30%，西北地区为 9.50%和 6.72%，我国台湾亦为 HDV 感染的高发地区，早期报道 HDV 的感染为 5%～7.5%，近年的资料表明，15.6%的 HBsAg 阳性慢性活动性肝炎患者血清抗-HDV 阳性，慢性 HBsAg 携带者 2.5%急性肝炎样发作实为 HDV 的二重感染所致。

五、戊型肝炎

戊型肝炎的传染源是急性及亚临床型患者。以潜伏末期和发病初期粪便的传染性最高。主要通过粪—口途径传播，水源或食物被污染可引起暴发流行；也可经日常生活接触传播。各年龄普遍易感，感染后具有一定的免疫力。各型肝炎之间无交叉免疫，可重叠感染或先后感染。戊型肝炎的发病与饮水习惯及粪便管理有关。常以水媒流行形式出现，多发生于雨季或洪水泛滥之后，由水源一次污染者流行期较短（约持续数周），如水源长期污染，或通过污染环境或直接接触传播则持续时间较长。发病者以青壮年为多，儿童多为亚临床型。

六、庚型肝炎

继甲、乙、丙、丁、戊型肝炎病毒相继发现以后，1995 年美国学者率先应用分子生物学技术发现了一种新的肝炎病毒，被命名为庚型肝炎病毒（hepatitis G virus，HGV）。HGV 与 GBV-C 的基因序列有较高同源性。目前的文献上，在庚型肝炎病毒未被国际组织最后正式定名之前，常以 GBV-C/HGV 表示。GBV-C/HGV 感染呈全球性分布，我国各地均有阳性病例。

1. 流行特征　目前对 GBV-C/HGV 的检测主要利用 ELISA 法检测病毒抗体和用 RT-PCR 法检测病毒核酸，据报道 GBV-C/HGV 是全球性分布。

2. 传播途径　HGV 的传播途径与 HBV 和 HCV 相似，即主要经血和肠道外途径传播。

(1)输血或血制品：Schmidt 等的分子流行病学研究获得了输血传播庚型肝炎的直接证据。在对 2 例输血后 GBV-C/HGV 感染者与相应的供血者进行病毒核苷酸序列分析中发现，供血者 1 与受血者 1 的核苷酸同源性为 100%，供血者 2 与受血者 2 的核苷酸同源性为 98%，因而从分子水平上证实了输血可传播 GBV-C/HGV。Nakatduji 等采用 RT-PCR 法对高危人群进行血清 HGV-RNA 检测。结果在 70 例慢性非甲、戊型肝炎患者中检出 2 例，阳性率为 2.9%，其中 1 例有输血史；在 105 例慢性丙型肝炎患者中检出 14 例，阳性率为 13.3%，其中 4 例有输血史；在 53 例急性丙型肝炎患者中检出 7 例，阳性率为 13.2%，其中 5 例(71.4%)为输血后肝炎；81 例慢性 HBV 感染者中检出 4 例，阳性率为 4.9%，其中 2 例有输血史。

(2)母婴传播：Feucht 等调查 61 名孕妇和她们的新生儿，其中 47 名孕妇具备 HGV 感染的危险因素。研究者在 1 年中应用 RT-PCR 法对 61 名婴儿每 3 个月检测一次，以了解 HGV、HCV 和 HIV-1 的母婴传播情况。检测结果表明孕妇中 30 人(49.2%)感染了 HCV，其母婴传播率为 6.7%(2/30)；17 人(27.9%)感染了 HIV-1，其母婴传播率为 11.8%(2/17)，9 名孕妇有 HGV 病毒血症，其中 6 例合并有 HCV 感染，3 例合并有 HIV-1 感染。9 例 HGV 阳性母亲所生婴儿中 3 例阳性，其母婴传播率为 33.3%。这 3 例 HGV 阳性患儿的母亲中有 2 例感染 HIV-1，第 3 例感染 HCV。经平均 13 个月的随访，3 例 HGV 婴儿无 1 例出现黄疸或肝炎的生化或临床指征，该研究表明，与 HIV-1 或 HCV 相比，该高危人群中 HGV 的母婴传播率要高得多。Moaven 等报道了 1 例 GBV-C/HGV 感染的母亲，产后的脐带血无 GBV-C/HGV 病毒血症，而其新生儿产后 4 周和 6 周均为阳性，提示该例不是宫内感染，可能的传播途径为分娩过程中或产后哺乳感染。

(3)静脉注射吸毒(intravenous drug user，IVDU)：在有 IVDU 史的人群中，HGV 感染的

危险性较高。Zuckerman 等对 112 例 IVDU 进行 GBV 抗体检测，阳性率高达 11.6%。Feucht 等检出的 9 例 HGV 阳性孕妇中，6 例(66.7%)有 IVDU 史，以上结果证实 IVDU 是肠道外传播的一个重要途径。

(4)医源性传播：Nakatsuji 等应用 RT-PCR 法检测 69 例血液透析患者，7 例为 HGV-RNA 阳性。Yoshiba 等对 3 例 GBV-C 阳性的非甲、戊型暴发型肝炎患者进行调查，发现 1 例于 16 年前接受过输血；1 例几年前患过一次急性自限性非甲非乙型肝炎；另 1 例为护士。以上结果提示，血液透析患者和接触血源的医务人员易成为 HGV 感染的高危人群。

(5)其他：如性接触传播、文身传播等均有报道，一些研究还发现散发的，无明显危险因素的 GBV-C/HGV 感染者，其确切传播途径有待进一步研究证实。目前未见到关于 GBV-C/HGV 通过肠道途径传播的报道。

(孙玉凤　刘红燕　张艺凡)

第三章

发病机制

一、甲型病毒性肝炎

关于甲型肝炎的发病机制研究较少，尚未完全阐明。经口感染 HAV 后，发病前有短暂病毒血症阶段，然后再定位于肝脏。既往认为 HAV 对肝细胞有直接损害作用。近年研究表明，实验感染 HAV 的动物肝细胞及 HAV 体外细胞培养时均不发生细胞病变；患者血清 $CD8^+$ 细胞亚群增高，致敏淋巴细胞对 HAV 感染的肝细胞显示细胞毒性；肝内炎症反应明显等。根据研究结果，目前认为，其发病机制倾向于以宿主免疫反应为主。发病早期，可能由于 HAV 在肝细胞中大量增殖及 $CD8^+$ 细胞毒性 T 细胞杀伤作用共同造成肝细胞损害，疾病后期可能以免疫病理损害为主。

二、乙型病毒性肝炎

1. 乙型病毒性肝炎发病机制 乙型肝炎病毒感染肝细胞并在其中复制，一般认为并不直接引起肝细胞病变，但 HBV 基因整合于宿主的肝细胞染色体中，可能产生远期后果。乙型肝炎的肝细胞损伤主要是通过机体一系列免疫应答所造成，其中以细胞免疫为主。表达在肝细胞膜上的 HBV 核心抗原（HBcAg）和肝特异性脂蛋白是主要的靶抗原，致敏 T 淋巴细胞的细胞毒效应是肝细胞损伤的主要机制，而抗体依赖的细胞毒作用及淋巴因子、单核因子等的综合效应也十分重要，尤其在慢性活动型肝炎的病理损伤机制中，特异性 T 辅助性细胞持续性损伤起重要作用。

机体免疫反应的强弱及免疫调节机能是否正常与乙型肝炎临床类型及转归有密切关系。在免疫应答和免疫调节机能正常的机体，受染肝细胞被效应细胞攻击而破坏，使感染终止，临床表现为经过顺利的急性肝炎，且由于病毒数量的多寡及毒力强弱所致肝细胞受损的程度不同而表现急性黄疸型或急性无黄疸型肝炎。若机体针对 HBV 的特异性体液免疫及细胞免疫功能严重缺损或呈免疫耐受或免疫麻痹状态，受染肝细胞未遭受免疫性损伤或仅轻微损伤，病毒未能清除，则表现为无症状慢性带毒者。若机体免疫功能（主要是清除功能）低下，由于特异性免疫功能低下，不能充分清除循环中以及受染肝细胞内的病毒，病毒持续在肝细胞内复制，使肝细胞不断受到免疫损伤，且由于抑制性T细胞的数量或功能不足，以及肝细胞代谢失常所致肝内形成的免疫调节分子发生质与量的改变，导致免疫调节功能紊乱，以致T-B细胞之间及T细胞各亚群之间的协调功能失常，自身抗体产生增多，通过抗体依赖细胞毒效应或抗体介导补体依赖的细胞溶解作用，造成自身免疫性肝损伤；或大量抗原-抗体复合物的形成，导致肝细胞和其他器官更严重持久的损害，表现为慢性活动性肝炎或慢性肝炎持续不愈。重型肝炎的病理损伤机制主要是由于机体的免疫功能严重失调，特异性免疫反应增强，自身免疫反应明显，通过肝内免疫复合物反应和抗体依赖细胞毒作用造成肝细胞大块坏死。近年来认为内毒素血症所致肿瘤坏死因子-α(TNF-α)大量释出，引起局部微循环障碍，可导致肝脏急性出血性坏死及大块坏死。

2. 慢性乙型肝炎发病机制　慢性乙型肝炎(简称慢乙肝)的发病原理与肝细胞膜成分的自身免疫反应有关，主要表现为抗肝细胞膜成分抗体的出现，这些抗体可直接损伤肝细胞，也可介导抗体依赖性细胞介导的细胞毒作用(antibody-dependent cell-mediated cytotoxicity, ADCC)导致肝细胞损伤。ADCC抗体是存在于患者血清中的抗-肝细胞膜特异性脂蛋白(抗-LSp)或抗肝细胞膜其他成分的IgG抗体，用特异性和灵敏度高的放射免疫测定法检测血清中的抗肝细胞膜抗体，发现无论在HBsAg阳性或阴性的慢性活动型肝炎中，阳性率和滴度均很高，抗体滴度与组织学及生化改变有显著相关，表明抗-LSp可能是HBsAg阳性和阴性的慢性活动型肝炎损害的共同途径。此外，大多数学者认为参与细胞毒性反应的淋巴细胞，主要是其中的一个亚群，称为K细胞(杀伤细胞)，后者调过细胞膜的FC段受体，与LSp抗原抗体复合物相结合，可对肝细胞起杀伤作用，是引起慢活肝患者肝功能持续损害的重要原因之一。

慢性乙型活动性肝炎的肝细胞损害和炎症反应是由于免疫细胞对肝组织反应的结果，其中以细胞毒性T细胞(cytotoxic T cell, Tc或CTL)破坏有病毒的肝细胞作用最为重要。Tc对清除肝细胞内的HBV起主要作用，它能识别表面有病毒抗原的肝细胞，在巨噬细胞的协同作用下攻击肝细胞使其破坏，同时也杀灭细胞内的HBV。当Tc功能低下或缺陷时，即不能消灭肝细胞内HBV。Tc消除细胞内HBV的效率不仅取决于肝细胞表面病毒抗原的表达，同时也有赖于HLA抗原的表达强度。肝细胞表面HLA抗原表达的减少可能是Tc不能有效消除细胞内HBV的机制之一。另一方面，由于HBV感染引起的免疫调节失常而使抑制性T细胞(suppressor T lymphocyte, Ts)抑制Tc的作用，封闭性抗体阻断Tc对靶细胞的识别和攻击，以及Tc本身功能缺陷都是导致HBV感染慢性化的有关原因。

3. 乙型肝炎慢性机制相关假说

(1)免疫耐受机制：在母婴垂直传播过程中，极有可能是HBeAg作为耐受原通过血胎屏障进入胎儿体内诱导免疫耐受。子宫内感染所导致的病毒特异性T细胞功能缺失可导致机体对HBV完全性的免疫耐受，表现为对HBsAg、HBeAg、HBcAg无免疫应答。出生后的感染，由于新生儿免疫系统发育不成熟，同样可诱导微弱的有缺陷的病毒特异性免疫应答，易形成部分的免疫耐受，表现为HBsAg、HBeAg、HBcAg抗体阳性。在转基因小鼠模型中发现，HBeAg可引起T细胞对HBeAg和HBcAg的耐受。有研究证明，循环性HBeAg可诱导机体在生命早期阶段产生HBeAg和HBcAg特异性T细胞耐受，表达HBeAg的转基因鼠不存在抗原呈递细胞和特异性B细胞功能的缺陷。

在成人的HBV感染过程中，当大剂量病毒感染使抗病毒T细胞被耗竭时或极其活跃的免疫细胞被诱导而形成凋亡时，因细胞大量凋亡而使抗病毒特异性T细胞消耗过多，机体可以形成对HBV的特异性免疫耐受。Moskophidis在淋巴细胞性脉络丛脑膜炎(lymphocytic choriomeningitis virus，LCMV)病毒引起的小鼠LCMV中发现，在感染病毒量过大或因病毒抗原免疫应答过强时，可因病毒特异性CTL耗竭或诱发免疫细胞凋亡，产生免疫耐受，受试小鼠由急性感染转变为慢性携带。也有报道认为，低剂量病毒感染和低水平应答同样可引起上述效应。提示除感染剂量外，病毒株类型和机体HLA背景也是决定HBV感染转归的重要因素。现认为，成人感染HBV后形成特异性免疫耐受的机制非常复杂，许多问题尚有待于进一步阐明。除病毒诱导机体免疫应答异常及免疫调节紊乱等因素外，病毒本身的分子生物学特性也是重要的原因。

(2)免疫优势部位感染——"肝外库"假说：机体内某些组织和器官因受微管屏障保护，淋巴细胞无法浸润；某些类型细胞因不表达Ⅰ类、Ⅱ类主要组织相容性抗原复合物(major gisto-compatibility complex，MHC)分子，无法参与免疫应答，因此，形象地把它们称为"免疫优势部位"。其特点是即使感染病毒，免疫系统也无法识别，更难以清除。在人体这些部位包括肠系膜淋巴结、脾、肾、胰、脑和某些内分泌组织都能被HBV感染，并构成引起HBV持续感染的"肝外库"。"肝外库"假说认为，HBV以"免疫优势部位"为发源地，不断复制并逃脱机体免疫清除，释放出的病毒颗粒随血流不断感染肝细胞并激发机体免疫记忆功能造成肝损伤。Ando等将HBsAg特异性CTL细胞输入同系HBsAg阳性转基因小鼠体内，发现CTL细胞不能到达HBsAg阳性的免疫优势部位，但如果直接将CTL细胞注射到肾囊膜，则可引起HBsAg阳性肾小管细胞发生明显病变，初步支持上述假说。

(3)选择性免疫抑制：HBV感染机体一般不会引起细胞溶解破坏，而是多造成一种选择性的免疫抑制。这种免疫抑制效应不是全身性的，其中病毒抗原特异性T细胞应答缺陷才是慢性HBV感染的主要特征。HBV抗原特异性CTL可以直接杀伤病毒感染的淋巴细胞，也可通过T细胞和B细胞膜上的转铁蛋白受体结合可溶性的病毒编码抗原，经处理呈递给HLA Ⅱ类抗原限制的HBV抗原特异性CTL，引起抗原呈递淋巴细胞的损伤。抗原特异性B细胞通过其胞膜免疫球蛋白可与低浓度的病毒可溶性抗原产生高亲和性结合，这种选择致敏的病毒抗原特异性B细胞同样遭到抗原特异性CTL的破坏，使抗病毒的抗体应答受到抑制。有研究表明，在慢性HBV感染者肝内存有HBcAg $CD8^+$的T细胞，它能特异性地抑制$CD4^+$T细胞对病毒的应答。HLAⅠ类抗原特异性CTL可以通过HLAⅠ类分子途径，杀伤结合有病毒抗原的B细胞，这类B细胞也同样受到抑制或被清除。Arnaba通过体外试验发现，HLAⅠ抗原限制的HBsAg特异性CTL细胞，能选择性地杀伤HBsAg特异性B细胞，更进一步证实了此种可能性。

(4)免疫逃逸作用：HBV以基因突变的形式逃逸机体的免疫监视作用。病毒基因突变而改变了其对T细胞和B细胞的识别位点，使CTL或抗病毒中和抗体对HBV及其抗原不能进行有效的识别和应答。HBV最重要的免疫逃逸突变形成有S区的"a"抗原决定簇、变异C区的CTL识别位点的突变及前C区的终止密码突变等。"a"抗原决定簇为外壳蛋白最重要的中和部位,因此病毒 a 决定簇变异可逃避抗体中和,引起持续感染。在抗病毒治疗后 HBsAg 转阴的慢性肝炎患者中检出 a 决定簇变异,也证实变异可引起免疫逃逸和慢性感染。

临床上 HBeAg 转阴的患者 HBV-DNA 阳性,可能与前 C 区变异不能产生 HBeAg 有关,由于病毒不易清除,预后较差。变异株感染的肝细胞由于难以被野生型活化的 CTL 细胞清除,进而引起持续感染。终止密码突变株也可影响病毒的免疫原性和毒力,在病毒复制过程中稳定 RNA 前体空间结构,并提供给病毒基因复制起始区和包装信号,从而增加了变异株的复制力。除基因变异外,HBV 自身的生物学性状也是产生免疫逃逸、使病毒感染持续的重要因素。HBV 在复制的过程中也可使其自身蛋白表达下降或表达缺陷,使病毒逃避免疫监视。在慢性乙型肝炎感染的过程中,病毒极易与感染细胞染色体发生基因整合、重排及干扰病毒基因编码和表达蛋白,从而降低了免疫系统对病毒的识别。迄今为止,并未明确 HBV 免疫耐受确切在哪一个应答环节或关键步骤上,而疾病慢性化过程中宿主与病毒间的关系错综复杂,很难用一种学说加以概括。

三、丙型病毒性肝炎

丙型肝炎的特征是易慢性化,常在 10 年或数十年后才出现明显症状,进一步发展成肝硬化和肝细胞性肝癌。HCV 感染的发病机制仍然不清楚,根据目前的研究结果,一般有这样的共同认识:①免疫介导肝脏损伤是 HCV 感染发病的主要因素;②疾病的慢性化与病毒变异逃脱机体的免疫清除有关。

1. 免疫介导性损伤 过去认为丙型肝炎的发病机制是 HCV 对肝细胞的直接损害,近年通过免疫组化证明丙型肝炎肝实质坏死区主要为 $CD8^+$ 淋巴细胞浸润,免疫电镜观察到 $CD8^+$ 细胞与肝细胞直接接触而使之坏死,$CD8^+$ 细胞对 HCV 感染肝细胞的攻击也受类 MHC 抗原的限制,这些发现与乙型肝炎相似。Fas/FasL 介导肝细胞凋亡也参与丙型肝炎发病机制。因此,目前对丙型肝炎肝细胞损害的机制多倾向于细胞毒性 T 细胞介导的细胞免疫反应,ADCC 效应也可能参与其中。

HCV 感染还可导致多种肝外疾病,机制目前尚未完全清楚。一种情况是病毒逃避免疫清除,除导致慢性感染外,造成循环免疫复合物积聚及自身免疫现象的发生。另一种情况是病毒可刺激单克隆类风湿因子产生,引起 HCV 相关性混合性冷球蛋白血症,或称为 Melzer-Franklin 综合征。另有研究表明,此类 B 细胞增生性综合征的发生可能与 CD81 相关,HCV 可以通过与 CD81 结合而侵入 B 细胞,导致初始 B 细胞优先扩增。

2. 病毒变异 HCV 的变异能力很强,在 HCV 感染过程中,新的突变株不断出现以逃避宿主的免疫清除作用,可能是导致血清 ALT 波浪式升高与慢性化原因之一。慢性 HCV 感染的特征是外周血中 MHCⅠ类分子和 MHCⅡ类分子限制性 T 细胞反应较弱,除诱导外周血 T 细胞耐受和消耗外,HCV 还可能通过以下方式逃避机体的免疫清除:减少机体免疫系统发现 HCV 的机会,减少病毒抗原的表达,干扰抗原的呈递,增加 HCV 感染细胞对 CTL 介导的杀伤的抵抗力以及突变等逃避机体的免疫监控等。

四、丁型病毒性肝炎

一般认为 HDV 感染相关性肝炎比 HBV 单独感染病情严重得多,其机制并不十分清楚,可能与以下因素有关。

1. HDAg 或 HDV-RNA 对肝细胞的直接细胞毒性作用 S-HDAg 大量表达时对细胞有直接细胞毒性作用，研究发现 HDAg 能与某些翻译因子和其他细胞蛋白发生内部反应，结果潜在性干扰了宿主细胞的翻译或其他功能。HDV-RNA 复制也可引起细胞毒性，因为 HDV-RNA 复制可能篡夺了聚合酶Ⅱ翻译结构（运转部分），结果干扰了宿主细胞基因表达。HDV 细胞毒性的一个另外潜在性机制是 HDV-RNA 具有信号识别颗粒 7sRNA 的某些同源序列，这些信号识别颗粒参与了蛋白质移位，因此，HDV-RNA 可能干扰宿主细胞蛋白质合成加工处理，但是这些机制尚需实验进一步证实。

2. 慢性丁型肝炎中宿主的免疫反应 丁型肝炎患者的血清中检测到病毒自身抗体，提示在 HDV 致病机制中有免疫反应的作用。慢性丁型肝炎中丁肝抗原特异的 T 辅助细胞可能参与了 B 细胞和 T 细胞应答，最终导致实验动物和人的发病。而近年凋亡研究发现 CTL 介导的细胞免疫在慢性肝炎发病及炎症活动中有重要意义，体外实验证实，Fas Ligand(FasL)介导 Fas 阳性的靶细胞凋亡是 CTL 的主要作用机制之一，细胞免疫损伤与慢性肝病有着密切关系，肝病时细胞坏死与凋亡并存，感染病毒的肝细胞可诱导 Fas/FasL、Bcl-2-Bax 等表达，大量的免疫组化及核酸分子原位杂交技术已经检出了病毒性肝炎时肝细胞大量表达 Fas，部分肝细胞和单个核细胞（淋巴细胞、单核细胞、浆细胞）表达 FasL，且 Fas/FasL、Bax 表达强度均与肝组织病理损害程度和肝细胞炎症活动度一致，提示经 Fas/FasL 途径的细胞凋亡机制确实参与了慢性肝炎的致病，一方面通过 CTL 的细胞免疫，另一方面浆细胞 FasL 阳性，提示分泌型可溶性 FasL 在肝损害中也起一定的作用。

3. 慢性丁型肝炎可能是 HBV 和 HDV 相互作用的结果 移植肝脏原来的 HDV 感染常常不引起任何可见的病理组织学改变或临床疾病，只有发生 HBV 重叠感染时，移植肝脏中原来的 HDV 感染才引起可见的病理组织学改变或临床疾病。HDV 的感染与 HBV 密切相关，常表现为以下几种情况：①对 HBV 易感者，可发生 HDV 与 HBV 的急性感染；②HBsAg 慢性携带者，可发生 HDV 重叠感染，此时大多数呈双重病毒携带状态；③抗-HBs 阳性，对 HBV 有免疫力者，能保护机体免受 HDV 感染。一般来说，有 HBV 活动性复制的丁型肝炎患者比没有 HBV 活动性复制的患者有更严重的肝脏疾患和临床结果。也有这种可能，HBV 复制帮助了 HDV 的扩散，或是 HBV 和 HDV 复制之间的协同作用加速了肝脏损害，因此 HBV 感染的本质在于潜在性地加深了 HDV 致病效能。

五、戊型病毒性肝炎

HEV 在体内的定位以及感染过程尚未完全清楚，从灵长类动物实验模型及志愿者的研究结果推测，病毒主要经口感染，经肠道进入血循环到达肝脏，在肝细胞复制后进入血液和胆汁，自潜伏期末及发病急性期均可从粪便排出病毒。戊型肝炎肝脏病理改变类似甲型肝炎，组织学所见的特征为肝细胞假腺状排列和肝内显著淤胆，伴有肝细胞变性、灶性坏死、凋亡小体形成及混合炎性细胞浸润，浸润的细胞主要是淋巴细胞和单核吞噬细胞。单克隆抗体染色显示，坏死灶浸润的大多数淋巴细胞是 $CD8^+$ 细胞亚群，NK 细胞相对较多，不少含 HEV 病毒颗粒的肝细胞并无变性。电子显微镜检查发现，坏死周围肝细胞内质网、线粒体断裂，糖原减少，

HEV 颗粒散在于细胞浆基质中，淋巴细胞常紧密接触这种肝细胞，表明本病肝细胞损害可能由细胞免疫反应所介导。多数戊型肝炎患者组织改变表现为中度损伤，亦可见到大块或亚大块肝组织坏死。孕妇病死率高可能与 Shwartzman 反应有关。

六、庚型病毒性肝炎

庚型肝炎的发病机制尚未阐明，HGV 是不是一种肝炎致病因子，或者说 HGV 感染会不会导致肝炎，目前尚无定论。有一项关于发病机制的报道：美国国立卫生研究院的科学家将 HGV 血清接种到两只黑猩猩体内，并经过 75 个月的血清 ALT、HGV-RNA 和肝组织病理观察，结果发现两只黑猩猩均表现为迟发型的病毒血症。接种后第 16 周，血清 HGV-RNA 稳定上升。虽然血清中有如此高的 HGV-RNA 水平，但两只黑猩猩均没有肝炎表现，未观察到血清 ALT 升高及肝组织的炎性病理变化。他们指出这两只黑猩猩的 HGV 感染动物模型将有助于 HGV 感染的自然病程、分子生物学和筛选疫苗的研究。德国海德堡大学的 Seipp 等将 HGV 接种到人胚肝、猪肾、猪睾丸、人肝癌和人淋巴细胞等细胞株上，结果表明，在人胚肝细胞培养介质中第 10 天即可查到 HGV-RNA，但检测不到 HGV 负链 RNA；在肝细胞内可间断检测到 HGV 正链 RNA 和负链 RNA；猪肾、猪睾丸细胞内检测不出 HGV-RNA；人淋巴细胞可检测到 HGV 正链 RNA，但检测不到负链 RNA。他们认为肝细胞和淋巴细胞可能是体内 HGV 感染的位点，并可能适合作 HGV 的体外培养系统。西班牙的 Madejon 等在研究一组 56 例慢性肝炎病例中，有 10 例血清 HGV-RNA 阳性，但血清中未检测到负链 RNA，其中 7 例在肝活检标本中发现 HGV-RNA，有 6 例发现负链 RNA；在这 7 例的外周血单核细胞中也检测出 HGV-RNA，但没有检测出反义 RNA，从而说明 HGV 是一个嗜肝病毒，能在肝细胞胞浆内复制，但不能在外周血单核细胞中复制。

（刘军芳　王文斌　高秀娥）

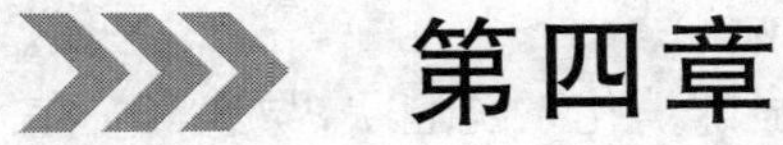

第四章

临床表现

第一节 急性病毒性肝炎的临床表现

一、急性甲型病毒性肝炎

潜伏期平均为30天(15～45天)。主要表现为急性肝炎,还可见淤胆型肝炎,重型肝炎少见。成人主要表现为急性黄疸型,而儿童主要表现为急性无黄疸型。

1. 急性黄疸型 病程2～4个月,分为黄疸前期、黄疸期和恢复期。

(1)黄疸前期:一般为5～7天,主要表现为急性起病,出现病毒血症的症状,如畏寒、发热(成人多为高热),伴乏力、全身不适;以及消化道症状,如食欲缺乏、厌油腻、恶心、呕吐、肝区不适、腹泻、腹胀;同时尿色逐渐加深。

(2)黄疸期:可持续2～6周,主要表现为自觉症状逐渐减轻,而尿色却继续加深,呈浓茶色或豆油色,皮肤和巩膜黄染,大便颜色可变浅,可伴有皮肤瘙痒。肝脾可肿大,伴有触痛。

(3)恢复期:自觉症状消失,食欲及体力恢复正常,大约需要1个月。

2. 急性无黄疸型 发病率较黄疸型高,儿童多见。起病相对缓慢,病情较轻,除无黄疸外,其他表现与急性黄疸型相似。

3. 急性淤胆型 占急性甲型肝炎的2%～3%,起病类似急性黄疸型肝炎,但黄疸重,且进行性加深,持续时间长,可持续2～4个月或更长,主要为肝内阻塞性黄疸,表现为皮肤黏膜重度黄染、瘙痒,粪便颜色变浅,肝肿大,而全身症状及消化道症状较轻或迅速好转。

4. 亚临床感染 感染HAV后,病毒在体内复制,并经粪便排出病毒,但无任何临床表现,仅通过特异性血清学检查才能发现。

5. 少见的临床表现 在急性甲型肝炎中,当病变累及其他脏器和组织时,还可出现其他脏器和组织损伤的临床表现,如急性神经系统症状,可出现格林巴利样症状;肾脏受损的表现,如肾病综合征样表现或急性肾衰竭的表现;还可出现贫血、白细胞降低、血小板减少,甚至出现急性再生障碍性贫血;还可合并急性胰腺炎、急性胆囊炎,甚至出现腹水。这些少见的临床表现主要见于成年人。

二、急性乙型病毒性肝炎

潜伏期45～160天，平均90天。感染的病毒量可能是潜伏期差别的一个因素。但不是决定性的，大量输血或针刺传播都可以有或长或短的潜伏期。急性黄疸型乙型肝炎病程2～4个月，临床过程可分以下3个病期。

1. 黄疸前期 起病较慢，有非特异的感染中毒症状与明显的消化系统症状，与病毒血症相应的感染中毒症状有低热、周身不适、疲乏、关节酸痛，常误诊为上呼吸道感染。消化系统突出症状是食欲缺乏、恶心、呕吐。

黄疸前期可发生肝外病变和血清病样综合征，表现为：关节痛和关节炎、荨麻疹和血管神经性水肿、血管炎性病变、肾脏病变、紫癜、浆膜炎、心肌炎、胰腺炎等。

黄疸前期症状的轻重和时间长短可有很大不同，可自数日至2周。也可无明显黄疸前期，而以黄疸为首发症状。

2. 黄疸期 最初发现常是尿色加深，继而巩膜和皮肤黄染，1～2周内达高峰，反映血清中胆红素浓度升高；可有粪便颜色变浅、皮肤瘙痒等梗阻性黄疸表现。此时患者大多热退、消化道症状明显好转。食欲好转是病情由极期开始缓解的常见标志。肝脏轻度肿大，质软，有触痛和叩击痛。小部分患者肋下可触及脾脏。血管蜘蛛痣可短暂出现。黄疸的消褪要比其上升的时间缓慢得多，整个黄疸期2～6周。

3. 恢复期 黄疸逐渐消退，症状好转。血清ALT逐渐降低，多数患者在2周至4个月内恢复，约10%的病例可转为慢性乙型肝炎。

在恢复期中，临床和血清学恢复后，肝组织病变减轻，患者仍可有疲乏和不适，完全恢复须在半年以后，称为肝炎后综合征。若超过6个月或者症状、体征、肝功能指标及HBV血清学标志物仍未恢复，则提示转为慢性肝炎。

急性乙型肝炎无黄疸型远比黄疸型多见。与黄疸型肝炎相比，起病较缓慢或隐匿，临床表现除无尿黄和始终不出现黄疸外，其他黄疸型肝炎的表现均可出现。但症状多较轻而不典型，表现形式各种各样，有的疲乏无力、肝区不适，有的食欲稍减、上腹饱胀，也有的无任何自觉症状，仅查体时发现肝脏轻度肿大、触痛或检测肝功能轻度异常，或ALT呈一过性升高，常不易被发现。由于急性无黄疸型肝炎的症状、体征不典型或轻微，患者常不重视，也未就医，以致病程迁延、隐匿发展，导致慢性肝炎或肝硬化时始被确诊。故在乙型肝炎高发地区，有流行病学史，临床上怀疑有乙型肝炎时，应及时进行有关检查，以防漏诊和误诊。

三、急性丙型肝炎

输血后急性丙型肝炎潜伏期为3～16周，平均50天左右。散发性肝炎的潜伏期不易确定，有人分析家庭内散发病例潜伏期为12周。潜伏期长短与感染的病毒量有关，多次输血或一次输入大量血或血液制品者，潜伏期短。

丙型肝炎的临床表现与乙型肝炎无明显区别，但症状较轻，以轻度全身乏力、食欲缺乏为主。恶心、腹胀及肝区疼痛也可为首发症状，可同时伴有低热及肝脾肿大等。亦有部分患者无任何临床症状，仅在体检中无意被发现。黄疸较少见，无典型黄疸前期、黄疸期、恢复期临床经过。ALT 多呈轻至中度增高，多在正常值的 2～5 倍，早期检测 HCV-RNA 多为阳性。

尽管有学者在 HCV 感染者体内找到抗原抗体复合物，但与急性 HBV 感染相比，急性 HCV 感染时血清病样反应发生率较低，其原因不清楚。

四、急性丁型病毒性肝炎

HDV 感染有两种类型：HBV 与 HDV 同时感染和在慢性 HBV 感染的基础上再感染 HDV，即重叠感染。

1. HBV 与 HDV 同时感染 潜伏期一般为 4～20 周，临床表现与急性乙型肝炎相似，为自限性过程，整个病程较短，可表现为乏力、畏食、黄疸、腹痛、肝区疼痛及肝肿大等，部分患者有双峰型 ALT 增高，两峰相间为 2～4 周，这可能是 HBV 与 HDV 感染的相继表现。这些病例肝脏的病变轻微，血清常一过性检出 HBsAg，仅见血清抗 HD IgM 阳性反应，HDV 感染常伴随 HBV 感染而终止，预后良好，很少向重型肝炎、慢性肝炎或无症状慢性 HDV 和 HBV 携带者发展。

少数 HBV 与 HDV 同时感染者，由于 HBV 复制活跃，HDV 的复制常可非常明显，在一段较长时间内肝脏及血液中均可检出 HDAg，这类患者可表现为重型或暴发性肝炎。HD 抗原血症的出现一般与肝脏损伤的程度有关，提示有严重的肝脏炎症。

2. HBV 与 HDV 重叠感染 慢性 HBV 携带者重叠感染 HDV 较 HBV HDV 同时感染更为常见，重叠感染者可有一过性 HBsAg 消失，约 70%的重叠感染者最后变为慢性携带者。虽然 HDV 重叠感染可呈无症状经过，但由于已有 HBV 感染，又有明显的 HDV 复制，肝炎症状较同时感染为重，表现为慢性感染急性发作或恶化，形成慢性 HDV 感染，有时甚至可以发展成为重型肝炎。在重叠感染时，血清及肝脏中可检出 HDAg、抗 HDVIgM 及 IgG 阳性。HDV 可促使慢性肝炎演变为肝硬化，大量的系列研究提示，慢性丁肝中 70%发展为肝硬化，从发病到肝硬化可短至 2 年或长达 15 年。

3. HDV 与重型肝炎 在无症状慢性 HBsAg 携带者基础上重叠 HDV 感染时，易发展为重型肝炎，其发病率及形成的原因尚不完全清楚。欧洲数国的研究表明，在暴发性肝炎中，HDV 感染标志的阳性率高达 21%～60%，国内也有相似的报道，认为在重叠感染 HDV 后，原来慢性乙型肝炎患者病情加重、并发症增多和病死率高的过程与 HDV 感染有关，HDV 起了主要的促进作用。

4. HDV 感染与肝细胞癌 HDV 感染与肝细胞癌之间的关系尚不十分清楚，目前的研究发现，在肝癌组织中可检出 HDAg，持续感染 HDV 的患者肝细胞癌的危险性高，但 HDV 感染在肝癌发病中的意义尚不清楚，推测 HDV 在癌变中由于引起肝细胞坏死、炎症及肝硬化可能对致癌起促进作用。

五、急性戊型病毒性肝炎

潜伏期 10～70 天，平均 40 天。绝大多数患者急性发病，可呈急性黄疸型肝炎或急性无黄疸型肝炎的临床过程。临床主要表现类似甲型肝炎，但发病年龄偏大，黄疸前期较长，胆汁淤积程度深，症状更重。黄疸前期一般持续 1～10 天，起病急，发冷、发热、乏力、周身不适、食欲缺乏、恶心、呕吐、上腹部疼痛，有的患者有腹泻、尿色逐渐加深，到本期末呈浓茶色。随着体温下降进入黄疸期，此期可持续15～40天。其他相关症状仍然存在，尿黄更明显，巩膜、皮肤出现黄染，并逐渐加深，周身皮肤瘙痒，大便颜色可变浅，呈灰白色，脉搏徐缓等梗阻性黄疸的表现。部分患者有关节疼痛、肝脏肿大、充实感，有压痛和叩击痛。部分病例有脾肿大。血清转氨酶、总胆红素、直接胆红素增高。肝功能多于6周恢复正常。全病程为4～6周。大约20%的戊型肝炎患者有明显的淤胆表现。少数患者呈急性重型肝炎或亚急性重型肝炎的临床经过。孕妇，尤其是妊娠晚期感染者病情较重，病死率高达10%～20%。HBsAg携带者重叠感染HEV后病情较重。HEV可与其他嗜肝病毒共同导致亚急性肝衰竭。15岁以下儿童感染HEV后表现为黄疸型肝炎者不到1%。偶有HEV感染病例病情迁延，但不发展成慢性肝炎。

第二节　慢性病毒性肝炎的临床表现

一、慢性乙型病毒性肝炎

既往有HBsAg携带史或急性肝炎病程超过半年，而目前仍有肝炎症状、体征及肝功能异常。

1. 轻度(相当于原CPH或轻型CAH)　病情较轻，症状不明显或仍有轻度乏力、食欲缺乏、腹胀、肝区痛等症状，多无黄疸。肝肿大伴有轻度触痛及叩击痛。肝功能检查生化指标仅1～2项轻度异常。

2. 中度(相当于原中型CAH)　症状、体征、实验室检查居于轻度和重度之间者。

3. 重度　有明显或持续的肝炎症状，如乏力、纳差、腹胀、便溏、肝区痛等。可伴有慢性肝病面容、肝掌、蜘蛛痣或肝脾肿大而排除其他原因且无门脉高压症者。实验室检查血清ALT反复或持续升高；白蛋白减低或A/G比例异常、丙种球蛋白明显升高；凡白蛋白＜32g/L、胆红素＞85.5μmol/L、凝血酶原活动度60%～40%，3项检测中有1项达上述程度者即可诊断为慢性肝炎重度。

二、慢性丙型病毒性肝炎

1. 潜伏期　本病潜伏期为2～26周，平均7.4周。我国由单采血浆回输红细胞引起的一次丙型肝炎病毒感染，潜伏期为35～82天，平均(53.4±16.5)天。另一次由输Ⅷ因子引起的丙型肝炎，潜伏期7～33天，平均19天。

2. 临床经过　丙型肝炎病毒感染人体后，可表现为多种临床类型。

(1)急性肝炎：临床表现与乙型肝炎无明显区别，但症状较轻，以轻度全身疲劳、乏力及食欲缺乏为主，有些患者尚可有恶心、腹胀及肝区痛，同时可伴有低热、肝脾肿大，黄疸较少见，且无典型的黄疸前期、黄疸期、恢复期临床过程。约2个月患者症状可逐渐消退。实验室检查ALT多呈轻或中度升高，达正常值的3～5倍，早期血清HCV-RNA多为阳性。

(2)重型肝炎：单纯HCV感染引起的重型肝炎很少见，研究提示，丙肝与乙肝发生同时或重叠感染后易形成重型肝炎。由于乙、丙型肝炎有共同的传播途径，或慢性乙型肝炎患者免疫功能下降。故乙、丙型肝炎患者发生重叠感染者多，且重叠感染者的预后较单纯的慢性乙或丙型肝炎为差。

(3)慢性肝炎：大多数急性丙型肝炎可转为慢性肝炎，因此慢性丙型肝炎是最主要的类型。发展经过因个体不同而异，但与其感染方式有关，输血后丙型肝炎的组织学活动性改变较静脉药瘾者更为显著。慢性丙型肝炎多数无症状，仅20%的患者出现轻度乏力、纳差等。

根据临床演变和ALT变化的不同形式，慢性HCV感染可分为3种类型：①反复发作型：为典型的慢性HCV感染。ALT在正常值的上界周围反复明显波动，波动期ALT升高，缓解期则恢复正常。肝活检显示不同程度的肝组织慢性炎症反应；②持续异常型：ALT轻度持续性升高，肝活检也呈不同程度的肝组织慢性炎症；③无症状携带者：ALT正常，肝活检肝组织正常或显示不同程度的慢性炎症改变。所以ALT正常不能排除慢性肝炎的可能。

3. 病毒血症与感染类型 通过对输血后HCV感染者的系列血清标本进行抗-HCV的检查及HCV-RNA研究，发现HCV感染的病毒血症有3种类型：

(1)急性感染的短暂病毒血症：主要见于急性自限性丙型肝炎。应用PCR法可在ALT升高之前检出HCV-RNA，但病毒血症持续时间较短，可仅数天或数月。而抗-HCV往往要在ALT升高后数天或数月才能检出。

(2)慢性感染的持续病毒血症：HCV-RNA可在急性期、ALT升高之前检出，并且持续存在。

(3)慢性感染的间歇病毒血症：表现在感染早期出现病毒血症，其后病毒血症消失数月，几年以后，重新出现病毒血症。重新出现的病毒血症与急性阶段出现病毒血症相似，一般在ALT出现升高之前，提示肝内病毒活动性复制。

4. HCV与HBV重叠感染 乙型肝炎为我国肝炎与慢性肝病的主要病因。乙肝病毒是我国慢性肝炎、肝硬化及肝癌的主要病因之一。由于丙型肝炎病毒的传播途径与乙肝相似，因此HCV与HBV的重叠感染是我国一个特殊问题。HBV/HCV重叠感染的重症肝炎与单纯HBV感染的重症肝炎，两组的胆红素水平、AST/ALT及病死率比较，有明显的差异。说明重叠感染组的肝细胞坏死远较单纯HBV感染的重症肝炎严重，病死率前者为77.27%，高于后者(51.28%)。

国外也有类似报道，认为在重症肝炎中有较高的抗-HCV检出率(45%～58.82%)，表明HCV的重叠感染可加剧肝脏的损害。重症乙肝患者对HCV易感性高的原因，推测除与输血治疗有关外，可能由于本身严重的肝脏病变，使机体不能有效地限制HCV复制，而出现大量HCV活跃复制。至于二者在致病作用上的相互关系以及如何加重肝脏损害尚待深入研究。

5. HCV感染与肝细胞性肝癌(hepatic cell carcinoma，HCC) HCV感染与肝细胞肝癌的关系日益受到重视。回顾性随访研究发现，从HCV感染发展成HCC平均约30年。各国HCC的抗-HCV检出率不一：美国Hasan(1990年)报道59例HBsAg阴性HCC，其中31例抗-HCV阳性(53%)；意大利Colombo等(1989年)报道HBsAg阴性HCC患者中70%抗-HCV阳性；西班牙Bruix等(1989年)报道43例伴有隐源性肝硬化的HCC患者81.4%抗-HCV阳性；我国HCC的主要病因是HBV感染，抗-HCV检出率初步检测结果为10.96%～59%不等；而在日本学者认为，丙型肝炎病毒感染是HCC的主要原因。此外，有报道认为

HBV与HCV的双重感染,似可增加HCC发生的几率,这一点在我国尤应引起注意。至于HCV导致HCC的机制尚不清楚,因为HCV复制似不经过逆转录成DNA阶段,并不能与宿主的基因组相整合,因而致癌机制可能与HBV不相同。由于HCV所致HCC 90%伴有肝硬化,对HCV感染回顾性分析发现HCV感染到HCC出现一般需要20～30年。因而认为丙型肝炎引起肝脏损伤、纤维化以及发展成肝硬化的慢性进程中细胞再生是癌变的主要原因。关于HCV本身是否具有致癌作用,系当前研究的热点。

6. HCV感染与酒精性肝硬化 临床见到酒精性肝硬化抗-HCV检出率较高,按瑞士的报道为8%(9/107),西班牙为47%(7/15)。比较组织学改变与血清学检测结果,发现有HCV抗体者,组织学常见有病毒所致慢性肝脏病变。过去认为嗜酒者在戒酒后肝脏病变仍不能停止,可能是因为酒精所致自身免疫病变的原因,戒酒后其自身免疫病变仍持续存在。目前抗-HCV检测的结果提示,肝脏的持续性损害与HCV感染有关,或本身乃是慢性丙型肝炎,误诊为酒精性肝脏损害。该问题有待进一步进行HCV-RNA检测确定。

7. HCV感染与自身免疫性肝炎 据报道在自身免疫性肝炎抗-HCV的检出率为40%～80%。此结果可以从两方面理解:

(1)自身免疫性肝炎与HCV感染有关:有学者认为,HCV可能诱发自身免疫性肝炎。自身免疫性肝炎患者血清中出现针对抗-HCV试剂中融合蛋白SCO的抗体,而出现阳性检测结果;或者HCV可诱导形成针对宿主抗原的抗体(抗-GOR),提示自身免疫性肝炎可能与HCV感染有关。其因果关系尚待研究。

(2)在自身免疫性肝炎中有较高的抗-HCV假阳性反应:有学者指出抗-HCV阳性主要见于肝脏有高度活动性炎症伴有高丙种球蛋白血症患者,试验结果常为临界值或仅为弱阳性,认为血清高滴度的非特异性免疫球蛋白可导致假阳性结果。

8. HCV感染的肝外表现 现已明确HCV不仅引起肝脏病变,而且可能因为诱导自身免疫反应或形成免疫复合物,与一些感染的肝外表现有关。与HCV有明确因果关系的肝外表现是:膜增生性肾炎、特发性混合性冷凝球蛋白血症、迟发性皮肤卟啉症和甲状腺炎。可能与HCV感染有关的疾病有Sjogren综合征、扁平苔藓和角膜溃疡。其他疾病如特发性肺纤维化、多发性关节炎、皮肌炎、Behcet病等与HCV感染的关系尚不能确定。

(1)特发性冷凝球蛋白血症的特征是血管炎、关节炎、Raynaud综合征和紫癜,偶尔可见神经病变和肾小球肾炎,过去的研究认为本病可能与乙型肝炎病毒感染有关,但并未得到证实。近年流行病学和血清学研究表明,冷凝球蛋白血症与HCV感染有密切的关系,患者的血清中不仅有较高的抗-HCV检出率,HCV-RNA病毒血症有报道达90%,并且在患者的皮肤和肝脏内用免疫组织化学方法检出HCV抗原,应用干扰素治疗显示也有一定的效果。

(2)迟发性卟啉症的特征是细胞中尿卟啉脱羧酶活性低下或缺乏,临床表现为皮肤损害,常伴有肝脏损伤,其原因不明。有报道发现其抗-HCV检出率达62%～82%,HCV-RNA检出率高达66%～100%,认为本病与HCV感染有关。目前认为HCV可能是具有迟发性卟啉症遗传素质者的一个诱发因素,其发病可能还有其他因素参与。

(3)膜增生性肾小球性肾炎与HBV感染的关系早已明确,近年研究在肾组织活检中免疫组织化学检查发现HCV的核心抗原,提示膜增生性肾炎与HCV有一定的关系。有人用大剂

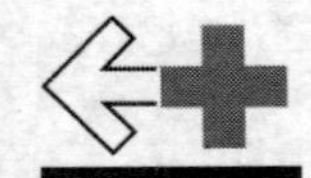

量的干扰素治疗结果尿蛋白下降，HCV-RNA 阴转，肾组织活检显示肾脏病变好转。

三、慢性丁型病毒性肝炎

动物实验与临床研究表明，HDV 的感染须同时或先有 HBV 或其他嗜肝 DNA 病毒感染的基础。人体感染 HDV 后病情较其他类型肝炎严重。可表现为 HBV/HDV 的混合感染和重叠感染两种类型，近年也有 HDV 单独感染的报道。HDV 与 HBV 的同时感染称为混合感染或共同感染；发生在 HBV 先感染基础上的 HDV 感染称为重叠感染。许多临床研究表明，HDV 感染常可导致 HBV 感染者的症状加重与病情恶化，因此在暴发型肝炎的发生中起着重要的作用。例如 HBsAg 携带者重叠 HDV 感染后，常可表现为急性发作，病情加重，且病死率高。

1. HDV 和 HBV 混合感染(共同感染)　常见于输血、血制品和静脉药物依赖者。其潜伏期为 4～20 周。以往未感染过 HBV，这次同时感染上了 HBV、HDV，其临床表现与急性 HBV 感染相同，为自限性过程，整个病程较短，可表现为乏力、畏食、尿黄、黄疸、肝区痛及肝肿大等。由于两种病毒的潜伏期不同，因而临床可见双峰型 ALT 升高，两峰间 2～4 周，这可能是 HBV 与 HDV 感染的相继表现。在第一次 ALT 高峰时，血清内 HDAg 阳性，第二次高峰时则出现明显的免疫反应，抗-HD IgM 阳性。这些病例肝脏的病变轻微，预后良好。少数 HDV 和 HBV 同时感染者，由于 HBV 复制活跃，HDV 的复制常可非常明显，在一段较长的时间内肝脏及血液中均可检出 HDAg，可表现为重型或暴发型肝炎。

2. HDV 与 HBV 重叠感染　在原有 HBV 感染的基础上叠加 HDV 感染，此临床类型较 HDV 与 HBV 混合感染多见。重叠感染时，血清及肝脏中可检出 HDAg、抗-HD IgM 及 IgG 阳性，可有一过性 HBsAg 消失，约 70%的重叠感染者最后变为慢性携带者。临床表现取决于原有 HBV 对肝脏的损害程度，如为 HBsAg 携带者，则可表现为典型的急性丁型肝炎，但病情较单纯 HBV 感染略重，容易形成慢性。如原为慢性肝炎，HDV 重叠感染后大多数患者病情加重，可加速进展为肝硬化，仅有一小部分回复到原来的 HBV 感染状态。虽然 HDV 与 HBV 重叠感染可呈无症状经过，但由于已有 HBV 感染，又有明显的 HDV 复制，肝炎症状较同时感染为重，表现为慢性感染急性发作或恶化，形成慢性 HDV 感染，甚至可以发展成重型肝炎。

3. HDV 单独感染　近两年，国内有 HDV 单独感染的报道。许正锯报道一例男孩急性丁型肝炎的病例，患儿呈急性肝炎经过，血清抗-HD IgM、HDAg、抗-HD IgG、抗-HBs 阳性，排除甲、乙、丙、戊及 EBV、CMV 等病毒感染，经 2 个月治疗，肝功能恢复正常，血清抗-HD IgM 和 HDAg 阴转，痊愈出院。HDV 单独感染的机制不清，诊断时应慎重，最好有组织学的资料，肝组织免疫组化检查肝组织内的 HDAg，同时选用较敏感的方法，排除误差。关于 HDV 单独感染的诊断和机制有待进一步研究。

第三节　淤胆型病毒性肝炎的临床表现

一、急性淤胆型病毒性肝炎

急性淤胆型病毒性肝炎病程可分为3个阶段。

1. 黄疸前期　多以发热起病，伴以全身乏力、食欲缺乏、厌油、恶心、呕吐、上腹部不适、腹胀、便秘或腹泻等症状；少数病例可出现上呼吸道症状，或皮疹、关节痛等表现。尿色逐渐加深，至本期末尿色呈浓茶色。查体肝脏可轻度肿大，伴有触痛及叩击痛。化验：尿胆红素及尿胆原阳性，血清ALT明显升高。本期一般持续3～7天。

2. 黄疸期　尿色加深，巩膜及皮肤出现黄染，且逐日加深，多于数日至2周内达高峰，然后逐渐下降。在黄疸出现后发热很快消退，而胃肠道症状及全身乏力则见增重，但至黄疸即将减轻前即迅速改善。在黄疸明显时可出现皮肤瘙痒、大便颜色变浅、心动过缓等症状。儿童患者黄疸较轻，且持续时间较短。本期肝肿大达肋缘下1～3cm，有明显触痛及叩击痛，部分病例有轻度脾肿大。肝功能改变明显。本期持续2～6周。

3. 恢复期　黄疸消退，精神及食欲好转。肿大的肝脏逐渐回缩，触痛及叩击痛消失。肝功能恢复正常。本期持续1～2个月。

二、慢性淤胆型病毒性肝炎

慢性淤胆型肝炎是在慢性肝炎或肝炎后肝硬化病变基础上发生的，既有上述疾病的临床表现，又有梗阻性黄疸的临床特征，其临床表现也往往更加复杂，引起误诊的机会也因此而增加。

慢性淤胆型肝炎患者的消化道症状及周身疲乏等症状相对较慢性肝炎轻，且肝外脏器损害表现也较之少见。

1. 黄疸　这是最常见的症状，是由于以结合胆红素为主的高胆红素血症所致。由于黄疸持续时间过长，可使皮肤变厚，并可有色素沉着。由于肾小球可滤过结合胆红素，因此尿如浓茶色，粪便往往变浅，甚至为灰白色。黄疸的特点为黄疸深而全身和消化道症状相对轻微；黄疸深但不同于慢性阻塞型黄疸，肝脏肿大轻微，很少有其他体征；高黄疸与血清转氨酶增高不成比例，凝血酶原时间无明显延长，提示肝细胞损伤和炎症改变较轻，影像学无肝内外胆管扩张。

2. 瘙痒　80％以上的患者有皮肤瘙痒，可与黄疸先后或同时出现，但瘙痒感多与胆红素水平不平行，皮肤多见抓痕，影响睡眠。这种瘙痒感通常被认为是由于血中胆汁酸增加并刺激皮肤感觉神经所致。

3. 腹泻　腹泻多与黄疸程度一致，可分为脂肪性腹泻和胆汁性腹泻。脂肪性腹泻是由于流入十二指肠胆汁不足，食物中的脂质乳化不充分，小肠中脂肪和脂溶性维生素（维生素A、维生素D、维生素E和维生素K）的吸收不良。粪便稀、色浅、量多而有异味。胆汁性腹泻是由于结肠中的胆酸过多。胆汁酸正常时进行肝肠循环，当其受阻时进入结肠的浓度增高，以Ca^{2+}

和 cAMP-依赖的机制引起 Cl^- 分泌，从而引起腹泻。

4. 肝脾肿大 78.3%的病例有肝肿大，整个肝脏均匀地肿大，表面多光滑，中等硬度，无压痛。脾肿大也较多见，尤其是肝炎后肝硬化伴有淤胆的病例。

第四节 重症病毒性肝炎的临床表现

一、急性重型肝炎

既往无肝炎病史，以急性黄疸型肝炎起病；起病后 2 周内出现极度乏力、明显的消化道症状、迅速出现Ⅱ度以上的肝性脑病；多数患者黄疸急剧加深，也有个别患者黄疸很浅，甚至尚未出现黄疸，但有上述表现者均应考虑急性重型肝炎（acute servere hepatitis，ASH）；肝浊音界进行性缩小（表明肝细胞坏死的严重程度，与预后直接有关）；凝血酶原活动度（PTA）低于 40%（但要排除其他原因，如血液病或其他原因）；肝活检显示肝细胞呈大块性坏死（坏死面积≥肝实质的 2/3），或亚大块性坏死，或大灶性坏死伴肝细胞的重度变性水肿。此型患者常有过劳或酗酒史，发病急骤，可发热持续不退（肝坏死临终热）、极度乏力、纳差、腹胀、明显精神神经症状及出血倾向，有严重并发症，预后恶劣，常于 2 周内死亡。

二、亚急性重型肝炎

亚急性重型肝炎（sub-acute servere hepatitis，SSH）：既往无肝炎病史，起病初期类似一般急性黄疸型肝炎，但病情进行性加重，起病后 15 天至 24 周出现极度乏力、消化道症状明显或Ⅱ度以上的肝性脑病；黄疸迅速急剧加深，每天上升≥17.1μmol/L 或血清总胆红素大于正常值 10 倍。它和 ASH 不同的一点是没有肝浊音界进行性缩小，因为它病期长，已经有肝细胞的再生；严重出血倾向，凝血酶原时间明显延长，PTA 同样也是低于 40%，并排除其他原因；肝活检显示肝组织新旧不一的亚大块坏死（坏死面积≤50%），较陈旧的坏死区网状纤维塌陷，并可有胶原纤维沉积，残留肝细胞增生成团；可见大量小胆管增生和淤胆。

首先出现Ⅱ度以上的肝性脑病者称脑病型（包括脑水肿、脑疝等）；首先出现腹水及其相关症候（包括胸水等）者称为腹水型。

此型患者中毒表现明显，晚期常有血氨增高、碱中毒及明显毒素中毒，难治性并发症多，预后不良常在起病后 3～8 周（或数月内）死于并发症，即使存活，亦常易发展成坏死后性肝硬化。

三、慢性重型肝炎

慢性重型肝炎（chronic servere hepatitis，CSH）是我国最多见，也是最危重的一型。发病基础有慢性肝炎、肝硬化或慢性乙型肝炎病毒携带史，此与 ASH、SSH 不同，也有的无肝病史及无 HBsAg 携带史，但有慢性肝病体征（如肝掌、蜘蛛痣等）、影像学改变（如脾脏增厚等）及生化检查改变等（如丙种球蛋白升高、A/G 比值下降或倒置等），或肝穿刺检查支持慢性肝炎（因为它原来有慢性肝炎的基础，又发生了肝坏死，所以表现更重）。临床表现同亚急性重型肝炎，随着病情发展而加重，达到重型肝炎诊断标准（PTA＜40%，血清总胆红素大于正常值 10

倍)。预后极差。要注意慢性乙型肝炎或慢性 HBsAg 携带者,重叠感染甲型、戊型或其他肝炎病毒感染,此时要具体分析,有可能此次的甲型、戊型和其他型肝炎病毒感染是一个急性或亚急性的而不是慢性的。

(王　娜　刘　蕾　刘军芳)

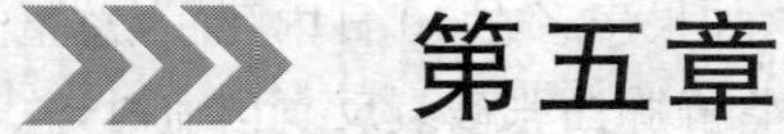

第五章

辅助检查

第一节 实验室检查

一、蛋白质代谢实验

肝脏作为“物质代谢中枢”,具有多种代谢功能,复杂多样且受诸多因素影响。许多重要物质在肝内进行代谢,使机体的内环境维持相对稳定,对保证机体的生命活动能顺利进行具有重要意义。诸如营养物质的消化、吸收与贮存;代谢物质的解毒与排泄;酶的调节;体内水与电解质平衡的维持等,无一不和肝脏有密切关系。当肝脏因某种原因而发生病变时,肝细胞的正常代谢功能即可发生不同程度的障碍,致使血液中某些化学成分发生相应改变。临床上常通过一些试验来测定和观察这些改变,进而分析和了解患者当时的肝脏功能状况,这些试验常称为肝功能试验。这些试验的选用不仅有利于了解肝脏各方面功能有无损害,而且通过动态观察更有利于判断肝脏病变的性质、程度、疗效及预后等。本章节主要就肝功能障碍所致机体生化方面的异常变化加以讨论。

目前认为,能够较特异地反映肝脏功能状况的指标仍首选血浆总蛋白(total protein, TP),尤其是白蛋白的检测。随着人们对血浆前白蛋白生物学活性与生理功能的认识,近年来专家们亦提出应把该项指标作为判定肝功能状况的必检指标之一。

1. 血清总蛋白及白、球蛋白 血清蛋白质是各种蛋白的复杂混合物,尽管其多达 100 余种,并且依据不同的生理或病理条件,各种蛋白质的浓度范围可介于每 100ml 几微克至几克水平之间,差别悬殊,但是随着检测方法的进步,至今许多微量级的蛋白质含量均能够分离检测出来。依据蛋白质具有亲水胶体性质这一特点,通过盐析作用即可将血清蛋白区别开来;依据蛋白质可与某些生物碱(钨酸、鞣酸等)或某些酸类(三氯醋酸等)结合成不溶性的蛋白盐而沉淀,并且还可与某些化学试剂相作用而可显色等特点,临床上常用双缩脲法检测血清 TP、用溴甲酚绿法测定血清白蛋白;TP 含量减去白蛋白含量即可得出球蛋白含量,从而计算出 A/G 比值。

TP 正常值为 60～80g/L,白蛋白(albumin, A)为 35～50g/L,球蛋白(globin, G)为 20～

30g/L,白/球(A/C)为(1.5～2.5)∶1。肝病时白、球蛋白的量会发生改变,肝脏是制造白蛋白的唯一场所,故多表现为白蛋白减少与球蛋白(主要是 γ-球蛋白)增高,而血中蛋白总量可无明显改变。在急性肝炎初期或病变范围较小时,上述改变可不明显,但是如果血清总蛋白出现进行性减少趋势时,应警惕有重症化的可能。如果血清总蛋白减至 60g/L 以下,表明预后不良。由于白蛋白半衰期长达 17～21 天,故急性重型肝炎时,如果患者在 10 日内死亡,总蛋白或白蛋白的改变仍可不明显。肝硬化患者如伴有腹水或食管静脉曲张破裂反复出血时,总蛋白亦表现为低值,一方面是由于肝硬化时蛋白合成减少,另一方面是由于腹水时血管外液的蛋白池扩张,血管内蛋白池相应减少,引起血浆内蛋白浓度下降,因此肝硬化患者动态观察血清总蛋白或白蛋白含量,对其预后的判断有一定指导意义。血清蛋白在肝脏疾病中的异常表现主要是白蛋白减少和球蛋白增加,A/G 比例变小甚至倒置。慢性肝炎、肝硬化、肝癌多以上述改变为显著特点,其中白蛋白下降是失代偿期肝硬化的主要特征。慢性肝病患者如果白蛋白持续低于 30g/L 以下,腹腔内多有腹水产生,如果治疗后白蛋白仍低于 30g/L 或继续下降,A/G 比值<1,多表示预后不良。球蛋白升高常是慢性肝炎反应,亦可见于其他慢性炎症性疾病。

2. 血清前白蛋白 广义而言,前白蛋白可存在于血浆和脑脊液中,而近年来为人们所关注的前白蛋白主要特指血浆中的前白蛋白或血清前白蛋白(prealbumin,PA),许多综合医院已经把该项指标的测定作为反映肝脏储备功能的判定指标之一,并将此项指标列为肝功能系列检查中的常规检测项目。PA 主要在肝脏合成,相对分子质量为 55000,其中蛋白质与碳水化物各占 99.5%与 0.5%,电泳速度比白蛋白快,体内半衰期为 1.9 天,其生理功能主要是转运维生素 A 和甲状腺素(T_4)。PA 在体内代谢途径尚不清楚,目前认为可能在肝、肾内分解。

PA 正常值为 0.2～0.4g/L,多采用免疫比浊法检测其含量。前白蛋白变化机制与白蛋白相似,主要与蛋白代谢有关。由于其半衰期明显短于白蛋白,肝病时前白蛋白的变化更为敏感,可能是白蛋白的变化前奏。各型肝炎和肝硬化患者前白蛋白均有不同程度下降,一般肝病初期约 30%患者白蛋白正常但 PA 下降,多数肝病患者 PA 均降低 50%以上,在进展型肝硬化时几乎降至零。黄疸型肝炎中,胆红素浓度越高,PA 下降越明显。有研究表明,由药物引起的急性早期肝损伤 36 小时,PA 即可显著降低。众所周知,凝血酶原活动度是重型肝炎诊断的重要指标。由于凝血酶原活动度易受新鲜血浆或维生素 K_1 等促凝血因素的影响,而 PA 是反映肝脏储备功能的可靠指标,故有学者认为 PA 的测定对重型肝炎的诊断更有意义。PA 还可作为判断急性肝炎预后的有价值的指标,前白蛋白可迅速恢复正常者,病情将会改善,而在亚急性肝坏死病例一直处于低值。另外,阻塞性黄疸、肝癌时前白蛋白也可出现显著下降。

3. 血清蛋白电泳分析 血清蛋白由一组其分子中分别含有酸性或碱性侧基的氨基酸组成。在一定 pH 值的缓冲溶液中,由于组成血清蛋白的不同种蛋白质的分子量、所带电荷的不同,在电场中其泳动速度也不同,因此可将血清中蛋白质区分开来。分子量小、带电荷多者泳动速度最快。依据这一基本原理,通过电泳方法可将血清蛋白分离为白蛋白、α_1、α_2、β 及 γ 球蛋白。由于电泳方法的不同,各组分蛋白质的正常值范围亦有所差异。常用的电泳方法有醋酸纤维膜法与滤纸法,前者较后者泳动时间短,分离清楚,且可直接光点比色或光密度计分析其相对百分率,故可作为国内蛋白电泳分析的常规方法。

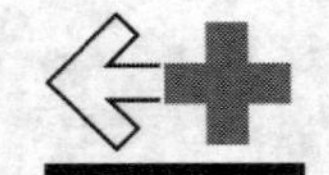

总的来说，炎症性肝脏病变的初期以 α 球蛋白率先增加，继而 β 球蛋白增加为特点，但是在严重肝病时，则可明显减少。有关白蛋白水平变化的分析与评价，前面已经述及。①α_1、α_2、β 球蛋白：在轻度肝脏炎症时，α_1 和 α_2 球蛋白均可有不同程度的升高；而在严重肝衰竭时，α_1 和 α_2 球蛋白水平均可明显降低。有学者提出，对于急性或亚急性重型肝炎患者来说，α_1 球蛋白水平的测定有助于判定患者的严重程度与预后；如果 α_2 球蛋白明显降低，提示可出现肝昏迷。失代偿期肝硬化患者 α_1、α_2 球蛋白可呈低水平的分布，动态观察中若发现 α_1、α_2 球蛋白由低变高时，应考虑有癌变的可能。α_2、β 球蛋白均含有脂蛋白，故在胆汁淤积性肝硬化或阻塞性黄疸时可明显增高。在肝细胞严重受损时，由于肝脏合成能力明显降低，β 球蛋白也可降到很低水平。②γ 球蛋白：γ 球蛋白增加为所有肝脏疾病患者血清蛋白电泳所共有的现象，此种增加和白蛋白减少可与肝实质损伤的范围和程度相一致。γ 球蛋白增加以慢性肝炎为著，若出现 β 球蛋白和 γ 球蛋白相互融合现象，这是肝硬化特征性改变，多属晚期。

值得注意的是，无论采用血清蛋白直接定量方法还是采用电泳分析方法，虽然血清白蛋白的变化水平能够较好地反映肝功能状态，但是仍存在着其他因素影响该指标的变化，如肾病综合征、严重烧伤等所致蛋白质丢失过多；恶性肿瘤、甲状腺功能亢进及长期慢性发热等所致的蛋白质过度消耗；严重的吸收障碍等所致的蛋白质摄入不足；黑热病、血吸虫病及系统性红斑狼疮等所致的高 γ 球蛋白血症也可导致血清白蛋白的降低。此外，在多发性骨髓瘤时可在 β、γ 球蛋白区带出现 M 蛋白区带。故当采用血清白蛋白指标对肝脏功能进行评价时，无论采用定量还是电泳方法，都需对患者进行全面、综合的分析，消除其他因素干扰，才可获得准确性结论。

4. 血氨测定　氨具有毒性作用，不能在体内大量存在，必须转变成无毒性或毒性较小的物质排出体外。人体内氨的产生来源有两方面，包括内源性与外源性，其中内源性氨包括体内蛋白质分解代谢和谷氨酰胺脱氨过程中所产生的氨，外源性氨是由于经消化道摄入的蛋白质代谢的结果。肝脏是蛋白质代谢的重要器官，其中对氨的处理也是代谢中的重要一环。生理情况下，氨需在肝内经鸟氨酸循环合成尿素而随尿排出。当肝脏功能不全时，由于鸟氨酸-瓜氨酸-精氨酸循环障碍，导致尿素合成减少及氨排出减少，从而引起血氨增高。增高的血氨干扰了正常脑组织的三羧酸循环，脑组织中 ATP 的生成减少，引起大脑功能障碍，临床出现肝性脑病。血氨的检查不仅可以反映肝脏病变情况，也可用以帮助诊断肝性脑病。

血氨测定方法较多，其正常值因测定方法而异。奈氏（Nessler）显色法为 6～35μmol/L（10～60μg/dl）；酚次氨盐酸法为 27～81.6μmol/L（46～139μg/dl）；干化学法为 9～33μmol/L。用于血氨测定的血样标本需进行肝素抗凝，防止溶血。这是由于红细胞氨含量高的缘故。有研究表明，红细胞和血浆氨含量的比例为 28∶1。故标本采集后需立即送检，否则血浆氨值将升高。

肝病患者及时测定血氨浓度对于估计肝脏损害的程度及其预后有着重要意义。当由重型肝炎、肝硬化以及肝癌等疾病所致肝功能障碍时，由于内毒素增加而使血氨明显增加；此时若进食高蛋白饮食或合并消化道出血以及输入贮存已久的库存血，由于肝脏不能及时处理大量的氨而发生氨中毒，重者可导致肝昏迷。肝硬化患者由于侧支循环的形成，对肠内吸收的氨不能经肝脏处理，亦可使血氨升高。另外，应用强利尿剂、严重腹泻、呕吐脱水及门腔静脉分流术后的患者，亦可不同程度的血氨增高。

5. 血浆氨基酸测定 血氨增高并非是引起肝性脑病的唯一原因。当肝脏受损害时，由于机体蛋白质代谢发生异常，可导致血浆各种游离氨基酸的浓度发生紊乱，氨基酸比例失调亦是肝性脑病另一常见原因。主要表现为芳香族氨基酸明显增多，支链氨基酸相应减少。不同国家与地区的人群血氨基酸浓度的正常值范围有一定差异，可能与地区和实验条件不完全一致有关。

血浆氨基酸的测定对判断肝细胞损害及病情轻重有一定的参考意义，但多见于严重肝损害病例。急性、亚急性重型肝炎合并肝性脑病时，多表现为支链氨基酸（BCAA）包括缬氨酸、异亮氨酸及亮氨酸等基本正常，而芳香族氨基酸（AAA）包括酪氨酸与苯丙氨酸等明显升高。慢性重型肝炎及肝硬化合并肝性脑病时，BCAA 明显降低，而 AAA 明显升高，并且 BCAA/AAA 比值可由正常的 3.0～3.7 降低至 1.0 以下。当 BCAA/AAA 比值越来越小时，则表示患者预后极差。有报道酪氨酸升高的程度与肝坏死的范围有一定相关性并可判断预后，如果酪氨酸浓度高于 60μg/ml 或苯丙氨酸和酪氨酸水平高于正常 6 倍，患者生存希望渺茫。在急性黄疸型肝炎或肝硬化失代偿期患者中，如果蛋氨酸浓度分别超过正常值的 3～5 倍，应警惕重症化倾向。还有报道如果血浆中脯氨酸和羟脯氨酸水平显著升高，提示肝病病因为酒精中毒的可能性极大。

二、血清酶学检查

肝脏参与人体多种物质代谢，所含酶类达近千种，其中被用于临床诊断者已经有数十种。血清酶学检查对肝病诊断意义重大。当肝细胞有实质性损害时，可因肝细胞坏死，细胞膜通透性增高，而使细胞内各种酶释放出来。过去往往利用某单一酶的活性变化特点来诊断肝病，目前多采用两种或两种以上血清酶谱综合分析方式，尤其是采用对同工酶分析方法进一步判断肝病的性质和程度，从而大大提高了对肝病诊断的特异性与敏感性。肝脏有实质性损害时血清某些酶活性可增高，亦有些酶活性以降低为特点。血清中一些酶活性的测定，能在一定程度上反映肝脏的功能，有助于对肝脏病变性质与程度进行判定。但是必须注意许多血清酶广泛存在于肝外各个器官组织中，非肝脏所特有。因此，当血清中有某种酶活性增高时，应注意有否肝外因素的影响，需在结合临床与其他相关资料的基础上对所得结果进行全面分析。

临床上常用的酶大致分为以下几类：①主要反映肝细胞实质性损害的酶；②主要反映胆道疾患的酶；③主要反映肝脏实质纤维化的酶；④主要反映肝脏肿瘤的酶。

（一）主要反映肝实质细胞损害的酶类

1. 血清转氨酶 丙氨酸转氨酶（ALT/GPT）和门冬氨酸转氨酶（AST/GOT）是数十种转氨酶中最常用的两种酶。ALT 主要存在于组织细胞中，非肝脏所特有。它在人体器官内含量顺序为：肝＞肾＞心肌＞骨骼肌＞胰腺＞脾脏＞肺＞红细胞＞血清。AST 则以心肌含量为最高，其次在肝脏。当肝细胞损害时，由于肝细胞坏死，细胞膜通透性增加，这两种酶即可大量渗入血液，致使血中酶活性增高。已知肝脏只要有 1% 的细胞坏死，便可使血清内酶活性增高 1 倍，因此血中这两种转氨酶活性是肝细胞损害的敏感指标。ALT 在肝内的分布与活性超过其他任何脏器，故ALT测定比AST更具特异性。

由于检测方法不同，所得正常值亦有所不同，目前以Reitman法较为常用，其正常值ALT为2～40U/L，AST为4～50U/L。生理情况下血清转氨酶活性可有轻微波动，但不超过正常范围。剧烈运动后的正常人测定转氨酶时可超过正常范围，尤其AST增高更为显著，这是由于运动后产生的过量乳酸导致细胞通透性增加，引起酶释放的缘故。

各种肝胆或肝胆外疾病均可引起血清转氨酶活性不同程度的增高，但是急性病毒性肝炎常以ALT显著升高(可达正常值10倍以上)为特点。慢性肝炎或肝硬化活动期、肝脓肿、肝癌、各种中毒性肝损害以及严重脂肪肝等，ALT活性可中度增高(可达正常值5～10倍)。此外，胆道炎症、中度脂肪肝等可表现为ALT轻度升高(可达正常值1～5倍)，梗阻性黄疸患者ALT活性有时也可表现为明显升高，这是由于部分肝内ALT经毛细胆管排泄入胆道受阻，从而逆流入血引起血清ALT升高，但是往往经过24～48小时之后，ALT活性会大幅度降低，而在急性肝炎ALT持续时间经常为数周至数月，这是梗阻性黄疸与急性肝炎所致ALT波动过程的区别。有时血清ALT活性升高的幅度并非与肝细胞损伤的严重程度相平行，如重型肝炎时ALT仅轻度升高，而黄疸却升高明显，即所谓的“胆酶分离”现象。这是由于重型肝炎时，肝细胞大量坏死，不能合成大量转氨酶，故血清中酶升高不明显。

研究表明，AST/ALT比值对判断肝细胞损害度及肝病的类型有一定帮助。依据AST/ALT在细胞内的分布特点，ALT在肝细胞胞浆中含量最丰富，对肝细胞疾病的诊断敏感性较高。AST在心肌细胞的含量多于肝细胞，而且多存在于肝细胞的线粒体中，故仅在肝细胞明显损伤，尤其线粒体损伤时才释放到血循环中。所以就肝病诊断而言，虽然AST活性升高不如ALT敏感、特异，但却是提示肝细胞损伤严重的指标。AST/ALT比值在急性肝炎早期或轻型肝炎时常＜1；肝硬化时约为2，而原发性肝癌则可＞3。

由于转氨酶并非特异地存在于肝脏中，故当其器官或组织发生病变时，也可导致血清转氨酶活性增高，如心肌梗死、急性胰腺炎，以及一些传染病如疟疾、流行性出血热、血吸虫病、伤寒病及败血症等。故需结合临床资料与其他相关检查加以鉴别。

2. 血清乳酸脱氢酶及同工酶　乳酸脱氢酶(lactate dehydrogenase，LDH)是一种糖酵解酶，广泛存在于人体组织内，以心、肾、骨骼肌、肝、肺及红细胞等组织中含量丰富。正常人血清可含少量LDH。血清LDH活性升高主要见于心肌梗死、肝炎、肺梗死，某些恶性肿瘤、骨骼肌损伤、白血病(尤其是急性淋巴细胞性白血病)、溶血性贫血以及恶性贫血等。LDH有5种同工酶，其中LDH5主要来自肝脏及横纹肌。

LDH正常值因不同的测定方法而异。现有常规检验和急诊检验两种方法，前者采用全自动生化分析仪检测，后者采用干化学法检测。所得正常值分别为：109～245U/L，313～618U/L。由于红细胞中LDH的活性较血清高150倍，故采集血标本时应极力避免溶血。LDH同工酶的测定主要应用电泳法，其含量(%)分别为：LDH1 21%～30%；LDH2 26%～45%；LDH3 17%～26%；LDH4 5%～14%；LDH5 0～10%，其含量次序为LDH2＞LDH1＞LDH3＞LDH4＞LDH5。其中LDH1与LDH2主要来自心肌、红细胞、白细胞及肾等；LDH4及LDH5主要来自肝和骨骼肌等；LDH3主要存在于肝、胰等组织。

由于LDH在体内分布较广，故LDH总活性的测定对肝病诊断特异性不是很高。随着对

LDH 同工酶的测定，大大提高了对肝病诊断的特异性。分析血清 LDH 同工酶有助于判定肝脏病变性质，是一项敏感的肝损害指标。具体而言，多种肝病均可引起 LDH5 增高。有研究表明，LDH5 升高可作为急性肝炎的早期指征，甚至比血清转氨酶还要敏感。肝癌时除 LDH 总活性明显升高外，其中原发性肝癌多为 LDH5>LDH4，而转移性肝癌多为 LDH4>LDH5。肝硬化患者如在 LDH4 与 LDH5 之间出现额外区带 LDH-T，往往提示预后不良。

3. 血清谷氨酸脱氢酶(glutamate dehydrgenase，GLDH) 血清 GLDH 主要存在于人的肝脏中，以肝小叶中央区的肝细胞最为丰富，是肝线粒体特异性酶，在其他组织器官也可存在，正常人血清中含量很低。按其活力强弱顺序依次为肝、小肠、心肌、肾、大脑皮质、胃黏膜、淋巴结、肺、脑髓质以及小脑。正常人血清中含量很低，红细胞中难以测到 GLDH 的活力。此酶较为稳定，在 ADP 存在下，血清置室温 5 小时酶活性不变，4℃冰箱保存 7 天活性可降低 11%，−20℃冷冻数周对酶活性无影响。银、汞、锌及铁等金属离子，某些螯合剂含有胆汁的葡萄糖醛酸胆红素对 GLDH 有较强的抑制作用，后者可通过 ADP 的存在重新恢复活性。

GLDH 的正常值为 2～12U/L，溶血标本、高胆红素及高血脂血标本均可影响测定结果。草酸盐和枸橼酸等抗凝剂可抑制此酶活性，但肝素对此酶活性无影响。

血清中该酶活性与肝细胞损伤程度呈正比，被认为是反映肝细胞损伤程度的一个比较敏感的诊断指标，特别对于酒精性肝损害的诊断更为重要，其主要原因在于酒精性肝病病变主要在肝小叶中央区，也是以线粒体损害为主。此外，血清 GLDH 活性升高还见于急性肝炎、慢性肝炎、中毒性肝炎、梗阻性黄疸等。进行性肌营养不良症也可引起血清 GLDH 的增高。

4. 血清胆碱酯酶(cholinesterase，CHE) CHE 是一组能水解胆碱酯酶的酶，主要包括乙酰胆碱酯酶和丁酰胆碱酯酶，后者主要由肝脏合成并存在于血浆、肝脏和神经系统白质中，临床常用的血清胆碱酯酶测定主要是丁酰胆碱酯酶的测定，它可作为肝功能减退的一个灵敏指标。但是近年人们也对此提出争议，认为该指标并非优于血清白蛋白来反映肝脏储备功能，因为其易受其他因素干扰。

CHE 正常值为 4650～12 220U/L，女性比男性约低 10%，新生儿仅为成人的 1/4，但很快升高，至出生 2 个月可达成人水平。急性病毒性肝炎时 CHE 可降低 30%～50%，然后逐渐回升，若 CHE 一直降低，提示预后不良。肝硬化及癌瘤肝转移时可降低 50%～70%，而在慢性肝炎及代偿期肝硬化和无肝损害的梗阻性黄疸则大致正常。

此外，一些肝外疾病也可出现 CHE 降低，如有机磷农药中毒、营养不良、重症贫血、严重肺结核病、晚期血吸虫病等。一般而言，CHE 在 4500U/L 以下时有诊断意义，若单项指标在 2500U/L 以下时，可视为重型肝炎的诊断条件之一。

(二)主要反映胆汁淤积的血清酶类

1. 血清碱性磷酸酶(alkaline phosphatase，ALP)及其同工酶的测定 碱性磷酸酶又称正磷酸单酯磷酸水解酶。由于此酶最适 pH 值为 8.6～10.3，故又称碱性磷酸酶。该酶几乎存在于人体的各个组织中，大部分来自肝脏、骨骼、小肠、胎盘、肾脏，血清和血细胞等也均含有。正常人血清中 ALP 主要为肝 ALP，其次为骨 ALP 和小肠 ALP，因此 ALP 增高的原因主要是由于肝脏病变使得肝细胞合成此酶过多或因胆汁排泄障碍使得此酶排泄受阻并滞留于血内。

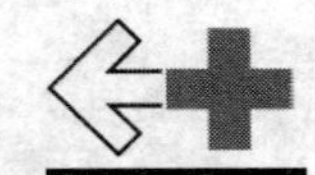

肝胆疾病、骨髓疾病可引起此酶活性升高。生长发育期的儿童大量 ALP 来源于成骨细胞，其正常值可达成人正常值的 2 倍。已有研究表明，血清 ALP 不是单一的酶，而是一组同工酶。应用电泳、加热、化学抑制剂以及免疫学方法可将 ALP 同工酶分离，主要包括肝脏 ALP、肠 ALP、胎盘 ALP 及骨 ALP。同工酶对阐明血清中 ALP 的脏器来源和病变性质有重要价值。

血清的 ALP 正常值通常为 20～110U/L(成人)。60 岁以上者高于成年男女；儿童期则由于生长发育，骨骼内 ALP 增多可高于成人 2～3 倍。

梗阻性黄疸时，由于肝内、外梗阻使胆汁排泄不畅，ALP 滞留血中而增高，其增高的程度与阻塞的程度和持续时间成正比，癌所致梗阻引起 ALP 升高程度高于结石。当疑似肝癌患者无黄疸时，ALP 升高更具有诊断意义。此外，肝脓肿、肝结核和肝硬化也可见此酶活性升高。病毒性肝炎黄疸上升期，因毛细胆管引流不畅而使 ALP 活性升高，但很少超过 10 布氏单位。在淤胆型肝炎，ALP 可显著升高，但黄疸消退时，此酶亦随之下降。某些药物引起中毒性肝损害时也可引起 ALP 轻度升高。此外，妊娠期妇女、骨骼生长状态的婴儿期等均可见到 ALP 升高。ALP 的增高还可见于其他非肝胆性疾病，其中包括：骨髓疾病，如维生素 D 缺乏病、成骨细胞瘤、骨折恢复期、骨质疏松和恶性肿瘤等；甲状旁腺功能亢进症及白血病等。

用电泳法可进行 ALP 同工酶的测定，有助于区别不同来源的 ALP，其中肝脏来源 ALP 主要分布于 α_2 球蛋白带，此区带对于肝外梗阻性黄疸的诊断具有一定意义。

2. 血清 5'-核苷酸酶(5'-NT)活性测定　5'-NT 是一种特异的能催化 5'-核苷酸水解的磷酸水解酶，存在于胆小管和窦状隙面肝细胞膜内，还可分布于肝细胞核、微粒体和线粒体中，细胞质中分布较少。其正常值为：2～17U/L。血清中此酶活性升高主要见于肝胆系统疾病如梗阻性黄疸、原发或继发性肝癌等，且活性变化通常与 ALP 的活性变化相平行。但骨髓系统疾病，如肿瘤转移、畸形骨炎、甲状旁腺功能亢进及维生素 D 缺乏病等，通常 ALP 活性增高，而 5'-NT 正常。因此 5'-NT 活性测定有助于临床判断 ALP 活性增高是来自于肝胆系统疾病还是来自骨髓系统疾病。故一般认为 5'-NT 比 ALP 更为特异。

3. γ-谷氨酰转肽酶(γ-GT，GGT)活性测定　该酶能催化 γ-谷氨酰基，将谷胱甘肽的 γ-谷氨酸基转移给其他氨基酸，是 γ-谷氨酰循环中的关键酶之一。GGT 在体内分布较广，以肾脏含量最高，其次为胰、肝、脾、小肠、心肌及其他组织。在肝内 GGT 由肝细胞线粒体产生，主要分布于肝细胞浆和肝内胆管上皮中，正常人血清 GGT 主要来自肝脏。有研究报道，前列腺中此酶含量较丰富，并能将其释放于血液中，这可能是正常男性血清中 GGT 活性高于正常妇女的原因。

血清 GGT 正常值为，男：0～45U/L；女 0～35U/L。多数肝胆疾病血清 GGT 活性可有不同程度的增高，而且 GGT 不受妊娠及骨骼疾病影响。急性病毒性肝炎一般有轻、中度升高，并且与转氨酶相比，下降较为缓慢，如果转氨酶降至正常而 GGT 持续未降至正常，提示有可能向慢性肝病演变。慢性肝炎和静止性肝硬化时，GGT 多正常或轻度增高，活动性肝硬化则可有较大增高，如果 GGT 呈持续低值状态提示预后不良。原发性肝癌患者血清 GGT 多数呈中度或显著增高，但特异性不强，多需结合其他检查才能明确诊断。各种原因所致的肝内外胆道梗阻，GGT 均可明显增高，其增高程度比肝癌还要明显，而且与血清胆红素、ALP 相一致。一般来说，阻塞发生越快、越严重，此酶上升越迅速、越明显。对肝外癌肿病例，动态测定 GGT

对是否发生肝转移有帮助，如果 GGT 持续正常，几乎可排除肝转移。GGT 明显升高还见于嗜酒者或酒精性肝病患者。尽管在反映肝胆疾病方面 GGT 优于 ALP，但是在急性胰腺炎、心肌炎及服用某些药物如苯巴比妥等也可使得 GGT 活性呈现不同程度的增高。

4. 血清亮氨酸氨基肽酶(leucine aminopeptidase，LAP)测定 该酶为一种蛋白水解酶，能水解蛋白质和多肽的 N 末端氨基酸。LAP 广泛存在于人体的各种组织，以肝、胰、胆、肾、小肠、子宫肌内含量较丰富，故肝、胆、胰疾患时 LAP 活性可明显增高，正常妊娠时血清 LAP 活性也可增高。

LAP 正常值：男性为[(18.3～36.7)±9.0]IU/L，女性为[(16.3～29.2)±6.4]IU/L。阻塞性黄疸时，血清 LAP 活性明显增高，其中尤以胰头癌、壶腹癌所致胆管梗阻更为显著。在肝细胞性黄疸时，血清 LAP 仅轻中度增高，故测定 LAP 对黄疸的鉴别有一定的价值。此外，肝脏占位性病变时血清 LAP 活性亦明显增高，其中原发性比转移性肝癌增高更为显著。肝炎时血清 LAP 也常有轻、中度增高，但不及转氨酶灵敏。慢性肝炎和肝硬化时，血清 LAP 活性则多为正常或稍偏高。

(三)主要反映肝纤维化的酶类

单胺氧化酶(monoamine oxidase，MAO)：血清 MAO 为一种含铜的酶，除肝脏外，肾、胰、心、脑等脏器均有分布，其中肝脏 MAO 大部分来自肝细胞线粒体。血清中 MAO 与结缔组织中的 MAO 很相似，同受各种纤维抑制剂所抑制，故临床上常用测定血清 MAO 来了解肝脏纤维化的程度。

血清 MAO 的测定尚未标准化，采用伊藤法所测定的 MAO 活性正常值为低于 30U。已有研究报道，当肝组织内汇管区或中央静脉区出现纤维化；当汇管区之间或汇管区与中央静脉区之间出现纤维化以及假小叶形成时，尽管肝硬化失代偿期临床表现尚未出现，血清 MAO 活性已随肝组织纤维化程度的逐渐加重而增高。通过腹腔镜观察可发现，MAO 活性与肝脏表面结节形成的进程相平行。因此，此酶的测定通常作为肝硬化早期诊断的指标之一。肝脏纤维增生与肝硬化的过程是一个复杂的病理过程，目前认为血清透明质酸与Ⅲ型胶原纤维(hpCⅢ)的测定亦能反映早期肝纤维化程度，现今也作为判定早期肝硬化的一组指标。多组指标测定的联合应用将是肝纤维化以及肝硬化生化学诊断的发展趋势。

三、胆红素代谢试验

肝脏是胆红素代谢的重要场所，检查胆红素代谢情况对测定肝功能、鉴别黄疸及判断疗效与指导治疗有着重要意义。

1. 血清总胆红素(TBil)定量测定 血清中 TBil 包括直接胆红素(DBil)和间接胆红素(UDBil)。血清中胆红素与重氮试剂(重氮化的对氨基苯磺酸)作用可产生紫红色的偶氮胆红素，要求作用 30 分钟后与标准液进行比色，求出绝对值，得出 TBil 的量。

血清 TBil 的正常值为 1.7～17.1μmol/L，一般认为，血清 TBil 在 20～34μmol/L 时，称为隐性黄疸；34～85.5μmol/L 为轻度黄疸；85.6～170μmol/L 为中度黄疸；171μmol/L 以上或每日递增 17.1μmol/L 以上则为重度黄疸。溶血性、肝细胞性、阻塞性及其他原因所致黄疸均

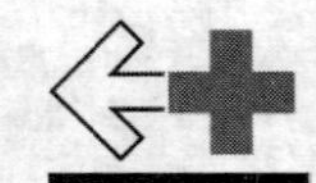

可引起血清胆红素的增高。一些生理性因素可引起 TBil 的升高，如出生 2 天内的新生儿 TBil 可升高 400%，直到满月可逐渐恢复正常。妊娠妇女 TBil 可升高 10%，分娩后可恢复正常。成人溶血性黄疸时，TBil 一般小于 85.5μmol/L，如超过此值，常表示有肝细胞损伤或胆管阻塞。肝细胞性或胆汁淤积性黄疸时，血清 TBil 可达很高的数值，其中以胆总管恶性梗阻时为最高。肝脏疾病时，TBil 的增高程度往往与肝细胞损害的程度相一致，急性酒精性肝炎时如果血清 TBil 大于 85μmol/L，提示预后不良。病毒性肝炎时，TBil 愈高，肝细胞损害愈严重，症状愈重，病程愈长。重型肝炎早期，尽管血清 TBil 仅中度升高，但 TBil 每日递增 17.1μmol/L 以上，故每日监测 TBil 对重型肝炎黄疸的进行性加深的判断有着特殊的意义。胆汁淤积性肝炎时尽管肝细胞受累较轻，但血清 TBil 却可明显增高。部分急性肝炎可以无黄疸临床类型出现。由于黄疸的出现除关系到现在所患疾病外，尚取决于血液生成与破坏的速度以及肾脏的排泄因素等，故单纯测定血清 TBil 仍不足以对黄疸的性质与疾病的种类作进一步的鉴别。

2. 血清 DBil 与 UDBil 的测定 血清 UDBil 与白蛋白结合转运，不溶于水。UDBil 进入肝脏后在葡萄糖醛酸转移酶作用下与葡萄糖醛酸结合生成葡萄糖醛酯，此为 DBil。DBil 与重氮试剂作用立即起反应出现紫红色，在 1 分钟内进行比色测定，求出绝对值，即得出 DBil 的量。TBil 含量减去 DBil 含量即为 UDBil 含量。试验中测定的 1 分钟胆红素基本上代表血清 DBil 的量。DBil 易溶于水，能通过肾脏随尿排除体外。

DBil 正常值为不超过 3.4μmol/L 或为 TBil 的 25%，UDBil 为不超过 13.68μmol/L 或为 TBil 的 75%。二者的测定主要用于判断黄疸的类型。如果 DBil/UDBil 低于 35%，多提示溶血性黄疸；DBil/UDBil 介于 40%～60%，多提示为肝细胞性黄疸；DBil/UDBil 超过 60%多提示阻塞性黄疸。

3. 尿胆色素试验 尿胆色素包括尿胆红素、尿胆原及尿胆素，俗称尿三胆。由于送检的多为新鲜尿，尿胆原尚未氧化成尿胆素，故多查前两者，俗称尿二胆。当各种原因造成胆红素产生过多或肝细胞摄取、结合以及排泄等过程发生障碍时均可导致患者血、尿、便中胆红素及其代谢产物的改变，对这些物质进行检查，可协助临床诊断。

尿胆色素检查大多以定性试验为主，正常人尿胆红素为阴性，尿胆原为阴性或弱阳性(后者指 1：20 稀释后为阴性)。尿胆色素检查在黄疸的鉴别诊断上有着重要意义，而且由于该项实验可立即得出结果，可作为首批的筛选实验之一。溶血性黄疸，可见于溶血性贫血、疟疾及严重大面积烧伤等，由于血中游离胆红素显著增高，尿中胆红素一般为阴性，尿胆原可呈阳性或强阳性。肝细胞性黄疸，常见于各种原因所致的急性黄疸型肝炎等，由于肝细胞内胆红素代谢障碍，尿胆红素可呈阳性改变。在急性病毒性肝炎黄疸前期，尿中可查到胆红素；而在恢复期，尿胆红素可在黄疸尚未完全消退前即已消失，说明尿胆色素检查有助于病毒性肝炎的早期诊断及预后的判断。值得注意的是，有时血 DBil 水平与尿胆红素定性实验结果并非完全一致，这是由于体内高胆汁酸盐浓度、代谢性酸中毒及肾功能不全等因素将影响肾脏对直接胆红素的排泄。动态观察尿胆原的消长变化，也有助于判断急性黄疸性肝炎的病程与转归。尿胆原具体消长过程为：初期尿胆红素阳性，尿胆原增加；极期尿胆红素明显增加，尿胆原减少甚或测不出，恢复期尿胆红素减少或尿胆原逐渐增加。阻塞性黄疸时，血中胆红素增加，尿胆红素检查可呈阳性,如胆石症引起的阻塞性黄疸,尿胆原可呈间歇性减少或消失;肿瘤压迫所致的阻塞性黄疸,尿胆原可进行性减少或消失。

四、胆汁酸代谢试验

有关胆汁酸代谢试验主要包括对血清中总胆汁酸浓度及各种胆汁酸浓度的测定。目前常用的试验是对空腹血清总胆汁酸(TBA)的测定。TBA 既是胆固醇的一种水溶性排泄产物,又是一种具有重要生理功能的分泌物。它又分为初级胆汁酸(胆酸、鹅脱氧胆酸)和二级胆汁酸(脱氧胆酸、石胆酸、熊脱氧胆酸等)。人体 TBA 每日处于相对平衡状态。这种平衡是通过肝脏以胆固醇作原料进行胆汁酸合成来实现的。当患有肝脏疾病时,由于肝细胞摄取胆汁酸减少,导致进入血中的胆汁酸增加。近年来的研究表明,血清 TBA 水平的变化能够直接反映肝脏的损害程度,尤其在急性、慢性肝炎,酒精性肝病和肝硬化时更为显著,可作为肝病实验室诊断的一项重要指标。

TBA 的正常值为 0～10μmol/L,常用酶测定法,多采用空腹或餐后 2 小时的血标本。不同测定方法所得到的 TBA 的正常值亦有所不同。血清 TBA 的升高,常见于病毒性肝炎、酒精性肝硬化、胆汁淤积、原发性肝癌及药物诱导的肝损伤等。原发性胆汁性肝硬化在早期即有血清 TBA 的增高,其变化早于胆红素的改变。有研究表明,血清 TBA 增高甚至早于转氨酶活性变化,甚至早于肝活检的组织学改变。正常人餐后血清 TBA 可增高 2～3 倍,肝功能障碍时,TBA 可增高更多,测定餐后 2 小时胆汁酸水平对检测各种肝病的灵敏度与特异性均高达 100%。因此,血清 TBA 测定是极为敏感的并且值得推广的肝胆功能试验。

五、脂质代谢

血清总胆固醇(TC)与胆固醇酯的测定:肝脏参与脂类代谢,由于肝功能障碍可导致脂类代谢发生紊乱,故血中各种脂类的正常含量均可受到影响,其中变化较有意义的是总胆固醇和胆固醇酯。通常情况下,血液中胆固醇酯占总胆固醇含量的 60%～80%。胆固醇可在肝内经胆固醇酰基移换酶的作用形成胆固醇酯。肝脏是胆固醇与胆固醇酰基移换酶的合成器官,正常情况下游离胆固醇和胆固醇酯的比值常恒定不变为 1∶3。当肝脏发生病变时,因胆固醇合成减低,胆固醇酯也相应减少,二者比值也可发生不同变化。故临床上对二者的测定可作为肝脏疾患的辅助诊断。

血清胆固醇与胆固醇酯的正常值分别为:2.8～6mmol/L;2.3～3.4mmol/L;胆固醇酯/总胆固醇比值为(0.6～0.8)∶1。如前所述,血清酶学的检测可较明显地反映肝脏早期病理变化,是反映肝细胞炎性改变的敏感指标。血清白蛋白降低则是肝脏储备功能降低的指标,而胆固醇与胆固醇酯的生成减少则说明肝损害已经累积到一定程度。当肝脏有实质性病变时,如果胆固醇合成减少,尤其胆固醇酯生成减少,并且在总胆固醇中所占比例相应减少,则说明肝脏储备功能已经急剧降低,严重提示预后不良。因此,血清总胆固醇与胆固醇酯的测定可作为肝衰竭评价的一个参考指标。

六、凝血功能试验

参与血液凝固的诸多因子多由肝脏产生，因此，测定凝血因子及有关的凝血试验，不但对判断肝脏的合成功能具有重要意义，对肝病时发生的复杂的凝血机制异常所造成的并发症诊断和治疗亦具有重要意义。

（一）凝血因子测定及其意义

1. Ⅶ因子　Ⅶ因子为Ⅱ、Ⅶ、Ⅸ、Ⅹ四种维生素依赖因子中最重要的凝血因子，因其半衰期最短，在维生素K缺乏时，Ⅶ因子首先降低，而引起凝血酶原时间延长。在超过中等程度的肝炎、肝内胆汁淤积时Ⅶ因子均可下降，少数急性肝炎亦可下降，对判定肝功能损害程度和预后均有意义。

2. Ⅷ因子　既可在肝内亦可在肝外合成，在肝病时Ⅷ因子既可增加又可减少，故对肝病不具诊断和判断预后的价值。

3. Ⅴ因子　严重肝病时可明显降低，大致与血清白蛋白水平相平行，但在严重弥散性血管内凝血(disseminated intravascular coagulation，DIC)时，即使肝功能正常，Ⅴ因子也明显下降，故其不是反映肝脏合成功能的指标。

4. 接触激活系统因子　包括Ⅻ、Ⅺ因子、高分子量激肽原(high molecular weight kininogen，HMWK)和前激肽释放酶(prekallikrein，PK)，在各种急、慢性肝病时，PK等接触激活系统因子均可有下降，大体与血清白蛋白相平行，可以反映肝脏蛋白合成功能情况。

5. 纤维蛋白原(因子Ⅰ)　在急、慢性肝炎，胆汁淤积性黄疸、胆汁性肝硬化时，纤维蛋白原正常或升高。而暴发性肝衰竭时明显降低，是预后严重的标志。在晚期肝病合并有腹水时，纤维蛋白原可漏入腹水，可能是其降低的重要原因之一。

6. 纤溶酶原　在慢性肝炎、肝硬化、重型肝炎及其他可致肝细胞性黄疸的疾病时均可使纤溶酶原降低，但原发性胆汁性肝硬化时纤溶酶原可正常。

7. 抗凝血酶Ⅲ(antithrombin Ⅲ，ATⅢ)　主要在肝脏合成，少数由内皮细胞产生。轻、中度病毒性肝炎时，ATⅢ正常，而重型肝炎时，ATⅢ降低，且与疾病程度相关，不但有助于肝细胞性黄疸的鉴别，对判定预后亦有帮助。

（二）凝血试验

常用者为凝血酶原时间、部分凝血活酶时间及凝血酶时间，即所谓“凝血三项”。该检测有助于了解肝细胞损伤程度，判断预后。

1. 凝血酶原时间(PT)　该试验与Ⅶ、Ⅹ、Ⅱ、Ⅴ和Ⅰ因子有关，其中任何一种因子缺乏都可致PT延长，但不受血小板影响。通常对其检测结果有三种标准：①PT值：与对照相比，延长3秒以上为异常；②凝血酶原活动度(PTA)：正常活动度为70%～100%；③正常值比值(INR)：即患者与正常对照者之间的PT的比值，若＞1.2为异常。上述以前两种表示方法最常用。

肝病时PT延长，肝损害越重，PT延长越明显，预后愈差。肝病患者进行脾摘除等手术，适应证选择以 PT 延长不超过 6 秒为宜。PTA 为诊断病毒性肝炎的重要指标。慢性病毒性肝炎轻、中、重度 PTA 值分别为>70%、70%~60%和<60%~>40%，而重型肝炎时 PTA 则<40%。若病程中 PT 逐渐延长，PTA 值渐次下降，则病情发展变重，反之则病情回转。当 PTA 低于 30%则预后不良，低于 20%则几乎无一幸存者。胆汁淤积性黄疸时，因维生素 K 吸收障碍致 PT 延长，静脉补充维生素 K 后 PT 可恢复正常，借此可与肝细胞性黄疸相鉴别。

2. 激活的部分凝血活酶时间(APTT) 简称部分凝血活酶时间，为内源性凝血系统功能的过筛试验。当Ⅷ、Ⅸ、Ⅺ、Ⅻ因子缺乏或血循环中有抗凝物质存在时，APTT 均延长。病毒性肝炎病情较重者，均见 APTT 延长。当重型肝炎可疑发生 DIC 时，APTT 较正常对照延长 10 秒以上方有意义。

3. 凝血酶时间(TT) 为一种测定纤维蛋白原反应性的试验。在严重肝损伤时，纤维蛋白原明显减少，纤溶活力增强，纤维蛋白降解产物(FDP)增多时，TT 均可延长。

七、肝脏代谢功能试验

向体内输入能被肝脏选择性代谢的物质，因这些物质不与血浆蛋白结合而不受血浆蛋白水平的影响，又因主要在微粒体酶系统代谢，故又不依赖于肝血流量。通过测定这些物质在体内的代谢速度，反映肝脏的代谢功能。如安替比林血浆清除率、氨基比林呼吸试验、半乳糖廓清试验和尿素合成最大速率试验等。由于这些试验操作较繁琐，加之肝脏功能检测及影像学检查对肝脏损伤程度和功能的综合评价，肝脏代谢功能试验已很少应用。兹简单介绍于下。

1. 安替比林血浆清除率 为口服安替比林后，通过检测安替比林体内半衰期反映其血浆清除率。其敏感性高于白蛋白，但并不优于凝血酶原时间。

2. 氨基比林呼吸试验 是口服已知剂量的^{14}C-氨基比林，收集 2~24 小时内的呼气标本，测其放射量与口服总量之比。^{14}C-氨基比林在微粒体氧化酶系统去甲基，释放出甲醛，再氧化为甲酸，而生成$^{14}CO_2$通过呼吸排出。该试验有助于估计酒精性肝病的严重程度，肝病严重损害时，试验结果显示异常降低。

3. 半乳糖廓清试验 血浆中半乳糖低于 500mg/L 时，其清除率主要由肝血流量决定；若超过 500mg/L 则半乳糖清除主要取决于功能性肝细胞数。一次性静脉注射半乳糖 500mg/kg，在 25~60 分钟内分时段采血、尿标本，计算出半乳糖排除能力。在暴发性肝衰竭时存活者 GE 明显高于死亡者，动态观察更有意义。肝硬化时，GE 与生存时间正相关。行门腔分流术者，术前可依此试验判断术后效果，术后 GE 明显降低则肝性脑病发生率甚高。

4. 尿素合成最大速率测定 目前采用的是放射性示踪技术直接测定尿素合成率。正常的尿素合成不会达到最大速率，而严重肝损害的患者可测得尿素合成最大速率。该试验主要用途在于测试肝硬化患者能否代谢氮负荷，是否需要调整饮食、预防肝性脑病，对行门-体分流手术的患者，有助于估计术后发生肝性脑病的危险性。

八、肝脏排泄功能试验

肝脏具有选择性摄取血浆中超脂性分子并以原型或经肝内转化后，将其排入胆汁之功能。除胆红素和胆汁酸外，外源性色素如磺溴肽钠、靛青绿等亦能经肝运转而排出。可借此评价色素在肝脏运转的情况。

1. 磺溴肽钠(BSP)试验 最简单的方法为BSP潴留一次测定法，正常BSP潴留率30分钟时在10%以下，45分钟时在5%以下。在肝病时，其他肝功能异常前，该试验就可呈阳性结果。在慢性肝炎、肝硬化患者BSP潴留率与肝活检纤维化程度呈正相关。该试验最大的用途是用于先天性黄疸的诊断，如Dubin-Johnson综合征等。在进行此项试验时，应注意偶可发生过敏反应甚而致命。故卫生部已明令废止此试验。

2. 靛青绿(ICG)试验 ICG是目前临床上用来筛选肝病患者最有价值、最实用的色素。当其被注入血中，与白蛋白和α_1球蛋白相结合，然后选择性被肝摄取，在肝内不与谷胱甘肽结合，而以游离形式排入胆汁，既不参加肠肝循环，又不经肾脏排出。通常15分钟血中潴留率(R15ICG)低于10%为正常。ICG试验的临床意义与BSP试验基本相同，而诊断隐匿型或非活动性肝硬化较BSP试验更敏感。其不良反应较轻。

九、特殊蛋白标记

(一)甲胎蛋白(AFP)

1. 检测方法及意义 甲胎蛋白又称甲胎球蛋白，是一种α-球蛋白，由胚胎肝细胞和卵黄囊细胞产生，在胚胎12～16周时血清中浓度最高，出生后即停止合成，故成人血清中含量极微。在原发性肝癌时出现返祖现象，血清AFP明显升高，是迄今特异性最强的诊断肝癌的指标。既有助于肝癌的诊断，又可对肝癌的治疗进行疗效监测。

AFP的检测方法有对流电泳法、反向间接血凝法、火箭电泳法，均因敏感性或特异性因素而少用。目前常用的方法为放射免疫法(RIA)，该方法具有灵敏、准确、便捷等优点。其正常值为：<20ng/ml，化学发光法，正常值为0～51U/ml。

2. AFP阳性结果的判定 AFP诊断肝细胞癌的标准：①AFP>500ng/ml持续4周；②AFP由低浓度逐渐升高；③AFP在200ng/ml持续8周。在上述诊断标准中均强调了动态观察的重要性。AFP的浓度通常与肝癌的大小呈正相关，肝癌的早期发现又与疗效和预后有关，因此应该重视AFP 50～200ng/ml者的动态变化，若在这一水平持续8周，则称低水平持续阳性，有助于亚临床肝癌和小肝癌的发现率。

3. AFP假阳性的判定 AFP在其他疾病亦可能升高。临床上需与肝癌时AFP升高鉴别：①非癌性肝病，如急慢性肝炎、重型肝炎、肝炎后肝硬化等，AFP可不同程度升高，多与肝病炎症相关，故AFP与ALT之间存在一定的同步关系。在重型肝炎时，病程中AFP渐升高，可预示再生情况，有助于预后判定；②胚胎瘤，如畸胎瘤、卵巢癌和睾丸癌等，由于瘤中含有卵黄囊成分可致AFP升高；③消化道癌，如胃癌快速增长时可产生AFP尤其胃癌肝转移时，虽非原发性肝癌AFP也可以升高；④孕妇血中AFP亦可轻度升高。在对AFP的结果进行分析时，上述因素均应逐一排除。

4. 注意AFP假阴性 有10%～30%的原发性肝癌血中AFP不升高，可能的原因是：癌体直径<2cm；癌组织分化程度接近正常肝细胞；某些肝细胞癌的细胞株不能合成AFP。对于这部分患者，动态观察尤为重要，必要时须借助于其他标记物检测。

5. AFP 异质体的测定　临床上常用此项指标区别原发性肝细胞癌或良性肝病，且不受AFP浓度、癌肿大小和病期早晚限制。AFP可分为扁豆凝集素(LCA)结合型和非结合型两种异质体。肝癌时，血清中结合型比值高于25%；而在良性肝病中，结合型比值均低于25%。

6. 其他肝癌标记物的测定　有 γ-谷氨酰转移酶同工酶 2(γ-GT_2)、碱性磷酸酶同工酶 1(ALP_1)、异常凝血酶原(AP)、α-L-岩藻糖苷酶(AFU)、酸性同工铁蛋白(AIF)、5'-核苷酸磷酸二酯酶同工酶 5(5'-$NPDV_5$)、醛缩酶 A(ALD-A)及 α_1 抗胰蛋白酶(αAT 或 ATT)等在肝细胞癌时均增高。这些检测虽无法取代 AFP 在原发性肝癌中的诊断地位，但在 AFP 阴性肝癌的诊断中具有不可忽视的价值，遇有诊断困难病例包括 AFP 在内的 3 种以上标记物的联合检测可以显著提高诊断率。

(二)铜蓝蛋白

铜蓝蛋白是一种含铜的酶，亦称铜氧化酶。正常值＜74U(邻-联大茴香胺比色法)，为肝豆状核变性的特异性标志。在该病时明显降低，同时还可有血清总铜含量亦降低。而由于铜在组织异常沉积，致角膜周围出现绿色环(Kayser-Fleischer 环)，则对诊断更有帮助。

十、肝脏功能试验的选择与评价

(一)肝功能试验常规项目的选择与评价

如前所述的各种肝功能试验从不同的侧面与角度反映了肝脏功能状态，在肝胆疾病的临床诊断上起到了重要的作用。但是，肝脏是一个复杂的腺体器官，参与机体的多种代谢。每一种肝功能试验均有它的局限性，只能反映肝脏的某些特点，而并非全部。肝功能试验受诸多因素的影响，诸如敏感性与特异性的问题；实验条件与标本取材的问题；实验误差与人为因素干扰问题等。在具体选择肝功能试验项目时，既要做到全面仔细，又要做到精简扼要，既要根据具体病情、其他相关材料甚至包括影像学检查及实验室条件等选择必要的检查项目，又要切合实际地考虑到患者的财力与物力。坚持力求精简、有的放矢的原则，在当前的医学工作中更有着十分重要的意义。

(二)肝纤维化实验检测指标选择与评价

肝硬化以及肝癌是大部分慢性肝病发展的结局。由慢性肝病发展至肝硬化主要病理过程即是肝纤维化的逐步形成。阻断、逆转肝纤维化是慢性肝病治疗的中心任务，早期发现确诊肝纤维化，准确评估肝纤维化的严重程度以及对抗肝纤维化疗效进行动态观察，又是完成这一中心任务的重要环节。

肝组织病理活检是诊断肝纤维化最可靠方法，但是诸多不利因素使得此法至今仍难广泛开展。影像学检查(如B型超声、CT、MRI等)因受其敏感性的限制，只有在肝纤维化达到一定程度以致肝硬化或门脉高压症时才能出现异常征象，因此不可能在早期诊断中发挥作用。肝纤维化过程是肝组织内众多细胞外间质与相关蛋白成分参与的过程，仅测定某一成分并不能较准确地反映肝纤维化过程，必须合理地进行多种成分组合测定，才能有临床诊断意义。近

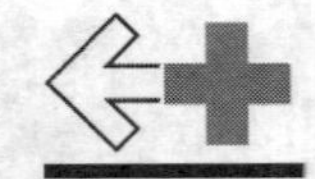

来国际上推崇对Ⅲ型前胶原肽(PⅢP)、层粘连蛋白(LN)和透明质酸(HA)的测定,获得了肯定的结果。结合我国国情现状,采用对Ⅲ型前胶原(PCⅢ)或PⅢP、HA、LN或Ⅳ型胶原(CIV)联合测定,也取得了比较满意的结果。PⅢP是细胞合成的PCⅢ分泌到细胞外后经端肽酶切下的N端肽,它反映Ⅲ型胶原合成代谢的活跃程度,肝纤维化早期即可增高。PCⅢ的测定目前也得到临床认可。HA为一种糖胺多糖,产生于肝星状细胞,降解于内皮细胞,肝纤维化时由于内皮细胞降解HA能力降低,导致血中HA水平增高。HA的增高与病情发展呈正相关,是反映肝纤维化和肝硬化的敏感指标。LN与CIV都是构成基膜的主要成分,基膜增生、肝血窦毛细管化时即可升高。上述三种反映肝纤维化的血清学标志物代表着纤维化时期的基本成分,故联合检测对肝纤维化的早期判定有着重要意义。目前肝纤维化血清学标志物的测定尚未标准化,不同实验方法所得正常值也各异。

(三)肝癌实验检测指标的选择与评价

原发性肝癌患者中约1/3有慢性肝病史,原发性肝癌合并肝硬化者占50%~90%,病理检查发现肝癌合并肝硬化多为乙型病毒性肝炎后的大结节性肝硬化。肝癌患者血清HBsAg及其他乙肝病毒标志物的阳性率可达90%,HBV-DNA可整合到宿主肝细胞的DNA中,HBV的X基因可改变肝细胞的基因表达。近来研究表明,肝细胞癌中5%~8%患者抗-HCV阳性。上述实验证据说明,HBV和HCV的感染与肝癌的发病密切相关。尽管目前有关两种病毒的感染是肝癌直接病因的学说尚存在争议,但是这两种病毒的感染是肝癌促发因素之一的观点已经得到专家们的认可。由此看来,正确及时的肝癌诊断,严格区分慢性肝病与肝癌,最大程度地减少肝癌漏诊或误诊的几率不仅对患者而言是生死攸关的大事,而且对每一位临床肝病科医生而言更是一种崇高的责任。

如何采用病理以外的临床检测方法去获得接近于肝癌病理诊断的结果,是当前肝癌诊断的研究方向。肝癌标记物的检测在临床检测方法中占有重要地位。具体包括甲胎蛋白(AFP)、γ-谷氨酰转移酶同工酶Ⅱ(GGTⅡ)、异常凝血酶原(AP)、α-L-岩藻糖苷酶(AFU)、酸性同工铁蛋白(AIF)、醛缩酶A(ALD-A)、5'-核苷酸磷酸二酯酶同工酶Ⅴ(5'-NPDV)以及碱性磷酸酶同工酶Ⅰ(ALP-Ⅰ)等,就肝癌而言,AFP仍是特异性最强的标记物和诊断肝癌的主要指标。现已广泛用于肝细胞癌的普查、诊断、判断治疗效果及预测复发等。

2001年中国抗癌协会肝癌专业委员会关于肝癌诊断标准修订如下:

1. AFP≥400μg/L,能排除妊娠、生殖系胚胎源性肿瘤、活动性肝病及转移性肝癌,并能触及肿大、坚硬及有大结节状肿块的肝脏或影像学检查有肝癌特征的占位性病变者。

2. AFP<400μg/L,能排除妊娠、生殖系胚胎源性肿瘤、活动性肝病及转移性肝癌,并有两种影像学检查有肝癌特征的占位性病变或有两种肝癌标记物(GGTⅡ、AFU、CA19-9等)阳性及一种影像学检查有肝癌特征的占位性病变者。

3. 有肝癌的临床表现并有肯定的肝外转移病灶(包括肉眼可见的血性腹水或在其中发现癌细胞)并能排除转移性肝癌者。

关于AFP检查诊断肝细胞癌的标准为:AFP>500μg/L持续4周;AFP由低浓度逐渐升高不降;AFP在200μg/L以上的中等水平持续8周,在排除其他引起AFP增高的因素后,结合定位检查,即可作出肝癌诊断。

慢性肝炎或肝硬化者可有部分病例 AFP 呈低浓度阳性,多不超过 200μg/L,且常与血清 ALT 的升高有同步关系。多在 2 个月内随病情的好转以及 ALT 的降低而下降。反之,AFP 呈低浓度阳性持续达 2 个月或更久,ALT 正常,应警惕亚临床肝癌的存在。GGT Ⅱ 在肝癌中特异性较高,但不能作为原发性与继发性肝癌的鉴别指标。AP 又称 γ-羧基凝血酶原,敏感性高,特异性强,可作为亚临床肝癌的早期指标。AFU 检测适用于对 AFP 阴性肝癌及小肝癌的诊断。AIF、ALD-A 及 5'-NPDV 等也适用于 AFP 阴性时的肝癌诊断。ALP-Ⅰ 仅见于肝细胞癌,但阳性率较低。虽然其他肝癌标记物在 AFP 阴性的肝癌中有诊断意义,但仍不能取代 AFP 在肝癌诊断中的地位。联合检测 2 种或 3 种以上标记物可大大提高肝癌诊断的阳性率。

第二节　肝穿刺活体组织检查

肝组织学检查对患者的肝脏情况提供重要的,甚至可能是决定性的资料,即使诊断已由临床确定,经肝组织学判定的病变发展阶段的详尽信息,对于患者的正确处理仍非常有用。然而,任何检查方法都会有其固有的限制。活体肝组织学诊断的限度是其局限性和非特异性。

肝细胞癌仅据肝组织学即可作出正确诊断;而病毒性肝炎则必须与临床相互参照,才可能做出较全面的诊断。

临床医生希望从病理得到诊断的根据,病理医生希望从临床得到诊断的参照,正确的诊断来自临床和病理的结合以及多种检查参数的综合分析。

一、检查技术

(一)穿刺

肝组织一般由肋间经皮穿刺取得,是一种侵袭性技术,须有经验的医生操作,须采取一切安全措施,只要按医护常规进行,操作相当安全。在腹腔镜下或剖腹手术时可选择切取病变的肝组织。

肝穿刺过去用分叶针切取组织,现多用负压吸引法。熟练的操作者负压吸引可获得较长的肝组织;但负压较低或拔针过快时,常难得到足够数量的、较完整的汇管区,影响准确诊断。肝硬化时致密的纤维组织常难吸出,吸出的大都是碎裂的肝实质;分叶针获取肝硬化的组织较好;活检枪带 18 号或 14 号针头,进入其槽的肝组织比较完整。

肉眼观察穿刺取得的肝组织有时可获得初步印象。正常组织圆柱形,色泽均匀,不易碎裂。硬变的肝组织不规则,或结节状被灰白色的纤维组织分开,易碎裂;淤胆的呈绿色;脂肪肝呈浅棕色或黄色,可漂浮在固定液中。如穿刺困难或觉得肝脏很硬,应在申请单中描述。

(二)标本制备

穿刺组织须立即用 10%缓冲中性福尔马林液固定,而后石蜡包埋切片。固定液不宜存放过久,不能敞开瓶盖而挥发变稀。

切片制作须避免发生人为的影响，可由于夹取标本粗心，使标本受挤压；固定不充分使肝细胞看似肿胀，但仅限于切片中心部分可予区别。

穿刺标本的外层细胞可与一些染液异常反应，出现染色过深，使免疫组化或原位杂交出现假阳性。

（三）染色选择

常规：肝组织学常规检查用苏木素-伊红（H&E）染色。

结缔组织染色：慢性肝炎分期和肝硬化发展须用纤维染色。浸银染色将Ⅲ型胶原纤维（即网织纤维）染成黑色，能描绘肝板轮廓，可清晰显示其走向和厚度；显示汇管区的纤维化和腺泡内的纤维间隔；显示肝细胞增生结节的纤维包裹。但浸银染色不能将塌陷的基质与不可逆的纤维化区别。

Masson 三重染色将Ⅱ型胶原染成蓝色，显示纤维化和结构改变，能与基质塌陷区别；也可显示血管的改变。

碳水化物染色：PAS（periodic acid-schiff）染色将含碳水化物的大分子染成紫红色，显示正常肝细胞中的肝糖原；但主要用于淀粉酶消化后暴露其他非糖原物质，如显示脂褐素、肝损伤后 Kupffer 细胞吞噬的细胞碎屑、胆管损伤后基膜的破坏等。

病毒抗原或核酸的原位检查：免疫组织化学技术可用市售抗体检查 HBsAg 和 HBcAg；同样也能检查 HDAg，但较难获得适用抗体。HAV、HCV 和 HEV 用恒冷切片染色较好，一般仅限于研究工作。

用原位杂交技术可检测病毒核酸的细胞定位分布。

免疫组织化学技术检查细胞成分：有许多方面的应用，如可用细胞角蛋白 CK7 和 CK19 的单克隆抗体检查胆管；用癌胚抗原的多克隆抗体检查毛细胆管等。

（四）如何读片

各人有自己的读片习惯，但应有经常性的检查次序，以避免疏漏。有一些遵循的基本原则可供参考。

先将穿刺所得的全部肝组织的条条块块，在低倍镜下观察一遍，对组织结构完整或破坏破坏的程度有一粗略的全貌；观察病变分布是否均匀，避免评估时的偏差，防止遗漏局限性的病变；在慢性活动性炎症趋于静息时，病变也可仅局限于切片的某一部位。

强调以腺泡概念来理解病变的发生机制，但对病变的定位则以小叶模式比较方便。先找到汇管区和终末肝小静脉（中央静脉），连接 2 个汇管区为轴，界定腺泡的 1 带、2 带和 3 带，判断一些弥漫性病变的分布趋向。

全面检查肝腺泡：腺泡内的改变包括肝细胞、肝板、血窦和窦壁细胞、浸润的炎性细胞、细胞内的色素和毛细胆管的淤胆。

观察汇管区：炎性细胞的数量和种类，汇管区扩大基于炎症浸润和渗出。管道的多少可由于切片的差异，须检查多处才能判断。注意胆小管的数目及其上皮细胞的病变。

汇管区周围区观察界板有无破坏，须鉴别界面炎症与炎性细胞溅出和汇管区周围炎。主意胆小管增生、芒状纤维形成。

二、肝活体组织诊断的重要性

一般病毒性肝炎根据临床表现已可诊断，但肝活体组织检查在肝炎临床中仍占有重要位置。为阐明慢性病变的活动性(分级)和发展阶段(分期)，从而鉴定其程度(分度)；为疑难病例进行鉴别诊断；选择和应用抗病毒药物并对其疗效进行评估；发现早期、不甚活动或较代偿的肝硬化；发现并存的其他肝脏病变；对患者的预后作出可能的推断等，有时肝组织学有重要的、不能替代的作用。

肝活体检查组织学对病毒性肝炎的诊断意义(主要对慢性肝炎及其相关的慢性肝病)：①明确诊断，除外其他疾病；②发现可能并存的其他肝脏疾病；③有多种病原因子时，可能评估各自的相对重要性；④按病变活动性分级，按组织结构改变分期；⑤发现早期、不甚活动或较代偿的肝硬化；⑥在血清学不能确定病原时可进行原位组织免疫化学或核酸杂交检查；⑦了解肝组织的炎症应答，选择抗病毒治疗药物的最佳适应证；⑧对比病变的量化参数，评估药物的治疗效果；⑨长期随访判定预后。

三、肝活体组织诊断的限度

须了解穿刺和标本制备对认识病变的制约；须了解穿刺仅能获得微量肝组织，对形态判断的可能和限制；须了解肝脏疾病病因的多样性和肝组织病变应答的单调性。

1. 非特异性　肝脏是人体主要的代谢脏器，可以接受众多的致病因子刺激，诸如生物病原、代谢影响和理化损害等。然而，肝脏对不同刺激的应答相当单一。肝炎与肝病的病变有很多重叠；就是在肝炎，不论何种病毒，肝损害的形态特征是大体近似的。

病变：大多数病变是非特异的，在较轻的病变尤其如此，病理诊断只能参考临床病史和辅助检查后做出。一些肝外疾病有时也可引起肝脏反应性炎症，难与原发性肝病相鉴别；急性肝炎和慢性肝炎有时病变十分近似，但根据临床资料就不难作出诊断。但即使肝组织学未能确定诊断，也常能提供进一步检查的线索。

病原：常规肝组织学检查的 HE 染色，只有肝细胞的毛玻璃样改变可确定乙型肝炎病毒(HBV)感染，对其他任何病原都不能从常规组织学检查做出诊断。

病毒性肝炎的组织病原学诊断只能通过免疫组织化学染色检出病毒抗原，以组织原位或组织提取液杂交或原位聚合酶链反应来检出病毒核酸。很少数情况，血清病毒标志物阴性的个例须肝穿刺进行组织病原学诊断。

各种病毒性肝炎的肝组织学有共同的基本表现，也有一些各自的相对特征，但并非特异，也可见于其他病毒性肝炎，只是较少见而已。一些特征的而非特异的组织学表现，只有与其相应的临床资料结合，才有最后的诊断意义。

2. 取样差异　肝活体组织检查有其取样的局限性，有时较尸体解剖的组织较难作出诊断。肝穿刺的标本很小，穿出 2cm 的组织(湿重约 20mg)约为整个肝脏重量的 1/3 000 000。急性肝炎病变广泛，涉及每一腺泡，且较一致，观察 1cm 的组织可能做出诊断；而同样标本在慢性肝炎或慢性肝病就可能出现取样差异。慢性肝炎病变虽是弥漫性的，但分布不很均匀，每

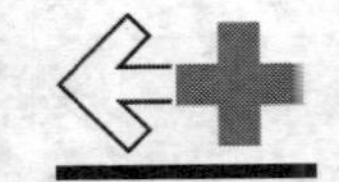

一腺泡的肝细胞再生和变性程度不尽相同，每一汇管区炎细胞浸润的程度也不尽相同；有的有明显的界面炎症，有的则无。偶尔在一份标本，不同部位的汇管区可分别诊断为轻微反应炎、汇管区炎或伴有界面炎症。活检组织不足 1.5cm，或包含的完整汇管区不足 7～8 个，诊断的可信值可能不高；即使达到上述要求，在很少数病变分布很不均匀的个例仍可能漏检。

病程长、活动性低的病例较易出现取样误差，即使组织较长，也可有 5%～10%的差异。

肝硬化的结节也可能只出现在肝脏的一部分区域。脂肪变性肝细胞的分布可呈区域性，有时影像诊断的脂肪肝以肝穿刺可无发现。一些占位性病变即使在超声引导下取得，有时因组织的异质性未必能做出正确的诊断。

早年曾做过一些肝穿刺取样差异的试验，不同病变的检出率不同：酒精性肝炎、非特异反应性肝炎、暴发性肝炎无漏诊；慢性肝炎病变程度判定 1 次穿刺不尽准确；肝硬化 1 次穿刺 80%，3 次穿刺才能完全检出；肿瘤盲目穿刺检出率仅约 50%；肉芽肿低于 20%。

第三节　超声诊断检查

传统的 X 线只能显示肝脏的轮廓及其病灶内含气和(或)钙化的病变；普通 X 线断层检查只能有针对性地了解肝脏病变内大致结构；CT(计算机断层扫描)成像系统能显示肝脏内病变较为细致的解剖结构，对于>1.0cm 的病变均可达到满意的诊断效果；MRI(磁共振)对肝脏疾病的特异性诊断目前尚为有限，还有待于进一步开发和研究，但 MRCP(磁共振胰胆管水成像)对梗阻性黄疸(高位或低位)则有很高的诊断价值。而超声医学是声学、医学和电子工程技术相结合的一门新兴学科，实时超声具有无创、可重复性、价位低廉、易操作等特点，作为肝脏疾病的首选影像学检查，筛选出病变后，进一步强化 CT 检查，可以定性，必要时影像引导下的活检是必要的。随着医疗仪器设备的日新月异，现代影像技术更广泛的应用于临床，相互补充。

一、原理简述及探测方法

超声医学主要是将超声辐射至人体组织，利用其相互作用，达到医疗上的目的。

超声诊断频率常用 2.5～7.5MHz，浅表器官用 10MHz 或以上，超声以强度低、频率高，对人体无损伤、无痛苦、显示方法多样著称，与 CT、X 线、核医学、MRI 并驾齐驱，互为补充。超声强度在 0.1W/cm^2 以下时，不引起明显的生物效应，目前超声诊断用的平均功率多在 0.01W/cm^2 以下，对人体是无害的，但对生殖细胞、胚胎等娇嫩组织是有影响的，有人报道可引起损伤，一般认为>3W/cm^2 的超声强度，对某些组织即可产生非可逆性的器质性变化。医学诊断中超声在人体软组织中的平均声速 1540m/s。

正常人体软组织的内部回声强弱不一，由强到弱的顺序排列为：肾窦>胎盘>胰腺>肝脏>脾脏>肾皮质>皮下脂肪>肾髓质>脑组织>静脉>胆囊和尿液。

二、正常肝脏的声像图表现和正常值

肝脏的形态：右叶圆而厚，左叶薄，肝被膜光滑呈一菲薄的亮线回声，边缘平坦，常可显示

肝内部及肝门部的血管及韧带。

(一)正常肝脏的声像图

1. 切面轮廓规则,光滑,大小正常,左叶的左侧缘与下缘的角度<45°,右叶的下缘角度<75°。

2. 肝内回声细小、弥漫性点状回声,分布均匀。

3. 肝内的血管网络结构清晰,可清楚显示门静脉、肝静脉、胆管(肝内的胆管细小不易显示,当扩张时,可显示),且呈解剖学自然走向。

4. 彩色超声除显示正常肝内的门静脉和肝静脉外,尚可显示肝动脉。

5. 可清楚显示第一、第二肝门结构和门静脉右支的"Y"字和左支的"工"字结构。还可显示韧带结构。

(二)肝脏及其管道的参考值

肝脏及其管道的参考值,见表 5-1。

表 5-1 肝脏及其管道的参考值(cm)

肝脏大小	门静脉(PV)内径	胆总管(CBD)内径	肝动脉(HA)内径
左叶 6~8	正常值	正常上段≤0.7	正常
右叶斜径 10~12	1.0~1.2	正常下段≤1.0	≤0.2~0.3
		总长度 6~8	
		肝内胆管≤0.2	
右叶斜径≥14	≥1.3	上段≥0.8	≥0.3
增大	增宽		扩张
	≥1.4		
	高压		

(三)胆囊、胰腺、脾脏、肾脏正常参考值

胆囊、胰腺、脾脏、肾脏正常参考值见表 5-2。

表 5-2 胆囊、胰腺、脾脏、肾脏正常参考值(cm)

胆囊大小(GB)	胰腺(PAN)	脾脏(SP)	肾脏(K)
长径≤9.0	头部≤2.5	厚度 M≤4.0	长径 8~12
横径≤3.5	体部≤2.0	F≤3.7	宽度 4~6
壁厚≤0.2	尾部≤2.0	长径≤11.5	厚度 4~6

三、急性肝炎和慢性肝炎的超声诊断

肝脏实质内的弥漫性病变病理改变,常见的病因有:病毒性肝炎、药源性肝炎、中毒性肝

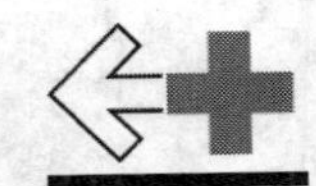

炎、血吸虫性肝炎、肝硬化、各种代谢性疾病如脂肪肝、各种病因导致的肝内脂肪浸润、肝豆状核变性、糖原累积病等，超声检查时，除典型者外，大多在某一阶段具有类似的声像图表现。缺乏特异性，必须结合临床或其他检查结果综合分析。

下面重点描述病毒性的急、慢性肝炎的超声表现：

1. 急性病毒性肝炎 是由甲、乙、丙、丁、戊等肝炎病毒引起，以肝脏为主要侵犯脏器的全身性感染。病理改变为肝细胞受损，胞浆水分过多而形成疏松化肿胀及有不同程度的变性变化，如气球样变、嗜酸性变、点状坏死；汇管区呈渗出性病变，有炎细胞浸润及水肿；肝内胆小管扩张、增生、有胆栓形成、胆汁排泄受阻，出现黄疸。

声像图表现：①肝脏可肿大，表面光滑，各径线测量值略有增加，脾脏可有轻度肿大；②肝脏实质回声减低，以肝内管道（门脉与其相伴的胆管）回声增强为主；③有学者认为黄疸型的还伴有胆囊的声像图改变：此时未探及胆囊的正常液性部分，其内透声极差，外壁与周围边界不清，内壁未显示，对周围无“占位”效应，随着病情的恢复，黄疸的消退，其呈动态恢复过程，即：有透声→透声良好→壁呈现→双边征→壁正常；④胆总管壁增厚、模糊，内腔变狭。此变化可判断黄疸是否开始消退。

上述改变与肝脏小叶内的胆汁淤积，毛细胆管内胆栓形成，即肝内梗阻，胆汁排泄障碍，胆囊充盈不良有关。

2. 慢性病毒性肝炎 持续病毒感染，病程持续半年以上，仍有食欲缺乏、乏力、腹胀、腹泻、肝痛或肝功能反复异常。可有蜘蛛痣及肝掌等内分泌失调征象。肝、脾可肿大。汇管区的炎症延伸至肝实质中，有明显的炎细胞浸润及结缔组织增生。

声像图表现：①肝包膜增厚，肝表面欠光滑或不光滑，肝脏回声增强，光点反射增粗，分布欠均匀或不均匀；②肝内血管走行扭曲、变细、欠清晰，脾脏中等度增大；③门静脉内径可达1.3～1.4cm。

四、肝硬化、门静脉高压、侧支形成的超声诊断

（一）肝硬化的超声表现

1. 肝包膜常变得模糊不清，肝的表面不光滑，呈波浪状、锯齿状、结节状。

2. 肝脏常缩小、失去正常形态，常左叶增大，右叶缩小，肋下斜切不易显示。

3. 肝脏实质回声 回声增强，光点反射增密、增粗可呈鳞片状、网格状，常可见硬化的结节为圆形或不规则形的回声减低区或增强区，往往其边界不清，类似肝组织回声，并有肝脏的血管穿行，以此可与血管瘤和肝癌鉴别。

4. 肝静脉分布可失常 肝内结缔组织增生、分割及肝小叶结构的改变，可破坏肝静脉的分支；结缔组织的收缩和再生、肝细胞结节的挤压，可使肝静脉内径变细或粗细不匀、走向僵直、行经迂曲，甚至闭塞、消失。

5. 门静脉系统扩张 因肝内正常结构被破坏、假小叶的压迫、肝内血管网的减少和异常吻合的产生，门脉压力可逐渐增高，使声像图显示门静脉分支出现扭曲、变细、管壁回声增高或消失，门静脉系扩张：主干内径≥1.4cm，严重者扩张可达2.0cm，右支、左支内径>1.0cm，脾

静脉和肠系膜上静脉扩张≥0.7cm。彩超显示门静脉内为双相或杂色血流，流速减低。还可见门静脉海绵样变，此时需要彩超鉴别是血管还是胆管。

6. 肝动脉　由于肝硬化门静脉高压，彩超显示肝动脉代偿性扩张。

7. 门静脉内血栓　常见于门静脉高压、脾脏断流术后，门静脉血流减慢的患者。声像图显示门脉内可见片状、团块状、絮状的强回声团，常附着于血管内膜面上，游离缘较整齐，不伴有门静脉局限性增宽。

8. 侧支循环开放　超声可显示的侧支为胃左静脉，其可预测出血的危险性，如内径达1.0cm，彩色超声显示其内为双相血流信号，提示出血危险性大。脐静脉重新开放；腹壁下静脉增宽；脾-肾静脉开放，此静脉的检出可指导外科的术式；盆腔静脉扩张。

9. 腹水的出现　由于门静脉高压、低蛋白血症、淋巴循环障碍等因素，肝硬化患者常合并腹水和右侧胸水，超声可确定其有无、范围、部位及穿刺的定位等。

10. 胆囊的改变　由于肝硬化、门静脉高压、低蛋白血症等因素，胆囊壁呈“双边征”，即胆囊壁增厚，其内外壁呈强回声，中间为低或无回声。此征象在判定腹水的来源时，鉴别诊断有重要意义，如超声检查发现腹水，同时胆囊壁正常，断定其腹水非肝性、肾性和心源性，此时女性患者多为卵巢病变所致。有的还合并结石。

故肝病患者胆囊的超声改变有重要意义，有时有鉴别作用。

(二)肝硬化患者在做超声检查时的注意事项

1. 空腹　所有的超声书刊都表示在检查肝脏时不需要空腹，但由于肝病患者经常合并消化道疾患，腹部气体较多，干扰扫查，建议空腹检查。

2. 肝硬化往往右叶缩小或萎缩，肝前间隙充填软组织影，干扰扫查。

3. 由于肝硬化结构改建，纤维组织收缩，胆囊壁不规则，位置可变化至肝前间隙等。

4. 慢性肝病的左叶增大，右叶小，剑下扫查左、右叶交界时，有“断裂感”影响此部位的清晰显示。

5. 肝硬化超声可漏诊一些等回声的病变，如肝癌等，此时需要CT等影像补充诊断，特别是伴有AFP持续增高的情况时。

6. 有些肝硬化的患者增加坐位时的扫查，可发现肝内膈顶区的肿瘤。

7. 肝硬化患者检查时变换体位，可增加肿块的检出率。

五、原发性肝癌(HCC)

1. 癌肿的超声特征　肝内出现肿块图像，可为低回声、等回声、高回声和混合回声，回声高低与肿块的大小无明确相关性。肿块可有侧方声影。

小肝癌肿块的内部回声及边界，往往多为圆形或椭圆形，边界清，可见“声晕”，内部有纤维带状分隔，呈镶嵌结构；较大的肿块多为不均质回声团，其内部有“块中块”的融合，后方可有衰减。部分胆管细胞癌为较均质的低回声团，边界清晰，肿块均有“球体”感或“立体”感。部分低回声肿块后方可有回声增强，但程度较囊肿后方回声低。肝内弥漫的或较大的、呈浸润性生长的肿块，边界不清，此时肝脏结构紊乱。病灶可单发或多发，并且大小不一，直径<1cm的病灶

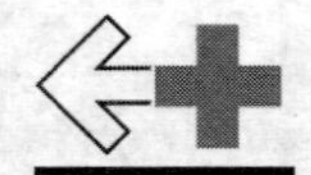

超声也可显示，出现上述典型征象的可确诊，但往往确诊较困难。

肝癌声晕的产生，目前说法不一，可能与下列因素有关：膨胀性生长的癌肿压迫正常肝组织而形成的低、无回声带；癌肿周边的血管绕行所致；癌肿生长过程中，机体对其进行的免疫包裹，纤维包膜所致。

2. 原发性肝癌的间接征象 ①外形失常、变形：肿块使局部隆起、膈肌抬高；②压迫胆道系统、血管受压移位：肿块所在位置在管道走行时，可使其狭窄、推移、血管绕行，管径不规则，受压部位以上的肝内胆管扩张；压迫胆囊、肝门、门脉移位，可使肝内血管走行杂乱无序，可使下腔静脉变形，形成继发的下腔静脉综合征；肝右后叶下段肿瘤使右肾向后下方移位等。

3. 肿块的扩散与转移

(1)肝内转移癌：较大的肿块向周围浸润性生长，在周围可形成散在的卫星灶，远离原发灶的肝内出现小的低回声结节，即肝内转移灶。肝门淋巴结、上腹部淋巴结转移较常见，亦可肺转移，癌性淋巴结的形成表现为有包膜的近圆形低回声或强回声团块，亦可相互融合。

(2)癌栓形成：常常出现门静脉癌栓形成，有时在下腔静脉、脾静脉、肠系膜静脉出现，癌栓的回声常与原发灶的回声一样，可使所在部位的门脉扩张、内壁模糊不清或侵蚀门脉壁达胆管内。癌栓的存在与原发灶的大小无明显相关性，有时肝内未发现明确的癌灶，而首先在门脉内发现癌栓，癌栓常发生在癌肿所在的叶段门脉分支内。癌栓阻塞门脉后，可进一步加重门脉高压的表现，如脾脏进一步增大、侧支循环形成。

4. 彩色多普勒超声在门静脉内有瘤栓时有下列应用

(1)彩色多普勒可显示瘤栓对门静脉的阻塞程度：表现为门静脉内彩色血流变细，血流紊乱，或终止(无血流显示)。

(2)可鉴别癌栓与血栓：如果肝内有癌灶，门静脉的栓子多为癌栓；如有门静脉高压或有脾脏断流术时，门静脉的栓子多为血栓。在二维超声难以区别的情况下，彩色多普勒显示癌栓内有新生的血管，并为动脉血流频谱，而门静脉血栓无上述血流表现，但有时癌栓亦无血流信号，此时要根据原发灶有无及病史综合判断。

(3)门静脉较大干支阻塞时，则有侧支循环形成(如胆囊静脉曲张、门静脉海绵样变)。

六、介入性超声技术在临床中的应用

介入医学是指在影像医学监护下主要依靠穿网针或电极、导丝和导管，用经皮微创技术完成对疾病的诊断与治疗工作。1983年确立了介入超声学，介入超声是介入放射学的一个重要组成部分。它采用超声影像引导经皮穿刺抽吸、活检、引流注药和间质治疗等介入技术，实现对病灶的诊断和治疗目的。

(一)介入超声主要优点

实时监护，无放射损伤，操作重复性强，对人体内微量积液、微小肿物和微细腔的穿刺准确率高，费用更为低廉，解决了肝内占位性病变的鉴别诊断和治疗依据问题，因此已经成为肝内占位性病变常规诊断和间质治疗的一项重要手段。

(二)临床应用范围

肿瘤和非肿瘤疾病介入诊断和治疗。

(三)介入性超声主要技术

1. 经皮穿刺抽吸和活检术 是将穿刺针经皮插入肿瘤、脓肿、体腔积液等“靶目标”处,进行抽吸细胞、积液或获取组织的技术。本法大大提高临床的穿刺准确性和成功率,有效减少了穿刺并发症。

2. 穿刺插管引流和灌注术 是指在超声影像引导下,用经皮穿刺的方法将不同外径和形状的导管插入体腔间隙、管道结构(胆管、血管)及脏器内的积液、积脓区,进行抽吸引流和减压的技术。

3. 经皮穿刺局部注射术、凝固术(RF、PEIT、微波等) 是指在超声影像引导下,用经皮穿刺的方法将穿刺针或电极直接刺入肿瘤区或病变组织内,进行局部治疗。本法是原位灭活肿瘤细胞,达到肿瘤原位“切除”目的最重要的措施之一。

(四)介入超声的常见并发症

发热、出血、感染、低血压、脏器损伤、血栓形成、逆行感染、药物反应、针道恶性肿瘤种植转移等。发生率主要与下列因素有关:①肿瘤细胞生物学特性;②多次重复穿刺;③穿刺针口径过大等。

(五)肝癌局部介入治疗

肝癌大部分伴有肝硬化,由于肝硬化大大限制了切除肝脏的体积,增加术后肝衰竭及死亡的危险,此时局部灭活治疗法为首选方法。主要有血管性治疗(TACE)和间质性治疗(微波、酒精、FRA 射频消融技术等)。超声是引导 RF、PEIT 等治疗最常用的技术,能确定肿瘤的部位、深度及方向,能动态观察穿刺的全过程,随时调整针尖位置,提高准确性,减少重要脏器的损伤,对于需要多点穿刺的肿瘤,可以引导不同的穿刺方向,随时改变穿刺路径,准确的定位进针是确保较好疗效的关键。

1. 肝癌的经皮穿刺酒精治疗(PEIT)

(1)PEIT 的治疗基础:高分辨率实时超声显像诊断技术的进展,使人们能够确定肝癌微小病灶的发生部位;高度精确地引导细针经皮穿刺进入肝癌病灶内;酒精是澄清的稀薄液体,几乎无黏性,非常容易通过细针进行注射。酒精的药物作用范围:主要局限于酒精注射区,对外周组织或全身的影响甚微,注射纯酒精后可使肝癌细胞发生凝固性坏死,达到使其在原位置上灭活的药物治疗目的。

(2)PEIT 的优点:在缩小、控制或延缓肿瘤生长速度方面有较明显的效果;操作方法简便、并发症少,患者所受痛苦小,治疗费用低;很少或不会给今后选择其他治疗方案包括手术切除带来困难。

(3)PEIT 的适应证:肝癌(最大径 3cm 左右)因各种情况而不能进行手术切除者;较大的

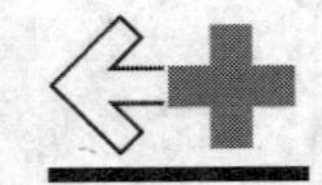

肝癌(最大径>5cm)现提倡与其他疗法联合使用,例如:TACE+PEI;PEI+RF 等。PEIT 对小、单发或少量多发肝癌有效。

(4)PEIT 的缺点:对于较大的非均质肿瘤往往难以达到彻底灭活,肿瘤周边常有癌细胞残存,这可能是原位复发的主要原因。往往需要多次注射,累积性肝损害,甚至肝硬化。注射过程中患者的剧痛,使许多患者难以接受该项治疗。

2. 射频消融疗法(RFA)

(1)RFA 概述:是一种热疗技术,通过对肿瘤部位的加热(超过 50℃),达到破坏肿瘤细胞或引起其 DNA 损伤的目的。当肿瘤细胞被加热到 45~50℃以上 3 分钟时,细胞内蛋白质发生变性,脂质双分子层溶化,从而直接引起癌细胞死亡。

(2)机制:直接插入肿瘤部位的电极束针上有交流电通过,交流电引起其周围组织中的离子震荡,逐渐摩擦生热,这时电极束针周围的组织温度达 80~110℃,使靠近电极的肿瘤组织发生凝固性坏死。

(3)RFA 的优点:微创、可多点布针一次原位灭活肿瘤。

(4)RFA 治疗的适应证:①原发性肝癌(直径≤5cm)、复发性肝癌;②转移性肝癌,如胃肠道癌很容易转移到肝,如原发灶切除了,肝脏往往很难治;③不能手术的肝癌:包括肝癌较大、年龄较大、全身情况欠佳、患者不愿意接受手术等;④多个病灶:肝上有多个肿瘤或左右肝均被侵犯;⑤肿块距重要结构(如肝门、大血管、大胆管)至少 2cm 以上。

(5)RFA、PEIT 的禁忌证:患者一般状况差,具有明显的恶病质或肝脏萎缩;严重肝功能不全的患者如伴有黄疸、中等量以上腹水,特别是有肝前腹水;弥漫性肝癌;肝癌肿瘤巨大,占据肝脏面积超过 60%,影像学检查提示肿瘤无包膜,呈浸润性生长,或肿瘤虽小数目众多(超过 5 个以上);肝硬化门脉高压症,食管胃底曲张静脉有出血倾向者;有凝血功能障碍者(即使是小肝癌);肝癌病灶位于某些特殊部位如肝右叶膈顶部,穿刺针将难以击中靶标,可能损伤正常肺组织引起气胸;经 CT 或血管造影等检查发现癌病灶,但超声检查肿瘤图像显示不清者;肝内、外大血管如门静脉、肝静脉、下腔静脉等处存在有癌栓或已有远处转移者。

(6)RFA 的主要并发症:术中及术后肝区疼痛、术后发热等;影响 RF 疗效的主要因素是肿瘤的含水量,故对>5cm 的肝癌建议先行 PEIT 后再行 RF。

3. 肝癌局部介入治疗的局限性

(1)RF 或 PEIT 治疗后肝细胞受热至局部炭化过程或注射中产生"云雾"状强回声,遮盖了治疗针与肿瘤的影像,对需多次治疗肿瘤定位带来困难。

(2)超声只能粗略地观察热损伤或凝固产生的范围,而不能确切地区分损伤的边界,有肿瘤遗漏的可能。

(3)超声对治疗后判断肿瘤凝固坏死的范围大小,不如 CT、MRI 准确,近年来研究提示造影超声可提高小肿瘤的诊断及区分射频治疗中肿瘤组织与缺血坏死区域,也具有确定未能灭活残留的肿瘤细胞的潜在能力。临床应注重对肝癌高危人群的监测。

第四节　放射影像学

一、X 线平片

X 线平片可显示肝脏轮廓大小以及肝区有无密度改变或钙化影；X 线平片摄片前准备应排除肠道内，特别是横结肠内的粪便影，以使肝脏的下缘显示清晰。

1. 肝脏增大的常见原因

(1)肝脏普遍性增大。

(2)心力衰竭引起的淤血。

(3)肝炎、尚未发生肝萎缩的肝硬化、白血病等。

(4)局部性的肝脏增大：可为解剖上的发育变异，常呈分叶状，多发生在肝上缘的内部及前方。肝脏的肿瘤或囊肿亦可表现为肝脏的局部肿大。

2. 肝脏增大的 X 线征象　肝脏增大时 X 线平片可发现右膈抬高，或局部隆起。肝脏下缘的位置下移。胃、横结肠及结肠肝曲充气时，或在胃肠造影检查时，见肠曲有移位现象。十二指肠一般无明显移位，但在肝脏后部增大较著时可使十二指肠曲向左及向前移位。呼吸时膈运动大多正常，亦可略有受限。

二、CT、MRI

(一)CT/MRI 检查技术

1. 非增强 CT　非增强 CT 扫描即可用作增强扫描前的常规检查，亦可单独使用。单独使用时，非增强扫描适用于对碘剂过敏、肾衰竭者及临床体检的筛选手段。CT 非增强扫描在以下几种情况下有其优点，例如需显示高密度病变(如黏液腺癌引起的钙化性转移)，显示富血管性肿瘤(富血管肿瘤在非增强扫描图像显示为低密度，而当增强扫描时肿瘤可因造影剂快速聚集而呈等密度)。但非增强扫描更多是作为增强扫描前的常规检查，当临床或超声怀疑肝脏占位性病变时，非增强扫描后均应再行增强扫描。

2. 螺旋 CT 增强扫描　单层扫描虽然能够对于确定肿瘤的特征，鉴别诊断是有用的。由于每一次屏气之间差别可引起部分容积效应，因此使用多层成像技术行全肝动态扫描对于检查 HCC 是有用的。为获得最满意的肝脏-病变对比，静脉使用碘造影剂行螺旋 CT 增强扫描已成为评价肝脏是否有潜在疾病的常规检查手段。采用非离子型碘剂造影剂 80～120ml，通过高压注射器，以 2～3ml/s 的速度注射造影剂行全肝扫描。一般行双期扫描，即肝动脉期(延迟时间一般为 20 秒，即注射造影剂 20 秒后开始扫描)和门静脉期(延迟时间为 40～50 秒)，视具体情况再行第三期(平衡期，延迟后 100 秒)扫描。由于 75%～80%的肝脏血运由门静脉供给，门静脉增强是肝实质增强的主要因素，而肿瘤的血供主要来自肝动脉，因此当静脉注射大量含碘造影剂后快速扫描时，肝脏实质可迅速增强，而此时肿瘤仍呈低密度。因此动脉期增强能够获得肿瘤与正常肝脏对比的最佳图像。

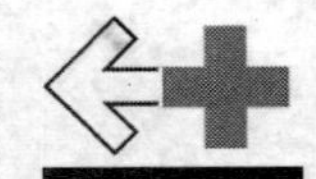

3. 大剂量延迟的 CT 扫描 这一技术是基于肝脏能在延迟扫描的基础上分泌排泄少量碘对比剂进入胆管系统。当注入大量(通常含 60g 的碘)造影剂 4～6 小时,血液中的碘剂水平很低,而肝实质因肝细胞中碘的滞留密度可增加 20HU,因为肿瘤、囊肿和血管瘤不能储存碘,所以肝脏背景密度增高能使肝脏-病变的对比增大。

4. 动脉造影 CT 方法 是先将导管放入肝动脉(CT 血管造影)或肠系膜上动脉或脾动脉(CT 门静脉造影),然后将患者带到扫描床通过导管注射造影剂。CT 血管造影通常由于血管的解剖变异而应用受限。CT 门静脉造影在探测肝脏肿瘤方面最敏感,其原因在于当肝脏实质通过门静脉系统循环而达到极大强化时,肿瘤并没有接受门静脉循环血液,从而表现为低密度病灶,此时肿瘤与正常肝脏之间的区分度最佳。虽然 CT 门静脉造影对肿瘤的探测最为敏感,因有创性限制其临床应用。

5. 非增强 MRI MRI 能够多平面、多参数成像,因此在肝脏疾病的影像诊断中的应用日益广泛。当 CT 不能确诊时,MRI 往往能够提供重要的参考信息以帮助诊断。与 CT 的单一参数成像比较,MRI 的非增强扫描也能够通过不同的成像参数提供肝脏实质和病变区域的良好对比。一般常规采用 SET_1、T_2加权像。T_1加权像(TR＜1500ms,TE＜20ms)能获得良好的肝脏解剖细节,T_2加权像(TR＞1500ms,TE＞120ms)。梯度回波技术能够快速获取一次性的屏气成像,最适用于增强扫描。因为 MRI 增强也如同 CT 增强扫描需要快速成像。此外,由于梯度回波序列能够显示信号强度增高的流动血液,也可用于血管成像,观察管腔是否通畅。脂肪抑制技术有助于使肝脏病变显示明显。脂肪抑制技术包括恢复时间很短的反转恢复技术,以及伴有脂肪抑制的 T_2 自旋回波技术。

6. MRI 增强扫描 目前多采用 Gd-DTPA 作为增强造影剂。Gd-DTPA 是一种顺磁性造影剂,可缩短 T_1、T_2时间。T_1时间缩短使病变信号强度增高,病变与正常肝脏实质对比增大。最近推出的肝脏特异性造影剂包括如铁及锰对比剂,这类造影剂使肿瘤与正常肝脏的对比增加,在显示病变方面有更高的敏感性。其原因是正常的肝细胞能够正常地摄取造影剂,而肿瘤则因为没有肝细胞的正常功能,不能对造影剂产生反应。如铁粒子(SPIO)被单核吞噬细胞系统所摄取,可明显地降低肝脏的信号强度,肿瘤在此背景基础上表现为高信号。锰被肝细胞摄取后则可增加肝实质的信号强度,肿瘤表现为低信号。HCC 一般不能吸收造影剂,但分化较好的 HCC 可部分吸收造影剂,肝脏的某些良性病变,如腺瘤样增生、再生结节,局灶性结节增生也可吸收造影剂,因为这些病变中尚残存相对正常的肝细胞,保留部分肝脏正常功能。通过观察是否具有残存的单核吞噬细胞或肝细胞功能可帮助区分肿瘤的良恶性。

7. 灌注和弥散加权像 MRI 的信号强度受弥散、质子密度、T_1 和 T_2 弛豫时间影响,假如梯度与探测弥散高度相关,则信号强度的变化可以代表弥散的微小结构的分子运动的质子相位的变化。目前肝脏的灌注和弥散加权像尚处于实验研究阶段,初步研究结果显示这一新技术有助于早期显示肝脏缺血性损害。

(二)肝炎、肝硬化、肝癌以及几种肝脏弥漫性病变

1. 肝炎 有关肝炎的影像学文献报道非常少见。资料显示轻度肝炎的 CT 与 MRI 多无明显异常。重症肝炎可于 CT、MRI 表现出与其病理改变相关的征象。重症肝炎的病理基础

包括大块状坏死、水肿、再生结节和坏死后瘢痕及纤维化。肝脏坏死、水肿于CT显示为局灶性或弥漫性(孤立性或多发性)的肝脏低密度改变,增强扫描显示为等或高密度;MRI T_1加权像显示为低信号,T_2加权像呈高信号。在急性阶段,可在门静脉周围观察到低密度环,病理对照为环绕门静脉的淋巴细胞浸润和水肿。肝脏再生结节多见于肝脏的周边部位,平扫CT显示为高密度,增强扫描可无明显强化;于MRI显示为T_1高信号;T_2低信号。除信号改变外,CT、MRI还可通过持续测量肝脏体积预测重型肝炎的预后。坏死区域可导致所影响的肝叶或全肝显著缩小。预后较好者肝脏体积快速缩小,然后稳定并恢复至正常体积,而预后差者肝脏体积进行性缩小。坏死后瘢痕于CT平扫显示为低密度,增强后显示为等或高密度。在MRI T_1像显示为低信号,在T_2像显示为高信号。肝脏纤维化在重症肝炎中多与大块状肝坏死并存,CT亦为低密度,与坏死引起的低密度不易区分。

2. 肝硬化

(1)形态改变:结节属微结节型时,CT、MRI均不能显示结节的轮廓和形态。结节增生显著时,CT可显示肝硬化时肝脏的特征性的结节状外形,以及肝脏各叶比例失调。肝炎后肝硬化的比例失调常表现为肝脏萎缩,肝尾叶和肝左叶外侧段肥大。肝脏萎缩由纤维化引起,可为肝右叶萎缩,也可为全肝的弥漫性的萎缩以肝右叶萎缩程度最重;尾叶增大表现为肝尾叶横径(尾叶的内侧界到门静脉主干的外侧界)与肝右叶宽度(门静脉主干的外侧界到肝右叶的外侧界)的比率增加(>0.55)。肝脏的纤维化除引起肝脏的萎缩外,还可导致肝裂增宽(左侧段间裂,静脉韧带裂,胆囊窝)。

多数的再生结节仅表现为肝脏表面的结节状轮廓,并无明显密度改变。结节铁沉积明显时,可在非增强CT扫描显示为边界清楚的较高密度结节。结节内有纤维分隔或含脂肪浸润时密度不均或减低。MRI在显示再生结节时的敏感性相对比较高,再生结节在T_1加权像上显示为高信号,T_2加权像显示为低信号。再生结节中铁含量较低时,结节显得界限不清,仅仅见于长TR自旋回波序列。铁含量较高的再生结节最易显示于梯度回波序列,因为梯度回波序列对顺磁性含铁血黄素沉积的磁敏感性更敏感。目前应用于MRI增强扫描的造影剂为肝细胞性造影剂,肝硬化时,再生结节处的肝细胞仍维持正常吸收功能可增强,而纤维化组织不能吸收造影剂,因此MRI增强扫描可显示再生结节增强。尽管MRI在检测肝硬化患者潜在的再生结节方面比CT更为敏感,MRI仍可能遗漏许多肝硬化患者中的再生结节,因此除常规自旋回波序列外,应使用梯度回波序列以提高显示再生结节的几率。

(2)继发性改变:门静脉高压、腹水、脾肿大。由肝硬化引起的门静脉高压属于肝实质内的窦状隙后型。其主要征象为门静脉主干扩张,测量直径>13mm,另一征象是侧支循环、静脉曲张。门静脉系统的侧支循环的静脉曲张的范围很广,常位于脾门区域,亦可广泛分布于食管旁、胃贲门区、肝门区、腹腔、腹膜后、脐旁。位于脐旁的侧支循环曲张血管起自左侧门静脉,从肝脏的前表面延伸至脐。偶尔侧支循环血管可行至肝实质,非增强扫描CT表现为团状、结节状软组织密度影,可被误认为肿瘤,侧支循环在CT增强扫描显示为增强的管状结构,很容易确定其血管性质。MRI能够清晰显示侧支循环血管,表现为自旋回波序列曲张形态的流空信号,或梯度回波序列中流动相关增强的高信号。使用MRI最大强度投影方法,可观察到门静脉系统及侧支循环的三维立体结构。

3. 肝细胞癌(HCC)

(1)HCC 的影像征象与病理对照

1)CT 平扫:HCC 于 CT 平扫多显示为低密度改变,但很难显示 1cm 以内的病灶。合并脂肪肝时,肝脏密度减低,此时 HCC 呈相对高密度,易于显示于 CT 平扫。MRI 平扫:T_1像可为低信号(40%)、等信号(25%)和高信号(35%);T_2像除伴有凝固性坏死外肿瘤都显示为高信号。肿瘤于 T_1像显示为高信号时界限较清楚,多伴有脂肪沉积。分化良好的 HCC 中铜蓝蛋白可于 T_2像显示为等信号。HCC 的病理改变包括囊变、HCC 结节型的肿瘤内分隔以及假包膜。囊变在 CT 片上显示为低密度,T_1显示为低信号,T_2显示为高信号,也可由于囊的外层含有血管和被肿瘤扭曲的微细胆管,比内层具有较高的信号强度,因而显示为双层状结构信号特征。肿瘤内的纤维隔水含量少,于 T_2像显示为低信号,此时整个肿瘤显示为棋盘格状和不均匀的高信号区域。当肿瘤伴随血栓而复杂化时,周围的肝段显示水肿,水肿在 CT 像显示为低密度,在 MRI 显示为长 T_1、长 T_2信号。假包膜多见于膨胀性生长的 HCC,肿瘤边界清楚,可见纤维包膜。

2)动态增强 CT、MRI:动态增强 CT、MRI 有助于显示 HCC 特异性的血流动力学改变。富血供的 HCC 于增强早期强化明显,可显示为棋盘格状强化。在门静脉期和平衡期,造影剂由血管内移向细胞间隙,由于肿瘤较周围组织结构的间隙小,造影剂自肿瘤内可快速流出,因此富血管 HCC 在门静脉期和平衡期显示密度减低,信号强度下降("快进快出")。肿瘤包膜和肿瘤间隔的增强可从门静脉期持续到平衡期。较少血供的 HCC 易显示在增强晚期,门静脉期和平衡期,表现为低密度、低信号结节。因此对 HCC 的诊断和鉴别诊断需要实施双期,必要时三期动态扫描。

(2)肝癌碘油介入治疗术后改变:CT:于 CT 片显示为高密度。MRI:由于肿瘤内的碘一般不对 MRI 的信号强度产生影响,可以很容易观察到肿瘤内的信号变化。结节的出血性坏死和变性在 SE 序列的 T_1、T_2像中显示为高信号,凝固性坏死于 T_2像中显示为低信号。

经皮酒精治疗后的 HCC:HCC 经皮酒精治疗后常发生凝固性坏死,T_1像显示为高信号,T_2像显示为低信号。使用组织特异性造影剂的肝癌成像。

4. 几种常见的肝脏弥漫性病变

(1)脂肪肝:肝脏的脂肪浸润(CT 称脂肪肝)通常由过度的三酰甘油沉积于肝细胞引起,可单独存在,亦可与其他肝脏病变合并存在。其原因可为酒精中毒、肥胖、营养不良、化疗、高营养状态、糖尿病、激素治疗、库欣综合征、放射性肝炎等。肝脏的脂肪浸润是可逆的,当发病原因解除后,脂肪变性可消失,恢复至正常状态。

CT 平扫:肝实质密度普遍减低。正常肝脏的 CT 值比脾脏 CT 值高 8HU。脂肪浸润时,肝脏的 CT 值可低于脾。但当脂肪浸润以结节形式存在时,仅凭 CT 值确诊是不可靠的,因为脂肪浸润并不引起局灶浸润的 CT 值降至脂肪密度范围,而是仅仅降低至正常肝脏实质密度以下。重度脂肪肝时,肝脏 CT 平扫类似增强的图像(肝血管密度较肝实质高);肝脏增强扫描时,若肝脏实质密度不仅低于脾,而且低于肌肉,提示明显的脂肪浸润。脂肪浸润常呈叶性或段性分布的低密度,边缘呈直线状或地图状。当出现弥漫性肝脏脂肪浸润时肝脏的低密度背景可能降到病变的低密度水平,因此可能遮盖肝脏肿瘤或脓肿以及扩张的肝内胆管。鉴别要点为脂肪肝的低密度区边缘呈直线状，延伸至肝脏包膜，不伴轮廓突出。此外，穿行于肝脏异常区域的血管无移位。增强扫描后，低密度区范围及形态不变，无显著增强效应，亦无门静脉、肝静脉等阻塞、移位征象，可作为鉴别诊断依据。少数呈类圆形低密度区提示局灶性脂肪肝，表现为结节状、片状低密度影，此时很难与转移瘤鉴别，穿刺活检有助于鉴别。此外还需要鉴别的是存在于脂肪肝之间残存的正常限局性肝组织-肝岛，可表现为结节状密度增高影，多见于肝脏的周围部分，如肝脏邻近肝门及胆囊窝处、肝脏的前内侧段、邻近镰状韧带、裂的部位，鉴别要点为肝岛于平扫及增强扫描时与正常肝组织同步变化。MRI 在检测局灶性病变中的脂肪成分的特征有一定帮助(错构瘤中的脂肪)，于 T_1、T_2加权像显示为高信号，STIR 其他脂肪抑制序列显示为低信号。MRI 对单纯脂肪肝时的脂肪浸润则不敏感，因而难以观察到脂肪肝时的异常信号。

(2)弥漫性非病毒性感染：弥漫性的非病毒感染通常发生于免疫缺陷的患者，最常见的病原体是真菌，以念珠菌属为多，曲霉菌及隐球菌次之。表现为肝内弥漫性的、小的低密度病变。非增强 CT 扫描肝脏脾脏弥漫性分布直径$<$1cm 的低密度影，增强扫描强化不明显。抗真菌治疗有效时，低密度影可消退。MRI 在显示上述病灶方面比 CT 更敏感，T_1为低信号，T_2为高信号，无明显对比增强。

(3)肝脏的放射性损伤：放射性治疗引起按放疗野分布的肝细胞损害，常发生于放射剂量$>$3500rad(35Gy)时，其病理基础为肝脏充血、出血、水肿、脂肪变性。急性放射性损伤通常发生于放疗后 2～6 周，其 CT 表现为按放疗野分布的低密度改变，边界清，呈直线状。数周后，肝脏密度可恢复正常，亦可显示有萎缩。MRI 表现为按放疗野分布的长 T_1、长 T_2信号。

(4)血管性疾病

1)被动性肝脏充血：右心压力增高迫使血液反流至下腔静脉和肝静脉时可导致被动性肝脏充血，表现为肝脏增大和功能紊乱。患者多有充血性心力衰竭和缩窄性心包炎的病史。肝脏充血的形态学改变包括肝脏增大和下腔静脉、肝静脉增宽。CT 非增强扫描可显示肝脏增大；增强扫描时，肝脏的增强不均匀，呈斑片状增强，随延迟扫描病灶渐呈等密度。被动性肝脏充血明显时，在门静脉周围可见到低密度水肿区。

2)门静脉血栓形成：见于肿瘤(外侵或直接侵犯)、感染、肝硬化、创伤、血液高凝状态、胰腺炎、肝静脉闭塞等。

CT 表现：①血栓直接征象：血栓形成早期：平扫时门静脉扩张，管腔内高密度与流动的血液密度相似，增强扫描血栓无对比增强。当血栓较小，血管尚未阻塞时，可表现为血流增强对比背景的充盈缺损。静脉完全闭塞时，血管不增强或表现为沿血管壁内线状增强。血栓形成中期：平扫呈高密度，增强扫描可增强。慢性血栓除表现有血栓自身的密度特征(平扫显示为低密度，增强扫描不增强)外还可见邻近门静脉处的侧支循环血管。门静脉血栓溶解、再通时，血流恢复正常密度。慢性血栓持续存在时，门静脉主干可萎缩甚至闭塞，此时在门静脉走行区仅仅能看到纤细的管道；②门静脉闭塞引起的肝实质继发改变：可表现为闭塞血管供血范围区的低密度，其边缘呈直线状，增强幅度降低。

MRI 可以准确地评价血流，确定门静脉系统是否通畅。流动的血液在自旋回波序列表现为管腔内的信号流空，呈低信号；血栓一般显示为管腔内高信号，在所有序列中有着相同的分布形态，并向血管的末梢延伸。梯度回波序列能够提供血管结构的清晰界限，可被用于显示门静脉血栓的范围，与自旋回波序列配合应用。MRI 还可用于进行门静脉血流的测量，与多普勒超声有着同样的准确性。

3)布-加综合征(Budd-Chiari 综合征)：Budd-Chiari 综合征多因肝静脉流出道梗阻引起，临床以肝脾肿大和大量腹水为特征。

影像表现：①肝脏增大、腹水，肝脏增大以肝尾叶为著；②肝实质密度不均，非增强扫描显示肝脏的周边部密度减低，注射造影剂后早期，肝脏显示出斑片状增强，中心部位强化程度最著，周围相对较轻。稍后扫描可出现相反的增强现象，即肝脏的周围强化程度较中心为高。延迟及平衡期扫描，肝脏呈均匀一致的增强。肝脏尾叶密度相对正常(尾叶供血来源不同，功能相对正常)；③血管异常：肝静脉显示不清，下腔静脉的肝内部分明显变窄，伴随奇静脉等静脉扩张。急性血栓于非增强扫描表现为高密度，增强扫描显示为不增强的充盈缺损。慢性血栓可于静脉内表现为增强高密度血流背景中的低密度充盈缺损，有时伴有周边增强。

MRI 也可表现出布-加氏综合征所显示出的形态学改变，不使用造影剂也能通过流空信号存在判断血管通畅与否，如肝静脉不显示以及下腔静脉肝内部分的明显狭窄。使用自旋回波和梯度回波，MRI 可显示出下腔静脉内、右心房及肝静脉内血栓及肿瘤性栓子。与 CT 相似，肝脏实质内也可见到不同的信号强度区域，分别代表肝充血和中心叶的坏死，表现为 T_1 的低信号，T_2 的高信号。

肝静脉闭塞时还可并发门静脉血栓形成。

(王　娜　刘军芳　刘红燕)

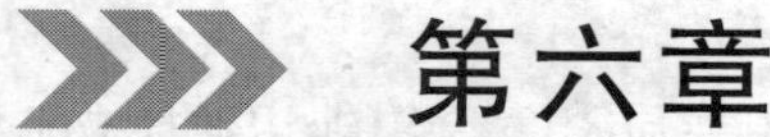

第六章

诊断和鉴别诊断

第一节　病毒性肝炎的诊断标准

一、临床诊断

1. 急性肝炎

(1)急性无黄疸型肝炎:①有肝炎密切接触史,有注射史(指在半年内曾接受输血,血液制品及消毒不严格的药物注射、免疫接种、针刺治疗等);②近期出现持续数天以上无其他原因可解释的症状,如乏力、食欲减退、恶心、厌油、腹胀、便溏、肝区痛等;③肝肿大并有触痛,肝区叩击痛,或伴有轻度脾肿大;④化验检查血清谷丙转氨酶活力增高,病原学检查按甲、乙、丙、丁、戊五型肝炎病原学诊断依据。

凡化验检查阳性,且流行病学资料、症状、体征 3 项中有 2 项阳性,或化验及体征(或化验及症状)明显阳性,并除外其他疾病者可诊断为急性无黄疸型肝炎;凡单项血清谷丙转氨酶增高,或仅有症状、体征,或仅有流行病学史及症状、体征,化验 3 项中之 1 项,均为疑似患者,应进行动态观察或结合其他检查包括肝活体组织检查做出诊断。疑似病例,如病原学诊断为阳性,且除外其他疾病可以确诊。

(2)急性黄疸型肝炎:凡符合急性无黄疸型肝炎诊断条件,且血清胆红素＞17μmol/L,尿胆红素阳性,并排除药物、中毒、酒精、自身免疫等原因引起的黄疸,可诊断为急性黄疸型肝炎。

2. 慢性肝炎

(1)慢性迁延性肝炎(CPH):①有确诊或可疑急性乙型或丙型肝炎病史,病程超过半年尚未痊愈,病情较轻;②可有肝区痛和乏力等症状;③有轻度肝功能损害或血清转氨酶升高而不能诊断为慢性活动性肝炎者或经活体组织检查符合 CPH 的组织学改变者。

(2)慢性活动性肝炎(CAH):①既往有肝炎史,或急性肝炎病程迁延,超过半年而目前有较明显的肝炎症状,如乏力、食欲差、腹胀、便溏等;②有肝肿大,质地中等硬度以上,可伴有肝病面容、肝掌、蜘蛛痣或脾肿大等体征,而排除其他原因者;③化验血清谷丙转氨酶反复或持续

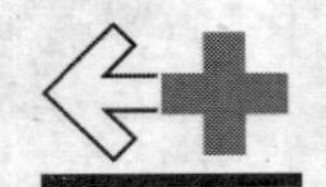

升高，伴有浊度试验长期异常，或血浆白蛋白减低，或白/球蛋白比例异常，或丙种球蛋白增高，或血清胆红素长期或反复增高。有条件时，做免疫学检测，如IgG、IgM、抗核抗体、抗平滑肌抗体、抗细胞膜脂蛋白抗体、类风湿因子、循环免疫复合物等，有助于CAH的诊断；④有肝外器官表现，如关节炎、肾炎、皮疹或干燥综合征等。

以上4项中实验室化验检查为必须条件，并有其他2项阳性，或再有体征为阳性，或活体肝组织学检查符合CAH的组织学改变，皆可诊断为CAH。

3. 重症肝炎

(1)急性重症肝炎(即暴发型肝炎)：急性黄疸型肝炎，起病后10天以内迅速出现精神、神经症状(肝性脑病Ⅱ度以上症状)而排除其他原因者，患者肝浊音区进行性缩小，黄疸迅速加深，肝功能异常(特别是凝血酶原时间延长，凝血酶原活动度低于40%)，应重视昏迷前驱症状(行为反常、性格改变、意识障碍、精神异常)以便做出早期诊断。因此，急性黄疸型肝炎患者如有严重的消化道症状(如食欲缺乏、频繁呕吐、腹胀或呃逆)，极度乏力，同时出现昏迷前驱症状者，即应考虑本病，有的黄疸很轻，甚至尚未出现黄疸，但肝功能明显异常，又具有上述诸症状者，亦应考虑本病。

(2)亚急性重型肝炎(即亚急性肝坏死)：急性黄疸型肝炎，起病后10天以上8周以内具备以下指征者：①出现Ⅱ度以上肝性脑病症状；②黄疸迅速上升，数日内血清胆红素上升>170μmol/L，肝功能严重损害(血谷丙转氨酶升高、浊度试验阳性、白/球蛋白倒置、丙种球蛋白升高)，凝血酶原时间明显延长，凝血酶原活动度低于40%；③高度乏力及明显食欲减退或恶心呕吐，重度腹胀及腹水。可有明显出血现象(对无腹水及明显出血现象者，应注意是否为本型的早期)。

(3)慢性重型肝炎：临床表现同亚急性重型肝炎，但有慢性活动性肝炎或肝炎后肝硬化病史，体征及严重肝功能损害。

4. 淤胆型肝炎　起病类似急性黄疸型肝炎，但自觉症状常较轻，常有明显肝肿大、皮肤瘙痒。肝功能检查血胆红素明显升高，以直接胆红素为主，表现为梗阻性黄疸，如碱性磷酸酶、γ-转肽酶、胆固醇均明显增高，谷丙转氨酶中度增高。梗阻性黄疸持续3周以上，并除其他肝内外梗阻性黄疸(包括药源性等)者，可诊断为急性淤胆型肝炎。在慢性肝炎基础上发生上述临床表现者可诊断为慢性淤胆型肝炎。

5. 肝炎后肝硬化

(1)活动性肝硬化：慢性活动性肝炎的临床表现依然存在，特别是转氨酶升高，碱性磷酸酶减少，肝脏质地变硬，脾进行性增大，伴门脉高压症，如食管静脉曲张、腹水、肝功能明显异常。

(2)静止性肝硬化：有或无肝病病史，转氨酶正常，无黄疸，肝脏质硬，脾肿大，伴门脉高压症，血清白蛋白低；肝活检提示肝组织有假小叶形成，在其周围炎症细胞很少，间质及实质界限清楚。

肝硬化诊断影像学诊断(B超、CT等检查)及腹腔镜诊断有参考价值。

二、病原学诊断

目前所知病毒性肝炎的病原有甲型肝炎病毒(HAV)、乙型肝炎病毒(HBV)、丙型肝炎病毒(HCV)、丁型肝炎病毒(HDV)及戊型肝炎病毒(HEV)5种。

1. 甲型肝炎 抗-HAV IgM抗体阳性即可诊断。

2. 乙型肝炎

(1)有以下任何一项阳性可诊断为现症HBV感染:①血清HBsAg阳性;②血清HBV-DNA阳性,或HBV-DNA聚合酶阳性,或HBeAg阳性;③血清抗-HBc IgM阳性;④肝内HBcAg阳性和(或)HBsAg阳性,或HBV-DNA阳性。

(2)急性乙型肝炎的诊断需与慢性肝炎急性发作相区别。参考下列动态指标,具有其中一项即可诊断为急性乙型肝炎:HBsAg滴度由高到低,消失后抗-HBs阳转;急性期抗-HBc IgM滴度高水平而抗-HBc IgG阳性或低水平。

(3)慢性乙型肝炎的诊断:临床符合慢性肝炎,并且有现症HBV感染的一种以上的阳性标志,即可做出诊断。

(4)慢性HBsAg携带者:凡无任何临床症状或体征,肝功能正常,HBsAg血症持续阳性6个月以上者。

3. 丙型肝炎 目前主要根据HCV-RNA阳性和/或抗-HCV阳性。

4. 丁型肝炎 丁肝病毒标志物包括HDV-RNA、HDAg、抗-HD IgM及抗-HD,前三者阳性常有助于急性丁肝的诊断,后者常表示为慢性丁肝病毒感染。

5. 戊型肝炎 目前认为抗-HEV阳性即可诊断。

第二节 病毒性肝炎的分类诊断

一、甲型病毒性肝炎的诊断

甲型肝炎的诊断应包括临床诊断和病原学诊断。

1. 临床诊断 急性甲型肝炎出现黄疸后诊断多无困难,而黄疸前期及无黄疸性肝炎则易误诊急性"上感"、"胃肠炎"等。因此,对于起病较急,伴有发热而出现无其他原因可以解释的乏力和胃肠道症状患者,应立即检查血清转氨酶(ALT),做出早期临床诊断。

2. 流行病学 ①发病前有与甲肝患者明确的接触史;②发病前曾在甲肝流行区逗留并有不洁饮水、食物史;③发病前曾有食用毛蚶、牡蛎等HAV污染食物史;④在甲型肝炎流行的集体单位工作或生活。

3. 实验室检查 起病时ALT即增高,1周内达到高峰值。血清胆红素增高。

4. 病原学诊断 一般检测抗HAV IgM阳性即可诊断,此项检测在发病早期即可检出阳性,且特异性高,持续时间短,已作为甲型肝炎病原学检测最可靠指标。

5. 其他的病原学检测指标 ①血清抗HAV-IgG;为保护性抗体,发病后1个月可自血清中检出,2～3个月达高峰,持续多年。此项指标阳性一般表明机体有免疫力,多用于流行病学调查。双份血清抗HAV-IgG滴度升高4倍以上则有诊断价值规律;②粪便中HAV特异性IgA;感染患者粪便HAV特异性IgA可持续4～6个月;③检测HAV病毒颗粒或发病周粪便中即可检出HAV抗原或直接观察到HAV病毒颗粒。患者肝组织中亦可检出HAV抗原阳性，④HAV-RNA 检出，利用分子杂交探针或 RT-PCR 法从粪便标本或肝组织标本中检出 HAV-RNA，⑤直接分离 HAV 病毒。上述方法均需选择应用。

二、乙型病毒性肝炎的诊断

(一)临床诊断

1. 急性肝炎

(1)急性无黄疸型肝炎：应根据流行病学史、临床症状、体征、化验及病原学检测结果综合判断，并排除其他疾病。①流行病学史：如密切接触史和注射史等。密切接触史是指与确诊病毒性肝炎患者(特别是急性期)同吃、同住、同生活或经常接触肝炎病毒污染物(如血液、粪便)或有性接触而未采取防护措施者。注射史是指在半年内曾接受输血、血液制品及未经严格消毒的器具注射药物、免疫接种和针刺治疗等；②症状：指近期内出现的、持续几天以上但无其他原因可解释的症状，如乏力、食欲减退、恶心等；③体征：指肝肿大并有压痛、肝区叩击痛，部分患者可有轻度脾肿大；④化验：主要指血清 ALT 升高；⑤病原学检测阳性：凡化验阳性，且流行病学史、症状和体征三项中有两项阳性或化验及体征(或化验及症状)均明显阳性，并排除其他疾病者可诊断为急性无黄疸型肝炎。

凡单项血清 ALT 升高，或仅有症状、体征，或有流行病学史及②、③、④三项中有一项阳性者，均为疑似病例。对疑似病例应进行动态观察或结合其他检查(包括肝组织病理学检查)做出诊断。疑似病例如病原学诊断阳性，且除外其他疾病者可确诊。

(2)急性黄疸型肝炎：凡符合急性肝炎诊断条件，血清胆红素＞17.1μmol/L，或尿胆红素阳性，并排除其他原因引起的黄疸，可诊断为急性黄疸型肝炎。

2. 慢性 HBV 感染　临床有乙型肝炎或 HBsAg 阳性史超过 6 个月，现 HBsAg 和/或 HBV-DNA 仍为阳性者，可诊断为慢性 HBV 感染。根据 HBV 感染者的血清学、病毒学、生物化学试验及其他临床和辅助检查结果，可将慢性 HBV 感染分为：

(1)慢性乙型肝炎：①HBeAg 阳性慢性乙型肝炎：血清 HBsAg、HBeAg 和 HBV-DNA 阳性，抗-HBe 阴性，血清 ALT 持续或反复升高，或肝组织学检查有肝炎病变；②HBeAg 阴性慢性乙型肝炎：血清 HBsAg 和 HBV-DNA 阳性，HBeAg 持续阴性，抗-HBe 阳性或阴性，血清 ALT 持续或反复异常，或肝组织学检查有肝炎病变。

为反映肝功能损害程度，慢性肝炎临床上可分为：①轻度：临床症状、体征轻微或缺如，肝功能指标仅 1 或 2 项轻度异常；B 超检查肝脾无明显异常改变；②中度：症状、体征、实验室检查居于轻度和重度之间；B 超可见肝内回声增粗，肝脏和(或)脾脏轻度肿大，肝内管道(主要指肝静脉)走行多清晰，门静脉和脾静脉内径无增宽；③重度：有明显或持续的肝炎症状，如乏力、纳差、腹胀、尿黄、便溏等，伴有肝病面容、肝掌、蜘蛛痣、脾肿大并排除其他原因，且无门脉高压症者。B 超检查可见肝内回声明显增粗，分布不均匀；肝表面欠光滑，边缘变钝，肝内管道走行欠清晰或轻度狭窄、扭曲；门静脉和脾静脉内径增宽；脾脏肿大；胆囊有时可见“双层征”。实验室检查血清 ALT 和/或 AST 反复或持续升高，白蛋白降低或 A/G 比值异常、丙种球蛋白明显升高。除前述条件外，凡白蛋白≤32g/L，胆红素＞5 倍正常值上限、凝血酶原活动度60%～

40%,胆碱酯酶<2500U/L,4 项检测中有一项达上述程度者即可诊断为重度慢性肝炎。

慢性肝炎的实验室检查异常程度参考指标见表 6-1。

表 6-1 慢性肝炎的实验室检查异常程度参考指标

项 目	轻 度	中 度	重 度
ALT 和/或 AST(IU/L)	≤正常 3 倍	>正常 3 倍	>正常 3 倍
胆红素(μmol/L)	≤正常 2 倍	>正常 2 倍～正常 5 倍	>正常 5 倍
白蛋白(A)(g/L)	≥35	<35～>32	≤32
A/G	≥1.4	<1.4～>1.0	<1.0
电泳 γ 球蛋白(γEP)	≤21%	>21%～<26%	≥26%
凝血酶原活动度(PTA)	>70%	70～60%	<60%～>40%
胆碱酯酶(CHE)(U/L)*	>5400	≤5400～>4500	≤4500

注:* 有条件开展 CHE 检测的单位,可参考本项指标

(2)携带者:①慢性 HBV 携带者:血清 HBsAg 和 HBV-DNA 阳性,HBeAg 或抗-HBe 阳性,但 1 年内连续随访 3 次以上,血清 ALT 和 AST 均在正常范围,肝组织学检查一般无明显异常。对血清 HBV-DNA 阳性者,应动员其做肝穿刺检查,以便进一步确诊和进行相应治疗;②非活动性 HBsAg 携带者:血清 HBsAg 阳性、HBeAg 阴性、抗-HBe 阳性或阴性,HBV-DNA 检测不到(PCR 法)或低于最低检测限,1 年内连续随访 3 次以上,ALT 均在正常范围。肝组织学检查显示:Knodell 肝炎活动指数(HAI)<4 或其他的半定量计分系统病变轻微。

(3)隐匿性慢性乙型肝炎:血清 HBsAg 阴性,但血清和(或)肝组织中 HBV-DNA 阳性,并有慢性乙型肝炎的临床表现。患者可伴有血清抗-HBs、抗-HBe 和(或)抗-HBc 阳性。另约 20%隐匿性慢性乙型肝炎患者除 HBV-DNA 阳性外,其余 HBV 血清学标志均为阴性。诊断需排除其他病毒及非病毒因素引起的肝损伤。

3. 重型肝炎

(1)急性重型肝炎:以急性黄疸型肝炎起病,2 周出现极度乏力,消化道症状明显,迅速出现Ⅱ度以上(按Ⅳ度划分)肝性脑病,凝血酶原活动度低于 40%并排除其他原因者,肝浊音界进行性缩小,黄疸急剧加深;或黄疸很浅,甚至尚未出现黄疸,但有上述表现者均应考虑本病。

(2)亚急性重型肝炎:以急性黄疸型肝炎起病,15 天至 24 周出现极度乏力,消化道症状明显,同时凝血酶原时间明显延长,凝血酶原活动度低于 40%并排除其他原因者,黄疸迅速加深,每天上升≥17.1μmol/L 或血清总胆红素大于正常 10 倍,首先出现Ⅱ度以上肝性脑病者,称脑病型(包括脑水肿、脑疝等);首先出现腹水及其相关症候(包括胸水等)者,称为腹水型。

(3)慢性重型肝炎:其发病基础有:①慢性肝炎或肝硬化病史;②慢性乙型肝炎病毒携带史;③无肝病史及无 HBsAg 携带史,但有慢性肝病体征(如肝掌、蜘蛛痣等)、影像学改变(如脾脏增厚等)及生化检测改变者(如球蛋白升高,白/球蛋白比值下降或倒置);④肝穿检查支持慢性肝炎;⑤慢性乙型或丙型肝炎,或慢性 HBsAg 携带者重叠甲型、戊型或其他肝炎病毒感染时要具体分析,应除外由甲型、戊型和其他型肝炎病毒引起的急性或亚急性重型肝炎。慢性

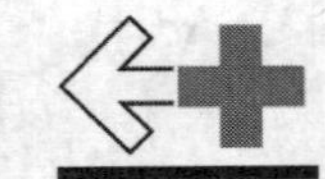

重型肝炎起病时的临床表现同亚急性重型肝炎，随着病情发展而加重，达到重型肝炎诊断标准（凝血酶原活动度低于40%，血清总胆红素大于正常10倍）。

为便于判定疗效及估计预后，亚急性重型和慢性重型肝炎可根据其临床表现分为早、中、晚三期：①早期：符合重型肝炎的基本条件，如严重乏力及消化道症状，黄疸迅速加深，血清胆红素大于正常10倍，30%<凝血酶原活动度≤40%，或经病理学证实。但未发生明显的脑病，亦未出现腹水；②中期：有Ⅱ度肝性脑病或明显腹水、出血倾向（出血点或瘀斑），凝血酶原活动度≤30%～>20%；③晚期：有难治性并发症如肝肾综合征、消化道大出血、严重出血倾向（注射部位瘀斑等）、严重感染、难以纠正的电解质紊乱或Ⅱ度以上肝性脑病、脑水肿、凝血酶原活动度≤20%。

4. 淤胆型肝炎

（1）急性淤胆型肝炎：起病类似急性黄疸型肝炎，但自觉症状常较轻，皮肤瘙痒，大便灰白，常有明显肝脏肿大，肝功能检查血清胆红素明显升高，以直接胆红素为主，凝血酶原活动度>60%或应用维生素K肌注后1周可升至60%以上，血清胆汁酸、γ-谷氨酰转肽酶、碱性磷酸酶、胆固醇水平可明显升高，黄疸持续3周以上，并除外其他原因引起的肝内外梗阻性黄疸者，可诊断为急性淤胆型肝炎。

（2）慢性淤胆型肝炎：在慢性肝炎基础上发生上述临床表现者，诊断为慢性淤胆型肝炎。

5. 乙型肝炎肝硬化 乙型肝炎肝硬化是慢性乙型肝炎发展的结果，肝组织学表现为弥漫性纤维化及假小叶形成，两者必须同时具备才能做出肝硬化病理诊断。

（1）肝炎肝纤维化：主要根据组织病理学检查结果诊断，B超检查结果可供参考。B超检查表现为肝实质回声增强、增粗，肝脏表面不光滑，边缘变钝，肝脏、脾脏可增大，但肝表面尚无颗粒状，肝实质尚无结节样改变。肝纤维化的血清学指标如透明质酸（HA）、Ⅲ型前胶原（PC-Ⅲ）、Ⅳ型胶原（Ⅳ-C）、层连蛋白（LN）四项指标与肝纤维化分期有一定相关性，但不能代表纤维沉积于肝组织的量。

（2）肝炎肝硬化：是慢性肝炎发展的结果，肝组织病理学表现为弥漫性肝纤维化及结节形成，二者必须同时具备，才能诊断。①代偿期肝硬化：指早期肝硬化，一般属Child Pugh A级。可有轻度乏力、食欲减退或腹胀症状，ALT和AST可异常，但尚无明显肝功能失代偿表现。可有门脉高压症，如脾功能亢进及轻度食管胃底静脉曲张，但无食管胃底静脉曲张破裂出血、无腹水和肝性脑病等；②失代偿期肝硬化：指中晚期肝硬化，一般属Child Pugh B、C级。患者常发生食管胃底静脉曲张破裂出血、肝性脑病、腹水等严重并发症。多有明显的肝功能失代偿，如血清白蛋白<35g/L，胆红素>35μmol/L，ALT和AST不同程度升高，凝血酶原活动度（PTA）<60%。

根据肝脏炎症活动情况，可将肝硬化区分为：①活动性肝硬化：慢性肝炎的临床表现依然存在，特别是ALT升高、黄疸、白蛋白水平下降，肝质地变硬，脾进行性增大，并伴有门脉高压症；②静止性肝硬化：ALT正常、无明显黄疸、肝质地硬、脾肿大、伴有门脉高压症，血清白蛋白水平低。肝硬化的影像学诊断：B超见肝脏缩小，肝表面明显凹凸不平，锯齿状或波浪状，肝边缘变钝，肝实质回声不均、增强，呈结节状，门静脉和脾门静脉内径增宽，肝静脉变细、扭曲、粗细不均，腹腔内可见液性暗区。

(二)病原学诊断

有以下任何一项阳性,可诊断为现症 HBV 感染:①血清 HBsAg 阳性;②血清 HBV-DNA 阳性;③血清抗-HBc IgM 阳性;④肝内 HBcAg 和(或)HBsAg 阳性,或 HBV-DNA 阳性。

1. 急性乙型肝炎诊断 必须与慢性乙型肝炎急性发作鉴别。诊断急性乙型肝炎可参考下列动态指标:①HBsAg 滴度由高到低,HBsAg 消失后抗-HBs 阳转;②急性期抗-HBc IgM 滴度高,抗-HBc IgG 阴性或低水平。

2. 慢性乙型肝炎诊断 临床符合慢性肝炎,并有一种以上现症 HBV 感染标志阳性。

3. 慢性 HBsAg 携带者诊断 无任何临床症状和体征,肝功能正常,HBsAg 持续阳性 6 个月以上者。

(三)肝组织病理学诊断

组织病理学检查在肝脏疾病的诊断、分类及预后判定上占有重要地位,是明确诊断、衡量炎症活动度、纤维化程度及判定药物疗效的金标准。肝穿标本长度须在 1cm 以上(1.5～2.5cm),至少在镜下包括 3 个以上汇管区。肝穿标本应作连续切片,常规作 HE 及网状纤维和(或)Masson 三色染色,以准确判断肝内炎症、肝组织结构改变及纤维化程度等,其余见病理表现。

三、丙型病毒性肝炎的诊断

丙型病毒性肝炎的诊断除参考流行病学资料、临床特点及常规实验室检查外,主要依靠特异性血清病原学进行确诊。

(一)丙型肝炎的临床诊断

丙型肝炎的诊断应包括 HCV 感染的依据及肝病程度的评估。

1. 急性丙型肝炎

(1)流行病学史:有输血史、应用血液制品史或明确的 HCV 暴露史。输血后急性丙型肝炎的潜伏期为 2～16 周(平均 7 周),散发性急性丙型肝炎的潜伏期尚待研究。

(2)临床表现:全身乏力、食欲减退、恶心和右季肋部疼痛等,少数伴低热,轻度肝肿大,部分患者可出现脾肿大,少数患者可出现黄疸。部分患者无明显症状,表现为隐匿性感染。

(3)实验室检查:ALT 多呈轻度和中度升高,仅不到一半的患者发病时抗 HCV 阳性,随着时间的推移,其阳性率可提高到 90%以上。HCV-RNA 检测可对急性丙肝作出早期诊断,病毒感染后 10～14 天患者的血清中即可检测到 HCV-RNA。HCV-RNA 常在 ALT 恢复正常前转阴,但也有 ALT 恢复正常而 HCV-RNA 持续阳性者。

有上述(1)+(2)+(3)或(2)+(3)者可诊断。

2. 慢性丙型肝炎的诊断

(1)诊断依据:HCV 感染超过 6 个月,或发病日期不明、无肝炎史,但肝脏组织病理学检查符合慢性肝炎,或根据症状、体征、实验室及影像学检查结果综合分析,亦可诊断。由于慢性丙型肝炎患者常无症状或症状轻微，最有效的方法用 ELISA 检测抗 HCV。因为 90%以上抗 HCV 阳性患者血清中可检测到 HCV-RNA，定性 HCV-RNA 检测可确定患者血清中是否存在病毒。由于部分慢性丙肝患者间歇性的病毒血症，因此有必要重复检测 HCV-RNA。

(2)病变程度判定：病变程度判断可参考中华医学会传染病与寄生虫病学分会、肝病学分会联合修订的《病毒性肝炎防治方案》(2000 年，西安)中关于肝脏炎症和纤维化分级、分期的诊断标准(表 6-2)。HCV 单独感染极少引起重型肝炎，HCV 重叠 HIV、HBV 等病毒感染、过量饮酒或应用肝毒性药物时，可发展为重型肝炎。HCV 感染所致重型肝炎的临床表现与其他嗜肝病毒所致重型肝炎基本相同，可表现为急性、亚急性和慢性经过。

表 6-2　慢性肝炎分级、分期标准

炎症活动度(G)			纤维化程度(S)	
级	汇管区及周围	小叶内	分期	纤维化程度
0	无炎症	无炎症	0	无
1	汇管区炎症(CPH)	变性及少数点、灶状坏死灶	1	汇管区纤维化扩大，局限小叶内纤维化
2	轻度 PN(轻型 CAH)	变性，点、灶状坏死或嗜酸小体	2	汇管区周围纤维化，纤维间隔形成，小叶结构保留
3	中度 PN(中型 CAH)	变性、融汇坏死或见 BN	3	纤维间隔伴小叶结构紊乱，无肝硬化
4	重型 PN(重型 CAH)	BN 范围广，累及多个小叶(多小叶坏死)	4	早期肝硬化

(3)肝硬化与 HCC：慢性 HCV 感染的最严重结果是进行性肝纤维化所致的肝硬化和 HCC。

(4)混合感染：HCV 与其他病毒的重叠、合并感染统称为混合感染。我国 HCV 与 HBV 或 HIV 混合感染较为多见。

(5)肝脏移植后 HCV 感染的复发：丙型肝炎常在肝移植后复发，且其病程的进展速度明显快于免疫功能正常的丙型肝炎患者。一旦移植的肝脏发生肝硬化，出现并发症的危险性将高于免疫功能正常的肝硬化患者。肝移植后丙型肝炎复发与移植时 HCV-RNA 水平及移植后免疫抑制程度有关。

(二)实验室诊断

1. 血清生化学检测　ALT、AST 水平变化可反映肝细胞损害程度，但 ALT、AST 水平与 HCV 感染引起的肝组织炎症分度和病情的严重程度不一定平行；急性丙型肝炎患者的 ALT 和 AST 水平一般较低，血清白蛋白、凝血酶原活动度和胆碱酯酶活性降低较少，但在病程较长的慢性肝炎、肝硬化或重型肝炎时可明显降低，其降低程度与疾病的严重程度成正比。慢性丙型肝炎患者中，约 30%ALT 水平正常，约 40%ALT 水平低于 2 倍正常值上限。虽然大多数此类患者只有轻度肝损伤，但有部分患者可发展为肝硬化。ALT 水平下降是抗病毒治疗中出现应答的重要指标之一，凝血酶原时间可作为慢性丙型肝炎患者病情进展的监测指标，但迄今尚无一个或一组血清学标志可对肝纤维化进行准确分期。

2. 抗-HCV检测 抗-HCV酶免疫法（EIA）适用于高危人群筛查，也可用于HCV感染者的初筛。但抗-HCV阴转与否不能作为抗病毒疗效的指标。用第三代EIA法检测丙型肝炎患者，其敏感度和特异度可达99%，因此，不需要用重组免疫印迹法（RIBA）验证。但一些透析、免疫功能缺陷和自身免疫性疾病患者可出现抗-HCV假阳性，因此，HCV-RNA检测有助于确诊这些患者是否合并感染HCV。

3. HCV-RNA检测 在HCV急性感染期，在血浆或血清中的病毒基因组水平可达到10^5～10^7拷贝/ml。在HCV慢性感染者中，HCV-RNA水平在不同个体之间存在很大差异，变化范围在5×10^4～5×10^6拷贝/ml，但同一名患者的血液中HCV-RNA水平相对稳定。

（1）HCV-RNA定性检测：对抗-HCV阳性的HCV持续感染者，需要通过HCV-RNA定性试验确证。HCV-RNA定性检测的特异度在98%以上，只要一次病毒定性检测为阳性，即可确证HCV感染，但一次检测阴性并不能完全排除HCV感染，应重复检查。

（2）HCV-RNA定量检测：定量聚合酶链反应（qPCR）、分枝DNA（bDNA）、实时荧光定量PCR法均可检测HCV-RNA病毒载量。国外HCV-RNA定量检测试剂盒有PCR扩增的Cobas V2.0、SuperQuant、LCx HCV-RNA定量分析法等，但bDNA的Versant HCV-RNA 2.0和3.0定量分析法应用较为广泛。国内的实时荧光定量PCR法已获得国家食品药品监督管理局（SFDA）的正式批准。不同HCV-RNA定量检测法可用拷贝/ml和IU/ml两种表示方法，两者之间进行换算时，应采用不同检测方法的换算公式，如罗氏公司Cobas V2.0的IU/ml与美国国立遗传学研究所的SuperQuant的拷贝数/ml换算公式是：IU/ml＝0.854×拷贝数/ml＋0.538。

HCV病毒载量的高低与疾病的严重程度和疾病的进展并无绝对相关性，但可作为抗病毒疗效评估的观察指标。在HCV-RNA检测中，应注意可能存在假阳性和假阴性结果。

4. HCV基因型测定 HCV存在着许多基因型，在世界不同地区至少存在6个基因型及多个亚型检测基因型方法一般分为两类：①检测HCV基因点突变的筛选试验；②评估HCV基因更大片段的验证性试验。目前国内外应用Simmonds等1～6型分型法最为广泛。HCV基因型分析具有一定的临床价值，研究显示HCV基因型与其致病性、HCC发生及抗病毒疗效有一定的关系。

四、丁型病毒性肝炎的诊断

1. 病原学诊断 HDV感染的指征是肝内出现HDAg，血清或肝内出现HDV-RNA。

（1）急性HDV、HBV共同感染的急性肝炎患者，除急性HBV感染标志阳性外，血清抗-HD IgM阳性，抗-HD IgG低滴度阳性；血清和（或）肝内HDAg、HDV-RNA阳性。

（2）HDV、HBV重叠感染：慢性乙肝炎患者或慢性HBsAg携带者，血清HDV-RNA和（或）HDAg阳性，或抗-HD IgM和抗-HD IgG持续高滴度阳性，肝内HDV-RNA和/或HDAg阳性。

（3）慢性丁型肝炎：诊断临床符合慢性肝炎，血清抗-HD IgG持续高滴度，HDV-RNA持续阳性，肝内 HDV-RNA 和(或)HDAg 阳性。

2. 临床诊断

(1)HBV/HDV 的混合感染。

(2)HBV/HDV 重叠感染。

凡存在以下情况当考虑 HDV 感染的可能性，并做血清学检查或病原学诊断。①急性乙型肝炎呈双相性转氨酶升高者；②无症状 HBsAg 携带者突然发生急性肝炎症状者；③慢性乙型肝炎活动期，无 HBV 复制依据者；④慢性乙型肝炎合并重型肝炎。

五、戊型病毒性肝炎的诊断

戊型肝炎应根据流行病学资料、症状、体征和实验检查综合诊断，确诊则以血清学和病原学检查结果为准。

1. 急性戊型肝炎的诊断(黄疸型/无黄疸型)

(1)患者接触史或高发区居留史：发病前 2～6 周内接触过肝炎患者或饮用过被污染的水、外出用餐、到过戊肝高发区和流行区。

(2)持续 1 周以上，乏力、食欲减退或其他消化道症状，肝肿大，伴叩击痛。

(3)血清转氨酶明显升高。

(4)血清病原学检验排除急性甲、乙、丙、庚型肝炎。

(5)皮肤巩膜黄染，血清胆红素＞17.1μmol/L，尿胆红素阳性并排除其他疾病所致的黄疸。

(6)血清学检验抗 HEV-IgM 阳性，抗 HEV-IgG 由阴转阳或抗体滴度由低转高 4 倍以上。

2. 急性重型戊型肝炎

(1)符合急性黄疸型戊型肝炎的诊断标准。

(2)起病 10 天内出现精神、神经症状(指肝性脑病)。

(3)黄疸迅速加深，血清胆红素＞171μmol/L。

(4)凝血酶原时间延长，凝血酶原活动度低于 40％。

3. 亚急性重型戊型肝炎

(1)符合急性黄疸型肝炎的诊断标准。

(2)起病后 10 天以上出现以下情况者：①高度乏力和明显食欲缺乏、恶心、呕吐、皮肤巩膜黄染、重度腹胀或腹水；②血清胆红素上升＞171μmol/L 或每日升高值＞17.1μmol/L；③血清凝血酶原时间显著延长，凝血酶原活度低于 40％；④意识障碍。

六、庚型病毒性肝炎的诊断

这是一种经血液传播的病毒，常见与丙型肝炎合并感染。庚型肝炎病毒本身并不导致肝炎。庚型肝炎临床特点表现为急性肝炎特点，也可在暴发型肝炎中流行，其表现缺乏明显特异性，有一般病毒性肝炎的症状和体征，例如纳差、恶心、右上腹部不适、疼痛、黄疸、肝肿大、肝区压痛等；确诊主要依靠实验室检查，目前检测方法包括排除法、非特异性检查法、抗 HGV 检测及 HGV-RNA 检测等，后二者的检测最为准确；一般来说，庚型肝炎病例大部分呈急性过程，经休息,护肝治疗可获痊愈,只有少部分可能发展成为慢性肝炎;至于是否可以进一步发展成为肝硬化、肝癌,目前尚不很明确。

诊断主要依靠庚型肝炎病毒 RNA 的逆转录 PCR 法及抗-庚型肝炎病毒酶联免疫试验等。

第三节　鉴别诊断

一、甲型肝炎

甲型肝炎在许多方面有别于其他各型病毒性肝炎,而各型肝炎临床表现基本相似,主要以病原学诊断和实验室检测的特征为鉴别基础。急性黄疸型肝炎应与其他肝细胞性黄疸进行鉴别,如中毒性肝炎(药物、毒物)、传染性单核细胞增多症、钩端螺旋体病、胆石症、巨细胞病毒(CMV)性肝炎、病毒性肝炎等,主要以流行病学史(接触史)、实验室检查及病原学进行鉴别诊断。

急性无黄疸性肝炎应与其他单项转氨酶升高的疾病相鉴别,如中毒性肝炎、脂肪肝、华支睾吸虫病等。

重症肝炎则应与钩体病黄疸出血型、妊娠急性脂肪肝、中毒及药物性肝炎等鉴别。详见乙型肝炎节。

急性淤胆性肝炎则需与肝外及肝内梗阻性黄疸相鉴别,即使抗 HAV-IgM 阳性,也应排除肝外梗阻的可能性,因为二者的预后是完全不同的。

二、乙型肝炎

1. 各型肝炎的鉴别　慢性病毒性肝炎可由 HBV、HBV 合并 HDV 或 HCV 引起,它们在临床、生化及组织学的表现有所不同。

(1)慢性丙型肝炎:起病隐匿,患者多有输血或血制品史,症状较轻,多无黄疸或仅有轻度黄疸,肝、脾肿大较少、较轻,ALT 轻度增高;病情活动后又缓解,以波动的临床经过为特征;肝组织炎症较轻,界面性炎症仅占汇管区周边一部分,小叶内炎症亦轻微,病程长期迁延后可有较重的纤维化,病毒标志物检查可有抗 HCV 和(或)HCV-RNA 阳性。

(2)慢性丁型肝炎:没有特殊的临床表现。在下列情况下需考虑本病:迅速进展的 HBsAg(+)慢性肝炎和肝硬化;抗 HBe(+)/血清 HBV-DNA(-)的慢性肝炎;长期稳定的无症状乙肝病毒携带者病变突然激活;来自 HDV 感染高发区的慢性乙型肝炎患者。在血清或肝组织中检出 HDV 抗原或其 RNA,血清中出现高滴度 IgM 或 IgG 型抗 HD 抗体可确定 HDV 的慢性感染。

(3)重叠感染其他病毒:鉴别引起病变活动的病原体的最确切方法可能是肝内特异性 CTL 对感染细胞的杀伤效应,但难以常规检测。外周血检出的病毒不一定是引起肝脏病变的"元凶",检出肝脏病变活动的病原在 HAV、HBV 及 HDV 需用各自病毒特异性 IgM 抗体;在 HCV 需用 IgG 型抗体;在 HEV,因 IgM 型抗体不够灵敏和特异,IgG 型抗体可混淆过去感染,重叠 HEV 感染的诊断需结合临床分析。

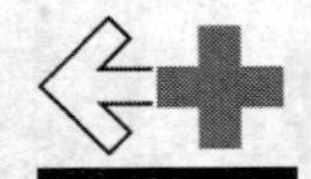

2. 药物性肝炎 药物可引起各种类型的肝损害，引起肝损害的机制可以是药物或其代谢产物的直接毒性作用或免疫反应性。多数药物各自引起一种病变，有些药物可引起多种病变，一种病变也可以由不同药物引起。药物也可加重原已存在的肝脏病变。药物性肝炎的临床表现如一般肝炎，继续应用病因性药物可使肝组织炎症激活；广泛的汇管区和汇管区周围炎以及明确的纤维化，支持慢性药物性肝炎的诊断。应用某些药物的慢性 HBV 感染者，病情加重时需考虑药物反应。这类药物包括双醋酚丁、甲基多巴、异烟肼、酮康唑、硝基呋喃嘧啶等。一般停药后临床和生化改变可有不同程度的改善或恢复，再次用药后病变可复发加重。

3. 中毒性肝炎 为除药物以外其他物质引起肝脏的毒性损害，其表现和发生机制基本同药物性肝炎。一般消除毒性物质后，临床和生化改变可有不同程度的改善或恢复，再次接触有毒物质时肝损害可复发加重，也有一些剧毒物质可引起不可恢复的肝损害，甚至引起死亡。

4. 酒精性肝病 酒精性肝病已成为我国仅次于病毒性肝炎的第二大肝病病因。酒精性肝病可分为单纯型（纯由酒精引起）和混合型（伴有 HBV 或 HCV 感染），后者在组织学上为酒精性肝纤维化和病毒性慢性肝炎的混合表现，酗酒者慢性肝炎除有过量饮酒所致肝损伤外，更可有某种免疫学机制在起作用。典型酒精性肝炎与慢性乙型肝炎容易鉴别，但以各种程度肝细胞损害纤维化为特征的酒精性肝纤维化一般无炎细胞浸润，部分病例于扩大的 Glisson 囊及纤维间隔可有轻度淋巴细胞浸润，须与慢性乙型肝炎鉴别。

5. 脂肪性肝炎（脂肪肝） 是指非酒精性脂肪肝，严重者可发展为肝硬化，脂肪肝为营养障碍性肝损害之一，多并发于肥胖或糖尿病患者，与酒精性肝损害不易鉴别，脂肪肝多见于肥胖者，女性较男性多见，伴有糖尿病、高脂血症者为易发因素。肝脂肪沉积、小叶中心部肝细胞周围性纤维化和小叶中心性或小叶周边性马洛里小体可帮助鉴别。该病也不乏有 Glisson 囊及窦内出现淋巴细胞浸润者，须与慢性乙型肝炎鉴别。

6. 自身免疫性肝炎 自身免疫性肝炎（AIH）原因尚不清楚，但可除外其他损害肝脏的多种因素，如病毒、药物、遗传性和代谢性肝损伤，AIH 在我国较少见，占慢性肝病的 10%～20%，女性多于男性（4∶1），目前将抗核抗体（ANA）和（或）抗平滑肌抗体（SMA）阳性者列为Ⅰ型，发病年龄有 10～20 岁和 45～70 岁两个高峰，将抗肝肾微粒体抗体（LKM）阳性列为Ⅱ型，多见于 2～14 岁的儿童，成人仅占 4%，ANA 和 SMA 均为阴性。通常是中年妇女有自身免疫表现的慢性肝炎，其黄疸、蜘蛛痣、肝掌、脾肿大等较慢性乙型肝炎多见，并可有闭经等内分泌障碍，还可有肾炎、关节炎、心肌炎及心包炎等多脏器病变，自身免疫性肝炎以检出自身抗体为最明显的特征，约 75%可检出抗核抗体，65%可检出抗平滑肌抗体，25%可检出抗线粒体抗体，同时存在 γ 球蛋白明显增高，该型肝炎的另一特点就是用肾上腺皮质激素治疗有效。

7. 肝豆状核变性 肝豆状核变性亦称 Wilson 病，为遗传性铜代谢障碍引起的疾病，以肝硬化、锥体系统神经症状和角膜色素环（K-F 环）三联征为突出的临床表现。半数患者首先发现肝脾肿大、肝功能异常，长期 ALT 轻度升高，易被误诊为慢性病毒性肝炎。本病已成为儿童及青少年肝病较多见的病因之一。血清铜蓝蛋白减低、尿铜增多，肝活检铜含量增多。治疗可试用 D 青霉胺和硫酸锌等排铜药物，有条件可行异体原位肝移植手术。

三、丙型肝炎

1. 慢性乙型肝炎 HBV感染、HBV合并HDV感染临床上均可以引起慢性肝炎，且其传播途径与HCV感染相似，鉴别诊断应根据血清学检查结果，还应注意HBV合并HCV感染。

2. 自身免疫性肝炎 自身免疫性肝炎是慢性肝炎的一种，目前病因尚不清楚。其特点为：①大多发生在年轻女性当中；②临床大多数隐匿起病，逐渐出现疲乏无力、恶心、食欲缺乏、腹胀及体重减轻等肝炎症状，可伴有发热、关节酸痛或慢性关节炎症状，面部鼻翼两侧可出现像蝴蝶一样的对称红斑，红斑处皮肤有轻微肿胀，还伴有其他一些临床综合征；③有自身免疫性抗体ANA(抗核抗体)，SMA(抗平滑肌抗体)，抗LKM-1(抗Ⅰ型肝肾微粒体抗体)存在；④各型肝炎病毒指标均为阴性；⑤血清球蛋白，尤其是γ-球蛋白增高；⑥容易反复发作；⑦对激素治疗效果显著，鉴别诊断应根据原发病的临床特点及血清学检查结果。

3. 非嗜肝病毒引起的肝炎

(1)巨细胞病毒肝炎：巨细胞病毒(CMV)感染可以引起肝炎表现。CMV性肝炎主要表现为全身不适、低热、白细胞减少、血小板减少和肝功能异常。消化道症状和血清转氨酶增高都不及病毒性肝炎明显，发热是较显著的症状，可持续至黄疸后不退。偶尔发生致死性的大块肝细胞坏死，有时引起肉芽肿性肝炎，可伴长期不明发热，偶有胆汁淤滞。巨细胞病毒可引起输血后肝炎，在免疫抑制患者则可引起播散性疾病。慢性HBV混合感染巨细胞病毒的患者大多病变加重，可使病变活动，甚至发生活动性肝硬化。单靠临床表现不能诊断CMV感染，从临床标本中分离出病毒，同时抗体呈4倍以上增加或持续抗体滴度升高，有助于诊断，也可采用DNA探针、PCR分子生物学方法确定病原体。

(2)EB病毒肝炎：EB病毒也可以引起肝炎表现，其临床特点为：血清ALT多明显增高，但不及病毒性肝炎。可伴有发热、咽峡炎、皮疹、全身性淋巴结肿大、脾肿大，约半数患者有轻微黄疸。外周血白细胞数正常或增高，异型淋巴细胞占10%～50%。EBV抗IgM是特异性的血清标志物。鉴别诊断应根据原发病临床特点和血清学检查结果。

(3)其他非嗜肝性病毒肝炎：疱疹病毒、腺病毒等非嗜肝性病毒均可以引起肝炎表现，应根据原发病的临床特点和血清学检查结果相鉴别。

4. 血吸虫性肝硬化 血吸虫性肝硬化见于血吸虫病的晚期，是由血吸虫虫卵大量沉积引起，应与慢性丙型肝炎引起的肝硬化相鉴别。血吸虫性肝硬化多有门脉高压，可发生食管、胃底静脉曲张破裂出血，脾肿大程度较丙肝后肝硬化为重。患者曾到过血吸虫病流行区并有疫水接触史，B型超声检查表现为纤维网状图像，有长方形线性纤维结构。可从患者粪便或直肠黏膜活检中找到虫卵及进行血清学检查加以鉴别。

5. 酒精性肝病 长期嗜酒可导致慢性肝炎、肝硬化，血清γ-GT升高显著，ALT、AST轻度升高。可根据个人饮酒史和血清酶学检查加以鉴别。

6. 药物性肝炎 由药物或其代谢产物引起的肝脏损害称药物性肝炎，目前有600多种药物可引起药物性肝炎，其表现与其他各种肝病的表现相同，可表现为胆汁淤积、慢性肝炎和肝硬化等。有用肝损害药物的历史，首发症状主要为发热、皮疹、关节痛、嗜酸性粒细胞增多等，偶然再次用此药时可再引起肝病。

7. 先天性疾病

(1)肝豆状核变性:又称 Wilson 病,是一种常染色体隐性遗传的铜代谢缺陷病,儿童期患者常以肝病为首发症状:食欲缺乏、呕吐、黄疸、水肿、腹水等,成人患者常有肝炎病史。患者肝脏肿大,质地较硬而有触痛,肝脏损害逐渐加重可出现肝硬化症状,应与慢性丙型肝炎引起的肝硬化相鉴别。鉴别要点如下:①本病好发于儿童和青年;②血清铜及铜蓝蛋白降低;③角膜色素环(K-F 环)为本病重要体征,一般于 7 岁之后可见;④神经症状:成人多为动作减少,肌强直、慌张步态为主。儿童以舞蹈、手足徐动、肌张力减低为主,可有癫痫发作;⑤精神症状:注意力不集中、记忆力差、情绪不稳,后期可有痴呆、幻觉、妄想;⑥可出现蛋白尿、糖尿、氨基酸尿、尿酸尿、肾性佝偻病、骨质疏松、骨骼变形、病理性骨折及溶血等。

(2)血色病:为一种罕见的先天性代谢缺陷病,由于过多的铁质沉着在脏器组织所致,引起不同程度的基质细胞破坏、纤维组织增生及脏器功能障碍,患者可出现皮肤色素沉着和肝硬化表现,需与慢性丙型肝炎所引的色素沉着和肝硬化相鉴别。慢性丙型肝炎和血色病均可有皮肤色素沉着,但前者皮肤色素沉着为晦暗色,后者为青灰色或青铜色;前者一般先出现肝功能异常,待发展至慢性肝炎后期才出现面色晦暗,后者常先出现皮肤色素沉着,待大量铁在肝脏沉积后才造成肝功能异常。血色病除有色素沉着和肝硬化等临床表现外,还可引起糖尿病、内分泌紊乱、心脏和关节病变,实验室检查血清铁、血清铁饱和度和血清铁蛋白均增高。遗传性血色病可并发 HCV 感染,Diwakaranetal 认为,与无 HCV 的血色病患者相比,并发 HCV 的遗传性血色病患者出现晚期纤维化较早、肝脏铁浓度较低。

(3)α-抗胰蛋白酶缺乏综合征:是血中抗蛋白酶成分 α-抗胰蛋白酶(以下简称 α-AT)缺乏引起的一种先天性代谢病,通过常染色体遗传。可以引起新生儿肝炎,婴幼儿和成人的肝硬化、肝癌等。成人常以突发的门脉高压症为首发表现,常伴发肺气肿,有家族倾向,通过对 α-AT 的检测可确诊。

(刘红燕　张江华　王文斌)

第七章

急性病毒性肝炎的治疗

急性病毒性肝炎目前尚无特效药物治疗。结合病情，给予合理饮食，卧床休息，适当的药物治疗等综合疗法。在病程早期急性症状明显、肝功能损害严重时，应以卧床休息为主，给予清淡及易消化的饮食，辅以适当的药物治疗，达到控制症状，促使肝脏病变恢复，防止病情发展和转变为慢性；病情稳定或进入恢复期后，则卧床休息应改为动静结合、调节饮食以适合营养需要，同时根据病情合理选择药物辅助治疗。避免酗酒、劳累、其他病原体感染及肝毒性药物的使用等对肝脏的不利因素。心情愉快，树立信心，配合治疗，绝大多数患者可望病情迅速恢复。自然病程一般不超过2～4个月。

一、一般治疗

(一)卧床休息

急性病毒性肝炎强调的卧床休息，不仅是针对患者有明显乏力、显著消化道症状和严重的肝功能损害所采取的一般性应急措施，而是积极主动的治疗内容之一；且通常都列为治疗措施之首位。肝脏是机体重要的代谢器官，人体所需要的蛋白质、糖、脂肪、维生素和有机盐的摄取、氧化、还原、合成、分解和贮运调节等一系列作用，都要通过肝脏进行，进入体内的各种物质的解毒和部分有害物质的排泄，也需要依靠肝脏来完成，当患肝炎时，肝脏呈急性弥漫性病变，这些功能都将受到不同程度的影响，如果病后体力或脑力活动较多，则势必加重肝脏的负荷。卧床休息能减少体力和热量消耗，减少代谢产物特别是乳酸的产生，从而减少肝脏负担，有利于肝脏病变修复。此外有研究表明，人体卧位时肝血流量最高，立位比卧位血流量减少40%，立位伴运动时肝血流量减少80%～85%，故卧床休息可增加肝血流量，改善肝脏的营养供给，有利于肝脏炎症的消退及肝脏病变的恢复，从而对肝炎的治疗起积极作用。

急性肝炎特别是急性黄疸型肝炎早期强调卧床休息，此时除日常生活(洗漱、进餐、排便和其他少量活动)所必须的活动和配合医疗外，大部分时间均在床上静卧休息，当黄疸逐渐消退，症状好转，可逐渐增加活动，如在床上或室内阅读书报、在室内走动等，进入恢复期，可适当增

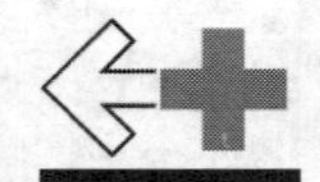

加室外活动，应以患者活动后不感觉疲劳或无不适感为宜。急性肝炎经过治疗，已达临床治愈标准或出院后，仍需继续休息1～3个月，病情始终稳定者，可逐步恢复工作。事实证明急性肝炎患者，若能早期卧床休息，合理治疗，可使病情迅速恢复，预后好；相反，病后未能及时休息，仍勉强坚持工作，甚至参加一些重体力劳动或脑力负担过重，常可使病情迅速加重，病程延长，甚至发展为重型肝炎造成不良后果。

(二)合理膳食

合理的膳食对维持机体正常生命活动至关重要。肝炎患者往往有食欲缺乏、恶心、厌油腻、肝功能异常，直接影响营养代谢。因此，肝炎患者尤其应重视饮食及营养。原则上应给予易消化、富含较高的热量、蛋白质、维生素和适量脂肪的饮食。根据不同的病情阶段，安排不同的饮食，对于病情的恢复和预后有着重要的影响。起病之初，患者有明显的食欲减退、畏食、恶心、呕吐等，此时应予以低脂肪、易消化、高维生素、适合胃口的清淡饮食。待食欲好转后逐步改为普通饮食。

碳水化物(糖)是人体热量的主要来源。糖类是人体最重要的基本的供能物质，食物在体内消化后，以葡萄糖形式被吸收入血，氧化后供给能量，若血糖浓度过低不能满足能量的需要，血糖过多机体利用过剩则需要贮存于肝，这些均需由肝糖原来调节，肝糖原还具有保肝解毒、促进肝细胞再生等作用，因此食物中供应足够的糖，就能保证肝糖原的稳定，保护肝脏的功能。通常急性肝炎患者每日所需热量约为8000kJ(2000kcal)。按照糖、蛋白质和脂肪三大营养物质的分配原则，碳水化物应占总热量的44%～59%，每日应进食300～500g。进食足够的碳水化物，既可保证充足的热量供给，减少蛋白质的消耗，有利于组织蛋白的合成，又可增加肝糖原的储备，增强肝细胞对病原体的抵抗能力，减少肝细胞的损害。急性肝炎，出现食欲缺乏、恶心、呕吐时，可每日给予静脉输入10%葡萄糖液1000ml左右，视其进食量和呕吐情况，调整用量，以保证充分的热量供给。

蛋白质是细胞组织的主要组成部分。适量的蛋白供给有利于肝组织的修复和再生、肝功能的恢复。急性肝炎患者的饮食应含有较高的蛋白。成人每日蛋白质的需要量为80～120g。供给蛋白质食物的种类应多种多样，既要有动物性蛋白如牛奶、瘦肉、鸡蛋、鱼、鸭等，又要有植物蛋白如豆腐、豆浆等豆制品。一般认为动物蛋白质所含的必需氨基酸种类和比例与人体需要相近，且易吸收。营养价值较高，因此动物性蛋白应占蛋白供应量的50%以上。

脂肪是人体内的一种热能储备以及主要供能物质，能供给机体必需脂肪酸和磷脂，还可保证脂溶性维生素的吸收，因此也是机体不可缺少的。脂肪对食物的调味、促进食欲也有一定的益处。因此，进食脂肪应适量。不必限制过严，以免影响患者食欲，也影响脂溶性维生素A、维生素D、维生素K的吸收。脂肪过多可在肝内沉积，妨碍肝糖原合成或使体重增加过快、发生脂肪肝。一般成人每日进食脂肪40～50g为宜。每克脂肪可产热38.91kJ(9.3kcal)，机体每日需脂肪供热的比例应为总热量的25%～30%。

肝脏疾患时对维生素的利用率降低，足量的多种维生素在改善症状、防止出血、修复肝组织中有一定作用。一般新鲜蔬菜、水果中，维生素含量均较丰富，应鼓励患者多吃，进食少者，喝一些青叶蔬菜的菜汤或新鲜水果汁亦大有裨益，若进食仍不能满足时，则以药物补充。

以往强调肝炎患者饮食“三高一低”(高蛋白、高糖、高维生素、低脂肪)的原则是不合理的,它只注意到营养需要的一面,忽视了食物的摄取与真正的摄入量,人体基本需要的营养要素必需满足,又不能太高,如蛋白质和糖供应过多,超过营养需要,可能造成过剩、影响食欲及消化吸收、增加蓄积,血糖过高,可能影响食欲,易致腹胀,还可能增加糖尿病的机会。若脂肪过低,又可影响脂肪酸的供应、脂溶性维生素的吸收及患者的食欲等,而且即使按照“三高一低”的原则调配了食物而患者不能摄入或不能很好地吸收利用,仍达不到保证营养和治疗疾病的作用。故对急性肝炎患者的饮食应合理调配,除保证足够蛋白质、充足的糖、丰富的维生素和适量脂肪外,尚需注意让患者自择美味的食物,讲究烹调技术和食物的色香味,促进食欲和消化吸收。营养物质的供应既要充足,满足需要,也不能过多,供大于需,以免出现“肥胖”健康的假象,或导致脂肪肝,使原已受损害的肝脏功能延续了恢复时间,甚至病情加重、恶化。

二、药物治疗

“保肝药物”的种类繁多、多数药物临床缺乏严格的双盲试验,难以评估其确切疗效。多年来,不少“保肝药物”因其疗效不明确,在临床实践过程中被自然淘汰。近年来,又出现了不少新的品种。虽然在理论上各种“保肝药物”都有其适应证,但实际疗效未必理想。由于肝脏是绝大多数药物代谢转化的器官,故在肝脏炎症和功能受损时,用药要格外慎重,不但要强调避免使用对肝脏功能有损伤的药物,而且要提倡合理用药,切勿滥用,以选用1～2种为宜。

(刘学臣　陈三班　高秀娥)

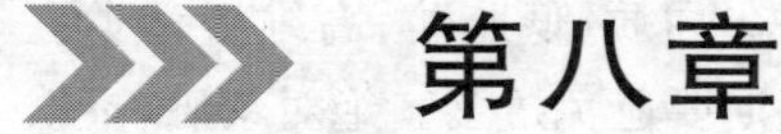

第八章

慢性乙型病毒性肝炎的治疗

乙型病毒性肝炎尚无满意的治疗药物及方法。治疗原则是根据不同临床类型及组织学损害区别对待。治愈慢性乙型肝炎任务是艰巨和长期的,在当前虽无特效的清除乙肝病毒药物,但已有多种抑制病毒复制的有效药物。

1. 慢性乙型肝炎治疗的总体目标 最大限度地长期抑制或清除 HBV,从而减轻病毒的致病性和感染性,减轻和抑制肝细胞炎症坏死及肝纤维化,延缓和阻止疾病进展,减少和防止肝脏失代偿、肝硬化、HCC 及其并发症的发生,从而改善生活质量和延长存活时间。治疗主要包括抗病毒、免疫调节、抗炎保肝、抗纤维化和对症治疗,其中抗病毒治疗是关键,只要有适应证,且条件允许,就应进行规范的抗病毒治疗。

2. 正确抓住慢性乙型肝炎抗病毒治疗的合适时机 人体依靠自身的免疫力去清除病毒,是抗乙型肝炎病毒的主要力量,现有的抗乙型肝炎病毒药物则起协助和促进作用,所以抗病毒药的应用,要抓住适当时机,才能达到较为满意的效果。HBV 感染可分为 4 个时期:免疫耐受、免疫清除、非活动性 HBsAg 携带状态和肝炎再活动期。母婴传播和幼年感染 HBV 者,免疫耐受期较长,此期血清 HBV 载量很高,HBeAg 阳性,但 ALT 和 AST 长期在正常水平,这期内应用现有抗病毒药治疗,常不能取得预期的效果。一般需到成年后才逐渐进入免疫清除期,ALT 和 AST 逐步上升,HBV-DNA 为中等水平,HBeAg 虽仍阳性,如能定量检测,比耐受期有所下降,这是抗病毒治疗的最佳时期,一般主张在无降酶药的影响下,ALT 水平 80IU/L 以上,抗病毒治疗效果较好,但我国存在亚临床进行性慢性乙型肝炎的临床现象,要结合影像学检查和临床综合判断后进行抗病毒治疗。免疫清除期经过抗病毒治疗如有效,HBeAg 从阳性转为阴性,抗 HBe 阴性转为阳性,HBV-DNA 下降到$<10^5$拷贝/ml 的水平,ALT 和 AST 复常,进入非活动性 HBsAg 携带状态,是当前治疗的目标,多数人可长期稳定在此期,少数患者可能进入再活动期。它有两种情况:一是由于病毒长期在免疫压力下,病毒出现前 CC 启动子变异,逐步进入 HBeAg 阴性慢性乙型肝炎;二是 HBeAg 重新阳转,此时 ALT 和 AST 升高,HBV-DNA$>10^5$拷贝/ml,又需要抗病毒治疗。所以对非活动性 HBsAg 携带状态者需密切监测,每半年复查肝功能,HBV-DNA 定量,AFP,超声检查肝脏和脾脏的情况,判断病情是否进展。

3. 一般处理 ①休息:急性肝炎的早期,应住院或就地隔离治疗并卧床休息,以增加肝脏血流量,有利于疾病恢复。恢复期逐渐增加活动,但要避免过劳,以利于康复。慢性肝炎活动期应适当休息,病情好转后应注意动静结合,不宜过劳。由急性肝炎或慢性肝炎转重者应卧床休息,住院治疗;②饮食与营养:宜清淡、易消化。宜进食含高蛋白质、低脂肪、高维生素类食物,碳水化物摄取要适量,不可过多,以避免发生脂肪肝。恢复期要避免过食。绝对禁酒,不饮含有酒精的饮料、营养品及药物。

第一节 慢性乙型肝炎的抗病毒治疗

全球批准用于慢性乙型肝炎治疗的药物有普通干扰素及聚乙二醇化干扰素、核苷类似物拉米夫定、阿德福韦、恩替卡维等。

一、抗病毒治疗的适应证

2006 年中国慢性乙型肝炎防治指南建议,抗病毒治疗的一般适应证包括:有活动性乙肝病毒复制的 HBeAg 阳性和阴性的慢性乙肝患者。①HBV-DNA≥10^5 拷贝/ml(HBeAg 阴性者为≥10^4 拷贝/ml);②ALT≥2×ULN;如用干扰素治疗,ALT 应≤10×ULN,血总胆红素水平应<2×ULN;③如 ALT<2×ULN,但肝组织学显示 Knodell HAI≥4,或≥G_2 炎症坏死。

具有①并有②或③的患者应进行抗病毒治疗;对达不到上述治疗标准者,应监测病情变化,如持续 HBV-DNA 阳性,且 ALT 异常,也应考虑抗病毒治疗。应注意排除由药物、酒精和其他因素所致的 ALT 升高,也应排除因应用降酶药物后 ALT 暂时性正常。在一些特殊病例如肝硬化,其 AST 水平可高于 ALT,对此种患者可参考 AST 水平。

慢性 HBV 携带者和非活动性 HBsAg 携带者:对慢性 HBV 携带者,应动员其做肝组织学检查,如肝组织学显示 Knodell HAI≥4,或≥G_2 炎症坏死者,需进行抗病毒治疗。如肝炎病变不明显或未做肝组织学检查者,建议暂不进行治疗。非活动性 HBsAg 携带者一般不需治疗。上述两类携带者均应每 3~6 个月进行生化学、病毒学、甲胎蛋白和影像学检查,一旦出现 ALT≥2×ULN,且同时 HBV-DNA 阳性,可用 IFN-α 或核苷(酸)类似物治疗。

二、抗病毒治疗的药物

(一)干扰素-α(INF-α)

1. 适应证和禁忌证

(1)适应证:在炎症活动期的慢性乙型肝炎均适用干扰素-α 治疗。ALT 升高超过正常值上限的 3~5 倍而小于 10 倍者和肝组织炎症病变较明显者(炎症分级在 G_2~G_4)可能更适宜使用干扰素治疗。还有学者建议对于那些 ALT 不高的患者,若肝组织学检查有炎症活动,亦可应用干扰素-α 治疗。

(2)禁忌证:①绝对禁忌证包括:妊娠、精神病史(如严重抑郁症)、未能控制的癫痫、未戒断

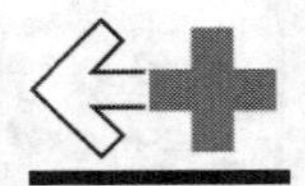

的酗酒/吸毒者、未经控制的自身免疫性疾病、失代偿期肝硬化、有症状的心脏病、治疗前中性粒细胞计数＜1.0×10^9/L 和治疗前血小板计数＜50×10^9/L；②相对禁忌证包括：甲状腺疾病、视网膜病、银屑病、既往抑郁症史、未控制的糖尿病、未控制的高血压、总胆红素＞51μmol/L，特别是以间接胆红素为主者。

2. 干扰素-α 对慢性乙型肝炎的作用机制

(1)干扰素-α 的直接抗病毒作用：在正常情况下，宿主细胞内染色体 DNA 中的干扰素基因受抑制蛋白控制呈静止状态。当病毒感染或在干扰素诱导剂刺激下，细胞产生灭活抑制蛋白的特异性因子，使干扰素基因抑制得以解除，表达特异的干扰素 mRNA，并合成干扰素蛋白，并释放到细胞外。

干扰素-α 的抗病毒作用主要是通过干扰素与病毒感染细胞膜上的干扰素受体结合，干扰素结合与这些受体有很高的亲和力，每个细胞上表达的数目可达 500～20000 个。干扰素与受体结合激活受染细胞内抗病毒蛋白基因，生成抗病毒蛋白 mRNA，诱生多种抗病毒蛋白(AVP)，此类 AVP 能够降解病毒 mRNA，抑制病毒蛋白的翻译，还可能抑制病毒的穿入、脱壳及装配，最终抑制病毒的复制。此类 AVP 主要有蛋白激酶、2'-5'寡腺苷合成酶和磷酸二酯酶。

在 HBV 肝炎的 IFN 抗病毒治疗中，由于干扰素的主要作用靶位点是 HBV-DNA，因此，对于干扰素治疗有效的患者，不仅可以抑制 HBV-DNA 复制，减少新的 HBV-DNA 进入 cccDNA 库，同时，还可以抑制病毒蛋白的表达，通过特异性 HBV 细胞免疫应答的提高，清除部分 HBV 感染的肝细胞，表现为 HBV-DNA 及 HBeAg 阴转。但干扰素对 cccDNA 无作用，故当停止治疗后，cccDNA 仍可以作为 HBV 复制模板，重新转录复制，表现为 HBV-DNA 又阳转。由此，决定了干扰素治疗也无法彻底清除 HBV。

(2)干扰素的免疫调节作用：干扰素-α 是 MHC-1 类蛋白暴露的有效诱导剂，通过增强细胞膜上 HLA 的表达，使免疫活性细胞易于识别和杀伤肝炎病毒感染的细胞。并通过细胞因子网络调节白细胞介素 1(IL-1)，白介素 2(IL-2)和肿瘤坏死因子(TNF)等的表达，促进细胞毒性 T 淋巴细胞(CTL)增殖，激活免疫活性细胞如 NK 细胞、K 细胞和吞噬细胞的免疫活性，从而杀伤肝炎病毒感染的肝细胞，使病毒得以清除。正是由于干扰素的这一免疫活性，在治疗慢性乙型肝炎的过程中，会出现一过性肝功能损伤。

(3)干扰素-α 的抗纤维化机制：在干扰素-α 广泛应用于慢性肝炎的抗病毒治疗过程中，对治疗前后肝活检标本观察时发现，那些对干扰素-α 有效的病例其肝纤维化也得到了改善，从而使人们意识到干扰素-α 可能还具有抗纤维化的作用。经试验证明干扰素能直接抑制细胞外基质形成细胞合成胶原，防止肝纤维化产生。另外，干扰素还具有促进肝纤维化组织的降解作用，从而有利于肝脏功能的恢复。

3. 慢性乙型肝炎对干扰素治疗的应答和疗效评价 慢性乙型肝炎对 IFN 的治疗可存在不同的应答，不同类型肝炎有不同的疗效评价指标。

主要评价指标(主要治疗终点)：对于 HBeAg 阳性的慢性肝炎，主要治疗终点为持续病毒应答和 HBeAg 转换(HBeAg 消失和抗 HBe 出现)。而对于 HBeAg 阴性的慢性乙型肝炎，主要治疗终点为持续病毒学应答。

次要评价指标(次要治疗终点):HBeAg 阳性慢性乙型肝炎为治疗结束时的 HBV-DNA 应答,HBeAg 消失或血清学转换,ALT 复常。随访结束时的 HBeAg 消失,HBV-DNA 抑制、ALT 正常;对 HBeAg 阴性慢性乙型肝炎为治疗结束时的 HBV-DNA 应答、ALT 复常,随访结束时的 HBV-DNA 抑制、ALT 正常。

慢性乙型肝炎对 IFN 治疗的应答有多种分类方法:①联合应答:联合应答指在干扰素治疗后出现病毒应答、ALT 复常和 HBeAg 的血清学转换,从而改善肝功能和减轻肝脏组织病变。对于能取得联合应答的患者,在治疗开始后,血清 HBV-DNA 载量可迅速下降,到治疗 2~3 个月时血清中已检测不出,HBeAg 转阴,并可发生抗 HBe 的转换,随着血清学转换的持续,肝脏的炎症活动也将逐渐消退。在应用干扰素治疗过程中,由于干扰素的免疫调节作用,使得在抑制病毒的同时,肝细胞破坏增加,可在治疗期间(多发生在 4~8 周时)出现血清 ALT 一过性升高,持续时间为 2~4 周,以后可逐渐复常。表现为此类应答模式者为 30%~50%。国外文献报道 15%~20%的病例尚可出现 HBsAg 阴转,此种情况多发生在治疗期间及治疗结束后 3 个月内,病例多为 HBV 感染史较短和年轻患者。但国人出现 HBsAg 清除的比例极低;②部分应答:部分应答介于完全应答和无应答之间,在干扰素治疗后,ALT 复常或较治疗前水平下降 50%以上或复常,对 HBeAg 阳性患者 HBV-DNA 降低 2 个 log 以上,但无 HBeAg 的血清学转换,停止干扰素治疗后的数月至数年间 HBV-DNA 可能再次上升,ALT 异常。但也有部分病例会继续出现 HBeAg 阴转,并发生抗 HBe 的血清转换,甚至 HBsAg 的转阴,提示干扰素对慢性乙型肝炎病例有着持续性反应,此种延迟效应可能与干扰素治疗所激活的免疫状态在停药后仍持续存在有关;③无应答:在 IFN-α 治疗期间,无论是 ALT 还是 HBV 复制指标均无变化。

4. 干扰素的用法 ①HBeAg 阳性慢性乙型肝炎患者:普通 IFN-α 5MU(可根据患者的耐受情况适当调整剂量),每周 3 次或隔日 1 次,皮下或肌内注射,一般疗程为 6 个月。如有应答,为提高疗效亦可延长疗程至 1 年或更长。应注意剂量及疗程的个体化。如治疗 6 个月无应答者,可改用其他抗病毒药物。长效 PegIFN α-2a 180μg,每周 1 次,皮下注射,疗程 1 年。剂量应根据患者耐受性等因素决定;②HBeAg 阴性慢性乙型肝炎患者:普通 IFN-α 5MU,每周 3 次或隔日 1 次,皮下或肌内注射,疗程至少 1 年。长效 PegIFN α-2a 180μg,每周 1 次,皮下注射,疗程至少 1 年。

5. 干扰素抗病毒疗效的预测及影响疗效的因素

(1)病毒因素:①血清中 HBV-DNA 载量的高低会影响干扰素治疗的效果,众多的研究显示低水平的病毒负荷是干扰素治疗敏感的良好预测指标之一。在临床治疗中也发现低水平者的疗效明显优于水平高者;②HBV 基因组变异对干扰素疗效的影响:目前研究较多的是前 C 区变异株对干扰素治疗的影响。前 C 区 A1896 位点发生突变时,导致 HBeAg 无法表达,从而在临床上表现为 HBeAg 阴性。有报道认为此变异株对干扰素治疗不敏感,虽然干扰素对于前 C 区变异的 HBeAg 慢性乙型肝炎也有一定的疗效,但低于 HBeAg 阳性的慢性乙型肝炎疗效,并与用药剂量和疗程无关,延长治疗可以维持疗效,而治疗中断将会引起复发。

(2)患者因素:①机体的免疫状态,基础免疫水平较高的患者对干扰素的疗效可能较好。而处于免疫耐受状态下的患者,几乎对干扰素治疗无反应。ALT 值、肝脏损伤程度以及年龄、

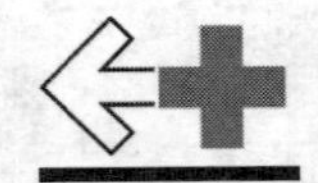

性别、是否母婴传播等参数都可间接反映机体的免疫耐受性；②肝组织学炎症与干扰素应答的相关性：肝组织的炎症活性是可预期干扰素应答的重要指标，有学者观察了一组 112 例慢性乙型肝炎的干扰素疗效，结果证实干扰素的疗效与治疗前肝组织炎症程度有相关性；③患者的一般情况：目前认为，患者机体的许多因素都可能对干扰素治疗的效果有所影响，如不伴有肝硬化等合并症、成年期感染者、病程短、女性及年龄轻等慢性乙型肝炎患者对干扰素治疗易获得疗效。

(3)干扰素抗体：药用干扰素的分子结构同人源性干扰素有所不同，因此，有可能诱导机体产生干扰素抗体，根据其是否中和干扰素的生物学活性将此抗体分为中和抗体和结合抗体，前者可以和干扰素的生物学活性位点结合，从而使干扰素失去生物学活性，而后者和干扰素结合时，并不影响干扰素的生物学活性。不同的干扰素所产生干扰素抗体几率不同，基因重组干扰素的抗体产生率可能高于天然干扰素。

在慢性乙型肝炎的干扰素治疗中，发现部分对干扰素无应答或仅有短暂应答的患者，治疗 2～3 个月后血清中开始出现干扰素抗体，3～6 个月阳性率最高，8～12 个月逐渐消失。干扰素抗体阳性者肝功能的改善明显低于抗体阴性者。干扰素抗体可中和患者自身的白细胞干扰素，从而减弱了干扰素的抗病毒作用。提示干扰素治疗慢性乙型肝炎的疗效可能与干扰素抗体有一定关系。一般认为，中和抗体出现早、滴度高者对干扰素的反应明显低于抗体滴度低、出现晚者。

6. 干扰素的不良反应及其处理　干扰素的主要不良反应包括：①流感样综合征：表现为发热、寒战、头痛、肌肉酸痛和乏力等，可在睡前注射 IFN-α，或在注射干扰素同时服用解热镇痛药，以减轻流感样症状。随疗程进展，此类症状可逐渐减轻或消失；②一过性骨髓抑制：主要表现为外周血白细胞(中性粒细胞)和血小板减少。如中性粒细胞绝对计数$\leqslant 1.0\times10^9$/L，血小板$<50\times10^9$/L，应降低 IFN-α 剂量；1～2 周后复查，如恢复，则逐渐增加至原量。如中性粒细胞绝对计数$\leqslant 0.75\times10^9$/L，血小板$<30\times10^9$/L，则应停药。对中性粒细胞明显降低者，可试用粒细胞集落刺激因子(G-CSF)或粒细胞巨噬细胞集落刺激因子(GM-CSF)治疗；③精神异常：可表现为抑郁、妄想症、重度焦虑等精神病症状。因此，使用干扰素前应评估患者的精神状况，治疗过程中也应密切观察。抗抑郁药可缓解此类不良反应，但对症状严重者，应及时停用 IFN-α；④诱导自身抗体产生和自身免疫性疾病：包括抗甲状腺抗体、抗核抗体和抗胰岛素抗体。多数情况下患者可无明显临床表现，部分患者可出现甲状腺疾病(甲状腺功能减退或亢进)、糖尿病、血小板减少、银屑病、白斑、类风湿关节炎和系统性红斑狼疮样综合征等，严重者应停药；⑤其他少见的不良反应：包括肾脏损害(间质性肾炎、肾病综合征和急性肾衰竭等)、心血管并发症(心律失常、缺血性心脏病和心肌病等)、视网膜病变、听力下降和间质性肺炎等，发生上述反应时，应停止干扰素治疗。

7. 干扰素治疗的监测和随访　治疗前应检查：①生化学指标，包括 ALT、AST、胆红素、白蛋白及肾功能；②血常规、甲状腺功能、血糖及尿常规；③病毒学标志，包括 HBsAg、HBeAg、抗-HBe 和 HBV-DNA 的基线状态或水平；④对于中年以上患者，应作心电图检查和测血压；⑤排除自身免疫性疾病；⑥尿人绒毛膜促性腺激素(HCG)检测以排除妊娠。

8. 治疗过程中应检查　①开始治疗后的第 1 个月，应每 1～2 周检查 1 次血常规，以后每月检查1次，直至治疗结束；②生化学指标，包括ALT、AST等，治疗开始后每月1次，连续3次，以后随病情改善可每3个月1次；③病毒学标志，治疗开始后每3个月检测1次HBsAg、HBeAg、抗-HBe和HBV-DNA；④其他，每3个月检测1次甲状腺功能、血糖和尿常规等指标；如治疗前就已存在甲状腺功能异常，最好先用药物控制甲状腺功能异常，然后再开始干扰素治疗，同时应每月检查甲状腺功能；治疗前已患糖尿病者，也应先用药物控制糖尿病，然后再开始干扰素治疗；⑤应定期评估精神状态，尤其是对出现明显抑郁症和有自杀倾向的患者，应立即停药并密切监护。

(二)核苷(酸)类似物

1. 核苷类药物抗HBV的作用机制　核苷类药物均可通过不同环节抑制HBV-DNA合成，从而发挥抗乙型肝炎的疗效。大多数核苷类药物在体内需要先转化为三磷酸形式才能发挥抗病毒作用，这些核苷类药物可抑制HBV-DNA聚合酶的活性。如阿糖腺苷进入体内后生成三磷酸阿糖腺苷，可与脱氧ATP争夺病毒DNA聚合酶，从而抑制DNA合成，同时还可掺入核苷酸间的连接处，使病毒DNA核酸链的延长减慢。三磷酸形式的拉米夫定可插入正在合成的病毒DNA链中，阻断它的合成。阿德福韦和罗布卡韦通过作为DNA链的终止物抑制DNA聚合，而阿德福韦还可以诱导内生性α干扰素，增加自然杀伤细胞(NK)的活力和刺激机体的免疫反应。但由于肝细胞内有较稳定的cccDNA储备，故在用药时，不论胞浆内的DNA受到多大抑制，也不论用药的时间有多久，均很难清除HBV。当停药后，核内的cccDNA又再次成为前基因组RNA的模板，继续复制DNA。从而造成核苷类药物停药后的反跳。

2. 主要药物

(1)拉米夫定(LVD)：拉米夫定为核苷类似物2'，3'-脱氧-3'-硫代胞嘧啶。主要作用机制为竞争性抑制HBV-DNA多聚酶而抑制HBV-DNA的合成。我国SFDA已批准拉米夫定用于肝功能代偿的成年慢性乙型肝炎患者。

1)拉米夫定的用法：①HBeAg阳性慢性乙型肝炎患者：拉米夫定100mg，每日1次口服。治疗1年时，如HBV-DNA检测不到(PCR法)或低于检测下限，ALT复常，HBeAg转阴但未出现抗-HBe者，建议继续用药，直至HBeAg血清学转换，经监测2次(每次至少间隔6个月)，仍保持不变者可以停药，但停药后需密切监测肝脏生化学和病毒学指标；②HBeAg阴性慢性乙型肝炎患者：拉米夫定100mg，每日1次口服，疗程至少1年。当监测3次(每次至少间隔6个月)HBV-DNA检测不到(PCR法)或低于检测下限和ALT正常时可以停药。因需要较长期治疗，最好选用IFN-α(ALT水平应＜10×ULN)或阿德福韦酯或恩替卡韦等耐药发生率低的核苷(酸)类似物治疗。

2)拉米夫定疗效：拉米夫定于1998年获得FDA批准上市，我国于1999年9月批准上市，国内外随机对照临床试验表明，每日口服100mg可明显抑制HBV-DNA水平，HBeAg血清学转换率随治疗时间延长而提高，治疗1年、2年、3年、4年和5年后HBeAg血清转换率分别为16%、17%、23%、28%和35%；治疗前ALT水平较高者，一般HBeAg血清学转换率也较高。长期治疗可以减轻炎症，降低肝纤维化和肝硬化的发生率。随机对照临床试验表明，本药可降低肝功能失代偿和HCC发生率。在失代偿期肝硬化患者也能改善肝功能，延长生存期。国

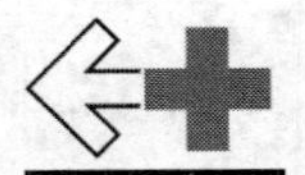

外研究结果显示，拉米夫定治疗儿童慢性乙型肝炎的疗效与成人相似，安全性良好，儿童推荐剂量：3mg/(kg·d)，最大用量为100mg/d。

3)拉米夫定耐药性及治疗对策：拉米夫定对肝细胞核内共价闭合环状DNA(cccDNA)无抑制作用，故停药后易反弹，其耐药性也随着临床治疗时间的延长而增加。耐药性产生原因是原先感染的病毒出现变异，特别是HBV的YMDD基序和氨基酸变异。在4项国际多中心临床研究中，治疗1年有16%～32%的患者出现YMDD变异，随用药时间的延长患者发生病毒耐药变异的比例逐渐增高(第1、第2、第3、第4年分别为16%、38%、49%和66%)，从而限制其长期应用。部分病例在发生病毒耐药变异后会出现病情加重，少数甚至发生肝功能失代偿。另外，部分患者在停用本药后，会出现HBV-DNA和ALT水平升高，个别患者甚至可发生肝功能失代偿。因此，若发生YMDD变异，继续应用本品治疗时应谨慎，建议在加强综合治疗措施的同时采取积极有效方法，如改用或联用阿德福韦酯治疗。

对乙型肝炎肝移植患者，移植前用拉米夫定；移植后，拉米夫定与HBIG联用，可明显降低肝移植后HBV再感染，并可减少HBIG剂量。

(2)阿德福韦酯：阿德福韦酯是一种新的单磷酸腺苷类似物，对HBV野生株和YMDD变异株都有抑制作用，对拉米夫定耐药的HBV突变株也有抑制作用。目前临床应用的阿德福韦酯是阿德福韦的前体，在体内水解为阿德福韦发挥抗病毒作用。阿德福韦酯是5'-单磷酸脱氧阿糖腺苷的无环类似物，已获我国SFDA批准用于治疗慢性乙型肝炎，其适应证为肝功能代偿的成年慢性乙型肝炎患者，尤其适合于需长期用药或已发生拉米夫定耐药者。

1)阿德福韦酯用法：HBeAg阳性慢性乙型肝炎患者：阿德福韦酯10mg，每日1次口服。疗程可参照拉米夫定。HBeAg阴性慢性乙型肝炎患者：阿德福韦酯10mg，每日1次口服，疗程至少1年。当监测3次(每次至少间隔6个月)HBV-DNA检测不到(PCR法)或低于检测下限和ALT正常时可以停药。对拉米夫定耐药变异者的推荐疗程尚未确定：失代偿期肝硬化患者或同种异体移植感染患者尤其需要长期治疗。代偿期肝病患者改用阿德福韦后继续使用拉米夫定未显示出任何优势，但是两药可重叠应用2～3个月，以尽量减少改换药时发生肝炎活动的危险性。

2)阿德福韦酯疗效：随机双盲安慰剂对照的临床试验表明，在HBeAg阳性慢性乙型肝炎患者，口服阿德福韦酯可明显抑制HBV-DNA复制，应用1年、2年、3年时的HBV-DNA转阴率(<1000拷贝/ml)分别为28%、45%和56%，HBeAg血清学转换率分别为12%、29%和43%；其耐药发生率分别为0、1.6%和3.1%；治疗HBeAg阴性者1年、2年、3年的耐药发生率分别为0、3.0%和5.9%～11%。本药对拉米夫定耐药变异的代偿期和失代偿期肝硬化患者均有效。在较大剂量时有一定肾毒性，主要表现为血清肌酐的升高和血磷的下降，但每日10mg剂量对肾功能影响较小，每日10mg，治疗48～96周，有2%～3%患者血清肌酐较基线值上升>0.5mg/dl(44.2μmol/L)。因此，对应用阿德福韦酯治疗者，应定期监测血清肌酐和血磷。

(3)恩替卡韦(Entecavir，ETV)：恩替卡韦是环戊酰鸟苷类似物，具有显著的抗HBV作用，能够抑制HBV-DNA多聚酶全部3个作用环节：启动、逆转录和DNA依赖的DNA合成，抑制HBV-DNA的合成。

1)恩替卡韦用法：HBeAg 阳性慢性乙型肝炎患者，恩替卡韦 0.5mg(对拉米夫定耐药患者为 1mg)，每日 1 次口服。疗程可参照拉米夫定。HBeAg 阴性慢性乙型肝炎患者：恩替卡韦 0.5mg(对拉米夫定耐药患者为 1mg)，每日 1 次口服。疗程可参照阿德福韦酯。

2)恩替卡韦的疗效：Ⅱ/Ⅲ期临床研究表明，成人每日口服 0.5mg 能有效抑制 HBV-DNA 复制，疗效优于拉米夫定；Ⅲ期临床研究表明，对发生 YMDD 变异者将剂量提高至每日 1mg 能有效抑制 HBV-DNA 复制。对初治患者治疗 1 年时的耐药发生率为 0，但对已发生 YMDD 变异患者治疗 1 年时的耐药发生率为 5.8%。我国 SFDA 也已批准恩替卡韦用于治疗慢性乙型肝炎患者。一项对 ETV 治疗 HBeAg 阳性的核苷类似物初治患者的疗效观察的实验显示，治疗 48 周时，ETV 和 LVD 治疗组患者肝脏组织学改善比例分别达到 72% 和 62%($P=0.0085$)，差异有统计学意义。服用 ETV 患者 HBV-DNA 水平较基线显著降低(－6.9lg 拷贝/ml)，显著优于服用 LVD 的患者(－5.4lg 拷贝/ml)，$P<0.0001$。对 ETV 治疗 HBeAg 阴性的核苷类似物初治患者的疗效观察的实验显示，治疗 48 周时，ETV 组与 LVD 组的组织学改善患者比例分别为 70%和 61%，ETV 组明显优于 LVD 组($P=0.0143$)，接受 ETV 治疗的患者在 48 周时 HBV-DNA 降低显著优于 LVD 组，ETV 组和 LVD 组的 HBV-DNA(PCR 检测)较基线的平均下降幅度分别为 5.2lg 拷贝/ml 和 4.66lg 拷贝/ml($P<0.0001$)。

(4)恩曲他滨(Emtricitabine)：目前已进入Ⅲ期临床研究。本品结构与拉米夫定相似，已显示有抗 HBV 的活性，一日 200mg，61%的受试患者可出现 HBV-DNA 阴转，50% HBeAg 消失，23%由 HBeAg 转换到抗-HBe，治疗 1 年其耐药变异发生率为 6%，不良反应轻。

(5)替比夫定(Telbivudine)：是 L-核苷类似物，目前已进入Ⅲ期临床研究。104 例患者分为三组每日给药，拉米夫定组，400mg 或 600mg 的 LdT 组和两药联合治疗组共治疗 52 周，24 周时 LdT 组血 HBV-DNA 下降值为－6.3$\log_{10}$ 拷贝/ml。52 周时 LdT 组 HBeAg 消失率为 33%，拉米夫定组为 28%，两药联合组为 17%。PCR 法 HBV-DNA 未能测得率 LdT 组为 64%，拉米夫定组为 32%，两药联合组为 49%。

3. 应用核苷(酸)类似物治疗时的监测和随访 治疗前检查：①生化学指标包括 ALT、AST、胆红素、白蛋白等；②病毒学标志包括 HBeAg、抗-HBe 和 HBV-DNA 的基线状态或水平；③根据病情需要，检测血常规、磷酸肌酸激酶和血清肌酐等。另外，有条件的单位治疗前后可行肝穿刺检查。

治疗过程中应对相关指标定期监测和随访，以评价疗效和提高依从性：①生化学指标治疗开始后每月 1 次，连续 3 次，以后随病情改善可每 3 个月 1 次；②病毒学标志治疗开始后每 3 个月检测 1 次 HBsAg、HBeAg、抗-HBe 和 HBV-DNA；③根据病情需要，检测血常规、血清磷酸肌酸激酶和肌酐等指标。

无论治疗前 HBeAg 阳性或阴性患者，于治疗 1 年时仍可检测到 HBV-DNA，或 HBV-DNA 下降$<2\log_{10}$者，应改用其他抗病毒药治疗(可先重叠用药 1～3 个月)。但对肝硬化或肝功能失代偿患者，不可轻易停药。

(三)磷甲酸钠(PFA)

1. 作用机制 磷甲酸钠为非核苷类焦磷酸盐类似物，其同系物为磷乙酸钠、磷丙酸钠，均

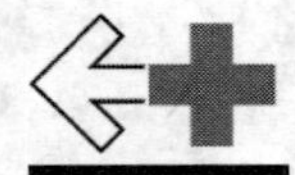

具有抗病毒活性，但以磷甲酸钠最强，它作为一种低毒、高效药物替代了其他焦磷酸盐抗病毒药物。磷甲酸钠作为一种新型广谱抗病毒药物，不同于核苷类似物，无需通过细胞或病毒激酶激活，分子直接结合于RNA和DNA聚合酶的焦磷酸结合位点，通过与核苷酸底物非竞争性结合而抑制DNA多聚酶和RNA多聚酶的活性，从而抑制病毒复制。由于PFA作用机制为直接作用于核酸聚合酶的焦磷酸结合部位，不涉及胸腺嘧啶激酶，与核苷类药物不同，故对碘苷、无环鸟苷等的耐药性仍有抑制作用。本品与其他抗病毒药物合用有定的协同和增效作用。

2. 适应证和禁忌证

(1)适应证：①器官移植及免疫功能低下患者的CMV感染；②免疫功能损害患者耐阿昔洛韦单纯疱疹病毒性皮肤感染；③AIDS患者CMV性视网膜炎；④耐阿昔洛韦的HSV及VZV感染；⑤国内亦将其用于抗肝炎病毒治疗，取得了较为理想的疗效，其用法为：暴发性乙型肝炎：可耐0.16mg/(kg·min)，持续静脉点滴，连续14天。慢性乙型肝炎或丙肝：可耐4～6g/d，疗程28天。

(2)禁忌证：严重的肾功能不全及对磷甲酸钠过敏者禁用。有癫痫或精神病患者慎用。怀孕妇女暂不推荐使用，哺乳期妇女使用期间应停止哺乳，尚无儿童使用PFA的经验。

3. 不良反应　不能快速静脉滴入，外周静脉使用时建议稀释至1.2%，速度不大于1mg/(kg·min)。PFA无致畸性、无胚胎毒性，不良反应很小并可逆，且无目前抗病毒药物中应用较多的核苷类抗代谢药物的骨髓累积毒性。磷甲酸钠治疗后的不良反应发生率为23.9%。主要表现为可逆性肾功能损害，停止用药1～10周内血清肌酐值恢复至治疗前水平或正常。因而使用PFA期间应密切监测肾功能，根据肾功能情况调整剂量，做到给药剂量个体化。为减少肾毒性，使用前应充分水化，避免与其他肾毒性药物如氨基糖苷类抗生素，两性霉素B或万古霉素等同时使用。

该药可干扰电解质平衡，有报道认为PFA能螯合二价金属离子，如镁离子、钙离子，且呈剂量依赖性，故可能出现低钙血症、低镁血症、低钾血症或高磷血症。

使用期间可能出现寒战、低热、头痛、腰酸等全身不适，消化系统可出现纳差、腹胀、腹泻、便秘、消化不良，少数患者出现恶心、呕吐。神经系统可有头痛、眩晕，非自主性肌肉收缩，震颤，神经痛，还可能有畏食、焦虑、神经痛、抑郁、精神病、激动、进攻性反应等精神失调症状。局部刺激症状可有注射部位静脉炎，全身治疗的患者，由于尿中高浓度离子化磷甲酸盐的结果，可发生阴茎溃疡或生殖泌尿道刺激。少数患者有皮疹和脱发。磷甲酸高达30%药物沉积在骨，尤其对骨发育期的儿童，其作用不明。

(四)氧化苦参碱

氧化苦参碱系我国学者从中药苦豆子中提取，体外研究发现苦参素对HBV-DNA转染的细胞株2.2.15细胞分泌HBsAg和HBeAg有抑制作用，在一定范围内随着药物浓度增加及作用时间延长，抑制率逐渐增高。提示苦参素有直接抑制HBV活动的作用。动物实验显示，HBV转基因鼠分别用苦参素100mg/kg、200mg/kg、300mg/kg每日一次腹腔注射30天后，肝内HBeAg的量与对照组相比均有明显的下降。说明苦参素可以降低乙型肝炎病毒转基因小鼠肝脏内的HBeAg含量，对HBV有抗病毒活性。

临床研究表明苦参素治疗病毒性肝炎的作用机制可能与以下机制有关:①苦参素对 HBV 基因表达有直接抑制作用,苦参素可抑制细胞分泌 HBeAg 及 HBeAg;②可诱导细胞内某些酶的产生(如核酸内切酶),从而加强了乙肝病毒基因产物的降解;③抑制肝脏星状细胞增殖,促进金属基质酶的分泌,有助于溶解胶原纤维,逆转肝纤维化;④苦参素具有一定的调控免疫的功能,可促进 NK 细胞活性,增高 CD4/CD8 的比值;⑤改善肝细胞炎症、减少肝细胞死亡;⑥促进淋巴细胞转化和骨髓中中性粒细胞的增殖、分化和成熟,改善骨髓造血机能,显著升高白细胞。

苦参素已制成静脉内和肌内注射剂及口服制剂。苦参素具有改善肝脏生化学指标及一定的抗 HBV 作用。但其抗 HBV 的确切疗效尚需进一步扩大病例数,进行严格的多中心随机对照临床试验加以验证。

研究发现尚有许多中药都有一定的抑制病毒复制的作用,但多数药物缺乏严格随机对照研究,其抗病毒疗效尚需进一步验证。

(五)抗病毒联合治疗

1. 抗病毒联合治疗的依据

(1)乙肝病毒与宿主之间复杂的生物学过程:慢性乙型肝炎为 HBV 和宿主之间长期相互作用、相互斗争的过程。HBV 感染肝细胞后不断产生病毒,不仅血液中保持高水平病毒血症,而且绝大多数肝细胞都被感染。HBV 无直接致细胞病变作用,肝细胞损伤主要是 HBV 抗原引发的宿主免疫反应特别是细胞免疫清除作用造成的。HBV 基因的多变性(异质性)、HBV cccDNA 的稳定性与宿主的遗传素质和免疫功能之间,构成错综复杂的生物学过程,从而使作用部位单一的抗病毒药物的治疗往往难以奏效。

(2)单一抗病毒药物的疗效不高:如上所述,目前批准治疗慢性乙型肝炎的药物,干扰素-α 和拉米夫定,无论患者的 HBeAg 是阳性或阴性,其持续性病毒应答率都不高,多数患者难以达到治疗目的。因此,在积极研制开发新的有效抗病药物的同时,将干扰素-α 与拉米夫定联合,或与其他药物联合,能否产生相加作用甚至协同作用,从而提高治疗效果,有必要进行广泛的基础和临床研究。

(3)增加对乙肝病毒作用的靶部位:不同抗病毒药物的作用机制各不相同。如干扰素-α 除激活细胞基因产生抗病毒蛋白(AVP),抑制病毒抗原合成和降解病毒 RNA(抗病毒效应)外,还能调节 Ts 和 Th 比率,诱导 HLA-1 表达,激活前 NK 细胞,增强 CTL 和 NK 细胞的细胞毒活性(免疫效应)。此外,干扰素-α 还可上调细胞因子的表达,如 IL-2、干扰素-γ 和 TNF-a 等,能在不损伤肝细胞的情况下发挥清除病毒的作用。拉米夫定则为脱氧胞嘧啶核苷类似物,进入细胞经三磷酸化后成为抗病毒活性型,与正常的 dCTP 竞争性结合病毒的 DNA 多聚酶,掺入合成中的 HBV-DNA 链。由于拉米夫定缺乏 DNA 链延伸所必须的 3'羧基端,致 DNA 链的延长中止,抑制了 HBV 的复制。其他核苷类似物、细胞因子以及免疫调节剂等,均对 HBV 的复制有直接或间接的抗病毒作用部位或环节。因此,不同抗病毒药物的联合,有可能增加或增强对 HBV 复制的作用靶位,从而提高抗病毒治疗的效果。

(4)防止或减少耐药毒株的产生:拉米夫定的持续治疗常导致 HBV 的耐药变异,特别是

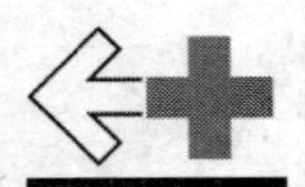

治疗前 ALT 较低、病毒血症水平较高、HBeAg 长期不能阴转以及免疫抑制者。耐药变异后，已经阴转的 HBV-DNA 重新出现，复常的 ALT 也会再度升高，使抗病毒治疗失效或疗效明显降低。以拉米夫定与其他抗病毒药物联合，有可能在不同程度上增加对 HBV 复制的压力，也就有可能防止、减少或延缓耐药毒株的产生，达到提高治疗效果的目的。

(5)借鉴艾滋病和慢性丙型肝炎的治疗经验：早期用齐多夫定(AZT)单一药物治疗艾滋病，结果只能稍微降低血清 HIV 载量，其抗病毒作用通常在一年内消失。以后研究证明两种核苷类药物加一种蛋白酶抑制剂的三药联合治疗，其疗效明显优于单药或双药治疗，从而倡导了目前广泛采用的高效抗逆转录疗法(HAART)。慢性丙型肝炎的治疗也经历了类似的历程，以干扰素-α-2b 为例，单一治疗 24 周的持续病毒应答率仅为 6%，延长至 48 周为 16%；而将干扰素-α-2b 与利巴韦林联用 48 周时，持续病毒应答率可提高到 41%。从这两种慢性病毒性疾病的治疗进展使人们得到启发，联合两种甚至两种以上的抗病毒药物治疗慢性乙型肝炎，或许是很有希望的提高疗效的重要途径。

2. 拉米夫定与干扰素-α 的联合治疗

(1)拉米夫定与干扰素-α 联合治疗的可行性：在联合抗病毒治疗慢性乙型肝炎方面，迄今研究较多的是拉米夫定与干扰素-α 的联合，也是当前最具有吸引力的联合治疗方案。以往的抗 HBV 药物，或因效果较差，或因不良反应，未被广泛采用。其次，拉米夫定和干扰素-α 各自抗 HBV 的机制不同，前者直接作用于病毒 DNA 的合成；后者除抑制病毒复制外，主要通过免疫调节机制增强对 HBV 和感染肝细胞的清除作用，两者的联合无疑会增加抗病毒作用的靶部位。此外，与单用干扰素-α 相比，加服拉米夫定，除增加了医疗费用外，并不会增加药物的不良反应。

拉米夫定与干扰素-α 的联合应用在基础实验方面也获得可行性的证据。Korba 等在实验室中首先在转染 HBV 的细胞系上证明了拉米夫定与重组干扰素联合应用时对 HBV 的复制具有协同抗病毒作用，然后又利用土拨鼠肝炎病毒(WHV)慢性感染的实验动物模型，观察了该两种药物的联合是否也能增强抗病毒效果。第一组动物同时给予拉米夫定和干扰素共 24 周；第二组动物先给 12 周拉米夫定，再联用两药 12 周，最后单用干扰素 12 周。结果，与相应的单一药物对照组比较，联合给药的两组对 WHV 复制的抑制作用均显著增强，至少是相加作用；交错给药的第二组在降低病毒血症和抑制肝内 WHV 复制方面可达到协同抗病毒效果。Korba 等的工作在证明慢性 WHV 感染的动物模型以联合治疗能提高抗病毒治疗效果的同时，也为拉米夫定和干扰素联合治疗人类慢性乙型肝炎的临床研究提供了体内外实验的有力依据。

Johnson 等则进一步以 19 名男性健康志愿者研究了拉米夫定和干扰素-α 之间是否存在药代动力学方面的相互作用。口服拉米夫定 100mg 后注射干扰素-α 10MU，连续 7 天。结果拉米夫定的耐受性很好，所有不良反应均与干扰素有关。检测的药代动力学参数提示拉米夫定对干扰素-α 毫无影响，两种药物联合时与各自单一给药时的药代动力学参数没有临床意义上的差别，说明拉米夫定和干扰素-α 两者可以同时给药而无须调整剂量。

(2)拉米夫定与干扰素-α 联合治疗的临床试验

1)拉米夫定与干扰素-α 联合治疗 HBeAg 阳性的慢性乙型肝炎：Mutmer 等率先研究以干

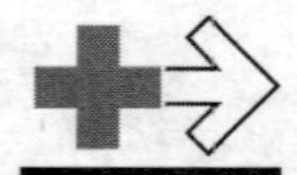

扰素-α与拉米夫定对慢性乙型肝炎患者进行联合抗病毒治疗。20例以往至少接受过1个疗程干扰素治疗的无应答患者，HBsAg、HBeAg和HBV-DNA均为阳性，按1：2比例随机分为两组。A组6例，干扰素-α-2b 10MU，每周3次，共16周；第1～4周口服安慰剂，第5～16周改为拉米夫定，100mg/d。B组14例，干扰素-α-2b和拉米夫定同时应用，剂量和用法相同，治疗16周，然后随访16周。结果患者对联合治疗的耐受性良好，不良反应的发生情况无异于干扰素的单一治疗。治疗第1日和第28日多次取血做两药的药代动力学研究，未发现两药之间有任何相互作用。在治疗期间所有患者的血清HBV-DNA均阴转，但A组的阴转出现较迟，提示HBV-DNA的下降主要为拉米夫定的作用；共4例出现HBeAg/抗HBe的血清转换。随访中19例复发，仅一例维持HBV-DNA阴性和HBeAg的血清转换。

引人注目的是2000年Schalm等报道的在15个国家包括51个中心进行的随机双盲对照研究结果。入组者均为既往未接受过干扰素治疗的慢性乙型肝炎患者，HBsAg和HBeAg阳性，HBV-DNA≥5pg/ml，ALT≥1.5～10倍正常值上限（ULN）或肝组织有炎症坏死病变。共226例患者随机分为3组：联合组（75例）：拉米夫定100mg/d，连服24周；于第9周开始加用干扰素-α-2b，10MU，皮下注射，每周3次，共16周。治疗结束后随访40周。干扰素组（69例）：安慰剂口服，每日1次，连服24周；于第9周开始加用干扰素-α-2b，10MU，皮下注射，每周3次，共16周。治疗结束后随访40周。拉米夫定组（82例）：100mg/d，连服52周，随访12周。

结果在52周时，病毒血症消失、实现HBeAg血清转换者，联合组为29%（20/68），干扰素组19%（12/64），拉米夫定组18%（14/80）。按照意向性（ITT）分析，联合组比干扰素组，$P=0.12$；联合组比拉米夫定组，$P=0.10$；似乎联合组和两个单一治疗组的疗效之间并无统计学上的显著差异。但按照合格病例（PP）分析，HBeAg血清转换率在联合组为36%（20/56），干扰素组22%（12/54），拉米夫定组19%（13/70）。联合组的HBeAg血清转换率明显高于拉米夫定组（$P=0.02$）；与干扰素组比较，尚未达到显著差异（$P=0.07$）。

依据治疗前血清ALT水平分析，ALT≤2×ULN的患者，其HBeAg血清转换率最低（11%，9/82）；ALT≥5×ULN者HBeAg血清转换率最高（38%，13/34）。联合治疗似乎可以增加治疗前血清ALT水平介于2～5倍患者的HBeAg血清转换率。77%（174/226）的患者具有治疗前和52周时的肝活检组织切片，联合治疗组组织病变活性积分（HAI）降低≥2分者为37%（21/57），干扰素组46%（25/54），拉米夫定组49%（31/63）。组织学上肝病加重即HAI增高≥2分者，联合组30%（17/57），干扰素组31%（17/64），拉米夫定组11%（7/63）。联合组和干扰素单一治疗组无明显差别。对52周和64周采集到的血清标本均进行YMDD变异的检测。干扰素组和联合组的患者中未发现有变异者。拉米夫定组则不然，52周时21%（13/61）HBV-DNA阴性，31%（19/61）有YMDD变异，48%（2961）为HBV野毒株。64周时，只有21%（1257）为YMDD变异，提示在停用拉米夫定后部分患者已恢复为野毒株。

三组患者对药物的耐受性良好，未发现严重不良反应。头痛、肌痛、畏食、发热及脱发等不良反应的发生率以拉米夫定组最低。联合组和干扰素组的不良反应大体相似，各有约20%的患者需调整干扰素的剂量。

针对Schalm等的报道，学者们发表了许多不同的见解。Doo和Hoofnagle认为，该研究

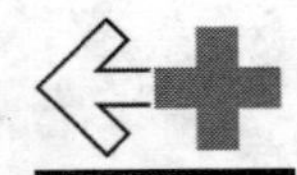

在设计、方法和分析等方面存在一些需要商榷的问题：①干扰素和拉米夫定两组均为标准治疗方案，即前者疗程16周，后者疗程52周。但联合组则不规范，拉米夫定仅6个月，而且干扰素系在拉米夫定治疗2个月后开始给予。此时，病毒载量虽降低，有利于干扰素发挥作用；但同样ALT也已降低，这又影响了干扰素增强免疫清除的效果；②由于三个组的疗程不一，52周后，拉米夫定组刚刚结束治疗，而联合组和干扰素组则已停止治疗28周，此时进行比较和评价各组间的转氨酶水平、病毒血症以及肝脏的组织学改变等，显然不够合理；③研究过程中的中辍病例过多，226例入组患者中46例由于不同原因脱落，12个月评价疗效时的病例数(212例)与15个月随访结束时的病例数(165例)也有较大出入，这些都有可能影响意向性(ITT)分析与合格病例(PP)分析的结果，或者难以得出确切的结论；④该研究采用的评价疗效的指标为52周时HBeAg的血清转换和HBV-DNA的阴转。已证明HBeAg消失伴有或不伴有抗HBe的出现，可作为干扰素治疗应答的替代指标，是否同样能作为核苷类似物治疗应答的替代指标则尚待确定。该文拉米夫定治疗中11例HBeAg消失者停药3个月内便有2例(18%)肝炎复发。尽管如此，Doo和Hoofnagle以及许多学者都认为对于慢性乙型肝炎考虑联合治疗的方法是合理的，该文也提供了许多重要信息，今后的研究似乎应将干扰素-α与拉米夫定同时给予，以发挥更快和更强的抗病毒效果，并采用各自的常规疗程，即干扰素-α用药4～6个月，拉米夫定则为1年。

根据以上研究结果，Barbaro等认为，6个月的拉米夫定与干扰素-α联合治疗与1年的拉米夫定单一治疗相比，似乎前者能提高持续性HBeAg的血清转换率。此种治疗方案耐受性良好，既可以考虑用于治疗慢性乙型肝炎初治者，又可以用于以往干扰素-α治疗无应答者。此种联合治疗的效果值得进一步以不同的联合方案加以研究。

Schalm为Barboro等的报道撰写了社论，认为来自不同的临床研究结果，有力地支持对HBeAg阳性患者可采用拉米夫定与干扰素-α联合治疗的观点。不过该研究也报道了不同于以往的一些发现：①联合组中以往干扰素治疗无应答者其HBeAg血清转换率类似甚至好于初治者；②拉米夫定组中27%的ALT复常率和同样是27%组织学改善的Knodell积分，则显著低于其他大宗研究的结果；③YMDD变异的发生率，联合治疗6个月后为13%，而52周拉米夫定治疗后为16%，这也与以往大样本研究报道的联合组0%、拉米夫定组为31%有显著不同。因此，有充分理由对拉米夫定与干扰素-α联合治疗进行更深入的研究，对于不同的临床研究得出的不同结果，可通过综合分析，得出最后的结论。

2)拉米夫定与干扰素-α联合治疗HBeAg阴性的慢性乙型肝炎：拉米夫定与干扰素-α联合治疗HBeAg阴性慢性乙型肝炎的研究很少。2001年，Tatulli等报道意大利的29例ALT升高和抗Hbe/HBV-DNA阳性患者，采用了长期的联合治疗，即口服拉米夫定100mg/d，同时皮下注射干扰素6MU，每周3次，疗程12个月。29例中，11例为初治者，18例为以往干扰素治疗后无持续应答者。停止治疗后随访12个月。评价疗效的标准为血清HBV-DNA阴转和ALT的复常。治疗结束时，生化和病毒学应答率为93%，具有成对肝活检切片的24例患者中，46%显示组织学改善(HAI降低≥2分)，42%无明显组织学改善。治疗过程中，HBV-DNA阴转后无病毒复现者；也未出现HBV多聚酶的YMDD变异。但停药后多数患者先后有病毒血症重现和ALT复升，至随访结束时，生化和病毒学的持续应答率仅为13.8%。可以看出抗 HBe/HBV-DNA 阳性的慢性乙型肝炎患者，采用拉米夫定和干扰素联合治疗 1 年，耐受性好，无须调整剂量或中断治疗，疗程结束时有很高的病毒学和生化学应答率，可获得肝组织学改善，并能防止 YMDD 变异的出现。但是，停药后的持续应答率仍然很低。

HBeAg 阴性的慢性乙型肝炎多由 HBV 发生前 C 区变异所致，部分系由基本核心启动子(BCP)变异引起，亦可两者同时存在。此种感染在地中海地区和亚洲比较常见，且发病率不断上升。以往用干扰素治疗的经验证明，与 HBeAg 阴性的 HBV 野生株相比，不仅应答率较低，而且复发率较高。

Tatulli 等试图以拉米夫定和干扰素联合治疗并将疗程延长至一年，来提高对 HBeAg 阴性慢性乙型肝炎的治疗效果，但结果似乎不能令人满意。予以干扰素联合拉米夫定治疗，有学者也认为，联合治疗过程中，疗效非常满意，然而停药后的复发率太高，是否在联合治疗结束后继续服用拉米夫定能获得较好的结果，值得进一步研究。

3)拉米夫定与干扰素-α 序贯治疗：基于上述拉米夫定与干扰素-α 联合治疗慢性乙型肝炎的疗效并未能达到协同或相加的效果，2001 年法国 Serfaty 等率先采用拉米夫定与干扰素-α 序贯疗法对以往干扰素无应答者进行治疗尝试。14 例男性患者平均年龄 40 岁，HBV-DNA ＞100pg/ml，11 例 HBeAg 阳性。先口服拉米夫定 100mg/d 治疗 20 周后，加用干扰素 5MU，每周 3 次，连用 4 周，然后拉米夫定停药，单用干扰素治疗 24 周。结果，拉米夫定治疗结束时所有患者的 HBV-DNA 均不能测及，且无一例出现 HBV 多聚酶的耐药变异和突发。序贯治疗结束后 6 个月，14 例中 8 例(57％)血清 HBV-DNA 持续清除，11 例 HBeAg 阳性者中，5 例(45％)实现 HBeAg 至抗 HBe 的血清转换，而且 14 例患者中有 3 例(21％)同时发生了 HBeAg 和 HBsAg 的血清转换(抗 HBs＞100IU/ml)。所有持续应答者 ALT 均复常，伴有组织学的改善。有学者认为序贯对慢性乙型肝炎干扰素治疗无应答者可诱生持续性病毒应答，包括 HBsAg 的血清转换，且无选择性耐药变异产生，值得在今后临床研究中予以进一步评价。

土耳其学者 Cinar 等采用拉米夫定与干扰素-α 序贯疗法治疗 27 例 HBeAg 阴性的慢性乙型肝炎，研究基线 ALT 和 HBV-DNA 的载量与治疗应答的关系。口服拉米夫定 150mg/d，2 个月后加用干扰素-α2b，9MU 皮下注射，每周 3 次，联合给药 10 个月后停药，继续随访 6 个月。结果在随访结束时，19 例(70％)保持转氨酶正常和病毒血症消失。与 8 例无应答者相比，持续应答者具有较高的基础 ALT 水平($P<0.05$)和较低的 HBV-DNA 载量($P<0.001$)。说明 HBeAg 阴性的慢性乙型肝炎当用拉米夫定与干扰素-α 序贯治疗时，患者基线水平的 ALT 和 HBV-DNA 可作为治疗应答的指标因素。进一步分析口服拉米夫定诱导治疗 2 个月后，患者的 ALT 是否复常则与治疗结束以及随访结束时的应答无关。

4)拉米夫定和长效干扰素联合治疗：将干扰素与蛋白修饰剂聚乙二醇结合后制成长效干扰素，可使干扰素在体内延迟清除，不仅每周只需给药一次，而且避免了血清和组织中药物的峰谷剧烈波动，持续发挥药物的抗病毒和免疫调节活性，从而提高治疗效果。当前应用的有两种制剂：干扰素-α-2b(甘乐能)与相对分子质量为 12 000 的聚乙二醇结合，称佩乐能(PegIntron)；干扰素-α-2a(罗扰素)与相对分子质量为 40 000 的聚乙二醇结合，称派罗欣(Pegasys)。与普通干扰素比，证明长效干扰素能使慢性丙型肝炎的疗效进一步提高，因而长效干扰素联合

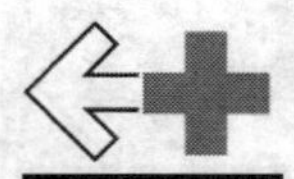

利巴韦林已替代以往的普通干扰素联合利巴韦林，成为当前治疗慢性丙型肝炎的标准疗法。

希腊学者 Sypsa 等以佩乐能联合拉米夫定治疗慢性乙型肝炎，研究体内 HBV 复制的动力学改变。作者将患者随机分为三组：A 组：佩乐能 100μg，皮下注射，每周 1 次×48 周；B 组：佩乐能 200/μg，皮下注射，每周 1 次，4 周后改为 100 周，每周 1 次×44 周；C 组：佩乐能 100μg，皮下注射，每周 1 次，联合拉米夫定 100mg，口服，每日 1 次，治疗 48 周。共 18 例已完成 16 周的治疗，A、B、C 组分别有 6、7、6 例，有学者对这些病例的早期资料进行了初步整理总结。

治疗前所有患者的血清 HBeAg 阴性，但 HBV-DNA 均高于 10^5 拷贝/ml，基础 HBV-DNA 的 log10 均值(SD)为 6.82(1.06)拷贝/ml。最初 2 日分别于 0、4、8、16、20、24、28、36、48 小时收集血液标本，然后在第 4、第 5、第 7、第 9、第 11、第 12、第 14、第 21、第 28、第 42、第 56、第 84 日和第 112 日再分别留取标本。采用标准的涉及病毒载量、感染细胞数和靶细胞数三个变量的病毒感染数学模型对所获资料进行分析。由于早期频繁采取血液标本，使之有可能较其他研究更加精确地估计抗病毒治疗过程中的病毒清除率(c)。假定在治疗期间病毒的产生虽然还没有被完全抑制，但已不再能感染新的细胞，以治疗至 16 周时的病毒载量，利用该数学模型分别估算各组的抗病毒效果(ε)和感染细胞的死亡率(δ)。

结果 c 的均值(SD)为 1.944(0.855)/d，三组之间并无差别，此值相当于 HBV 病毒颗粒的平均半衰期($t_{1/2}$)为 8.7 小时；估计平均病毒产量为 1.5×10^{12} 拷贝/d。δ 均值在 A、B、C 三组分别为 0.026/d、0.046/d 和 0.056/d，三组间差别也不显著。然而 ε 的均值 C 组(90.7%)却明显高于 A 组(29.4%，$P<0.001$)，与 B 组有临界差异(67.4%，$P=0.067$)。同时发现 δ 与基础 ALT 水平呈正相关，而 ε 则与基础病毒载量呈负相关。

本项研究虽开始不久并在继续进行，但从初步结果看出：①游离 HBV 病毒颗粒的半衰期只是以往所估计的 1/3；②感染细胞的死亡率在佩乐能 200μg 与佩乐能 100μg 加拉米夫定两组间并无差别；③佩乐能联合拉米夫定的抗病毒效果，明显优于佩乐能 100μg 或 200μg 的单一治疗；④佩乐能与拉米夫定的联合治疗，具有有利的病毒动力学参数，应在广泛的临床试验中予以评价。

Koliouskas 等对佩乐能联合拉米夫定治疗慢性乙型肝炎的安全性和疗效开始进行临床对比研究。30 例以往未曾治疗过的患者随机分为 3 组：A 组 14 例，予以佩乐能 1.5mg/kg，每周 1 次，加拉米夫定 100mg/d；B 组 8 例，甘乐能 5MU，每周 3 次，加拉米夫定 100mg/d；C 组 8 例，只服拉米夫定 100mg/d。计划 3 组的疗程均为 12 个月，停药后随访 6 个月。结果治疗开始后的 2 个月内，全部病例的 ALT 都降至正常，HBV-DNA 的阴转率 A 组为 75%(12/14)，B 组为 62.5%(5/8)，C 组则无阴转者。患者的耐受性良好，无须调整剂量，亦无严重不良反应。初步结果表明，干扰素加拉米夫定对初治的慢性乙型肝炎疗效显著，以长效干扰素替代普通干扰素能进一步提高疗效且不增加新的不良反应。本项研究仍在进行中。

长效干扰素和拉米夫定联合治疗慢性乙型肝炎的多国多中心随机对照临床研究结果显示，无论 HBeAg 阳性还是 HBeAg 阴性的慢性乙型肝炎，联合应用不能增加应答率。

3. 泛昔洛韦与干扰素-α 联合治疗 体内外试验发现，喷昔洛韦对鸭乙肝病毒(DHBV)和人 HBV 的 DNA 多聚酶具有明显抑制作用，可显著减少病毒的复制。泛昔洛韦(Famciclovir)

系喷昔洛韦的前体口服制剂，进入人体后以喷昔洛韦的形式发挥药理作用。

对于既往经干扰素治疗无应答的慢性乙型肝炎再次给予干扰素治疗，一般认为获益很少。Giacchino 等对 10 例初次干扰素治疗失败的儿童患者进行二次治疗，结果只有 1 例 HBV-DNA 和 HBeAg 转阴。为此，Marques 等对 5 例经干扰素-α 治疗无效的 HBeAg 阳性慢性乙型肝炎成年患者，尝试了泛昔洛韦与干扰素-α 的联合治疗。泛昔洛韦口服，500mg，每日 3 次；4 周后加用干扰素-α 皮下注射，5MU/d，共 12 周；然后停用泛昔洛韦，单用干扰素-α 4 周；总疗程 20 周。治疗结束后定期随访 6 个月，并做第二次肝活检。

在泛昔洛韦治疗的最初 4 周内，HBV-DNA 平均下降 0.9 log10 单位；联合干扰素-α 的 12 周内 HBV-DNA 继续下降平均 1.8$\log_{10}$单位；最后 4 周单用干扰素-α 期间 HBV-DNA 回升平均 0.9 log10 单位。治疗过程中血清 ALT 大致随 HBV-DNA 的下降而减低，停药后又随 HBV-DNA 的复现而上升。结果，1 例在联合治疗时 HBV-DNA 消失，随访时 HBeAg 阴转且 ALT 复常。另 1 例在联合治疗至第 7 周时因血小板减少不得不中断治疗，HBV-DNA 和 ALT 一度复升后却在随访期间发生肝炎的自行缓解，HBV-DNA 与 ALT 相继阴转和复常，HBeAg 亦间断转阴。该两例的肝组织学检查其炎症坏死活动度下降≥3 分。其余 3 例在治疗期间仅病毒载量和 ALT 暂时下降，HBeAg 和 HBV-DNA 持续阳性；随访期 HBV-DNA 和 ALT 复升，肝组织学检查炎症活动度亦未见改善。

基于上述结果，Marques 等认为，泛昔洛韦与干扰素-α 的联合治疗不仅安全，而且对 HBV 复制的抑制可能具有相加作用，使 5 例中 2 例患者清除了 HBV-DNA，ALT 复常，肝脏的 HAI 下降，反映了肝病的明显改善。但本项研究的病例太少，更无对照，因此，泛昔洛韦与干扰素-α 联合治疗的真实疗效还有待于进一步研究确定。

4. 糖皮质激素和干扰素-α 或拉米夫定序贯治疗 1979 年 Scullard 等发现慢性乙型肝炎患者于短程泼尼松治疗后，AST 升高伴有 HBV-DNA 多聚酶的下降，认为这种激素撤除引起的针对感染肝细胞的免疫反弹现象可能具有治疗意义，从此导致一系列先用 4～8 周糖皮质激素后再给予抗病毒药物的临床研究。

Perrillo 等在美国进行了多中心的随机对照研究。169 例 HBeAg 阳性的慢性乙型肝炎分为 4 组：第 1 组 44 例，口服泼尼松 60mg、40mg 和 20mg 各 2 周，停药 2 周后，给予重组干扰素-α-2b 皮下注射，5MU，每日 1 次，共 16 周；第 2 组 41 例，口服安慰剂，其余同上；第 3 组 41 例，口服安慰剂，重组干扰素剂量为 1MU；第 4 组 43 例为空白对照组。结果第 1、第 2 组中血清 HBeAg 和 HBV-DNA 消失者分别为 36％和 37％，显著高于第 4 组的 7％($P<0.001$)，肝组织学的炎症活动度也明显改善；干扰素 1MU 组和对照组则无差别。治疗前病毒血症的水平与疗效密切相关，HBV-DNA 低于 100pg/ml 者约 50％对干扰素 5MU 治疗应答，而超过 200pg/ml 者仅约 7％。第 1 组中治疗前 ALT 水平低于 100IU/L 的患者，44％获得治疗应答，第 2 组为 17％，提示短期激素与干扰素的序贯给药，有增加治疗应答的可能。

近年来亚洲的研究表明，拉米夫定治疗一年可使 16％的慢性乙型肝炎患者实现 HBeAg 的血清转换，而治疗前 ALT 水平＞5×ULN 者同样治疗一年却有 64％实现 HBeAg 的血清转换。可以看出，缺乏适当的机体免疫清除功能，单纯依赖抗病毒药物，难以达到清除感染肝细胞的目的。依据这一结果，Liaw 等试图利用激素短程给药产生 ALT 反跳后，再用拉米夫定治

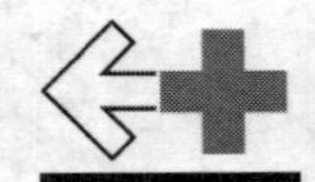

疗，以提高对慢性乙型肝炎抗病毒治疗的应答率。30例ALT水平低于5×ULN的患者，口服泼尼松龙每日30mg，3周后减为每日15mg，1周后停药，间歇2周，开始拉米夫定治疗，150mg/d，疗程9个月。结果激素的应用并未发现严重不良反应，20例患者于泼尼松龙撤除后ALT反跳超过5×ULN，其中12例（60%）呈完全应答，即ALT复常、HBV-DNA阴转伴有HBeAg的血清转换，而另10例ALT无明显反跳者中仅1例有完全应答（10%，$P<0.002$）。当拉米夫定治疗结束后3～6个月，70%的HBeAg血清转换者得以维持。

Perrillo详细评述了Liaw等的报道。短程激素撤除后给予干扰素或拉米夫定抗病毒治疗似乎是一个新的观点，上述临床试验也取得一定效果。但值得注意的是，撤除糖皮质激素的后果是难以预料的，特别是肝脏病变较重的患者，有可能导致肝炎的危险发作，这也是该疗法迟迟未能广泛采用的主要原因。

体内外的研究早已证明，免疫性肝细胞损伤发生在HBeAg的血清转换期，伴有病情的加重。糖皮质激素撤除后可发生类似情况，当激素治疗期间，血清HBV-DNA载量增高，停药后在给予抗病毒药物之前，通常伴有HBV-DNA的突然下降。对此，Liaw等的研究进一步说明，在激素撤离和拉米夫定给药前的间隔期内，治疗应答者具有Th1为主的免疫反应，表现为IL-2和干扰素-γ分泌增加、HBcAg特异性淋巴细胞的高度增殖、ALT的反跳和HBV-DNA的减低。因此，人们可以设想，抓住这一免疫识别时机，采用强有力的抗病毒治疗，必将最大限度地发挥由激素撤除诱发的T细胞的清除功能。

5. 利巴韦林和干扰素-α联合治疗　利巴韦林（Ribavirin）为嘌呤核苷类似物，体内外研究证明该药可干扰病毒信息核糖核酸的合成，对各种RNA和DNA病毒的复制均具有抑制作用。此外，利巴韦林还能通过平衡Th1/Th2反应而发挥免疫调节作用。过去曾有以利巴韦林单一治疗慢性HBV感染的报道，但未能取得明显效果。Cotonat等则尝试联合利巴韦林和干扰素治疗24例抗HBe和HBV-DNA阳性的慢性乙型肝炎，持续ALT异常，2～8年前曾接受过6～12个月的干扰素治疗无应答。依据体重每日给予利巴韦林1.0～1.2g口服，加干扰素-α 5MU，皮下注射，每周3次，连续治疗12个月，随访12个月。治疗前血清HBV-DNA均值为3.0×10^6拷贝/ml，治疗结束时显著下降为1.2×10^3拷贝/ml，随访结束时仅为4.0×10^2拷贝/ml。治疗结束时8例（33%）HBV-DNA阴转，12例（50%）ALT复常；随访结束时，病毒学和生化学应答率分别为50%和21%。即24例干扰素单一治疗无应答者，经利巴韦林和干扰素-α联合再治疗后，5例（21%）获得病毒学和生化学的持续应答。4例持续应答者具备治疗前后两次肝活检，其中2例组织学明显改善，而12例无应答者则组织学无变化。应答率与以往干扰素治疗的剂量和疗程、病毒载量以及HBV前C区变异的分布无关，而与肝组织的炎症坏死活动度（$P=0.036$）和纤维化程度（$P=0.007$）密切相关。5例患者因药物不良反应而中断治疗，4例（17%）因利巴韦林引起的不能耐受的胃肠道症状，另1例系因疾病恶化，但未发生肝脏失代偿现象。

Rico等对上述Cotonat报道中的5例持续应答者和13例无应答者进行了深入的特异性免疫学研究。发现经利巴韦林和干扰素-α联合治疗HBV-DNA消失者，均与HBV特异性CD4+Th-细胞增殖反应有关，此类细胞的反应性在HBV-DNA清除1年后仍能保持。获得持续性病毒学和血清学应答者，与无应答者相比，其肝脏和外周血液中HBcAg和HBeAg特异性 Th-细胞增殖现象非常显著，伴有试管内特异性干扰素 γ 和 IL-12 的产生明显增加；相反，无应答者的 IL-10 分泌增加。Rico 等的研究从免疫学角度证明，利巴韦林和干扰素-α 的联合治疗不仅能明显降低病毒血症水平，而且能诱发持续性 CD4＋Th－细胞增殖和 Th1 细胞因子在感染部位的释放，促进 HBV 的清除。

由于上述报道病例太少，又限于抗 HBe 阳性和既往对干扰素无应答者，以利巴韦林和干扰素-α 联合治疗只是有些学者的初步尝试。至于此种联合治疗对慢性 HBV 感染的实际治疗价值，则需今后的广泛验证确定。

6. 拉米夫定与泛昔洛韦联合治疗 多种对 HBV 具有活性的核苷类似物的问世，以及单一治疗的效果有限而且经常发生耐药等问题，促使人们对不同的核苷类似物的联合治疗进行评价。

迄今临床有关拉米夫定与泛昔洛韦联合治疗慢性乙型肝炎的资料甚少。2000 年，Lau 等报道了拉米夫定联合泛昔洛韦治疗中国人慢性乙型肝炎对 HBV 复制的抑制效果。21 例 HBeAg 阳性患者，HBV-DNA 阳性，随机分为两组：一组 9 例，拉米夫定 150mg/d；另一组 12 例，拉米夫定加泛昔洛韦 500mg，每日 3 次；均连续用药 12 周，治疗结束后至少随访 16 周。用一系列血清标本测定 HBV-DNA 载量，再以数学模型分析病毒清除的动力学。结果联合泛昔洛韦组平均抗病毒效率明显高于单用拉米夫定组($P=0.0012$)。治疗 12 周后 HBeAg 仍然阳性且未进行其他治疗的患者中，在随访的 16 周内拉米夫定组中 4 例(67%)HBV-DNA 又恢复到治疗前水平，而联合组中则无一例。因此，中国人 HBeAg 阳性的慢性乙型肝炎，用拉米夫定和泛昔洛韦联合治疗在抑制 HBV 复制方面优于拉米夫定的单一治疗，是否长期治疗能提高 HBeAg 的血清转换率和减少对拉米夫定的耐药变异，则需要进一步研究。

关于拉米夫定治疗过程中发生 HBV 耐药变异后，加用泛昔洛韦联合治疗能否获益的问题，已有零星报道。理论上，拉米夫定和泛昔洛韦发生耐药变异的机制不同。

Shapira 等 2002 年报道 1 例 5 岁男孩因暴发性甲型肝炎行肝移植，术前未曾接种过乙肝疫苗，HBsAg 阴性。供肝者为抗 HBc 阳性的患儿之母，未采用免疫预防措施。术后 18 个月，患儿 HBV 感染发病，开始拉米夫定治疗，剂量按每日 3mg/kg 给予，结果 HBV-DNA 明显下降，且 ALT 逐渐降至正常。但 16 个月后出现拉米夫定耐药，经 HBV 多聚酶序列分析证明为 YMDD 基序中的 M204I 变异，加服泛昔洛韦 750mg/d，结果血清 HBV-DNA 消失并发生了 HBeAg 的血清转换。说明儿童肝移植后的 HBV 感染，也可采用拉米夫定和泛昔洛韦的联合治疗，甚至对拉米夫定耐药者亦有效。

Tang 等近来也报道一例肾移植患者出现少见的拉米夫定耐药现象，序列分析证明除 M204I 变异外，也存在 M204V 的变异，但不同的是上游的 180 位仍保持为野生株的亮氨酸。该例在出现拉米夫定耐药后表现严重的致命性肝炎发作，及时加服泛昔洛韦后却治疗成功。说明 HBV 变异部位的分析，有助于选择抗病毒治疗。若 HBV-DNA 多聚酶 M204V 和 M204I 两种变异伴有 180 位保守的野生株序列时，仍对泛昔洛韦敏感。

7. 拉米夫定与阿德福韦联合治疗 阿德福韦(Adefovir)属开环腺嘌呤磷酸核苷，在细胞内只需二磷酸化便能转变为活性型，通过竞争病毒多聚酶进入合成中的 DNA，终止 DNA 链的延长。阿德福韦对嗜肝 DNA 病毒、逆转录病毒和疱疹病毒等都具有强力抗病毒作用。最

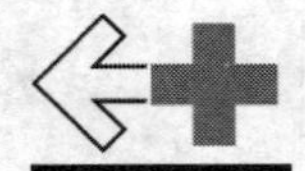

近的实验和临床研究发现，该药不仅小剂量即能发挥明显的抗 HBV 作用，而且长期用药尚未见 HBV 野生株发生耐药变异，并对其他核苷类药物诱生的 HBV 变异株同样有很强的抗病毒活性，具有良好的应用前景。

Kearney 等对阿德福韦和拉米夫定两药之间是否存在相互作用进行研究。受试者先口服阿德福韦 10mg，7 天后同时口服阿德福韦 10mg 和拉米夫定 100mg，再隔 7 天后单服拉米夫定 100mg，分别于每次服药后测定并比较其血药峰值浓度（C_{max}）和血药浓度曲线下面积（AUC）。结果同时服用阿德福韦和拉米夫定与单独服用两药之一的药代动力学相同，证明二者之间不存在相互作用。Delaney 等又利用高效表达 HBV 野生株的 HepG2 细胞系，以阿德福韦和拉米夫定联合处理后，定量检测 HBV 复制的中间体。结果发现两药的联合对 HBV 野生株可产生作用相加的抗病毒效果。

Mutimer 等首先报道 1 例终末期乙型肝炎患者，肝移植前服用拉米夫定已发生耐药，血清 HBV-DNA 复现；肝移植后虽继续采用拉米夫定并加用乙肝免疫球蛋白（HBIg）联合预防，但移植肝仍然相继发生了 HBV 的再感染和重症肝炎。ALT/AST＝488/557IU/L，胆红素 260μmol/L，白蛋白 33g/L，迅速出现腹水。HBV 的血清标志物的演变和 HBV 毒株的基因测序表明，病毒先后发生了拉米夫定选择性耐药变异（M204I）和表面抗原的逃逸变异。当移植肝发生衰竭征象后及时加用了阿德福韦治疗，口服 10mg/d，结果 2 个月后病情得以控制，血清 HBV 载量迅速下降 4log10，肝功能渐趋正常。有学者提出，联合拉米夫定和乙肝免疫球蛋白虽可预防大多数患者移植肝的 HBV 再感染，但肝移植前已发生拉米夫定耐药变异者，联合预防可能无效。阿德福韦作为拉米夫定耐药 HBV 的强力抑制剂，当预防失败而发生移植肝再感染时，可用阿德福韦迅速控制。

慢性乙型肝炎长期应用拉米夫定单一治疗，1 年后大约 20％的患者会产生 HBV 的 YMDD 变异，且随用药时间的延长而逐年增加。变异后常使多数患者的肝炎复发，疗效降低，甚至出现肝脏失代偿现象。为此，Perrillo 等搜集了拉米夫定治疗过程中发生 HBV YMDD 变异、临床和病毒学应答显著降低并表现肝脏失代偿的患者，加用阿德福韦治疗 52 周，正在观察和评价此种方法的安全性和效果。

40 例 HBeAg 阳性或阴性的慢性乙型肝炎，平均年龄 53 岁（22～73 岁），88％为男性，已经服用拉米夫定治疗平均为 31.3 个月，ALT＞1.3×ULN、血清 HBV-DNA＞10^6 拷贝/ml，平均 Child-Pugh 积分为 6(5～12)。在继续服用拉米夫定的情况下，给予阿德福韦口服，10mg/d。治疗至第 24 月时，血清 HBV-DNA 平均下降 3.9$\log_{10}$，4 例的 HBV-DNA 已降至可测水平以下（＜200 拷贝/ml），1 例 HBeAg 阳性者发生了血清转换；ALT 由治疗前的平均 1.9×ULN 降至 1.1×ULN；62％(8/13)的患者胆红素降至正常，40％(6/15)白蛋白恢复正常。这一中期研究结果表明，拉米夫定加阿德福韦联合治疗可显著降低病毒血症，改善肝脏功能，而且耐受性良好，未曾发现肾毒性，即无一例血清肌酐超过基础水平 0.5mg/dl 或者血清磷酸盐＜1.5mg/dl。本项研究尚在继续中。

最近 Peters 和 Westland 等也分别报道了拉米夫定加阿德福韦联合治疗拉米夫定耐药患者的中期研究结果。59 例拉米夫定耐药的代偿性慢性乙型肝炎，ALT＞1.2×ULN，HBeAg 阳性，HBV-DNA＞10^6 拷贝/ml，直接测序证实 YMDD 变异（M204V 或 M204I）。随机分为拉

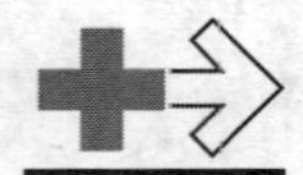

米夫定组(n=19例)、阿德福韦加拉米夫定组(n=20例)和阿德福韦组(n=20例);拉米夫定每日口服100mg,阿德福韦每日口服10mg,计划疗程48周。3组病例的基础情况如种族、年龄、ALT和HBV-DNA水平等相似。

16周的中期结果显示,HBV-DNA的下降3组分别为0.07log10、2.45log10和2.46log10,$P<0.0001$;ALT的复常率3组分别为6%、42%($P=0.008$)和32%($P=0.039$)。

阿德福韦组18例测序者中,4例(22%)的YMDD变异株完全消失,转变为野生株;阿德福韦加拉米夫定组的20例中,1例的HBV完全转变为野生株序列,其余患者有部分转变;而拉米夫定组19例的HBV则全部维持其YMDD变异株,说明对于拉米夫定耐药患者,采用阿德福韦或拉米夫定联合阿德福韦治疗,能使HBV YMDD变异株恢复为野生株,并能收到显著降低ALT和HBV-DNA水平的效果。

目前,美国国立卫生研究院(NTH)正在进行为期4年的拉米夫定和阿德福韦联合治疗HbeAg阳性乙型肝炎的研究。

8. 胸腺素-α_1与其他药物的联合治疗 胸腺素-α_1治疗慢性乙型肝炎已在世界各地进行了很多临床试验,最近综合分析5项随机对照试验的结果证明,日达仙的持续应答率高于安慰剂或对照组2倍以上。然而日达仙的疗效出现较晚,通常发生在治疗结束或在停药以后,其机制不明。

(1)日达仙与干扰素-α的联合治疗:体外实验明,日达仙与干扰素-α二者同时加入HBV转Hep G2细胞系,其对HBV复制和HbsAg生成的抑制作用较单一药物的作用明显增强。

为了提高干扰素治疗的持续应答率,降低停药后的复发率,意大利Rasi等率先联合日达仙和小剂量类原淋巴细胞干扰素-α(Wellferon)治疗15例慢性乙型肝炎,其中11例为以往干扰素治疗无应答者。第1周日达仙1mg,皮下注射,连续4日,第4日晚肌内注射干扰素3MU。此后每周一、周四上午注射日达仙,12小时后注射干扰素,共25周,随访12个月。结果9例(60%)HBV-DNA转阴、ALT复常,其中包括6/11例(55%)既往干扰素治疗无效者。9例应答者随访期间无复发,其中6例的HBsAg转阴。所有应答者的组织学Knodell积分显著改善,未见明显的不良反应。

(2)日达仙与拉米夫定的联合治疗:为了提高拉米夫定的持续应答率并降低HBV产生耐药变异的危险性,已开始研究日达仙与拉米夫定的联合治疗。香港Chan等联合日达仙和拉米夫定治疗18例HbeAg阴性/HBV-DNA阳性的慢性乙型肝炎患者,6例有肝硬化证据。每例均口服拉米夫定100~150mg/d,其中6例给予日达仙1.6mg,皮下注射,每周2次,连续6个月;2例应用日达仙12个月。治疗结束后,9例已随访12个月,4例达18~36个月。治疗至12个月时,14/17例(82%)肝功显著改善或已复常,16/17例HBV-DNA阴性(低于1pg/ml);6个月后11/15例、末次随访时7/13例仍保持HBV-DNA阴性。值得指出的是6例肝硬化患者中4例获得HBV-DNA和生化学的持续应答。

土耳其Suoglu等报道10例4~14岁儿童HBeAg阳性的慢性乙型肝炎,既往曾用干扰素或联合拉米夫定治疗无效,改用日达仙和拉米夫定联合治疗。日达仙1.6mg/ml,皮下注射,每周2次,连用6个月;口服拉米夫定,每日每公斤体重3mg,连用12个月或直到抗HBe持续阳性。结果治疗至6个月时,7例患者的HBV-DNA阴转,4例已实现HBeAg的血清转换,未

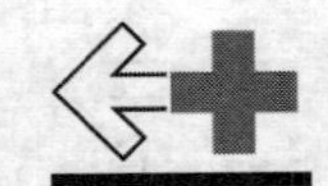

见任何不良反应。Suoglu 等认为，对以往抗病毒治疗无应答的儿童患者，此种联合疗法安全有效。

(3)日达仙与泛昔洛韦的联合治疗：Lau 等试图以日达仙的免疫调节作用联合泛昔洛韦的抗病毒作用，治疗 32 例处于免疫耐受期的中国人慢性乙型肝炎，并与泛昔洛韦单一治疗的 14 例和空白对照的 20 例进行比较。所有患者 HBeAg 阳性，HBV-DNA 高于 4000Meq/ml，ALT 低于 1.5×ULN。日达仙 1.6mg，皮下注射，每周 2 次，加泛昔洛韦 500mg 口服，每日 3 次；对照组单用泛昔洛韦，剂量用法相同；疗程和随访各为 26 周。

治疗结束时，联合组血清 HBV-DNA 平均下降 90%，相比泛昔洛韦组下降 75%($P<0.05$)，对照组仅 15%($P<0.001$)。联合组 3 例在停药后出现肝炎发作，ALT>5×ULN；随访结束时联合组中有 3 例实现了 HBeAg 的血清转换(9.4%)，另两组则未见有肝炎发作和 HBeAg 消失现象。

总之，日达仙的安全性使其能广泛应用于慢性乙型肝炎的联合抗病毒治疗而免于增加任何不良反应。未来的研究和临床应用包括日达仙加阿德福韦，或者日达仙、阿德福韦和拉米夫定的三联治疗。

9. 小结

(1)抗病毒联合治疗需要考虑的问题：①一般情况下，联合应用的药物中，每一种药物都应当具有相当的抗病毒作用，如将干扰素与拉米夫定联合治疗慢性乙型肝炎，是因为两药单一治疗时都能取得明显效果。但也有例外，利巴韦林单独治疗慢性丙型肝炎无效，当与干扰素联用时，却能显著提高疗效；②联合治疗必须考虑是否会发生预料不到的药物间的相互作用，特别是不利于机体的反应。因此，在将两种或两种以上药物同时进行联合治疗前，应当具有充足的基础实验资料，证明药物之间不存在相互反应和干扰，各自的药代动力学不受影响；③在研究联合药物的药效学和药动学的同时，还必须探明不良反应和毒性是否增加，以确保联合治疗的安全性；④当前抗病毒治疗的医疗花费较大，采用联合治疗必将增加经济负担。因此，应在医疗耗资和疗效提高之间慎重权衡；⑤最后还必须考虑在联合治疗的压力下，是否会引起病毒的交叉耐药或多重耐药变异，以及此种变异对疾病本身和该病的临床和流行病学特征的深远影响。

(2)抗病毒联合治疗是当前的必然：①慢性乙型肝炎的抗病毒治疗，理论上必须持续到肝细胞核内乙肝病毒的 cccDNA 全被清除和(或)含有乙肝病毒 cccDNA 的细胞全部死亡；②彻底清除 HBV 和感染肝细胞，有赖于机体的特异性免疫识别并通过溶细胞性和非溶细胞性途径才能实现；③目前所有抗 HBV 药物中，无一能对 HBV cccDNA 发挥作用，也无一能解除机体对 HBV 的免疫耐受或确保机体发生针对 HBV 的特异性免疫清除；④无论是干扰素或是拉米夫定，单一治疗的持续应答率都较低，无应答、复发或耐药者占多数；⑤联合抗病毒治疗可发挥互补效果，治疗艾滋病和慢性丙型肝炎取得的进展，鼓励在治疗慢性乙型肝炎方面进行探索，初步结果也提示联合治疗具有较广阔的应用前景。

(3)同样研究，结果可能不同：慢性乙型肝炎无论是单一药物的抗病毒治疗，或是不同药物的联合治疗，各家所报道的结果常有很大差别，有时相互抵触。其实，这种现象并不奇怪，原因可能是多方面的。①缺乏标准的研究设计：对于临床应答的定义，即判断疗效的指标，各有不同的标准。特别是 HBeAg 的血清转换，有的要求不仅 HBeAg 消失、出现抗 HBe，而且必须伴有 HBV-DNA 降至可测水平以下，而有的则不然；②作为判断疗效重要指标的血清 HBV-DNA 载量，各家所用的方法也不一致。当前的检测方法又是多种多样，主要分为扩增法(PCR)和非扩增法；③联合治疗的时机、HBeAg 阳性或阴性、既往有无抗病毒治疗等，都是影响持续应答率的重要因素。此外，两种药物联合治疗时，在用药方法上也有很大区别。两种药物应当同时给予抑或序贯、交替使用。假若交替或序贯使用，哪种药物在先？两种药物是否需要同样的治疗时间？④必须了解，慢性 HBV 感染的人口学和自然进程存在相当大的差异，这在很大程度上会影响研究的结果。例如，不同地区的 HBV 感染率不同；HBV 的基因型分布不一；感染 HBV 的时间和途径不同，有的以母婴传播为主，有的为幼龄期或青少年期的水平感染，而有的则为成年期经血液或性接触感染。此外，研究人群的数量(样本大小)、年龄分布、性别、病史、临床特点等等，诸多因素会导致不同的研究结论，加之是否为随机的多中心的临床试验、合理的对照组设立与否，以及统计学方法的应用是否得当等，在分析资料时必须一一考虑。

不同的临床研究得出不同的结果，这也是现代医学的特点之一。通常需要做更多的符合要求的临床试验，最后可对不同的试验结果进行综合分析。

(4)拉米夫定联合干扰素-α 为目前的研究热点：尝试拉米夫定联合干扰素-α 治疗慢性乙型肝炎能否提高疗效是符合逻辑的。不仅因为当前抗 HBV 药物中只有该两种药物获准使用；而且两种药物似乎在抗病毒和免疫调节活性方面可以彼此互补，拉米夫定对 HBV 的 DNA 多聚酶具有强力抑制作用，而干扰素-α 则主要作为免疫调节剂，增加 HBV 抗原在肝细胞的表达，抑制病毒的前基因组被 HBcAg 包裹，更重要的是介导 $CD8^{+}$ 细胞的细胞毒性。

已经发表的研究结果表明，拉米夫定和干扰素-α 的联合疗法，患者的耐受性良好，与干扰素单一治疗比较，不良反应未见增多，医疗费用增加有限，但持续应答率似能提高。根据目前抗病毒治疗的原则，采用拉米夫定和干扰素联合治疗时，最好两种药物同时给予，因为一般认为最大限度地迅速抑制病毒对防止耐药产生和促使血清转换非常重要。另外，延长治疗时间至 52 周似乎更为合理。

由于不同报告的研究方法、剂量、疗程、随访以及判断疗效的指标等差别很大，因此，当前还不可能对其适应证、用法以及疗程等提出建议或推荐，有待更深入的研究。

(5)现有的结果尚达不到相加更达不到协同的效果：上述多种抗病毒联合治疗的结果表明，与单一药物治疗比较，似乎联合治疗可以获得一定效果，如提高了持续应答率、延缓病毒耐药的产生或治疗病毒耐药后的疾病发作等。但至今尚无任何药物的联合以及如何联合的方案可以获得公认。所报道的有利结果，一方面，不同于实验室的研究结果，未能发现两药联合后能在临床试验中获得疗效相加的效果，更谈不上会有协同作用；另一方面，受限于研究的本身，如样本不够大、设计不严密、方法欠妥、结论牵强等，尚不足以证明结果的可靠性。

因此，可以说慢性乙型肝炎的抗病毒联合治疗目前仍处于初期的摸索阶段，随着新的抗 HBV 药物和免疫调节药物等不断涌现，相信会有越来越多的药物联合方案用于更广泛的临床试验。

(6)联合抗病毒治疗的展望：未来的慢性乙型肝炎的治疗，无疑会是两种或两种以上药物

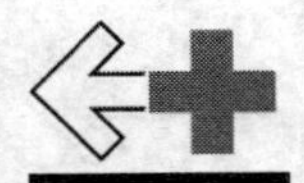

的联合抗病毒治疗。①干扰素仍是某些联合治疗的药物之一，由于长效干扰素佩乐能或派罗欣等具有用药方便、持续药效、可提高疗效等优点，有逐渐替代标准干扰素的趋势；②核苷类似物的研究已取得长足进展，如阿德福韦、恩德卡韦等，不仅对 HBV 野生株而且对拉米夫定耐药株都具有强力抑制作用，特别是阿德福韦已通过Ⅲ期临床试验，证明该药小剂量即可发挥治疗作用，对拉米夫定耐药患者的疗效显著，且本身尚未发现会引起病毒的耐药变异。因此，采用阿德福韦与拉米夫定或干扰素的联合治疗，推测不仅在控制 HBV 感染方面可能更为有效，而且有可能大大降低发生病毒耐药变异的危险性；③研制和开发新的具有不同抗病毒机制的有效药物如免疫调节剂、非核苷类逆转录酶抑制剂、多聚酶拮抗剂以及治疗性疫苗等，并与现有的干扰素或核苷类似物联合，实现协同或相加效果，为慢性乙型肝炎的联合抗病毒治疗开拓新路。可以肯定，未来的联合抗病毒疗法定会使慢性乙型肝炎的治疗大大改观。

（六）慢性乙型肝炎抗病毒治疗常见的几个问题

1. 血清 ALT 正常或低水平者是否需要抗病毒治疗 我国为慢性乙型病毒性肝炎高流行地区，有慢性 HBsAg 携带者近 1.3 亿人，但慢性乙型肝炎患者（ALT 异常）只有约 3 千万人，在慢性 HBsAg 携带者中的大部分为 HBeAg 阳性或阴性，但 HBV-DNA 为阳性甚至病毒载量很高，即慢性 HBV 携带者。对这部分人群是否需要进行抗病毒治疗以及如何进行，一直是临床医师关心也是患者关心的问题。在反映肝脏是否有炎症的生化指标中，以 ALT 最为敏感，血清 ALT 正常常表明肝脏组织无炎症或炎症程度很轻，另一方面，在肝脏无炎症的情况下，常常表明患者对 HBV 感染处在免疫耐受状态，这时进行抗病毒治疗，不论 IFN 或核苷类似物，治疗效果均很差，因此当前的共识为，对这些慢性 HBV 携带者不进行抗病毒治疗。在慢性 HBV 肝炎中，有部分患者的血清 ALT 水平在 2 倍正常值上限内，对这些慢性 HBV 肝炎患者，虽然在通常情况下表明肝脏的炎症很轻，但对这部分患者是否需要进行抗病毒治疗存在争议，确定患者是否需要进行抗病毒治疗必须联合血清 HBV-DNA 水平和组织学炎症活动加以判断。有下列指征者则需要进行抗病毒治疗：①血清 ALT 正常，但肝脏或脾脏的影像学改变如超声检查肝脏组织的光点随着时间的改变增粗，脾脏增大，这表明患者肝脏存在一定的炎症，为阻断或延缓疾病的进展，需要进行抗病毒治疗；②肝脏组织学检查表明肝脏有炎症性改变。因此为了确定慢性 HBV 携带者是否需要抗病毒治疗，最好对患者进行肝脏的组织学检查，并定期进行肝脏和脾脏的超声检查。

2. 抗病毒治疗的适应性

（1）抗病毒治疗患者的选择：如上所述，在肝脏组织学检查有明显炎症的患者需要进行抗病毒治疗，但在 ALT 水平大于 2 倍正常上限的患者是否一定需要进行抗病毒治疗，不同的医师可能有不同的观点，在中国虽然只有不到 20%的慢性乙型肝炎患者得到抗病毒治疗，并不表明其他的患者不需要进行抗病毒治疗，主要原因是抗病毒治疗药物昂贵，疗程长，甚至需要长期治疗，很多患者因经济问题而不进行抗病毒治疗。还有部分患者在一次肝炎活动之后，特别是炎症活动明显，血清 ALT 水平很高者，有可能经“保肝降酶”治疗后可以有一段较长时间的静止期而暂时不需要抗病毒治疗。对于临床医师，对那些血清 ALT 长期升高的患者，如经过“保肝降酶”治疗后不能使 ALT 复常或反复有肝炎活动者，要说服患者进行抗病毒治疗，因为反复或长期的肝炎活动将导致肝硬化的发生，有效的抗病毒治疗均能延缓或阻断肝硬化的发生。

(2)抗病毒治疗要考虑的因素：在抗病毒治疗中，与抗病毒持续疗效相关的因素主要有：①种族；②患者的年龄，这一点在IFN治疗中比核苷类药物更重要；③肝脏疾病所处的时期和肝功能状态，这对药物的选择有帮助，有时甚至很重要；④肝脏炎症活动的程度，炎症活动程度高者，不论是IFN还是核苷类似物均比炎症程度轻者有较高的应答率；⑤ALT水平，可间接反映肝脏炎症的活动程度，ALT水平高者有较好的抗病毒疗效；⑥血清HBV含量，HBV含量高者效果差，是药物选择的主要参考指标之一；⑦血清HBeAg的状态，包括阳性或阴性，血清中的含量，HBeAg状态也是药物选择和决定疗程的主要参考指标之一；⑧抗病毒治疗过程中HBV-DNA和HBeAg的变化，可以预测患者对治疗的应答情况。

(3)抗病毒治疗的个性化

1)药物选择：在慢性乙型肝炎的抗病毒治疗中，当前有效的药物有干扰素和核苷类似物两类，由于干扰素和核苷类似物的抗HBV机制不同，为了使患者在治疗过程中和治疗后获得最大的利益，包括治疗的有效性和经济费用，因此应当根据患者的临床特点选择抗病毒治疗药物，做到个性化。

在干扰素抗HBV的治疗中，IFN通过两个层面发挥抗病毒作用，一方面IFN与感染细胞表面的干扰素受体结合，诱导病毒感染细胞产生细胞内抗病毒蛋白表达，从而抑制病毒的复制。另一方面，IFN刺激病毒特异性细胞免疫的产生，通过细胞免疫机制清除病毒感染细胞。由于HBV感染细胞内cccDNA的难清除性和长期存在，绝大多数患者不能将细胞内感染的病毒清除而治愈，因此，IFN治疗后抗HBV效果的维持主要依靠所增强的HBV特异性细胞免疫，如果不能产生足够强的细胞免疫则很难在停药后维持治疗效果，甚至不能取得抗病毒效果。但与核苷类似物相比，IFN抗HBV治疗有其优势，首先有确定的疗程，其次，患者一旦获得应答，特别是HBeAg患者发生HBeAg血清学转换，在停药后往往可以保持较长时期的应答，复发率比核苷类似物治疗低，第二IFN治疗比核苷类似物治疗有更高的HBeAg血清转换率。由于IFN治疗要取得较好的疗效依赖于患者本身对HBV有较强的细胞免疫能力。因此，在患者选择抗病毒药物时，应对患者的免疫能力进行初步的判断。

核苷类似物的抗HBV机制与IFN不同，主要通过对DNA多聚酶活性的抑制而直接抑制HBV的复制，虽然通过降低血清中的HBV在部分患者可使抗HBV的细胞免疫功能有所恢复，但由于药物对细胞内病毒复制的强有力抑制同时也减少了病毒蛋白的表达，也可在某种程度上降低免疫细胞对病毒感染细胞的清除能力，因此核苷类似物治疗后的HBeAg血清转换率比IFN治疗低，但核苷类似物的治疗优势在于他们高效的维持治疗效果，在治疗过程中近95%可达到对病毒复制有效的抑制和ALT复常的目的，而且这种作用与患者的免疫功能无多大的相关性，因此对免疫能力低下者，如高血清HBV含量(＞10^7拷贝/ml)、高血清HBeAg滴度、低ALT水平、老年患者、血液透析患者、肝移植术后和有IFN治疗禁忌证的患者等，较适合使用核苷类似物，达到维持治疗目的。

2)联合治疗和序贯治疗：有学者观察到，在拉米夫定对HBV复制的抑制，部分患者出现对HBV特异性免疫能力恢复，由于IFN和核苷类似物在慢性乙型肝炎的抗病毒治疗中有不

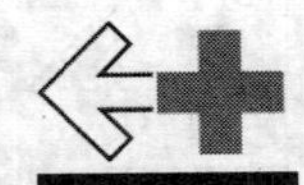

同的机制，在过去的几年中，有不少关于IFN联合核苷类似物治疗慢性乙型肝炎的临床研究，但不同的研究未得出统一的结果，有两项临床试验研究显示，干扰素联合拉米夫定治疗组的HBeAg的血清转换率为33%～36%，而单用拉米夫定为15%～19%，似乎干扰素提高了拉米夫定的疗效，但两项研究未设立单用干扰素组，从而不能表明拉米夫定的应用提高了干扰素的疗效。以后众多的研究显示，在普通IFN和核苷类似物（拉米夫定）的联合治疗中，除可降低拉米夫定的耐药变异外，既不能因为联合应用IFN治疗而提高核苷类似物的疗效，也不能因为联合拉米夫定而提高IFN的疗效。在HBeAg阴性的慢性乙型肝炎中，普通干扰素联合治疗和单用拉米夫定治疗的持续病毒应答率也无差异。在PEG-IFN-α2a与拉米夫定的联合治疗试验中，联合治疗组的疗效与单独PEG-IFN-α2a治疗组的疗效相似，均显著高于拉米夫定单用治疗组，表明在联合治疗组中对持续应答起主要作用的是PEG-IFN-α2a。因此，目前不主张对慢性乙型肝炎进行IFN与核苷类似物进行联合治疗，而应当根据患者的个体情况进行单独药物的治疗。同样，拉米夫定和阿德福韦的联合治疗也不能提高持续应答率，也不主张将两核苷类似物联合治疗慢性乙型肝炎。

在临床工作中发现，对干扰素无效的部分患者经过核苷类似物治疗能取得疗效，而对核苷类似物治疗无效或变异的患者，部分能经干扰素治疗取得疗效，因此有人提出和尝试进行干扰素和核苷类似物的序贯治疗，但目前尚无严格对照的临床试验，尚不清楚序贯治疗能否提高疗效、疗程要多长，以及如何序贯等。

3）治疗剂量和疗效观察：对核苷类似物的治疗，当前常规应用的治疗剂量对绝大多数患者能取得治疗效果，虽然有少数研究表明增加治疗剂量，包括拉米夫定、阿德福韦和恩替卡韦，可提高药物对HBV复制的抑制作用，但无试验表明能提高HBeAg血清转换率和持续病毒应答率，因此不主张增加核苷类似物药物的治疗剂量。在阿德福韦，增加剂量可能导致药物对肾功能的损害。但对拉米夫定耐药变异患者的恩替卡韦治疗，为了提高疗效，需要将治疗剂量由0.5mg增至1.0mg。

而在干扰素治疗中，特别是对HBeAg阳性患者的治疗，在一定范围内疗效与干扰素剂量正相关，但在中国患者，由于体表面积较欧美人小，且中国的慢性乙型肝炎大多数为母婴传播，存在一定的免疫耐受以及与欧洲人的遗传背景有一定的差异，而对干扰素治疗的应答率要比欧美人低，3MU的干扰素隔日注射1次的剂量往往显得稍不足。因此，常规使用5～6MU隔日注射治疗量，聚乙二醇干扰素-α-2a的常规治疗剂量为180μg每周皮下注射1次。对于个别患者，特别是超重（>80kg）和HBeAg阳性患者，在5～6MU常剂量治疗一段时间后HBV-DNA降至接近应答临界值或HBeAg降至接近阴转值而在继续治疗中无下降者，部分患者可经增加治疗剂量（甚至高达10MU）的一段时间治疗，达到HBeAg的血清转换和病毒应答。但目前无严格的临床试验证明此种方法的确切临床效果。

在慢性乙型肝炎的抗病毒治疗中，有些指标可以反映或预测治疗效果，因此需要在治疗过程中对一些指标进行监测。在拉米夫定治疗患者，由于存在一定数量的患者感染的为拉米夫定耐药株，或治疗过程中发生耐药变异而导致治疗失败甚至发生肝衰竭，因此在每3个月进行1次HBV-DNA检测。经过3个月治疗而出现HBV-DNA阴转者，预示疗效好，而治疗6个月DNA含量仍≥10^3拷贝/ml者则预示耐药变异的发生，应当及时更换药物。阿德福韦酯的治疗因为耐药变异发生率低,因此在治疗的两年内,病毒变异可能不是主要的检测内容,而是主要监测在 HBV 复制的抑制不是很强的情况下肝脏炎症是否控制,HBV-DNA 的含量是否降低到一定的程度。

4)疗程、停药指征及疗效预测:干扰素治疗慢性乙型肝炎的疗程视患者的 HBeAg 状态和治疗过程中 HBV-DNA 和 HBeAg 的变化而定,对 HBeAg 阳性患者,常规疗程为 6 个月,但在以下情况下疗程应根据患者对治疗的应答而有所变化:①治疗过程中 HBV-DNA 含量的改变:治疗 12 周,如果 HBV-DNA 含量无明显或无变化预示大多数患者的继续治疗将不能取得应答,有研究表明,用聚乙二醇干扰素-α-2a 180μg 每周皮下注射 1 次,治疗 48 周,研究对 72 周时的病毒应答,结果表明,在治疗 12 周 HBV-DNA>9log(Amplico 试剂检测)者,有 86%的可能不能持续 HBeAg 血清转换;②治疗 12 周血清 HBeAg 无下降也预示继续的治疗可能不能获得持续 HBeAg 血清转换,研究结果显示,治疗 12 周和 24 周的 HBeAg<10IU/ml 者,72 周时分别有 53%和 52%的患者仍保持 HBeAg 的血清学转换,而 12 周和 24 周 HBeAg>10IU/ml 者,在第 72 周无 HBeAg 血清学转换的可能性分别为 86%和 96%。

上述结果表明,对治疗 12 周而无 HBV-DNA 和 HBeAg 含量变化的患者应当及时调整治疗方案。但对经过一定时期(4~6 个月)的治疗,HBeAg 含量接近阴转者,应当延长疗程以争取获得 HBeAg 的血清学转换,而不能因为 HBV-DNA 到应答值($<10^5$拷贝/ml)而停药。在对 HBV-DNA 含量和血清 HBeAg 的动态观察中,一定要强调动态变化,才能较为准确的反映他们的变化趋势。

核苷类似物对慢性乙型肝炎的治疗目前尚无确切的疗程,对 HBeAg 阳性患者,如治疗后无 HBeAg 的血清学转换,停药后不可避免的造成复发,而有 HBeAg 血清转换者,以往认为仍需治疗 6 个月以上才能停药,但临床观察到仍可造成复发,只是复发时间延长。对 HBeAg 阴性患者,也无确切的疗程。因此,一旦患者应用核苷类似物治疗,为了维持疗效需长期用药。由于拉米夫定的长期应用可导致耐药变异,而耐药变异可导致肝炎活动,甚至发生肝衰竭,因此应严密观察和预测病毒变异情况,在拉米夫定治疗 3 个月 HBV-DNA 即阴转者,表明患者对拉米夫定治疗效果好,在 1 年内耐药变异发生率较低,如不能阴转,特别时治疗 6 个月 HBV-DNA 载量仍$>10^3$拷贝/ml 者,表明耐药变异发生率高甚至已经发生变异,应当及时更换其他有效治疗药物。由于阿地福韦和恩替卡韦治疗耐药变异发生率低,且临床应用时间较短,目前尚未发现预示耐药变异的因素,治疗疗程也需要进一步研究。

5)停药后的观察:慢性乙型肝炎在抗病毒治疗停药后,由于有部分患者会复发,因此应当对患者进行观察,即使对经过干扰素治疗而获得 HBeAg 血清学转换的患者,也可能发生病毒的复发和肝炎的再次活动。在干扰素治疗患者,停药后每 3 个月应当检测 1 次 HBV-DNA,发生 HBeAg 血清转换者每 3 个月应当检测 1 次 HBeAg,同时检测 ALT,以及时了解患者是否复发和肝炎活动。

虽然对核苷类似物治疗肝炎的治疗目前尚无明确的疗程,但仍有部分患者因种种原因停药,在停药后应当严密观察患者 HBV 标志物和 ALT 的变化。有研究显示,治疗 12 个月而停药者,不到 15%的患者能保持疗效,HBeAg 阴转而无抗 HBe 者,6 个月内仍能保持者仅有 38%,而发生血清转换者可达 83%,但这也不能表明这种疗效能维持多长,在 1 年和 2 年内的

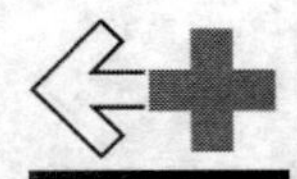

累计复发率分别为37.5%和49.2%，且94%伴ALT异常，81% HBeAg阳转。而对HBeAg阴性患者的治疗，治疗2年的持续应答率仅有11%～20%，6个月内48%，1年内74%的患者复发。由于拉米夫定使用后复发率高，因此必须对拉米夫定治疗停药者进行常规的观察，同时观察ALT的变化，特别是在停药时ALT升高者，避免或及时发现肝脏功能的严重损伤，有时患者应当每月甚至更高频率的观察病毒和肝功能的变化。由于阿德福韦酯和恩替卡韦刚被批准用于中国慢性乙型肝炎的治疗，尚不清楚停止治疗后的复发情况，但因为他们同样是直接病毒的复制，可以肯定有较高的复发率，也应密切观察停药治疗后病毒和肝功能的变化。

(4)一些特殊病例的治疗

1)拉米夫定耐药变异的治疗：自从1999年拉米夫定应用于临床治疗以来，有大量拉米夫定治疗患者出现耐药变异，一些伴有肝脏的炎症活动，甚至肝衰竭。因而如何处理拉米夫定耐药变异一直是临床关心的问题。在阿德福韦酯未批准用于中国慢性乙型肝炎之前，绝大多数医师认为仍需一直服用拉米夫定。由于阿德福韦酯的出现，而且对拉米夫定耐药株有效，可以用于变异患者治疗。但值得注意的是：①由于阿德福韦酯抑制HBV复制并达到治疗效果的作用来的慢，因此一定要两药重叠应用至少1个月以上，当两药联用的效果达到HBV-DNA<10^3拷贝/ml时，则更为安全；②虽然阿德福韦酯对核苷类药物初治患者治疗的耐药变异发生率低，但当对拉米夫定耐药患者进行治疗的耐药变异发生率要比初治者高，拉米夫定耐药变异株含量越高，阿德福韦酯治疗的耐药变异发生率越高，因此应当早期发现拉米夫定治疗的耐药变异，早期使用阿德福韦酯，而不能因为拉米夫定耐药变异不伴有ALT升高而不考虑更换药物；③当拉米夫定耐药变异更换为恩替卡韦治疗时，因为恩替卡韦与拉米夫定有相同的作用部位，强度也比拉米夫定强，因此不用重叠用药，可以直接停用拉米夫定改服恩替卡韦，但应当将恩替卡韦的用量提高到每日口服1.0mg，由于恩替卡韦治疗拉米夫定耐药株1年也有约5%的变异发生，因此也需进行病毒含量的定期检测。拉米夫定变异除以上替代治疗外，对肝脏基础较好、无肝硬化的患者也可考虑停药，可以进行逐渐减量的方法进行停药治疗，并在停药过程中严密观察病毒和肝功能的变化，一旦出现ALT迅速升高或伴有黄疸者，在保肝降酶的同时口服恩替卡韦治疗，防止肝衰竭。

2)失代偿肝硬化患者的治疗：对失代偿期肝硬化患者，干扰素是治疗禁忌，因此只能用核苷类似物治疗。在治疗药物和治疗患者的选择中须注意以下事项：①患者的选择：对肝脏损伤不能通过非抗病毒治疗而得以控制；反复出现腹水而频繁住院；胆红素进行性增加；难以纠正的低白蛋白血症；②抗病毒治疗时机：由于抗病毒治疗的临床效果发生在病毒复制的有效抑制并达到一定程度时才能体现，因此必须在患者有可能发生死亡的6个月前用药，而并非在肝衰竭时才开始用药，否则抗病毒治疗还未发生疗效患者即因肝衰竭死亡。有研究显示，对肝硬化患者抗病毒治疗开始于Childpugh B级能获得最大的效价比，包括患者生存期的延长；③病毒学指标：在慢性肝炎当病毒载量大于10^5拷贝/ml时可考虑抗病毒治疗，但在肝硬化患者，由于残存的肝细胞少，在同样血清HBV-DNA含量情况下，肝细胞内平均的HBV复制程度可能比慢性肝炎高，因此当HBV-DNA含量在高于10^4拷贝/ml，甚至10^3拷贝/ml时可以考虑进行抗病毒治疗，尽量保护残存肝细胞的数量和功能；④药物选择：在1年前只能选择拉米夫定，为了避免病毒变异引起的肝衰竭，最好选择阿德福韦酯或恩替卡韦治疗，这样可以降低变异带来的风险;⑤疗程:肝硬化患者的核苷类药物的抗病毒治疗无明确疗程,只有通过长期的服药达到延长患者生存期和提高生活质量的目的。

3)乙肝相关性肾病的抗病毒治疗:乙肝相关性肾病在我国并非少见,患者表现大量蛋白尿和低白蛋白血症,用激素治疗由于加重病毒的复制而存在很大的顾虑,甚至认为是禁忌。由于核苷类药物的开发,给部分患者带来希望,特别是对有肝炎活动的乙肝相关性肾病,抗病毒治疗不但可以控制肝炎的活动,而且因为病毒复制的有效抑制达到减轻蛋白尿。

4)重型肝炎的抗病毒治疗:由于中国是乙型肝炎病毒感染高流行地区,有大量 HBV 病毒携带者,很多重型肝炎患者是有乙型肝炎病毒所致或发生在有 HBV 感染的情况下。在重型肝炎的发病机制中,针对 HBV 的特异性免疫导致的肝细胞损伤是主要机制之一,而免疫清除的程度与肝细胞内病毒的复制高度相关,因此为了减轻肝细胞的破坏,乙型肝炎病毒感染所致的重型肝炎,特别是慢性重型肝炎的抗病毒治疗对提高重型肝炎的抢救成功率非常必要。在乙型肝炎病毒所致重型肝炎的抗病毒治疗中选择标准与慢性肝炎有所差异:①低 HBV-DNA 含量也可进行抗病毒治疗,因为重型肝炎处在免疫功能高度亢进状态,即使肝细胞有低的病毒复制和病毒蛋白表达也可刺激强烈的免疫应答和对肝细胞的清除,因此在重型肝炎只要 HBV 检测阳性也应进行抗病毒治疗;②抗病毒治疗越早越好,虽然重型肝炎的治疗为综合治疗,但阻止肝细胞坏死和保存残存的肝细胞是其他治疗方法取得疗效的基础;③选择抑制 HBV 复制速度快、作用强的药物(恩替卡韦和拉米夫定),此类药物的应用能更早更强的抑制 HBV 复制,获得临床效益,在当今有直接抑制 HBV 复制药物的情况下,不考虑应用干扰素;④针对病毒株是否耐药选择药物,我国有较多的患者是因为长期使用拉米夫定造成病毒耐药变异所致的重型肝炎,虽然阿德福韦对拉米夫定耐药株有效,但作用速度慢、强度不足以在短时内将病毒降低到最低水平,因此最好选用恩替卡韦治疗,且剂量每日使用 1.0mg;⑤全程用药,切不可因为患者病情好转病毒阴转,同时考虑长期使用发生变异而中断治疗。

总之,在慢性乙型肝炎的抗病毒治疗过程中,应当根据患者的感染途径、临床特点、治疗历史进行个体化治疗,并密切观察患者对治疗的应答情况,对疗效欠佳的患者及时调整治疗方法,同时注意不良反应的发生。

第二节　慢性乙型肝炎的免疫调节治疗

病毒性肝炎抗病毒治疗药物如干扰素和核苷类似物等,大多只能抑制肝炎病毒的复制,而不能彻底清除体内的肝炎病毒。免疫调节剂可以提高机体的免疫状态,能识别和破坏肝炎病毒感染的靶细胞,清除肝炎病毒。大量的临床研究证实,慢性乙型肝炎患者存在免疫调节功能低下,免疫耐受或免疫调节功能异常,使机体难以清除肝炎病毒。因此,在慢性乙型肝炎的治疗中,免疫调节治疗是慢性乙型肝炎治疗的重要手段之一。目前临床常用的免疫调节药物有胸腺肽类、细胞因子、转移因子类、其他各种特异性和非特异性促免疫制剂及中医中药类等。

一、胸腺肽类

胸腺是机体免疫调节的中枢器官,受中枢神经调节和其他内分泌腺的影响。胸腺在维持

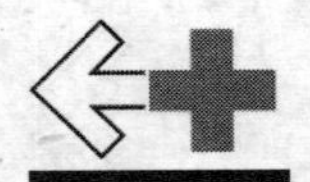

全身免疫的网络系统中具有十分重要的地位。从胸腺中提取的胸腺素具有补偿去胸腺动物的免疫功能缺陷的作用。

(一)胸腺肽α_1

胸腺肽α_1是应用固相技术合成的由28个氨基酸组成的多肽,相对分子质量为3108。具有抗病毒和抗肿瘤的双重作用,可刺激前体干细胞产生NK细胞、细胞毒细胞(CD8)和辅助性T细胞(CD4),刺激Th1细胞,促进IL-2、IFN-γ生成。同时还可直接抑制病毒和癌细胞增生,增加MHC的表达,增加细胞内谷胱甘肽水平,起到抗病毒和抗癌作用。胸腺肽α_1治疗慢性乙型肝炎有长期疗效,而且没有显著不良反应,胸腺肽α_1所产生的ALT复常率,HBV-DNA清除率及HBeAg应答率与干扰素的疗效相近。

1. 适应证 用于慢性病毒性肝炎和其他免疫缺陷性疾病的治疗及肿瘤患者接受放疗、化疗的辅助治疗。

2. 禁忌证 对胸腺肽α_1有过敏史者和正在接受免疫抑制治疗的患者。

3. 注意事项 孕妇,哺乳妇女及18岁以下患者慎用。本品应储存于2~8℃,配制后立即注射。不应与任何其他药物混合使用。值得重视的是本品不宜与其他免疫增强药物同时使用,在应用过程中需定期测定T细胞亚群进行监测以免由于免疫激发过盛,造成肝细胞损伤。

4. 用法 慢性病毒性肝炎:皮下注射,每次1.6mg,每周2次,两次剂量相隔3~4天,疗程为6个月(共52针),治疗期间不得中断。增强免疫功能(当作乙型肝炎病毒疫苗增强剂用):皮下注射,每次1.6mg,每周2次,两次相隔3~4天,疗程为4周(共8针),第1针在注射乙型肝炎病毒疫苗后即可应用。

(二)胸腺肽

胸腺肽为小牛或小猪胸腺的抽提物,含有42种多肽,相地分子质量小于10 000,为细胞免疫增强剂,药力特点类似胸腺肽α_1。主要作用于T淋巴细胞分化、发育及成熟的各个阶段,调解机体的免疫功能。国产胸腺肽制剂中主要活性成分胸腺肽含量为0.58%~1%,一般必须应用160mg以上才能达到胸腺肽11.6mg的含量。

1. 适应证

(1)病毒性肝炎、恶性肿瘤、疱疹病毒感染、重症感染、老人及婴幼儿免疫低下等。

(2)免疫缺陷病,如胸腺发育不全、运动失调性毛细血管扩张症、慢性皮肤黏膜真菌病等。

(3)自身免疫性疾病,如系统性红斑狼疮、类风湿关节炎等。

2. 禁忌证 对胸腺肽有过敏史者禁用。

3. 注意事项 注射前需做皮试。(以注射用稀释成0.1mg/ml的溶液,皮内注射0.1ml,30钟内如注射皮丘扩大或红晕明显,直径>1cm或伪足出现者为阳性反应禁用)目前制剂大多已纯化,故不需做皮试。

4. 用法 胸腺肽100~160mg溶于250ml生理盐水中静脉滴注,每日1次,疗程3~6个月。

(三)胸腺五肽(胸腺喷丁)

胸腺生成素Ⅱ是动物体内胸腺分泌物之一种,由49个氨基酸组成一条肽链,其中由5个氨基酸组成的一段是它的活性中心,具有49个氨基酸组成的肽链的全部生理功能,也就是说有效部分为一个五肽片段,这一五肽片段就能发挥胸腺生成素Ⅱ的全部生理作用,故称之为胸腺五肽(TP-5)或胸腺喷丁。胸腺五肽具有:①诱导和促进T-细胞分化、成熟;②调节T淋巴细胞亚群比例,使CD4/CD8趋于正常;③增强巨噬细胞吞噬功能;④提高自然杀伤细胞活力;⑤提高白介素-2(IL-2)的产生水平与受体表达水平;⑥增强外周血单核细胞γ-干扰素的产生;⑦增强血清中SOD活性等功能。

1. 适应证 ①慢性乙型肝炎;②恶性肿瘤患者放疗或化疗后,免疫功能受损伤者;③外科手术并发严重感染;④自身免疫性疾病;⑤年老体衰免疫功能低下者。

2. 禁忌证 对本品有过敏史者禁用。

3. 注意事项 幼儿及青少年慎用。

4. 用法 胸腺五肽的给药途径为肌内注射,用前加灭菌注射用水2ml溶解;每次1mg(为最常用剂量),每日1次或隔日1次,疗程根据病情而定。

二、细胞因子

(一)白细胞介素2(IL-2)

IL-2是机体免疫调节网络中最重要的细胞因子,主要由Th1细胞分泌,具有促进T细胞增殖、分化和细胞因子产生,增强NK细胞活性,促使B细胞产生抗体等作用。临床应用发现静注IL-2每次250～1000U,连续2周,治疗慢乙肝患者,可使40%患者HBeAg消失。国内应用LAK细胞回输疗法治疗慢性乙型肝炎,可使30%～48.5%的HBeAg阴转。

1. IL-2的抗病毒机制

(1)IL-2的免疫调节作用:IL-2是体内调节细胞因子网络的主要因子之一,可诱导Th1细胞、CTL细胞、NK细胞产生TNF-α、IFN-r等具有直接抗病毒作用的细胞因子,并且可以活化CTL、NK细胞等及诱导MHC分子的表达,促进CTL、NK细胞识别及杀伤表达HBV抗原的靶细胞。

(2)IL-2-TNF-α途径:Guidott等将具有4个拷贝的HBV-DNA(ayw亚型)的头尾相连的重组表达载体建立了HBV-DNA转基因小鼠,证实HBV-DNA与小鼠肝细胞染色体整合并表达HBV2.1-kbmRNA,转基因小鼠血清中含4～8μg/ml浓度的HBsAg。将年龄、性别、血清HBsAg水平相似的转基因鼠分成6组,分别予生理盐水,25 000、50 000、100 000、200 000、400 000U IL-2,16小时后取其肝脏做HBV mRNA检测,结果发现IL-2的剂量大于100 000U可使转基因鼠肝脏HBV mRNA表达量下降70%～80%,而无明显肝细胞损伤。如先予TNF-α单克隆抗体,则可完全阻断此IL-2下调HBV mRNA的作用,从而证实IL-2抗病毒的IL-2-TNF-α途径。

2. 适应证 ①对某些病毒性、杆菌性疾病,胞内寄生菌感染性疾病,如乙型肝炎、麻风病、

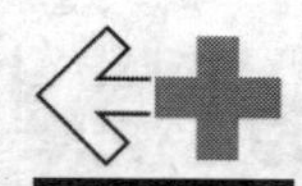

肺结核、白色念珠菌感染等具有一定的治疗作用；②用于先天和后天获得性免疫缺陷症治疗，提高患者细胞免疫功能和抗感染能力；③作为抗肿瘤的生物学治疗用药，可适用于肾细胞癌、肺癌、肝癌、胃癌、膀胱癌及黑色素瘤等恶性肿瘤；用于癌性胸腹腔积液的控制；也可用于 LAK 细胞培养；④用于手术、放疗及化疗后的肿瘤患者治疗，可加强机体免疫功能的恢复；⑤各种自身免疫病的治疗，如类风湿关节炎、系统性红斑狼疮、干燥综合征等。本品必须在专科医生掌握下慎重使用。孕妇用药应在医生指导下进行。

3. 禁忌证 ①已知对重组人 IL-2 过敏者；②有严重心脏病或其他严重疾病如严重肾衰和重症高血压，不能耐受本药的不良反应者。

4. 剂量及用法 100 000～20 000U，肌内注射或皮下注射，30 天为 1 疗程。IL-2 的半衰期短暂，仅 5～7 分钟，故溶解后不宜存放过久。大量使用可导致毛细血管渗漏综合征，出现严重水潴留，甚至诱发心肺压迫综合征等应引起临床的注意。

5. 不良反应及处理 最常见的是发热、寒战，反应的程度与用药剂量和个体差异有关，一般为一过性发热(38℃左右)，亦可能出现寒战发热，停药 3～4 小时体温可恢复正常，个别患者出现恶心、呕吐、头痛、肌肉和关节痛等类感症状。皮下注射者，局部可出现红肿、硬结、痛。这些不良反应于停药后可自行消失。使用大剂量，本品有可能引起水潴留、毛细血管渗漏综合征，表现为低血压、末梢水肿和多器官功能失调，需停药。①为减轻寒战和发热，可于重组人 IL-2 应用前 1 小时用非那根 25mg 或口服扑热息痛 0.5g 或消炎痛 25mg，最多每日可服用 3 次；②皮疹或瘙痒可用抗组胺药对症治疗；③呕吐可用止吐药对症治疗；④严重低血压可用多巴胺升压治疗。

(二)白细胞介素 12(IL-12)

IL-12 又称细胞毒性淋巴细胞成熟因子(CLMF)、自然杀伤细胞刺激因子(NKSF)，是近年来被纯化和鉴定的一种新的细胞因子。主要是由单核巨噬细胞、树突状细胞、B 细胞产生，是一种相对分子质量为 70 000～75 000 的糖蛋白。IL-12 是具有免疫调节活性的细胞因子，其在免疫调节方面的作用主要是：①促进 Th0 向 Th1 分化，增强细胞免疫；②促进激活的 T 细胞、NK 细胞增殖并增强其活性；③促进 CTL 的诱导和增殖；④诱导 T 细胞和 NK 细胞分泌 IFN-γ；⑤协同 IL-2 诱导 LAK 细胞活性。IL-12 通过诱导 T 细胞和 NK 细胞产生 IFN-γ 发挥抗病毒作用。

最近欧洲首次进行了一项多中心随机试验，将 rHIL-12 用于慢性乙型肝炎患者的抗病毒治疗，rHIL-12 剂量分为 0.5μg/kg，0.25μg/kg，0.03μg/kg 3 组，rHIL-12 每周 1 次皮下注射，共 12 周，治疗结束后随访 12 周。结果显示慢性乙型肝炎患者 HBV-DNA 水平均有显著降低。该研究表明 IL-12 用于乙型肝炎抗病毒治疗是安全和有效的，但有关 IL-12 治疗慢性乙型肝炎的报道较少，其确切疗效、剂量和疗程尚有待于更多的临床观察和治疗方案的改进，值得进一步研究。

三、转移因子类

转移因子(TF)是从人体细胞中提取的小分子多肽类物质，是细胞免疫反应中的重要因子，可将供体的某种特定的细胞免疫功能特异性地转移给受体，因而能增强及调节细胞免疫功能。目前最常用的有两种抗乙肝特异性转移因子。

1. 抗乙肝转移因子 抗乙肝转移因子是将乙肝疫苗免疫猪后，当猪产生高滴度的抗-HBs抗体后，从猪的脾脏提取和制备的转移因子，为一种寡核苷肽，相对分子质量小于5000，不易被RNA酶、DNA酶及胰蛋白酶水解，无抗原性，也不是抗体片段，通过核酸渗入受体T细胞，将供体的特异性细胞免疫信息传递给受体，使受体的淋巴细胞增效，促进巨噬细胞的趋化作用，增加迟发性细胞反应，诱导干扰素产生，从而增加及调节机体的细胞免疫功能。

(1)适应证：急、慢性病毒性肝炎，肝硬化。

(2)给药方法：皮内或皮下注射，每周2次，每次2～4ml，3个月为1疗程。

(3)不良反应：注射部位有酸、胀、痛感，个别患者出现皮疹，皮肤瘙痒，少数可出现短暂发热，偶见一过性黄疸伴ALT升高，可自行复常。

2. 抗乙肝胎盘转移因子 是我国20世纪80年代起首创研制的以乙肝病毒表面抗体阳性胎盘为原材料，精致而成的新型免疫调节剂。分子量为10 000，不存在异性蛋白，对乙肝病毒具有较稳定的特异免疫活性。

(1)适应证：急、慢性病毒性肝炎，HBsAg携带者，肝硬化以及肝细胞癌。

(2)给药方法：轻型患者，每次2～4ml，肌内注射，每日1次。病情较重者，每次6～20ml，加入葡萄糖液中静脉滴注，每日1次，采用静脉滴注联合其他抗病毒治疗可能效果更佳，最高剂量可用至20ml。

(3)不良反应：未见不良反应，注射前不需皮试。

四、其他各种特异性和非特异性促免疫制剂

各种特异性和非特异性促免疫制剂能通过不同方式调节机体的免疫功能，尤其是根据患者的不同免疫状况选择用药，常可获一定的疗效，但由于严格按临床试验规范(GCP)研究的临床资料较少，故仍需在临床应用中，加以进一步的评价。

1. 左旋咪唑(Levamisole)

(1)适应证：抗蠕虫病、病毒感染及肿瘤的辅助治疗。口服剂型(片)：每日150mg，儿童每2.5mg/kg，1周用3日停4日。涂布剂型：皮涂药，每支5ml，含500mg，5～10mg/kg，4～10岁儿童减半，成人一般5ml，每日外涂皮肤1次，疗程6个月，现多主张使用涂布剂。

(2)禁忌证：妊娠早期，肝、肾功能不良者慎用。

(3)不良反应：口服治疗期间部分患者可有恶心、呕吐、胃部不适、腹泻、精神激动、溃疡、震颤、头昏、低热、皮疹、流感、蛋白尿等，大多可自行消失，严重者应停药。个别患者有轻度肝功能变化，白细胞减少、出现剥脱性皮炎、脑炎等，然而使用涂布剂者不良反应少，个别在皮肤涂布部位出现皮疹。

(4)注意事项：①肠溶片吞服，不得嚼碎；②长期服用，注意血象变化；③不宜和亲脂性药品同服，不宜与四氯乙烯合用；④长期用药，剂量过大，反可出现免疫抑制作用。

2. 甘露聚糖肽

(1)适应证：①肿瘤的综合治疗：白细胞减少、再障、骨髓移植后免疫重建等血液系统疾病；

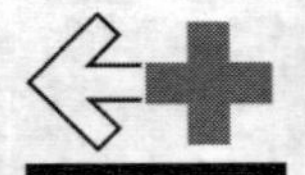

②反复呼吸道感染、支气管哮喘等呼吸系统疾病;③病毒性肝炎、肝硬化。

(2)禁忌证:对本品过敏者。

(3)治疗方法:口服制剂:每日 2 次,每次 10mg。针剂:①静脉注射:每日 1 次,每次 10～20mg,或每周 3 次,每次 20mg,加入 10%葡萄糖液静脉点滴;②肌内注射:每日 1～2 次,每次 5mg,或隔日 1 次,每次 10mg,1 个月为 1 疗程,休息 5～7 天再进行第 2 个疗程。

(4)不良反应:有一过性发热、疼痛、皮疹、局部红肿、气喘、心慌和过敏反应等。但程度均轻微,停药后或对症处理可消失。

3. 人乙型肝炎免疫球蛋白(HBIG)

(1)适应证:乙型肝炎的预防。对皮肤损伤或黏膜意外接触乙型肝炎表面抗原,或输入了污染乙型肝炎表面抗原的血液等预防效果较理想,并对阻断母婴垂直传播有明显效果。国产制剂,每支 200IU,只可肌内注射。近年来,也应用于肝移植术后预防 HBV 的再感染。①乙型肝炎预防:儿童每次 100～200IU。成人每次 200～400IU,必要时间隔 3～4 周再注射一次;②意外暴露者应立即(最迟不超过 7 天)肌注,按 8～10IU/kg,隔月再注射一次;③母婴传播阻断:乙型肝炎表面抗原阳性母亲所生婴儿出生 24 小时内注射 100～200IU,同时接种乙型肝炎疫苗应选择不同部位注射。

(2)禁忌证:对人免疫球蛋白过敏者或有其他严重过敏史者禁用。

(3)注意事项:①久存可能出现微量沉淀,但一经摇动应立即消散,如有摇不散的沉淀、异物均不可使用;②制品启用后,应一次输注完毕,不得分次使用,在 2～8℃避光保存和运输。

4. 淋巴因子活化性杀伤细胞(LAK 细胞)

(1)适应证:肿瘤及慢性肝炎的治疗。

(2)治疗方法:取患者自身静脉血 50ml,加肝素 1000U 抗凝,2000 转/分,20 分钟离心,离血浆待用。将分离血浆后所余的血细胞部分溶于 50ml 生理盐水,沿管壁慢慢加在淋巴细胞分层上,2000 转/分,20 分钟离心,吸取分层液界面上的单核细胞层,用生理盐水洗 2 次,作单个细胞计数,细胞数应在 5×10^7 以上,然后加入离心的血浆及 IL-25 000～20 000U,放置 37℃ 5%CO_2 温箱中孵育 3 小时取出后与自身红细胞混合后,再给予患者静脉回输。每周 1～2 次,6 周为 1 疗程,共 6～12 次。患者自身静脉血亦可取到 100ml。

(3)不良反应:少数人在治疗过程中可出现低热,37～38℃,偶有高热,一般不需处理可自行缓解。

(4)注意事项:应用 LAK 细胞治疗须注意过敏反应,可在输前 15 分钟给患者抗过敏药物。必须无菌操作,防止感染。

五、其他(甘草甜素类等)

甘草甜素类制剂是从甘草根茎部提取的水溶液,为葡萄糖醛酸与甘草次酸的结合物,其中甘草酸具有抗炎作用和抗过敏作用作为药物治疗多种疾病早已得到公认。

1. 甘草酸单胺(Patenline) 甘草甜素,强力宁。本品进入人体后,主要分布于肺、肝和肾。其他如脾、心、胃、肠、脑和睾丸等组织分布则很低。①适应证:急慢性病毒性肝炎、中毒性肝炎、早期肝硬化;尚可用于过敏性疾患。口服制剂称甘草甜素片,每片 75mg,每日 2 次,每次

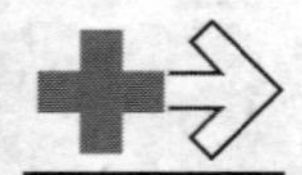

150mg，疗程 2～3 个月，注射剂商品名强力宁，每支 20ml，每日 80～120ml 加入 5%～10%葡萄糖 250～500ml 中静脉点滴，疗程 1～3 个月；②禁忌证：严重低血钾、高血钠、心功能不全和肾功能不全者忌用。妊娠妇女不宜应用；③不良反应：个别患者在用药期间可发生面部和下肢水肿；偶有口渴、低血钾、头痛、高血压和痤疮等不良反应，但停药后，此类反应可自行缓解；④注意事项：醛固酮增多症、低钾血症、肌营养障碍等患者慎用。长期使用本品者应注意监测血钾和血压的变化。在治疗慢性病毒性肝炎时，需逐渐减量停药，防止 ALT 反跳。

2. 强力新(Minophagn-C)　①适应证：用于急、慢性病毒性肝炎，酒精性肝病，药物性肝病，早期肝硬化和各种皮疹如湿疹、荨麻疹、接触性皮炎等。治疗急、慢性肝炎：强力宁 40～100ml 静脉注射或加 10%葡萄糖液 250ml 静脉点滴，每日 1 次，1～2 个月为 1 个疗程；②禁忌证：对本品有既往过敏史者，醛固酮症者和严重低钾血症者及心、肾功能不全者忌用；③不良反应：个别患者可引起水肿、低血钾、血压升高、过敏性皮疹；罕见过敏性休克，一旦发现异常时，立即停药，并按抗过敏性休克处理；④注意事项：长期使用应注意监测血钾和血压，根据临床经验，老年人应用本品低血钾发率较高，应慎重给药。本品与利尿酸、速尿、双氢克尿噻等利尿剂合用时可增强排钾作用，易致低血钾。

3. 甘草酸二胺　本品口服吸收不完全，8 小时达血药峰浓度，52 小时消失，具有肠肝循环。静脉注射 30 分钟后迅速分布于肺、肝和肾，4 小时后组织中的药物含量明显下降，主要通过胆汁从粪中排出，部分从呼吸道以 CO_2形式排出。①适应证：主要用于慢性病毒性肝炎，甘草酸二胺注射液 30ml(150mg)加入 5%～10%葡萄糖液 250ml 缓慢静脉点滴，每日 1 次，或甘草酸二胺胶囊(每粒 50mg)口服，每日 2 次，每次 150mg；②禁忌证：严重低钾血症、高钠血症、心功能不全、肾功能不全和中、重度高血压者忌用；③不良反应：个别患者在治疗期间可出现头痛、恶心、血压升高、下肢水肿、上腹不适、腹胀等不良反应；④注意事项：本品注射液未经稀释不得进行静脉注射；妊娠妇女不宜使用；新生儿和婴幼儿的剂量尚未确定，暂不应用；在治疗中，应定期监测血压、血清钾和钠水平；如在治疗中出现高血压、低血钾，应暂停药或适当减量用药。

六、中医中药

20 世纪 80 年代以来，科学家们对植物多糖，特别是对中药中的多糖研究产生了浓厚的兴趣，至今已相继报道了 100 多种具有免疫调节、抗肿瘤、抗病毒、抗感染等多种生理活性的中药多糖，有的已在临床用于肿瘤、肝炎、心血管等疾病的辅助治疗和康复，其中最重要的药理作用当推免疫促进作用。已有的大量药理和临床应用表明，这些功能确切的多糖，其原生药大多属于补益类中药，如人参多糖、黄芪多糖的原生药人参，黄芪均是知名的补气中药；银耳、枸杞子均是滋阴中药，淫羊藿多糖、肉苁蓉多糖的原生药，淫羊藿、肉苁蓉是最常用的壮阳药；当归多糖、阿胶多糖的原生药，当归、阿胶是最具传统的补血中药等；还有牛膝多糖，近来的药理研究和临床应用均表明其具有显著的免疫增强作用。

研究表明，中药免疫调节剂对机体的作用主要通过以下几个途径：①激活巨噬细胞和 T、B 淋巴细胞；②激活单核巨噬细胞系统和补体；③诱生多种细胞因子，如促进干扰素生成、促进白细胞介素生成、诱生肿瘤坏死因子等。在慢性乙型肝炎的治疗中常用的具有免疫调节功能

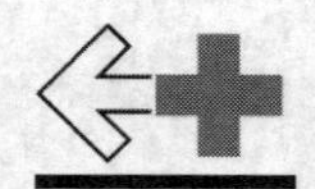

的中药有：黄芪多糖、灵芝多糖、人参多糖、冬虫夏草、猪苓多糖、香菇多糖等，对提高机体的抵抗力、提高疗效起到重要作用。

第三节　抗炎保肝治疗

一、抗氧自由基肝损伤类

氧自由基的损伤作用是慢性肝炎发病机制之一。库普弗细胞和中性粒细胞是肝内、外产生氧自由基的主要细胞。这两种炎症细胞都产生一系列的炎症反应和细胞毒介质，参与肝脏病理损伤的复杂连锁过程，引起细胞成分特别是线粒体、溶酶体、蛋白质和核酸的损害，甚至导致肝细胞凋亡、坏死和炎症反应，但正常情况下，体内也有丰富的细胞保护机制抗氧化酶超氧化物歧化酶(SOD)，谷胱甘肽过氧化物过氧化氢酶等，可以拮抗氧自由基的破坏作用。所以肝脏损伤时氧自由基对肝功能影响主要取决于自由基的产生与清除以及细胞保护机制之间的平衡。

(一)维生素 E

本品为脂溶性维生素，极易被氧化，具有抗氧自由基的作用。在体内能阻止多价不饱和脂肪酸的过氧化反应，抑制过氧化脂质的形成，从而减轻对机体的损伤，并具有抑制库普弗细胞和其他炎症细胞作用。维生素 E 也能抑制前列腺素的形成，抑制血小板聚集，防止血栓形成作用。并能增强 γ-氨基、γ-酮戊酸合成酶和脱氢酶的活性，促进血红蛋白的合成。

本品口服易吸收(需胆汁存在)，广泛分布于各组织，贮存于脂肪组织中。在肝内代谢中，其代谢产物与葡萄糖醛酸结合，经胆汁排入肠道。本品经粪便排出，维生素 E 不易通过胎盘，但分布于乳汁中。

1. 适应证　适用于各类慢性肝炎、早产儿溶血性贫血、巨红细胞性贫血、冠心病、高脂血症、动脉粥样硬化症、习惯性流产、男性不育症和肌营养障碍。

2. 用法　慢性肝炎剂量 50～100mg，每日 2～3 次。

3. 禁忌证　凝血时间显著延长者忌用。

4. 不良反应　长期服用偶有恶心、腹痛、乏力、头痛、视力模糊、胃肠功能紊乱和低血糖。停药后症状可逐渐消失。如每日用量超过 400mg，疗程超过 1 年，特别是与雌激素合用时，可诱发血栓性静脉炎。

5. 注意事项　本品有抗维生素 K 的作用，使凝血时间延长。与口服抗凝剂合用，增强其抗凝作用。

(二)谷胱甘肽(Glutathione)

1. 适应证　适用于各种类型的慢性肝病、药物中毒、肿瘤患者放疗和化疗后引起的白细胞减少症。

2. 用法　用于慢性肝炎，病情轻者谷胱甘肽 600mg(1 支)肌注，每日 1 次，病情较重者谷胱甘肽 1200mg 加入 10％葡萄糖液 250ml 静脉滴注，每日 1 次，疗程 1～2 个月。

3. 禁忌证 对本品过敏者忌用。

4. 不良反应 偶有皮疹、上腹不适、恶心，停药后自行消退。

5. 注意事项 本品注射时应避免与维生素 B_{12}、维生素 K_3、泛酸钙、抗组胺药、长效磺胺及四环素混合使用；本品溶解后应立即使用。

（三）硫普罗宁（Tiopronin）

能预防和治疗多种毒物造成的肝损害，使血清 ALT 等恢复正常，阻止肝细胞坏死，保护线粒体中的 ATP 酶，清除自由基，促进肝细胞再生。适用于慢性肝炎、酒精性肝病、代偿期肝硬化等。

（四）维生素 C

本品口服易吸收，分布于全身各组织中，主要代谢物为草酸及其硫酸酯，过量部分以原形物由尿排出。

1. 适应证 用于防治坏血病，增强传染病患者能力，抢救克山病患者的心源性休克，也可作为各种贫血、肝炎、过敏性疾病及动脉粥样硬化症等辅助用药。

2. 用法 ①口服：片剂 100～200mg，每日 3 次。泡腾片剂，0.5～1 片，每日 1～2 次，服时将药片放入半杯温水中，待发泡完毕后，即可服用；②静脉点滴：250～500mg 加于 25％葡萄糖液 20～40ml 中，或 1000～2000mg 加入 5％葡萄糖液 500ml 中。

3. 禁忌证 泌尿系统草酸钙结石患者忌用。

4. 不良反应 大剂量口服（每日超过 1000mg）后个别患者可引起恶心、呕吐、腹泻、胃酸增多、胃液反流等。

5. 注意事项 本品不可与维生素 B_{12}、氧化剂及碱性药物配合使用；大剂量用药时，不可突然停药，以免出现坏血病症状；本品可对抗肝素和华法林的抗凝作用。

（五）胱氨酸（Cysteine）

1. 适应证 适用于各种肝炎、脱发症（对毛囊破坏者无效）、白细胞减少症。

2. 用法 用于慢性肝炎治疗，500mg 口服，每日 3 次或 25mg 肌注，每日 1 次，疗程 2 周以上。

3. 禁忌证 对本品过敏者禁用。

4. 不良反应 偶有皮疹、胃部不适。

（六）其他抗氧自由基药物

在正常的生物代谢过程中（如细胞呼吸链和线粒体内氧化还原过程）细胞产生的一系列氧自由基，它们可迅速被细胞内的防御体系清除。当氧自由基产生过多，人体防御系统的功能减弱时，多余的氧自由基就会扩散至细胞外，使一些生物大分子遭到损害，细胞膜理化特性发生改变，肝细胞功能受损。而抗氧自由基药物应用可以拮抗它们对肝细胞的损害。除上述药物

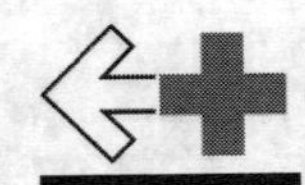

外，抗氧自由基药物还有泛葵利酮、超氧化歧化酶、抗氧素、硒有机化合物、胡萝卜素等制剂。

1. 泛葵利酮（辅酶 Q10） 其机制：①作为生物体细胞呼吸链中一种质子移位体和电子传递体，是细胞呼吸及细胞代谢的激活剂；②可作为重要的抗氧化剂和非特异性免疫增强剂，具有促进氧化磷酸化反应，保护生物膜结构和功能，增强机体免疫反应，改善组织缺氧和提高白细胞吞噬功能。治疗病毒性肝炎，口服：10～15mg，每日 3 次，餐后服用；肌注或静脉注射：每日 5～10mg，1 疗程 4～8 周，加大剂量或延长疗程可能有助提高疗效。治疗时偶有恶心、腹部不适、食欲减退及一过性心悸、荨麻疹等，一般不需停药，大多可自行消退。

2. 超氧化物歧化酶（SOD） 其机制能清除超氧阴离子自由基；增强生物膜结构功能。肌注：每周 3～4 次，每次 8mg。偶见注射局部疼痛及荨麻疹，蛋白尿。尚在临床试用阶段。

3. 抗氧素（AOB） 本品能提高机体超氧化物歧化酶水平，保护细胞免受损伤。据报道其抗氧化作用强于维生素 E，尚在临床试用阶段。

二、抗炎类

乙型肝炎病毒直接或间接导致肝组织损害，使肝实质细胞发生形态学改变，表现为肝细胞变性、坏死、凋亡和不同程度炎性细胞浸润，血清转氨酶水平升高，引起肝细胞功能损害。这种炎症反应是机体对乙型肝炎病毒的应答性反应在肝内的表现。浸润的炎性细胞主要为淋巴细胞、单核细胞、浆细胞和组织细胞。这些细胞可浸润于小叶坏死区或肝细胞索之间，更多见于汇管区。适当抗炎药物的应用，可以保护肝细胞、减轻肝脏炎症，促进肝细胞功能的修复。

（一）山豆根注射液

1. 适应证 适用于急、慢性肝炎。

2. 用法 治疗慢性肝炎剂量为 4ml（70mg）肌注，每日 1 次。2～3 个月为 1 疗程。

3. 禁忌证 对本品有过敏者忌用。

4. 不良反应 个别患者有口咽干燥、咽喉部痒感、轻度头晕、注射部位疼痛，停药后自行缓解。

5. 注意事项 治疗见效后应逐步减量，以防 ALT“反跳”现象。临床观察 ALT“反跳”者，重复疗程或加大剂量同样有效。

（二）联苯双酯（Bifendate）

1. 适应证 适用于慢性病毒性肝炎，且长期血清 ALT 水平升高者及化学毒物或药物引起肝脏损害者。

2. 用法 片剂：25～50mg 口服，每日 3 次；滴丸：7.5～15mg 口服，每日 3 次，1 疗程至少为 3 个月。

3. 禁忌证 有黄疸患者或治疗过程中出现血胆红素增高者慎用。

4. 不良反应 个别患者可出现口干、轻度恶心，偶有皮疹，一般加用抗过敏药物即可消失。

5. 注意事项 在治疗时 ALT 恢复正常后，必须逐步减量，切忌突然停药，以免 ALT“反跳”;本品不宜作为首选药物使用;合用肌苷可减少本品降酶反跳现象。

(三)双环醇(Bicyclol)

1. 适应证 适用于慢性乙型肝炎。

2. 用法 成人剂量为25～50mg,每日3次,餐前半小时口服,疗程6个月。

3. 禁忌证 对本品有过敏者禁用。

4. 不良反应 少数患者有头晕,个别患者可出现皮疹,如皮疹明显者应停药观察,必要时加用抗过敏药物。

5. 注意事项 有明显黄疸者,低白蛋白血症、肝硬化伴有腹水者、食管胃底静脉曲张引起出血者、肝性脑病及肝肾综合征者慎用;14岁以下儿童、70岁以上老年人及孕妇或哺乳期妇女无安全性资料,暂不宜应用。

(四)齐墩果酸(Oleanolic Acid)

1. 适应证 适用于急慢性肝炎。

2. 用法 急性肝炎:30mg口服(每片10mg)每日3次,1个月为1疗程。慢性肝炎:40～50mg口服,3个月为1疗程。

3. 禁忌证 未见。

4. 不良反应 个别患者有口干、腹泻、上腹不适烧灼感等,对症处理后即消失;偶见血小板轻度减少,停药后可恢复,对治疗无影响。

5. 注意事项 服用本品治疗慢性肝炎疗程宜长,不宜短期停药,以求巩固疗效;本品降酶作用逐渐发挥且保持稳定,停药后反跳现象较少。

(五)苦黄注射液

1. 适应证 用于黄疸型病毒性肝炎。

2. 用法 静脉滴注,每日30～60ml加入5%～10%葡萄糖液250～500ml中,30天为1疗程。

3. 禁忌证 严重心功能不全、肾功能不全者慎用。

4. 不良反应 偶见注射局部有一过性潮红,个别患者有轻度消化道症状。滴速过快可引起头晕、心悸,减慢滴速可缓解。

5. 注意事项 治疗开始时剂量宜逐日增加,第1天10ml,第2天20ml,第3天30～60ml。补液速度一般控制在每分钟30滴左右。

三、保护肝细胞膜类

各种病因引起的慢性肝病均会对肝脏产生不同程度的损害,但最终的病理变化都可表现为肝细胞膜和细胞器膜受损,膜磷脂的丧失。肝细胞生物膜受损,必然导致肝细胞的坏死及功能的减弱。所以修复受损的肝细胞膜和细胞器膜及恢复膜功能将会对各种原因所致的肝病产生最基本的治疗作用。保护肝细胞膜类的药物应用,可以减轻膜受损程度,从而修复肝脏功能。

(一)熊去氧胆酸

1. 适应证　本品适用于各类胆汁淤积性肝病、原发性胆汁性肝硬化、原发性硬化性胆管炎、胆固醇性结石(不宜手术者)、胆汁反流性胃炎、胆源性胰腺炎等。

2. 剂量　熊去氧胆酸10～15mg/(kg·d),每日3次;或优思弗250mg,每日3次。慢性胆汁淤积性肝病,疗程至少2～3个月;原发性胆汁性肝硬化,疗程2～4年或更久;原发性硬化性胆管炎,疗程6～12个月或更久。

3. 禁忌证　胆色素性结石、混合性结石和X线不透性结石者;急性胆囊炎、胆管炎发作期者;胆管完全阻塞,胆结石钙化症者;怀孕期和哺乳期妇女;严重肝功能损害者。

4. 不良反应　主要为腹泻,发生率约为2%;偶见上腹痛、便秘、头痛、头晕、心动过缓、变态反应和皮肤瘙痒。

5. 注意事项　本品不宜与消胆胺、考来替泊和含氢氧化铝制酸剂同时合用,因可阻碍本品的吸收;口服避孕药可影响熊去氧胆酸的疗效,治疗期间应采用其他避孕方法;溶石治疗期间一定要按时服药,并定期检查肝功能。

(二)复方多烯磷脂酰胆碱(Essentiale)

1. 适应证　各种原因引起的脂肪肝、急慢性肝炎、肝硬化、肝性脑病及继发性肝功能失调。

2. 用法　①严重病例:10ml静脉滴注(每日2～4支),2周后改为静脉注射,每日2支,并口服每日3次,每次2粒,进餐时整粒吞服;②轻症病例:2粒口服,每日3次,或每日2支静脉注射。

3. 禁忌证　由于本品中含有苯甲醇,新生儿和早产儿禁用。

4. 不良反应　个别患者可出现变态反应。

5. 注意事项　静脉注射时需缓慢,如需稀释使用,只能以患者静脉血液1∶1稀释,不能在注器内加入其他药物;滴注液必须以无电解质注射液稀释后使用。

(三)水飞蓟宾(Silibinin)

1. 适应证　适用于急、慢性肝炎,早期肝硬化和中毒性肝病。

2. 剂量　益肝灵片77mg(每片38.5mg),每日3次口服;利肝隆丸剂,70～140mg(每丸35mg),每日3次口服,连用4～6周,症状改善后减为35～70mg,每日3次;西利宾胺片,150mg(每片50mg),每日3次口服。慢性肝炎疗程3个月为1疗程。

3. 禁忌证　无。

4. 不良反应　偶见头晕、上腹不适、恶心反应,一般不影响治疗。

5. 注意事项　本品须避光,于阴凉干燥处保存。

四、促进肝代谢解毒类

肝脏是人体最大和最复杂的生化器官,也是人体内物质代谢、清除毒物的最大反应器。糖、脂肪和蛋白质三大物质的合成、分解代谢,合成人体内环境所必需的要素,机体代谢过程中中间/终末产物的清除,内源性毒物及从肠道吸收的毒素、药物、微生物等的解毒、无害化等重要代谢过程均有赖于完整的肝脏功能。因此,肝脏在维护人体代谢的内稳定状态中发挥着重要的中枢性作用。但是一旦肝脏发生病变时,往往可表现出各种代谢紊乱和临床表现。尽管原发病因不同,但对肝病的损害非常相似,不过程度不同而已。促进肝代谢解毒类药物在肝脏受损时能发挥着调节和改善肝脏功能作用。

(一)腺苷蛋氨酸(S-Adenosyl-l-methionine)

1. 适应证 各种原因所致的肝内胆汁淤积症。

2. 用法 ①初始治疗,每日1000~2000mg加入5%或10%葡萄糖液500ml静脉点滴,疗程2~4周;②维持治疗:每日500~1000mg,每日1次或2次,口服。疗程1~3个月。

3. 禁忌证 对本药过敏者忌用。

4. 不良反应 少数患者注射时局部有瘙痒感,用专用溶解液溶解后,再加入葡萄糖液可减少此反应;个别患者口服有烧灼感和上腹痛;特别敏感的个体,偶可引起昼夜节律紊乱,睡前服用催眠药可减轻此症状,不需中断治疗。

5. 注意事项 治疗时,对血氨增高的患者应注意监测血氨水平;注射剂不可与碱性溶液或含钙离子的液体混合使用;注射剂需在专用溶解剂溶解后,加入葡萄糖液静脉滴注。

(二)硫普罗宁(Tiopronin)

1. 适应证 适用于病毒性肝炎、酒精性肝病、药物性和中毒性肝炎、脂肪肝、老年性白内障、玻璃体浑浊和放疗、化疗引起的白细胞减少症。

2. 用法 治疗慢性肝炎,静脉滴注:200mg,先用5%碳酸氢钠注射液2ml溶解,然后加入5%~10%葡萄糖液250~500ml或生理盐水中滴注;口服:100~200mg,每日3次。

3. 禁忌证 对本品有过敏者忌用。

4. 不良反应 个别患者可出现皮疹、皮肤瘙痒、面部潮红等过敏反应。

5. 注意事项 哺乳期妇女慎用;重症肝炎、顽固性腹水、消化道出血、慢性肾功能不全者慎用。

(三)门冬氨酸钾镁

1. 适应证 主要用于病毒性肝炎、高胆红素、血氨升高引起的肝性脑病及其他急慢性肝炎,也用于低钾血症、低镁血症、洋地黄中毒引起的心律失常、心肌炎后遗症、慢性心功能不全、各种原因所致的心动过速、冠心病的辅助治疗。

2. 用法 病毒性肝炎治疗剂量,10~20ml加入5%或10%葡萄糖注射液250~500ml中静脉缓慢滴注,每日1次,1个月为1疗程。儿童用量酌减。深度黄疸者每日可用2次或30ml

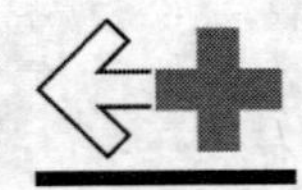

加入 500ml 葡萄糖液中。另外，本品尚有口服剂型，每支 10ml，每日 3 次，饭后口服。

3. 禁忌证 高钾血症、高镁血症禁用；房室传导阻滞者（除洋地黄中毒患者外）禁用；肾功能不全者及活动性消化性溃疡者禁用。

4. 不良反应 静脉滴注速度过快可引起恶心、呕吐、血管性疼痛、胸闷、面部潮红、血压下降等。

5. 注意事项 本品不能肌内注射或静脉推注；在治疗期间需定期检查血清钾、镁浓度。

（四）马洛替酯（Malotilate）

1. 适应证 慢性肝炎、早期肝硬化。

2. 用法 剂量为 200mg，每日 3 次，口服。体重 50kg 以下者 400mg/d。

3. 禁忌证 对本品有过敏史者忌用。

4. 不良反应 2%～5%的病例可出现恶心、头晕、倦怠、上腹不适等反应；少数见腹胀、食欲缺乏、便秘、腹痛、腹泻、口渴，偶有皮疹和皮肤瘙痒；偶见红细胞、白细胞减少，嗜酸性粒细胞增多。

5. 注意事项 孕妇和儿童用药的安全性不明确，故用药须慎重；哺乳期妇女如用药时应停止授乳。

（五）葡萄糖醛酸内酯（Glucurolactone）

1. 适应证 主要用于急、慢性病毒性肝炎，肝硬化，食物和药物中毒以及关节炎等。

2. 用法 口服：成人每日 3 次，每次 100～200mg；5 岁以下儿童每次 50mg；5 岁以上儿童每次 100mg。肌注或静脉注射：每次 100～200mg，每日 1～2 次。

3. 不良反应 偶有面部潮红、轻微腹部不适，减量或停药后即消失，可长期服用。

（六）次黄嘌呤核苷

1. 适应证 用于肝炎、肝硬化、白细胞及血小板减少症、心肌炎及中心性视网膜炎的辅助治疗。

2. 用法 口服：200～800mg，每日 3 次；肌注或静脉点滴，每日 1～2 次，每次 200～600mg（0.1g/2ml，0.2g/5ml）。

3. 不良反应 口服时可有腹部不适、反酸；静脉注射时偶有面部潮红、恶心、胸部灼热感。

4. 注意事项 本品不能与氯霉素、潘生丁、硫喷妥钠等注射液配伍。可与葡萄糖液、生理盐水及氨基酸等混合使用。

（七）磷酸胆碱（Phosphorylcholine）

1. 适应证 用于急、慢性肝炎，肝硬化，中毒性肝炎。

2. 用法 口服：250～500mg，每日 2～3 次，皮下或肌注：200mg，每日 1～2 次；儿童酌减。

3. 禁忌证 肝性脑病者忌用。

4. 不良反应 个别患者有轻度恶心、皮疹及食欲减退等，停药后可消失。

5. 注意事项 治疗期间须定期复查血氨，因胆碱的代谢产物可使血氨增高。

(八)三磷酸腺苷(Adenosine Triphosphate)

1. 适应证 临床用于急、慢性肝炎，心肌炎，心功能不全，心肌梗死，脑动脉硬化，冠状动脉疾患。

2. 用法 慢性肝炎：口服 40～60mg，每日 3 次；肌注、静脉注射或静脉点滴，每日 20mg，每日 1～3 次。

3. 禁忌证 脑出血初期，房室传导阻滞、急性心肌梗死患者忌用。

4. 不良反应 偶见过敏反应。

5. 注意事项 静脉推注过快可引起低血压、眩晕；不宜与心得安、潘生丁、安定等药物同时应用。

五、促进细胞修复再生类

(一)促肝细胞生长素

本品系从乳猪或乳牛新鲜肝脏中提取的小分子多肽类物质，耐热，65℃ 15 分钟不影响其活性，甚至 100℃ 5 分钟也相对稳定，易溶，在 pH 2～9 范围内稳定，能特异地促进肝细胞 DNA 合成和细胞分裂，即有器官特异性而无种族特异性。

1. 适应证 用于慢性肝炎重度及重型肝炎(肝衰竭早、中期)的辅助治疗。

2. 用法 PHGF 120～160mg 或威佳 120μg 加入 10%葡萄糖 250ml 中静脉点滴，每日 1 次，疗程视病情而定，一般 30 日为 1 疗程。

3. 禁忌证 对本品过敏者。

4. 不良反应 本品发生不良反应较少，约 0.91%。个别病例可出现皮疹、低热、轻微头痛、头晕、失眠、肝区灼热感，停药及对症处理后，即可缓解。曾有报道 1 例过敏性休克。

5. 注意事项 本品使用必须以全身支持疗法和综合治疗为基础；谨防过敏反应，过敏体质者慎用；使用前应仔细检查安瓿，如有裂纹、破损者忌用；乳白色或微黄色冻干粉剂未稀释前若变棕黄色，澄清液体加入葡萄糖注射液中若有浑浊现象均忌用；4℃以下密闭、遮光保存；冻干粉剂有效期 1 年半，澄清液体有效期 1 年。

(二)前列腺素 E_1

1. 适应证 在肝病方面 PGE_1 主要用于治疗重型肝炎、肝硬化、慢性肝炎、淤胆型肝炎。另外，可用于糖尿病、胶原病、慢性动脉闭塞症等伴有末梢循环障碍的患者。

2. 剂量及用法 10～80μg/d，加入 5%葡萄糖液 100～250ml 静脉点滴，持续 2 小时。

3. 不良反应 过去因应用普通的 PGE_1，使用剂量较大，不良反应也较大，有高热、头痛等，患者常不易耐受而使临床应用受到限制。目前的 Lipo-PGE_1 是溶解在大豆油中乳化的 PGE_1 脂微球载体制剂，其突出优点是能将药物最大限度地运送到靶区，使治疗药物在靶区浓度明显升高，因而治疗效果提高，同时药物的不良反应也相应明显减轻。

(三)胰升糖素-胰岛素(G-I)疗法

1. 适应证 各种原因引起的急慢性重型肝炎及肝性脑病。

2. 用法 一般给药方法为胰升糖素(G)1mg,胰岛素(I)10U加入10%葡萄糖液500ml内,静脉缓慢滴注(>4小时),每日1～2次,最大剂量G 6mg/d,160U/d。

3. 不良反应

(1)常见的不良反应为输注过程中出现恶心、呕吐,与输入速度较快有关,也与单位时间内进入体内的药物量有关。一般每12～24小时输入胰升糖素1mg,输入胰岛素10U为宜。

(2)在输注后3～6小时患者可出现诸如心悸、大汗淋漓及全身无力等症状,检测血糖浓度往往降至3.36mmol/L以下。可能原因与患者食欲差,摄入减少;肝功能严重损伤后,糖代谢紊乱,即糖原合成减少;胰升糖素可促进胰岛释放胰岛素,胰岛素促进肝糖原合成,而发生低血糖反应有关。因此,G-I疗法期间,应监测血糖,严密观察症状和体征,供给足够的葡萄糖及营养,避免低血糖的发生。

(3)个别报道可致低钾血症。

4. 注意事项

(1)G-I疗法时如同时输注支链氨基酸制剂,可纠正因输注G-I引起的必需氨基酸及支链氨基酸下降,对促进肝脏再生、意识恢复,提高疗效有利。

(2)避免与抗凝剂华法林同用。

(3)肝硬化、门静脉高压患者应慎用,因可增加门静脉压力,增加上消化道出血的机会。

(四)N-乙酰半胱氨酸(N-Acetylcysteine,NAC)

1. 适应证 可用于肿瘤、心脏疾病、HIV感染、重金属中毒、风湿性关节炎、帕金森病、干燥综合征、吸烟戒断症状、败血症休克、糖尿病、乙丙型肝炎、肝炎后肝硬化、肝衰竭、流感等。

2. 用法 NAC的剂量为100～150mg/(kg·d),疗程3周以上。

3. 不良反应 ①本品水溶液中的硫化氢对部分患者可致恶心、呕吐、流涕,症状严重者可暂停药;②本品对呼吸道黏膜有刺激作用,可引起严重支气管痉挛,应慎用。但扑热息痛中毒患者此不良反应可被扑热息痛缓解。

4. 注意事项 ①本品不宜与金属、橡皮、氧化剂、氧气接触,剩余药品低温保存,48小时内用完;②本品能降低青霉素、四环素、头孢菌素等抗生素作用,不宜混合使用;③在慢肝、肝硬化患者中NAC的AUC是增加的,清除率是减少的,合适的剂量有待于进一步的研究。

第四节 抗纤维化治疗

肝纤维化是肝脏对慢性损伤的修复反应,是慢性肝病共有的病理改变,阻断和抑制或逆转肝纤维化是治疗慢性肝病的重要目标。

目前研究认为,肝纤维化的治疗策略主要包括:①去除病因:去除肝纤维化的最根本途径,如乙、丙型肝炎的抗病毒治疗,酒精性肝病患者的戒酒,血吸虫病患者的驱虫治疗,血色病,

Wilson病的驱铁、驱铜治疗，继发性胆汁性肝硬化患者的解除胆道梗阻等。通过采取上述措施去除病因，可有效减轻肝纤维化程度，抑制其发展，甚至可使其逆转并恢复正常结构，因此，愈早治疗愈好；②抑制肝脏炎症保护肝细胞：预防和治疗肝脏损伤是阻断肝纤维化发生、发展的基础，糖皮质激素、UDCA、谷胱甘肽、S-腺苷蛋氨酸、前列腺E_2、维生素E、维生素C、奥曲肽及抗炎因子IL-1受体拮抗剂、可溶性TNF的受体、合成的精氨酸-甘氨酸-天冬氨酸类似物等，通过保护肝细胞减轻肝组织炎症，直接或间接抑制HSC的活化，从而达到抗肝纤维化的作用；③抑制HSC的活性和增殖：HSC是产生ECM的重要细胞，HSC活性在肝纤维化形成和发展过程中占有主导地位，因此，抑制HSC活性是抗肝纤维化治疗的重要策略。现有实验研究认为，细胞因子如INF-α、INF-γ、IL-10、细胞因子拮抗剂如TGF-β_1抗体及可溶性受体、血小板衍化生长因子(PDGF)受体、抗氧化剂、激素中的奥曲肽、IGF-I、蛋白激酶C、钙通道拮抗剂等均有抑制HSC活性，从而减少ECM合成，缓解肝纤维化的发生发展；④促进胶原降解：局部MMP/TIMP的比例失衡是造成ECM过多沉积于肝脏的主要原因；⑤诱导HSC凋亡：体内活化的HSC在肝纤维化恢复期，主要通过凋亡机制而非表型的转化而达到抑制的。因此，诱导和促进HSC的凋亡是肝纤维化治疗的理想途径。

一、干扰素

1. 适应证 ①慢性乙型肝炎和丙型肝炎；②肝纤维化：目前推荐剂量为1MU，6～9个月为1个疗程，前3个月每日1次，后3～6个月隔日1次，肌注；③肿瘤辅助治疗：如肾癌、肺癌、卵巢肿瘤、血液系统肿瘤等；④病毒感染性疾病。

2. 禁忌证 治疗前应严格选择对象，对小儿严密观察。

3. 注意事项 ①治疗过程中辅以常规的保肝治疗；②有关治疗适应证、剂量、疗程及疗效判断等问题，和患者的肝纤维化程度、病程及病期关有。同时也与患者自身的免疫状况相关。

4. 不良反应 严重不良反应的报道较少。常见的是一过性发热，体温基本不超过38.5℃，数小时后自行恢复，且往往在注射3～5次后患者对发热耐受。可在临睡前给药或于注射前1小时使用消炎痛50mg口服或肠栓以缓解发热的不良反应，极少患者出现高热(>39℃)甚至伴有寒战，则需停药。流感样症状，如头痛、头晕、肌痛和骨痛，可开始治疗时间隙给药，并作对症处理。若患者不能耐受则应减量或暂停使用。有个别患者ALT一度轻度增高，停药后恢复。

此外尚有少数患者出现恶心和皮疹，极个别发生白细胞减少(一般不低于3.0×10^9/L)。但均可自行恢复或在减量或停药后恢复。尚未见肾功能受损者。

二、秋水仙碱

1. 适应证 血吸虫性肝纤维化、急性痛风、乳腺癌、宫颈癌、食管癌、肺癌、胃癌及慢性粒细胞性白血病的治疗。

2. 用法 肝纤维化治疗目前推荐小剂量为1mg/d，每周5天，建议早期服用。

3. 不良反应 常见的有胃肠道反应如恶性、呕吐、腹胀、腹泻、肠麻痹和便秘、四肢酸痛，也有引起白细胞、血小板降低及出血倾向、再生障碍性贫血、多发性神经炎、脱毛，如静脉用药

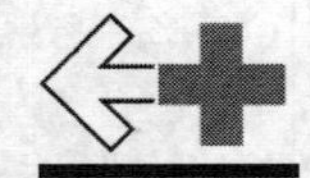

可引起静脉炎，溢出血管可引起局部组织坏死。过量可致休克，或呼吸抑制而死亡。

4. 注意事项 ①老年患者如有心血管疾患、肝肾功能减退者应慎用或不用；②晚期肝硬化患者秋水仙碱可有蓄积作用，需引起重视；③孕妇及哺乳期妇女应慎用。

三、D-青霉胺

1. 适应证 主要用于 Wilson 病的治疗，也用于原发性胆汁性肝硬化治疗。另外，可用于风湿性关节炎、硬皮病、干燥综合征、重金属中毒、胱氨酸尿及其结石等治疗。

2. 用法 对于 Wilson 病，口服每日 20～25mg/kg，分 3 次口服，6 个月为 1 疗程。

3. 不良反应 较多见，发生率约 20%。主要有肾脏损害、骨髓抑制及过敏反应，表现为蛋白尿、白细胞、血小板减少、口腔溃疡、胃肠道反应、皮疹皮炎、药热，另有再生障碍性贫血、味觉异常。长期使用可引起视神经炎。

4. 注意事项 ①孕妇应慎用，可影响胚胎的发育；②肾功能不全及造血系统严重损害者禁用；③用药期间定期监测白细胞、血小板、尿常规；④铁、锌可降低本品的疗效，应错开 2 小时以上服用；⑤用药前应做青霉素过敏试验。

四、钙拮抗剂

实验证明，钙拮抗剂尼卡地平、维拉帕米、汉防已甲素对大鼠肝星状细胞（HSC）的增强胶原合成有明显抑制作用，其代表药物汉防已甲素抗肝纤维化研究较为深入，临床应用也取得一定的疗效。

1. 适应证 心血管疾病及多种原因所致肝纤维化。

2. 用法 剂量 50mg，每日 3 次，疗程 6 个月。

（刘　蕾　陈三班　刘学臣）

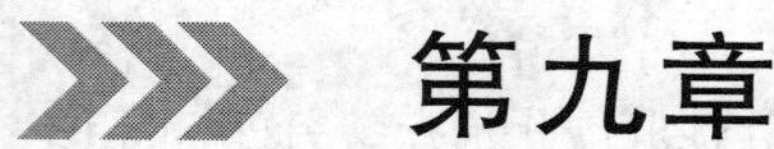

第九章

慢性丙型病毒性肝炎的治疗

由于HCV感染人体后，很容易逃脱宿主的免疫监控，从而在体内持续存在。因此，急性HCV感染后大约80%的患者将可能发展成慢性肝炎，并不断进展成为肝硬化和肝癌。其慢性化的进程与持续性HCV血症有着密切的关系。因此，及时应用有效的抗病毒药物以清除HCV，对于延缓以致阻断病情的进展有着重要的意义。自HCV发现后的十几年来，干扰素已经广泛的应用于抗HCV的治疗，并取得了许多经验，尽管干扰素治疗慢性丙型肝炎的疗效尚不十分理想，但到目前为止，干扰素仍然是唯一有效的治疗药物。

一、治疗目标与原则

慢性丙型肝炎治疗的首要目标是清除病毒（检测不到血清HCV-RNA），其次则为减少肝损害[持续正常的ALT水平和（或）改善肝活组织检查结果]，进而达到延缓或预防肝硬化、肝细胞肿瘤、必须肝移植乃至相关死亡发生的目的。

当慢性丙型肝炎患者有持续或间断性ALT升高或怀疑伴有酒精性肝病、脂肪肝时，最好进行肝穿刺检查。但对于ALT持续正常的HCV感染者以及治疗后的监测，肝穿刺的价值尚不清楚。肝活检可以对肝组织炎症进行分级，对肝组织纤维化作出分期，明确有无肝硬化，因为10%～20%肝硬化患者单依据临床及生化检查很难被发现。肝活检结果还可以预测疾病进展的进度、估计预后，对于判断患者是否接受抗病毒治疗起重要作用。

治疗前检测慢性丙型肝炎患者的HCV-RNA水平和HCV基因型可用来预测IFN治疗的成功率和决定IFN和利巴韦林合并疗法治疗所需的期限：基因型2或基因型3的患者应至少进行6个月的治疗，而基因型1者则必须接受12个月以上的治疗。

二、一般治疗

一般护肝对症治疗同乙型肝炎。

1. 非特异性护肝药　维生素类、还原型谷胱甘肽、氨基酸、肌苷、葡萄糖醛酸内酯（肝泰乐）等。

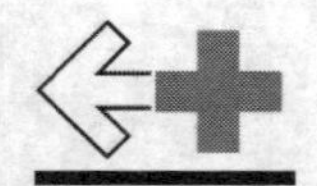

2. 降酶药 甘草甜素类(甘草酸单胺、甘草酸二胺等),五味子类(联苯双酯、双环醇等),山豆根类(苦参碱等),垂盆草等有降低转氨酶作用。

3. 退黄药物 丹参、茵栀黄、门冬氨酸钾镁、前列腺素 E_1、腺苷蛋氨酸等有退黄作用。抗炎保肝治疗只是综合治疗的一部分,对 ALT 明显升高者或肝组织学明显炎症坏死者,在抗病毒的基础上可适当选用保肝药物,但不宜同时应用多种抗炎保肝药物以免加重肝脏负担。

三、抗病毒治疗的有效药物

2004 年 3 月制订的《丙型肝炎防治指南》指出:抗病毒治疗的目的是清除或持续抑制体内的 HCV,以改善或减轻肝损害、阻止进展为肝硬化、肝衰竭或 HCC,并提高患者的生活质量。

干扰素-α(IFN-α)是抗 HCV 的有效药物,包括普通 IFN-α、复合 IFN 和聚乙二醇化干扰素-α(PEG-IFN-α)。

1. 干扰素治疗的适应证和禁忌证

(1)适应证:一般认为,抗-HCV 阳性、HCV-RNA 阳性、ALT 持续升高的患者,既符合慢性丙型肝炎诊断标准者,又无干扰素治疗的禁忌证,都应考虑使用干扰素治疗。

(2)禁忌证:自身免疫性疾病、甲状腺炎、甲状腺功能亢进、内源性抑郁症/精神分裂症、肾移植后、严重冠心病、严重的外周血白细胞降低($<1.5\times10^9$/L,尤其是中性粒细胞低于 1.0×10^9/L)及妊娠等,不宜应用干扰素-α 治疗。

与乙型肝炎后肝硬化不同,在代偿期丙型肝炎肝硬化患者可以进行 IFN 抗病毒治疗,但对失代偿性肝硬化,包括有大量腹水或食管静脉曲张出血;肝脏合成功能严重障碍,血清白蛋白降低超过 3g/L,凝血酶原时间延长超过 3 秒钟,血清胆红质超过 2mg/dl;脾功能亢进等,也不适于干扰素治疗。

2. 疗效判定标准 对慢性丙型肝炎疗效主要从生化学、病毒学和组织学三方面进行评价。IFN 治疗丙型肝炎疗效的判断指标,目前国内外多采用病毒的持续应答作为主要的判断指标,而治疗结束时的病毒学应答、生化应答和完全应答作为次要评价指标。

(1)生化应答:主要指 ALT 水平的变化,治疗后 ALT 复常称为"有生化应答";治疗结束时 ALT 的复常率称为"疗程结束时应答(ETR)";治疗结束后观察 6 或 12 个月时 ALT 仍保持正常,称为"持续生化应答(SBR)";治疗期间 ALT 复常,治疗停止后 ALT 又上升称为"复发";治疗期间曾有 1 次或更多次的 ALT 复常,但在治疗结束时,没有连续 2 次的 ALT 正常,称之为"breakthrough"。在干扰素治疗过程中,ALT 无恢复,称之为"生化无应答"。

(2)病毒学应答:主要指血清 HCV-RNA 阴转。治疗后 HCV-RNA 阴转称为"病毒学应答";治疗结束后观察 6 个月或 12 个月时 HCV-RNA 仍保持阴性,称为持续病毒应答(SVR);治疗期间 HCV-RNA 阴转,治疗停止后又阳转称为复发;治疗期间曾有 1 次或更多次的 HCV-RNA 阴性,但在治疗过程中曾经阴转的血清 HCV-RNA 又阳转称之为"breakthrough"。在治疗期间和治疗结束后 HCV-RNA 持续阳性,称之为"无应答(NR)"。

(3)组织学判断标准:肝脏组织学评价对于疗效的判断具有重要的意义。判断标准主要是依据治疗前与治疗后 6～12 个月的肝活检组织活动指数(HAI)比较,有效病例至少应有 2 度以上的改变。HAI 包括:门管区周围炎症、坏死,小叶内炎症、坏死及门管区炎症 3 项内容。

肝脏坏死性炎症和纤维化消失或停止进展，提示肝炎的痊愈。

由于在多数地区的病例较难接受肝脏组织活检，而且，经血清学检测 ALT 复常和 HCV-RNA 的阴转与肝组织学改善基本上成正比，因此，在对干扰素疗效进行评价时主要是病毒持续应答率。

3. 治疗方法及疗效

(1)单一干扰素-α 治疗：在 20 世纪 90 年代初期，所采用的治疗方法是 3MU，皮下或肌内注射，每周 3 次或隔日 1 次，疗程为 12～24 周。许多临床研究报道显示此种剂量和疗程在治疗结束时，40%～70%的患者有效，但复发率高达 50%以上，故其持续病毒应答率为 6%～30%。此后的临床研究发现，延长疗程及增加剂量可以提高干扰素的疗效。但当剂量增加过大时，疗效并不能同时增加，而且，不良反应更为增加。

1997 年，美国国立卫生研究院在"治疗丙型肝炎共识会议"上推荐了干扰素-α 的标准用法：每周 3 次，每次 3MU，皮下注射，疗程为 12 个月，但在治疗 3 个月时无应答者，则需要更改治疗方案。

近年，单一干扰素治疗多主张较大的剂量和较长的疗程，一般认为成年人采用 5MU、48 周疗效较为适宜。在剂量与疗程之中，延长疗程可能比加大剂量更为重要。需要注意的是，由于个体差异的存在，在慢性丙型肝炎的干扰素治疗中，治疗方案需要个体化，不可过分刻板。

近 10 年来，各个国家和地区的报道的治疗结果差异较大。进一步的研究发现，在干扰素治疗时，其疗效受到许多因素影响，最为重要的是与 HCV 基因型密切相关，HCV 基因 1 型(尤其是-1b 型)对干扰素的敏感性明显低于 HCV 基因 2、3 等型，导致临床疗效上的较大差异。据报道，在中国、美国等 HCV 感染较为严重的国家，HCV 基因 1 型感染占到慢性丙型肝炎的 80%以上。目前国际上较为公认的单一干扰素-α 的 SVR 为 15%～20%，而复习文献和我们近十年的临床治疗经验，感觉国人对干扰素治疗的反应，无论是 ETVR 还是 SVR 都高于欧美国家的报道。

在干扰素的用法方面，多采用每周 3 次或隔日疗法，但在干扰素注射后，IFN 在血液中的浓度 6 小时内达高峰，以后渐降低，24 小时后血清中即难以检出。因此，血内浓度就有高低波动，每日 1 次将有助于缩短间歇期，提高疗效，但连续 6～12 个月的疗程，患者依从性差，不易耐受。

(2)复合 α 干扰素(CIFN)的治疗：干扰素-α 有 20～25 个亚型，其生物学特性各异，通过对多种天然 α 亚型干扰素的蛋白质结构进行扫描，将每个位点上出现的频率最高的氨基酸进行重组，得到了 CIFN 氨基酸序列的基本框架，为了增加复合干扰素-α 蛋白质分子的稳定性，又对另 4 个氨基酸做了改动，因此，CIFN 不是天然存在的干扰素，而是重组复合的干扰素。CIFN 与 α-2b 有 89%的同源性，与干扰素 R 有 30%的同源性。体外抗病毒实验表明，体外活性是干扰素-α-2b、2a 的 5～10 倍。其诱导 NK 细胞的能力也强于以上 2 种干扰素-α。CIFN 是由美国安进公司开发，商品名为干复津，制剂有 9μg 和 15μg 2 种。于 1997 年 10 月由 FDA 批准治疗慢性丙型肝炎，同年 12 月由我国卫生部批准进口。

美国对 704 例未曾用过干扰素治疗的慢性丙型肝患者进行了多中心随机双盲试验，对照组为干扰素-α-2b，入组患者 HCV-RNA 阳性、ALT 水平在入组前 4 周内为正常上限的 1.5

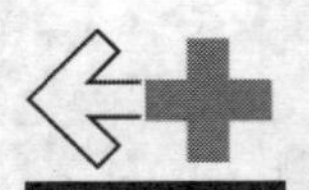

倍。患者随机接受3μg、9μg CIFN或是3MU IFN-α-2b，每周3次，皮下注射，持续24周，治疗结束后观察24周。结果表明，2种干扰素的治疗结束时应答率和6个月持续应答率无显著差异，但对高滴度HCV-RNA患者，其HCV-RNA的SVR为7%，优于IFN-α-2b的0，对HCV基因1型感染的慢性丙型肝炎，CIFN的ETR为24%，SVR为8%，也优于IFN-α-2b的15%和4%，干扰素抗体：在美国进行的慢性丙型肝炎临床试验中，CIFN 9μg与IFN-α-2b 3MU比较，其干扰素结合抗体产生率相似，而中和抗体产生率仅为4%。

(3)长效干扰素的治疗：由于干扰素-α在血清中的半衰期只有6小时，决定其半衰期的因素主要是机体对其的代谢过程，因此间歇给药存在血液IFN浓度的低谷，不能持续抑制病毒的复制。研究人员发现，重组蛋白药物与聚乙二醇交联以后，可降低重组蛋白药物的免疫原性，减少抗体的产生，同时延长其在血液中存在的时间，稳定性得以增强，提高了重组蛋白药物的疗效。据此原理，近年开发了干扰素-α与聚乙二醇的交联物，从而延长了血中干扰素-α的半衰期，一次肌注1.5μg/kg，可使其活性延长至1周，相当于每日肌注3MU干扰素-α，故称之为长效干扰素。目前临床应用的长效干扰素为Schering-Plough公司生产的Peg-Intron和Roche公司生产的Pegasys。

·长效干扰素的不良反应和普通干扰素类似，无明显增加。在我国SFDA已批准可应用于丙肝炎治疗。

对于慢性丙型肝炎来说，HCV的清除可能是一个较为漫长的过程，需要较为长时期的干扰素治疗，长效干扰素的出现，除了上述较为良好的疗效以外，其每周1次的注射，使得患者容易接受，具有很好的顺应性，这就为长疗程的抗病毒治疗创造了一个好的基础。因此，长效干扰素将有可能取代目前的普通干扰素，而应用于病毒性肝炎的治疗。

(4)聚乙二醇化干扰素-α(PEG-IFN-α)：聚乙二醇(polyethyleneglycol)在日常生活中经常把它作为食品和化装品的增稠剂，在注射用药中作为缓释剂，是无毒性的中性物质，可以多聚为线状聚合体，也可成多分枝状聚合体，进入体内无抗原性，在肝内分开聚合为单分子或小分子，由肾脏排出，体内不参与代谢，和肽类蛋白结合后不容易被酶水解，并能延长半衰期，增加溶解度，还可以减少蛋白质的抗原性。

聚乙二醇干扰素PEG-IFN是干扰素和多聚乙二醇共价结合，注射吸收进入血液后缓慢释放干扰素，使血液中干扰素浓度较长时间维持在有效水平，提高疗效并减少注射次数，同时减少干扰素的抗原性，产生干扰素抗体的几率下降，和干扰素结合的聚乙二醇，由分子量的大小不同，形态可为线状和分枝状，结合的位点可以单个、多个或捆绑式，所以有不同的PEG-IFN，目前PEG-IFN有2种，一是罗氏公司生产的派罗欣(Pegasys，PEG-interferonα-2a)，另一种是先灵藻雅公司生产的佩乐能(Peglntron，interferonα-2b)，目前已用于临床。

普通干扰素注射后，全身分布广泛，肾清除率高，在血液中的半衰期只有4～6小时，峰值期3～8小时，至24小时已不能测到，对靶细胞的作用浓度下降，同时干扰素分子全暴露在机体免疫系统前面，容易被识别而产生抗干扰素抗体。普通干扰素需要每日注射或隔日注射，在血液中间歇性产生高峰，并一段时期内血中无干扰素，而PEG-IFN只每周注射1次，血液干扰素有效水平达一周或接近一周。

PEG-IFN-α与利巴韦林联合应用是目前最有效的抗病毒治疗方案，国外最新临床试验结果显示，PEG-IFN-α-2a（180μg）或 PEG-IFN-α-2b（1.5μg/kg）每周 1 次皮下注射联合利巴韦林口服治疗 48 周的疗效相似，持续病毒学应答（SVR）率可达 54%～56%；普通 IFN-α（3MU）肌内注射每周 3 次联合利巴韦林治疗 48 周的 SVR 率稍低，为 44%～47%；单用 PEG-IFN-α-2a 或普通 IFN-α 治疗 48 周的 SVR 率分别仅为 25%～39%和 12%～19%。因此，如无利巴韦林的禁忌证，均应采用联合疗法。

四、抗病毒治疗的适应证

只有确诊为血清 HCV-RNA 阳性的丙型肝炎患者才需要抗病毒治疗。

1. 一般丙型肝炎患者的治疗

（1）急性丙型肝炎：IFN-α 治疗能显著降低急性丙型肝炎的慢性化率，因此，如检测到 HCV-RNA 阳性，即应开始抗病毒治疗。目前对急性丙型肝炎治疗尚无统一方案，建议给予普通 IFN-α 3MU，隔日 1 次肌内或皮下注射，疗程为 24 周，应同时服用利巴韦林 800～1000mg/d。

（2）慢性丙型肝炎：①ALT 或 AST 持续或反复升高，或肝组织学有明显炎症坏死（G≥2）或中度以上纤维化（S≥2）者，易进展为肝硬化，应给予积极治疗；②ALT 持续正常者大多数肝脏病变较轻，应根据肝活检病理学结果决定是否治疗。对已有明显纤维化（S2、S3）者，无论炎症坏死程度如何，均应给予抗病毒治疗；对轻微炎症坏死且无明显纤维化（S0、S1）者，可暂不治疗，但每隔 3～6 个月应检测肝功能。但最近有研究发现，用 PEG-IFN-α 与利巴韦林联合治疗 ALT 正常的丙型肝炎患者，其病毒学应答率与 ALT 升高的丙型肝炎患者相似。因此主张对 ALT 正常或轻度升高的丙型肝炎患者，只要 HCV-RNA 阳性，也可进行治疗，但尚须积累更多病例作进一步临床研究。

（3）丙型肝炎肝硬化：①代偿期肝硬化（Child-Pugh A 级）患者，尽管对治疗的耐受性和效果有所降低，但为使病情稳定、延缓或阻止肝衰竭和 HCC 等并发症的发生，建议在严密观察下给予抗病毒治疗；②失代偿期肝硬化患者，多难以耐受 IFN-α 治疗的不良反应，临床上给予保肝对症治疗，有条件者应行肝脏移植术。

（4）肝移植后丙型肝炎复发：HCV 相关的肝硬化或 HCC 患者经肝移植后，HCV 感染复发率很高。IFN-α 治疗对此类患者有效果，但有促进对移植肝排斥反应的可能，可在有经验的专科医生指导和严密观察下进行抗病毒治疗。

2. 特殊丙型肝炎患者的治疗

（1）儿童和老年人：有关儿童慢性丙型肝炎的治疗经验尚不充分。初步临床研究结果显示，IFN-α 单一治疗的 SR 率似高于成人，对药物的耐受性也较好。65 岁或 70 岁以上的老年患者原则上也应进行抗病毒治疗，但一般对治疗的耐受性较差。因此，应根据患者的年龄、对药物的耐受性、并发症（如高血压、冠心病等）及患者的意愿等因素全面衡量，以决定是否给予抗病毒治疗。

（2）酗酒及吸毒者：慢性酒精中毒及吸毒可能促进 HCV 复制，加剧肝损害，从而加速发展为肝硬化甚至 HCC 的进程。由于酗酒及吸毒患者对于抗病毒治疗的依从性、耐受性和 SR 率均较低，因此，治疗丙型肝炎必须同时戒酒及戒毒。

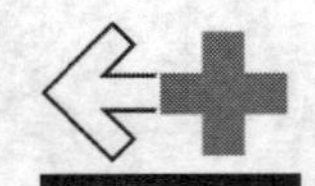

(3)合并 HBV 或 HIV 感染者:合并 HBV 感染会加速慢性丙型肝炎向肝硬化或 HCC 的进展。对于 HCV-RNA 阳性而 HBV-DNA 阴性者,给予抗 HCV 治疗;对于两种病毒均呈活动性复制者,建议首先以 IFN-α 加利巴韦林清除 HCV,对于治疗后 HBV-DNA 仍持续阳性者可再给予抗 HBV 治疗。

合并 HIV 感染也可加速慢性丙型肝炎的进展,抗 HCV 治疗主要取决于患者的 $CD4^+$ 细胞计数和肝组织的纤维化分期。对免疫功能正常者,应进行抗 HCV 治疗。对于严重免疫抑制者($CD4^+$ 阳性淋巴细胞$<2\times10^8$/L),应首先给予抗 HIV 治疗,待免疫功能重建后,再考虑抗 HCV 治疗。

(4)慢性肾衰竭:对于慢性丙型肝炎伴有肾衰竭且未接受透析者,不应进行抗病毒治疗。已接受透析且组织病理学上尚无肝硬化的患者,可单用 IFN-α 治疗(应注意在透析后给药)。由于肾功能不全的患者可发生严重溶血,因此,一般不应用利巴韦林联合治疗。

五、抗病毒治疗影响因素及禁忌证

1. 影响因素 慢性丙型肝炎抗病毒疗效应答受多种因素的影响,下列因素有利于取得 SVR:①HCV 基因型 2、3 型;②病毒水平$<2\times10^6$拷贝/ml;③年龄<40 岁;④女性;⑤感染 HCV 时间短;⑥肝脏纤维化程度轻;⑦对治疗的依从性好;⑧无明显肥胖者;⑨无合并 HBV 及 HIV 感染者;⑩治疗方法:以 PEG-IFN-α 与利巴韦林联合治疗为最佳。

2. 禁忌证 失代偿性肝硬化、酗酒、吸毒、抑郁症、自身免疫性疾病、妊娠、未能控制的糖尿病和高血压、合并其他严重疾病时,不能接受干扰素治疗;当有贫血(Hb<11g/dl),冠心病、妊娠、外周血管疾病、肾功能不全、痛风时则不能接受利巴韦林治疗。

六、慢性丙型肝炎治疗方案

治疗前应进行 HCV-RNA 基因分型(1 型和非 1 型)和血中 HCV-RNA 定量,以决定抗病毒治疗的疗程和利巴韦林的剂量。

1. HCV-RNA 基因为 1 型,或/和 HCV-RNA 定量$\geqslant2\times10^6$拷贝/ml 者,可选用下列方案之一。

(1)PEG-IFN-α 联合利巴韦林治疗方案:PEG-IFN-α-2a 180μg 或 PEG-IFN-α-2b(1.0~1.5μg/kg),每周 1 次皮下注射,联合口服利巴韦林 1000mg/d,至 12 周时检测 HCV-RNA:①如HCV-RNA 下降幅度<2 个对数级,则考虑停药;②如 HCV-RNA 定性检测为阴转,或低于定量法的最低检测限,继续治疗至 48 周;③如 HCV-RNA 未转阴,但下降≥2 个对数级,则继续治疗到 24 周。如 24 周时 HCV-RNA 转阴,可继续治疗到 48 周;如果 24 周时仍未转阴,则停药观察。

(2)普通 IFN-α 联合利巴韦林治疗方案:IFN-α 3~5MU,隔日 1 次肌内或皮下注射,联合口服利巴韦林 1000mg/d,建议治疗 48 周。有人采用所谓"诱导疗法",即每天肌内注射 IFN-α 3~5MU,连续 15~30 天,然后改为每周 3 次。国外研究表明,患者对这一方案的耐受性降低,且能否提高疗效尚不肯定。

(3)不能耐受利巴韦林不良反应者治疗方案:可单用普通 IFN-α、复合 IFN 或 PEG-IFN,

方法同上。

2. HCV-RNA 基因为非 1 型，或/和 HCV-RNA 定量＜2×10^6拷贝/ml 者，可采用以下治疗方案之一。

(1)PEG-IFN-α 联合利巴韦林治疗方案：PEG-IFN-α-2a 180μg 或 PEG-IFN-α-2b(1.0～1.5μg/kg)，每周 1 次皮下注射，联合应用利巴韦林 800mg/d，治疗 24 周。

(2)普通 IFN-α 联合利巴韦林治疗方案：IFN-α 3MU 每周 3 次肌内或皮下注射，联合应用利巴韦林 800～1000mg/d，治疗 24～48 周。

(3)不能耐受利巴韦林不良反应者治疗方案：可单用普通 IFN-α 或 PEG-IFN-α。

3. 对于治疗后复发或无应答患者的治疗　对于初次单用 IFN-α 治疗后复发的患者，采用 PEG-IFN-α-2a 或普通 IFN-α 联合利巴韦林再次治疗，可获得较高 SVR 率(47%，60%)；对于初次单用 IFN-α 无应答的患者，采用普通 IFN-α 或 PEG-IFN-α-2a 联合利巴韦林再次治疗，其 SVR 率较低(分别为 12%～15%和 34%～40%)。对于初次应用普通 IFN-α 和利巴韦林联合疗法无应答或复发的患者，可试用 PEG-IFN-α-2a 与利巴韦林联合疗法。

七、抗病毒治疗的不良反应及处理方法

1. IFN-α 的主要不良反应　为流感样综合征、骨髓抑制、精神异常、甲状腺疾病、食欲减退、体重减轻、腹泻、皮疹、脱发和注射部位无菌性炎症等。

(1)流感样综合征：表现为发热、寒战、头痛、肌肉酸痛、乏力等，可在睡前注射 IFN-α，或在注射 IFN-α 同时服用非甾体类消炎镇痛药，以减轻流感样症状。随疗程进展，此类症状逐渐减轻或消失。

(2)骨髓抑制：一过性骨髓抑制主要表现为外周血白细胞和血小板减少。如中性粒细胞绝对数≤0.75×10^9/L，血小板＜50×10^9/L，应降低 IFN-α 剂量；1～2 周后复查，如恢复，则逐渐增加至原量。如粒细胞绝对数≤0.50×10^9/L，血小板＜30×10^9/L，则应停药。对于中性粒细胞明显降低者，可用粒细胞集落刺激因子(G-CSF)或粒细胞巨噬细胞集落刺激因子(GM-CSF)治疗。

(3)精神异常：可表现为抑郁、妄想症、重度焦虑和精神病。其中抑郁是 IFN-α 治疗过程中常见的不良反应，症状可从烦躁不安到严重的抑郁症。因此，使用 IFN-α 前应评估患者的精神状况，治疗过程中也要密切观察。抗抑郁药可缓解此类不良反应。对症状严重者，应及时停用 IFN-α。

(4)IFN-α 可诱导自身抗体的产生：包括抗甲状腺抗体、抗核抗体和抗胰岛素抗体。多数情况下无明显临床表现，部分患者可出现甲状腺疾病(甲状腺功能减退或亢进)、糖尿病、血小板减少、溶血性贫血、银屑病、白斑、类风湿关节炎和系统性红斑狼疮样综合征等，严重者应停药。

(5)其他少见的不良反应：包括肾脏损害(间质性肾炎、肾病综合征和急性肾衰竭等)、心血管并发症(心律失常、缺血性心脏病和心肌病等)、视网膜病变、听力下降和间质性肺炎等，发生上述反应时，应停止治疗。

2. 利巴韦林的主要不良反应　为溶血和致畸作用。

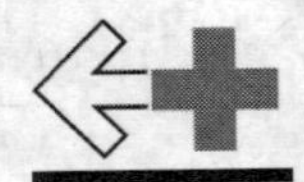

(1)及时发现溶血性贫血:须定期做血液学检测,包括血红蛋白、红细胞计数和网织红细胞计数。在肾功能不全者可引起严重溶血,应禁用利巴韦林。当 Hb 降至≤100g/L 时应减量;Hb≤80g/L 时应停药。

(2)致畸性:男女患者在治疗期间及停药后 6 个月内均应采取避孕措施。

(3)其他不良反应:利巴韦林还可引起恶心、皮肤干燥、瘙痒、咳嗽和高尿酸血症等。

八、其他疗法

1. 去铁疗法 去铁疗法包括放血治疗和去铁胺治疗。用去铁疗法治疗慢性丙型肝炎,并不能使患者的 HCV-RNA 消失,但可以改善其对干扰素治疗的应答,对干扰素治疗失败者,加用去铁疗法,能使患者血清 ALT 水平显著下降,还可以使部分患者出现对干扰素的应答。国外有学者研究报道,减轻铁负荷最好的方法就是静脉切开放血,行静脉切开放血(每 2～3 周放血 350ml,至血清铁蛋白<30μg/L),期间患者 ALT 可显著降低。去铁胺是一种铁螯合剂,对铁离子有高度的亲和力,去铁胺输注可提高 IFN 治疗的应答率。去铁疗法的确切机制仍不清楚,推测受感染肝细胞质中存在游离铁的浓度与病毒复制有一定关系。放血或输注去铁胺可以降低细胞质中游离铁的浓度,使病毒的复制受到了抑制,从而改善肝炎患者病情。但目前国内尚无此方面的经验报道。

2. 熊去氧胆酸(UDCA) UDCA 是一种亲水性胆汁酸,它能逆转由疏水性胆汁酸潴留所引起的肝细胞损伤,对慢性胆汁淤积性疾病患者以及病毒性或非病毒性慢性肝炎患者均能有效地降低血清转氨酶水平。与 IFN 联合应用治疗丙型肝炎,能显著延长 IFN 治疗后正常血清 ALT 水平的持续时间,延缓复发,并可能比单用 IFN 能更有效地控制慢性丙型肝炎的疾病活动性。UDCA 一般无明显不良反应,患者对所用剂量耐受良好。少数患者有腹部不适,但多数能继续用药。IFN 联合 UDCA 治疗会出现血小板减少和全身衰竭等,但这可能主要与 IFN 有关,因而,需停用或减量应用 IFN。

3. 胸腺肽-α_1 是一个由 28 个氨基酸构成的肽类免疫调节剂,能在体内和体外修饰免疫应答,增强细胞免疫。单一用于丙型肝炎病例,治疗 6 个月(1.6mg,每周 2 次),并不能见到明显的客观效果。与 IFN-α 联用,研究结果表明,这种免疫调节剂与干扰素联合治疗似有一定的益处,但是也应注意到在诱导副反应方面也可能出现协同反应。

4. 氧化苦参碱 氧化苦参碱是从中药苦参中提取的生物碱之一,陈索等报道氧化苦参碱的体外实验研究结果,发现 100～1000mg/L 能明显降低转染细胞内重组 HCV-RNA 水平,并且随着药物浓度的升高,抑制作用逐渐加强,呈现量-效关系。体外实验还显示苦参碱能够提高 CD4 水平和 CD4/CD8 比值,增强 NK 细胞活性、诱生内源性干扰素及减轻肝脏的炎症。

5. GM-CSF 有研究表明,丙型肝炎用高剂量 IFN-α(5MU,每日 1 次)不能缓解病情,改为 IFN-α 联合 GM-CSF(500μg 皮下注射)每周 2 次,治疗 4 个月,初治无应答病例中有部分病毒被清除,故认为 GM-CSF 这种促进造血功能的细胞因子能使巨噬细胞和自然杀伤细胞增加,而增强了干扰素的效用所致,尚待进一步研究。

6. 甘草甜素 甘草甜素是从甘草根中提取的一种浸出液,具有抗过敏和解毒作用。动物实验表明,甘草甜素对肝细胞膜有保护作用。

7. 白介素-2(IL-2) 是一种糖蛋白,可诱导 T-淋巴细胞增值和分化,诱导 γ 干扰素活化巨噬细胞。IL-2 近年试用于丙型肝炎的辅助治疗,结果表明虽然 HCV-RNA 降低,但未见阴转,在治疗期间可有部分病例转氨酶恢复正常。

8. 白介素-10(IL-10) 并无抗病毒活性,但具有肝脏组织纤维蛋白的生成调控作用,用于治疗丙型肝炎,多数患者转氨酶正常,肝脏组织学好转。患者对 IL-10 的耐受性较好,是可能进一步研究的辅助治疗药物。

九、慢性丙型肝炎抗病毒治疗值得注意的几个问题

到目前为止,对 HCV 具有作用的药物只有 IFN,但 IFN 对慢性丙型肝炎的疗效受多方面因素的影响,因此,如何根据患者的情况,合理治疗、提高 IFN 的疗效一直是医务工作者研究的内容。在多年的临床实践和研究工作中,慢性丙型肝炎的 IFN 治疗应注意以下几个方面。

1. 疗程 众多的研究表明,以到达病毒的持续性应答(停止 IFN 治疗后 6 个月内无病毒复发)为主要目标,多数学者和国际性会议认为,对基因 1 型患者的疗程需要 12 个月,非基因 1 型至少需要 6 个月。虽然在治疗过程中病毒载量的变化可以预测治疗后能否取得病毒持续应答,但这是在保证足够疗程的基础上。但即使达到上述疗程也同样不能避免复发,如何才能将复发率降到最低,目前尚无明确的答案。对于中国的慢性丙型肝炎患者,因为基因 1 型 HCV 感染患者占近 80%,因此我国的绝大多数慢性丙型肝炎患者的疗程需要 1 年。疗程的长短可根据以下条件推测:①治疗结束时外周血单核细胞内 HCV-RNA 阴性者绝大多数能取得持续应答;②治疗 4 周即获得病毒学应答者,疗程可以相应缩短,但不能短于 24 周;③治疗 12 周病毒阴转的患者,疗程需要 48 周,而治疗 24 周病毒才阴转的患者,疗程需要 72 周;④治疗 24 周病毒不能阴转者,即使再延长治疗时间可能也不能取得持续应答。

2. 利巴韦林的应用 由于在 IFN 和利巴韦林的联合治疗中,利巴韦林有部分降低 ALT 的作用,在治疗的初期阶段应用的间歇期抑制病毒反弹和可以增加应答作用,众多的研究结果毫不例外的表明,利巴韦林的联合治疗可提高持续应答率。在 IFN 剂量一定的情况下,在一定范围内,利巴韦林剂量与疗效正相关。但由于大剂量的利巴韦林可以导致红细胞溶解,应当密切观察其不良反应的发生。由于个体的差异,每个人对利巴韦林的耐受性不同,但利巴韦林的最低剂量不能低于 600mg/d,过低剂量将使其作用消失。利巴韦林的单独应用不具有抗 HCV 的作用,必须与 IFN 联合应用,在 IFN 治疗结束后单独应用利巴韦林也不能增加疗效。虽然推荐利巴韦林与 IFN 的全程联合应用,但对其不良反应明显者,尽量在治疗的初期(12 周)利巴韦林足量应用,而在后期进行剂量的调整,以尽量提高 IFN 的治疗效果。

3. 对复发者的再治疗 由于 HCV 的高度变异和病毒感染肝脏以外的组织细胞,特别是一些静止的细胞,从而使 HCV 感染容易慢性化和在治疗后容易复发。虽然多数研究结果显示,对复发患者的再治疗仍可有效,但为了取得持续性应答,应当根据以前的治疗情况,进行方案的调整,或联合治疗,或延长疗程,或选择不同的制剂。也应当考虑患者复发的时间和再治疗开始的时间,以便最大可能的提高再治疗的应答率。复发患者的再治疗可能存在两种情况,一是一旦复发马上进行再治疗;另一是在复发后相当一段时间后才进行再治疗。对于前者由于复发病毒存在的时间较短,病毒的变异情况小,可通过联合治疗、延长疗程来获得持续性应

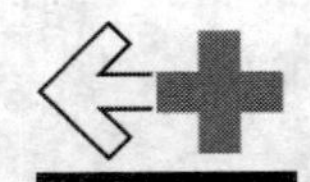

答。但对复发时间很长者，由于病毒存在较大的变异，可能更应当从选择合适的剂型方面考虑。

4. 治疗过程中和治疗结束后的严密观察 虽然慢性HCV感染的疗程在24周以上，但并不是在治疗过程中不需要对治疗效果进行观察，因为存在一些因素可预测在当前治疗方案中能否取得持续应答，为了及时调整治疗方案，治疗过程中疗效的严密观察显得更为重要。在整个疗程中可能要注意以下几个时间点：①治疗前有条件者可检测HCV基因型，以推测治疗疗程；②治疗4周：对治疗4周取得病毒学应答(血清HCV-RNA阴转)者，12个月的疗程后可以停药；③治疗12周：治疗12周血清HCV-RNA阴转者，应当保证12个月的疗程，以争取获得持续性应答，有病毒下降(>2log)而未能阴转者，疗程应当在12个月的基础上延长，对病毒载量无变化者，应当更换药物；④治疗24周：治疗12周为血清HCV-RNA阳性，而24周为阴性者，应当延长疗程至72周，24周仍为阳性者，同一药物的继续治疗可能在控制病毒方面意义不大，应当更换药物；⑤停止治疗后的3或6个月：对于治疗结束时取得病毒应答者，应当在停药的3个月或6个月进行HCV-RNA检查，以了解是否复发，以便进行再治疗；⑥对取得持续应答者，虽然有报道>90%可长期保持应答，但确实有在3～5年后复发者。有研究显示，即使持续应答者，其PBMC中仍可持续存在极低量的病毒，在一定情况下病毒可以重新复制，造成复发。

十、慢性丙型肝炎治疗的展望

尽管丙型肝炎治疗取得不少进展，但临床上仍需要更有效的抗病毒药物，单独或联合现有药物以提高应答率。

1. 小分子病毒蛋白酶抑制剂 与HIV感染类似，这些药物需要与其他药物，如干扰素、利巴韦林等合用，以防止病毒耐药性的出现，但这些酶抑制剂尚未应用于临床。

2. 免疫调节治疗 丙型肝炎疫苗目前尚处于研制阶段，初步的研究结果显示，给黑猩猩注射重组外膜蛋白能诱导抗体产生和CD4阳性T细胞反应，因此能够预防大多数黑猩猩的慢性感染。重组蛋白技术的进步、新型佐剂的使用和DNA疫苗有助于推进疫苗的研制以及治疗性疫苗在丙型肝炎治疗中的应用。由于HCV容易发生变异、缺乏稳定的HCV体外长期细胞培养系统及理想的小动物模型，研制对各型HCV都有保护作用的高效、价廉、安全的HCV疫苗依然是一个世界性难题。

3. 被动免疫治疗 最近的试验显示，患慢性丙型肝炎的黑猩猩重复输注抗HCV特异性免疫球蛋白后，HCV-RNA水平降低，治疗结束后仍进一步降低。尽管这些试验结果显示，被动获得性的抗体能够预防黑猩猩的急性HCV感染，对黑猩猩慢性HCV感染也有一定的益处，但这种治疗方法对慢性丙型肝炎患者是否起作用，仍需进一步研究。

4. 分子治疗方法 尽管HCV具有高度变异性，但其5’端的非编码区相对保守，可作为治疗的靶位。特异性的反义寡核苷酸可与此区互补序列杂交，阻止HCV基因的翻译和表达。最近已开始对反义分子的安全性和有效性进行评价。

5. 其他核苷类似物 VX-497是次黄嘌呤5’端单磷酸脱氢酶的选择性抑制剂(IMPDH)，具有抗增殖、抗病毒和免疫抑制作用。利巴韦林也是IMPDH的抑制剂，但结构上与VX-497

不同。给干扰素治疗无应答者应用 VX-497 4 周，可降低 ALT 水平，而 HCV-RNA 水平下降并不显著，与单用利巴韦林的疗效相似，但不良反应小，不会引起贫血。目前，评价 VX-497 与干扰素联合应用疗效的临床试验正在进行，其他核苷类似物还在开发研制中。

（姚冬梅　刘军芳　刘红燕）

第十章

慢性丁型病毒性肝炎的治疗

HDV感染是乙型肝炎慢性化和重症化的重要因素之一，我国目前HDV感染率不高，为6%～10%，但由于HBV感染的基数大，HDV感染可使乙型肝炎慢性化或病情恶化，因而积极治疗HDV感染对控制肝炎的慢性化和病情进展有重要的意义。

一、一般处理

1. 休息 急性肝炎的早期，应住院或就地隔离治疗并卧床休息；恢复期逐渐增加活动但要避免过劳，以利于康复。慢性肝炎活动期应适当休息，病情好转后应注意动静结合，不宜过劳。由急性肝炎或慢性肝炎转重者应卧床休息，住院治疗。

2. 营养 病毒性肝炎患者宜进食高蛋白质、低脂肪、高维生素类食物，碳水化物摄取要适量，不可过多，以避免发生脂肪肝。恢复期要避免过食。绝对禁酒，不饮含有酒精的饮料、营养品及药物。

二、药物治疗

药物治疗主要包括抗病毒、免疫调节、抗炎保肝和对症等治疗。

1. 抗病毒治疗 HBV、HDV重叠感染的患者如果有活跃性的肝炎病毒的复制，就应该给予抗病毒治疗。目前常用的抗病毒药物有：α干扰素(INF-α)、核苷(酸)类似物、氧化苦参碱及其他如膦甲酸钠等药物。

(1)α干扰素(INF-α)：干扰素是目前公认的对HBV和HDV的复制均有抑制作用的药物。在治疗HBV和HDV重叠感染时应给予较大剂量和较长的疗程。有文献报道应用干扰素5MU或9MU治疗，每周3次，应用12个月，有效率35%，患者肝功能改善。还有研究认为INF-α治疗的近期疗效与使用剂量有关，目前推荐的用药方案是：INF-α(α-2a或α-2b)肌注9MU/每次，3次/周，或3～5MU/每次，每日1次，疗程1年以上。为提高INF疗效，有人尝试多种药物联合治疗，如与其他抗病毒药联合应用等，均未获得满意疗效，故应进一步对此深入研究。在HDV和HBV合并感染时，应大剂量、长疗程治疗。但随着干扰素用量的增加，应注意其不良反应。

干扰素治疗的禁忌证：①绝对禁忌证：妊娠、精神病史（如严重抑郁症）、未能控制的癫痫、未戒断的酗酒/吸毒者、未经控制的自身免疫性疾病、失代偿期肝硬化、有症状的心脏病、治疗前中性粒细胞计数<1.0×10^9/L和治疗前血小板计数<50×10^9/L；②相对禁忌证：甲状腺疾病、视网膜病、银屑病、既往抑郁症史、未控制的糖尿病、未控制的高血压、总胆红素>51μmol/L，特别是以间接胆红素为主者。

(2)核苷(酸)类似物治疗：①拉米夫定：主要通过抑制乙型肝炎病毒的复制，达到对乙型肝炎和丁型肝炎混合感染的治疗作用。拉米夫定为核苷类似物：2',3'-脱氧-3'-硫代胞嘧啶。主要作用机制为竞争性抑制 HBV-DNA 多聚酶而抑制 HBV-DNA 的合成。拉米夫定用法：100mg，每日 1 次口服；②阿德福韦酯(adefovir dipivoxil)：10mg，每日 1 次口服。疗程可参照拉米夫定；③恩替卡韦(entecavir)：恩替卡韦是环戊酰鸟苷类似物。Ⅱ/Ⅲ期临床研究表明，成人 0.5mg，每日 1 次口服，能有效抑制 HBV-DNA 复制，疗效优于拉米夫定。

(3)其他抗病毒药物及中药治疗：①膦甲酸钠：膦甲酸钠为焦磷酸盐类似物，是 HBV-DNA 聚合酶抑制剂，因 HDV 依赖 HBV 而存在，故可用于丁型肝炎的治疗。基础及临床报道膦甲酸具有良好的抑制乙肝病毒的作用，是一个快速抑制病毒药物，DNA 抑制率达 89.36%；膦甲酸钠直接作用于 HBV-DNA 聚合酶的焦磷酸结合部位，与核苷类药物不同，不涉及胸腺嘧啶激酶，故对无环鸟苷、更昔洛韦、拉米夫定等耐药株仍有抑制作用；②苦参素(氧化苦参碱)系我国学者从中药苦豆子中提取，已制成静脉内和肌内注射剂及口服制剂。我国的临床研究表明，本药具有改善肝脏生化学指标及一定的抗 HBV 作用，因 HDV 依赖 HBV 而存在，故可用于丁型肝炎治疗。但其抗病毒的确切疗效尚需进一步扩大病例数，进行严格的多中心随机对照临床试验加以验证。

(4)抗病毒治疗的展望：近期的实验室研究结果提出以下几个方面有望成为抗病毒治疗的目标：①抑制 HDAg-S 的表达：HDAg-S 是一种酸化蛋白，其磷酸化对于 HDV 复制具有重要作用；②降低自身切割活性：已发现有一种氨基苷类抗生素可对 HDV 核酶产生强烈的抑制作用，从而降低 HDV-RNA 的自身切割和自身连接的功能，达到抑制 HDV-RNA 复制的作用；③设计一种特异性的小分子引物，将其导入 HDV 中，它可以与病毒蛋白结合，从而达到抑制目标病毒复制的目的；④硫代反义寡核苷酸对 HDV 的抑制作用：体外实验已证实，人工合成的针对 HDV 基因酶自裂位点和 StemI 区的硫代反义寡核苷酸，可特异地与靶基因结合，有效地抑制 HDV 基因的复制与表达。

2. 免疫调节治疗 丁型肝炎病毒感染亦存在免疫功能的紊乱，其血清中的自身抗体为抗 LKM3，在德国人中的发生率为 6%，意大利人中的发生率为 13%。抗 LKM3 的靶抗原为葡萄糖醛酸转移酶 1 型(UGT-1)，与 AIH 相关的抗 LKM3 在分子靶抗原和滴度上存在差异。HDV 相关的抗 LKM3 滴度低，仅能识别 UGT-1 氨基酸序列上 C 末端的 289～532 位氨基酸，而 AIH 相关的抗-LKM3 平均滴度高，能识别 UGT-1 氨基酸序列上 289～374 位和 265～374 位氨基酸。目前认为 HDV 感染伴抗-LKM3 阳性患者病情多较重，常需进行肝移植治疗。此外，还发现针对基底细胞层、胸腺星状上皮细胞、胸腺网状细胞和细胞核层黏素 C 的自身抗体。其临床特点还需进一步的研究明确。

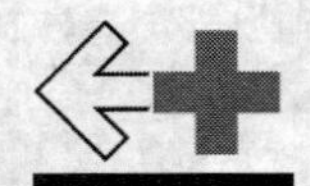

因而可以应用免疫调节药物进行治疗。胸腺肽 α_1 可增强非特异性免疫功能，不良反应小，使用安全，对于有抗病毒适应证，但不能耐受或不愿接受干扰素和核苷(酸)类似物治疗的患者，有条件可用胸腺肽 α_1 治疗。

（刘　蕾　刘红燕　任青娟）

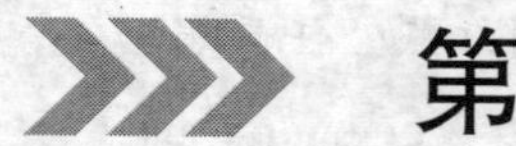

第十一章

淤胆型肝炎的治疗

第一节 急性淤胆型肝炎的治疗

由于淤胆型肝炎的黄疸深，病程长，有些病例黄疸消退甚难，治疗原则强调中西医结合的综合疗法，包括清除病毒，去除感染、药物等诱发因素，重点是消退黄疸，缩短黄疸期，特别是高胆红素血症的持续时间，以改善本病的预后。

一、一般治疗

患者应卧床休息，进流质、易消化的饮食，禁饮酒，避免应用对肝有损害的药物。给予一般保肝药物，包括维生素类药物，黄疸深者可加用维生素 K_1 10～20mg 静脉滴注或肌内注射，每日 1 次，疗程根据病情而定。

二、退黄治疗

1. 药物治疗

(1)肾上腺皮质激素：常用制剂为泼尼松(龙)每日 30～60mg，早上顿服或分 3 次口服，若 7 天后胆红素下降 50%以上者认为有效，可继续减量使用，否则即应停药。有人主张短疗程(12 天)较好，收效快，不良反应少，反跳率低。因长期使用激素可促使肝细胞对非结合胆红素的摄取，当肝细胞内微粒体催化酶，葡萄糖醛酸转移酶活力下降时，大量非结合性胆红素进入肝细胞会加重肝细胞的变性、水肿甚至坏死。激素还能抑制微粒体呼吸链中的电子转移，ATP 相应减少，胆汁排泌障碍。激素还可抑制库普弗细胞的吞噬功能，使来自肠道的内毒素不易清除，毒素吸收反会加重肝损害。另外长期应用激素可引起较严重的不良反应，如诱发感染、消化性溃疡及溃疡病出血、糖尿病、精神障碍、骨质疏松等。基于上述原因，目前大多不主张皮质激素作为首选药物。其适应证为：①急性淤疸型肝炎黄疸迅速上升难以用其他疗法控制者可考虑使用；②自身免疫性肝炎胆汁淤积。慢性淤胆型肝炎很少有效，尽量不用。激素作为鉴别肝内、外梗阻性黄疸的诊断性治疗，假阳性和假阴性机会较多，如有 10%的肝外梗阻性黄疸下降 50%，而部分肝内胆汁淤积不降或上升，故应予注意。用激素治疗应严格掌握适应证，注意不良反应的发生。

(2)腺苷蛋氨酸：腺苷蛋氨酸是在腺苷蛋氨酸合成酶的催化作用下，由蛋氨酸和三磷酸腺苷(ATP)合成的化合物，它在体内转甲基和转硫基的生化过程中起关键性作用。体内缺乏腺苷蛋氨酸，势必影响肝细胞处理胆红素的能力而造成肝内胆汁淤积和肝细胞损伤。因此，补充外源性的腺苷蛋氨酸有助于肝功能的恢复和肝内胆汁淤积的消退。腺苷蛋氨酸对急、慢性肝炎合并肝内胆汁淤积均有较好的疗效，且对皮肤瘙痒等症状也有较好疗效。初始治疗：每日1000～2000mg，加入5%葡萄糖液250～500ml中静脉滴注。治疗2周黄疸无下降者可停止治疗，有效者可延长疗程或改为维持治疗，疗程视黄疸消退情况而定，急性肝炎为2～4周，慢性肝炎为4～6周。维持治疗：每日500～1000mg，口服，连用1～2个月。该药未见严重不良反应。偶见有头痛、恶心及面部潮红现象，少数可出现血管刺痛、静脉炎及皮疹。

(3)胰升糖素-胰岛素(GI)疗法：此疗法主要用于治疗重型肝炎，但治疗淤胆型肝炎，有人认为疗效较差。实际疗效尚需进一步观察。一般用胰升糖素1mg与胰岛素10U加入10%葡萄糖液250～500ml中静脉滴入，每日1次，14天为1疗程。该疗法常见的不良反应有低血糖反应和低钾血症，静脉滴速快时，易发生恶心、呕吐等不良反应。故对治疗前血糖偏低或胃肠道症状明显者，不宜用该疗法。重度慢性肝炎和肝硬化胆汁淤积用GI疗法应注意乳酸性酸中毒。G-I疗法时，葡萄糖摄取后肝内糖酵解增加致血中乳酸增加，慢性肝病肝脏摄取乳酸能力下降，若乳酸增多长期得不到纠正则产生乳酸性酸中毒。

(4)门冬氨酸钾镁：由于门冬氨酸钾镁能促进氨和二氧化碳在细胞中的代谢，故可用于治疗急、慢性病毒性肝炎伴有高胆红素血症者。据上海报道，除重型肝炎外，其他型病毒性肝炎大多数取得显著退黄效果。且在血清胆红素下降的同时，大都伴有ALT下降。无明显不良反应。忌用于高钾血症者。用法为门冬氨酸注射液20ml加入5%～10%葡萄糖溶液250～500ml缓慢静脉滴注(每分钟30滴)，每日1次，2～3周为1疗程。

(5)苯巴比妥：苯巴比妥促进黄疸消退的机制是：①提高肝细胞微粒体内酶的活性，尤其是葡萄糖醛酸转移酶的活性，使非结合胆红素转变为结合胆红素；②诱导Y蛋白的生成，增加Y蛋白的浓度及活性，从而增强肝细胞摄取非结合胆红素的能力；③增加毛细胆管内胆汁的水分流动；④提高肝细胞滑面内质网的酶活力，使胆固醇转变为胆酸的过程加快，从而改变胆汁成分，促进胆汁酸的分泌和排泄。因此，此药在利胆退黄的同时，尚有减轻瘙痒的作用。

临床上此药只适用于治疗血清胆红素水平较低的淤胆型肝炎，因其对肝脏有一定的损害，对肝功能损害较严重或胆红素水平较高的淤胆型肝炎不用此药治疗。对长期使用此药者也应注意其肝损害有无加重。慢性淤胆型肝炎最好不用。该药无明显不良反应，少数患者服药后可能出现头晕、困倦或皮疹等不良反应。用法：成人每次30～60mg，每日2～3次，口服。一般用药5～7日黄疸开始下降，待黄疸消退约50%时(2周左右)可适当减量，总疗程4～8周。该药治疗淤胆型肝炎，多属个例报道，实际疗效尚需进一步观察。

(6)熊去氧胆酸：新近研究认为，熊去氧胆酸可增加毛细胆管碳酸盐的分泌，从而促进胆汁分泌，增加胆汁流量。熊去氧胆酸置换血清、肝脏和胆汁中的有毒性的疏水性胆盐。结合的熊去氧胆酸在细胞外间隙中被吸附到浆膜的界面上，因此它可以防止膜脂被更多的疏水性胆盐所吸附。熊去氧胆酸在胆汁中含量增多，对胆盐组成进行调节形成更多的亲水性胆盐，而亲水性胆盐对胆管上皮无毒性。鼠的实验研究提示熊去氧胆酸的牛磺酸结合物(体内熊去氧胆酸的主要形式)可能通过肝细胞顶侧膜排泌作用增加胆汁淤积性肝细胞的分泌能力,分泌更多的疏水性胆盐进入胆汁,从而减少肝细胞损伤。3个临床实验证明熊去氧胆酸治疗能使原发性胆汁性肝硬化进展减慢可延长寿命,并能降低r-GT和ALP。对其他一些胆汁淤积性肝病(包括原发性硬化性胆管炎,妊娠期肝内胆汁淤积和囊性纤维化)也有有益的作用。临床上用于治疗病毒性及药物中毒性肝炎伴有肝内淤胆者,可使血清总胆红素及胆酸下降。用法:8～10mg/(kg·d),分2次,早、晚进餐时口服。疗程视病情而定,一般用2～4周或更长时间。不良反应较少见,有腹泻、便秘、过敏反应、瘙痒、头痛、头晕、胃痛、心动过缓等。本药对肝脏毒性很小,严重肝功能减退者禁用。

(7)低分子右旋糖酐加肝素:低分子右旋糖酐加小剂量肝素,能改善胆汁黏稠度,加快胆汁流量,有利于胆栓的溶解,从而有利于胆红素的清除。用法:低分子右旋糖酐500ml加肝素50mg静脉滴注,每日1次,疗程3～4周。据报道,用药2周左右黄疸下降。有出血倾向者禁用。

(8)酚妥拉明:酚妥拉明具有扩张门静脉,特别是肝脏微小血管的扩张,改善肝细胞的营养和血供,降低门脉压力,增加肾血流量等作用。据报道该药单独应用和联合丹参治疗淤胆型肝炎;联合当归素治疗重度黄疸型慢性乙型肝炎;联合强力宁治疗黄疸持续不退的慢性重型肝炎高度胆汁淤积患者均获得疗效。成人每日10～20mg溶于500ml液体中静脉点滴,每分钟20～25滴。疗程视病情而定,有报道疗程1个月。酚妥拉明常见不良反应为低血压,血容量不足者禁用。

2. 中医中药治疗 急性淤胆型肝炎病程短,黄疸轻且有湿热见症者,可用清利法。用茵陈蒿汤,该方三味药,苦寒通泄,使湿热之邪从小便而出,湿去热清,则黄自退。若热重于湿,可用栀子柏皮汤为治。

3. 物理方法治疗

(1)血浆置换疗法:血浆置换(PE)疗法是指用血液成分分离机,在血浆单采的同时按血浆采出的速率回输置换液给患者。置换液为等量新鲜同型血浆和白蛋白及生理盐水或糖盐水。据计算,置换第一个全身血浆容量时,血浆中所含的致病物质浓度下降70%。PE可去除致病抗原、抗体或抗原抗体复合物,可部分清除血浆中的白三烯、胆红素、胆酸、内毒素等循环毒性物质,减轻其对肝脏及其他脏器的毒性作用。PE也可补充血浆蛋白、凝血因子、调理素等生物活性物质。1989年上海虹桥医院对6例甲型肝炎高胆红素血症患者在药物治疗效果不好后采用该疗法,每次置换血浆760ml,血清胆红素平均下降90.6μmol/L,最终全部治愈。唐晓鹏等报道21例经一般内科治疗仍有高胆红素血症的非梗阻性黄疸患者用PE疗法16例好转,有效率为76.2%。18例重型肝炎存活13例,存活率72.2%。2例淤胆型肝炎和1例中毒性肝炎均治愈。杨金龙报道用PE治疗26例难治性病毒性肝炎高胆红素血症患者,每次平均置换血浆588ml,每周2次,平均每例置换5.7次,胆红素下降有效率为88.5%。PE疗法可改善症状,减轻瘙痒及使黄疸消退,改善肝功能,增强T辅助细胞的活性,纠正血BCAA/AAA的异常比值。采血流量为20～30ml/min,每次置换总量为700～1300ml,根据病情需要,每周1～2次,每疗程置换1～7次。适应证为各型肝炎伴有高胆红素血症(包括淤胆型肝炎、重型

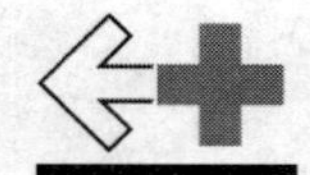

肝炎、慢性肝炎、药物性肝炎和中毒性及酒精性肝炎)。在PE过程中应注意保持采出血浆量与回输液量的平衡和置换液的保温。有人报道38.1%的患者用PE后出现荨麻疹,9.5%的患者术中血压曾一度降低,经减少采血流量并增加补液后,迅速复常。无一例发生过敏性休克、出血加重及电解质紊乱。PE疗法有增加HIV和HCV感染的危险性。

鉴于血浆置换疗法易发生HIV和HCV感染的危险性及少数患者可出现过敏反应,杨金龙等用白蛋白置换治疗难治性肝炎高胆红素血症53例,总有效率86.8%,住院天数显著减少,胆红素明显下降。方法:分离并去除患者含胆红素等有害物质的血浆每次300~400ml,同时立即回输血液有形成分,并补充白蛋白30g,每周置换2次,4次为1疗程。该法未发现明显不良反应,且安全性较大,可避免HIV和肝炎病毒经血传播。

(2)血液透析疗法:血液透析疗法是应用特殊的血液透析器通过白蛋白透析可以移除白蛋白结合的毒素如胆红素、胆汁酸、前列腺素和二氧化碳,能够延长伴肝肾综合征的终末期肝病患者的存活时间。无白蛋白的透析液清除率<0.5ml/min,只要透析液中加入白蛋白(含5%白蛋白)之后白蛋白的清除增加到10.5ml/min。如应用碳和阴离子交换吸附剂柱(AC 250和AE 250,Teraklin AG,Rostock,Germary),白蛋白透析液被再生,含30g的白蛋白透析液600ml(5%白蛋白)能够移除270mg的胆红素。如果白蛋白透析液不被再循环,要移除270mg胆红素需要405g的白蛋白。另外只有应用正确型别的透析膜,透析液中的白蛋白才能使白蛋白结合的毒素较好的清除。如使用通用的聚丙烯腈膜进行血透透析,能有效的去除尿素、肌酐及无机磷酸盐等小分子物质,但对大分子物质清除率较低,故仅用于肝衰竭伴肾衰竭的治疗。新近采用新研制的三醋酸纤维膜(CTA)及聚甲基丙烯酸甲酯(PMMA)膜制成的空心纤维血液透析滤过器,有效率为聚丙烯腈膜的3倍,能使暴发性肝炎患者意识恢复率达到90%,半数以上病例存活。然而肝衰竭时水溶性化合物(氨)的移除需要高的透析液流量。血液透析疗法的适应证主要为重型肝炎伴有肝肾综合征和肝性脑病的患者,也可用于严重而难治的肝炎高胆红素血症。血液透析使患者发生HIV、TTV、HBV和HCV感染的危险性增加。

第二节　慢性淤胆型肝炎的治疗

胆汁淤积可抑制正常的肝组织再生、诱发肝纤维化,改变Ⅰ类组织相容性抗原的表达,使肝脏更易发生自身免疫性损害,从而加剧肝损伤。因此胆汁淤积一旦确诊应积极治疗。

传统治疗药物如肾上腺皮质激素、苯巴比妥等因禁忌多或不良反应等问题不主张用于慢性淤胆型肝炎,可酌情选用以下药物。

一、熊去氧胆酸(UDCA)

正常情况下,人类胆汁酸池中的疏水性胆酸和亲水性胆酸保持动态平衡。胆汁淤积时疏水性的胆酸浓度升高,并与肝细胞膜中的脂质相互作用,使膜的通透性增高,膜分子极性消失,导致细胞溶解。UDCA为亲水性胆酸的主要成分,外源性UDCA的补充能改变胆酸的组成比例,稳定肝细胞膜,UDCA通过Ca^{2+}和激活蛋白激酶机制,促使胆汁酸向胆小管排泌。竞争抑制胆汁酸在回肠的再吸收,可降低内源性胆汁酸的浓度,减轻淤胆。

口服后主要在回肠以主动转运方式吸收，吸收后主要分布于肝肠组织和血浆中，血浆蛋白结合率为96%～99%。其疗效主要取决于胆汁中UDCA的浓度，并呈剂量依赖关系，直至到达一个平台。UDCA除用于慢性淤胆型肝炎外，还可用于原发性胆汁性肝硬化、原发性硬化性胆管炎、胆固醇性结石、胆源性胰腺炎、胆汁反流性胃炎等。治疗剂量依疗效而调整，一般可以每日300mg开始，无效时，可增至每日600mg，疗程一般2～3个月，甚至更长。

UDCA禁用于急性胆囊炎、胆管炎的发作期、胆道完全梗阻、胆结石钙化症者和孕妇及哺乳期妇女。消胆胺或含氢氧化铝的制酸剂可阻碍本品的吸收，避孕药可影响本品疗效。

UDCA对造成胆汁淤积的不同疾病，疾病的不同程度疗效不一，尚无确切临床统计资料，但有作者认为它是治疗PBC唯一有效的药物。

二、甘草酸

电镜观察发现慢性肝炎肝内淤胆的原发性损害不是毛细胆管的炎症，而是肝细胞本身胆汁分泌代谢障碍，病变位于小叶中心部，毛细胆管内有胆栓。

甘草酸在体内被葡萄糖醛酸水解酶水解为葡萄糖醛酸和甘草次酸，甘草次酸与肝脏的类固醇代谢酶的亲和力大于类固醇，阻碍了皮质激素和醛固酮在肝脏的灭活，起到皮质激素样的药理作用，从而减轻肝细胞充血、水肿、渗出和坏死，使胆汁运行通畅，缓解胆汁淤积，促进黄疸消退。甘草酸还抑制磷酸A_2活性和前列腺素E_2的形成，阻断肝脏病理损伤，保证了胆红素在肝细胞内的正常分泌亦促进黄疸消退。

甘草酸可用于各种类型肝病，尤其是慢性乙型肝炎、慢性丙肝炎、代偿期肝硬化、酒精性肝病、药物性肝炎等。禁用于严重低钾血症、高钠血症、高血压、心力衰竭、肾衰竭及既往对本品过敏者。治疗过程中定期检测血压、血清钾、血清钠。如出现高血压、钠潴留、低血钾等情况，应暂停给药或适当减量。

三、腺苷蛋氨酸

慢性肝炎和肝硬化时，腺苷蛋氨酸活性降低，其结果引起转甲基和转硫基作用受限，前者致使肝细胞膜流动性和Na^+-K^+-ATP酶活性降低，导致胆汁酸运输系统等钠依赖性协同运输系统障碍，最终结果是胆汁流量减少，肝细胞内担汁淤积。转硫基作用受限时，肝脏半胱氨酸、牛磺酸、谷胱甘肽和硫酸盐等主要内源性解毒物质供应减少，使内外源性毒性化合物易于在肝细胞内聚集引起肝细胞胆汁淤积和肝细胞损伤。补充外源性腺苷蛋氨酸有助于肝细胞恢复上述功能，促进黄疸消退和肝功能恢复。

口服腺苷蛋氨酸后，60%～85%的经肠道吸收，并与内源性腺苷蛋氨酸具有共同的代谢通路，均生成甲基化合物，硫基化合物及硫酸盐。静脉注射腺苷蛋氨酸1小时后血浆浓度达峰值。与静脉注射相比，肌肉注射生物利用度为95%。腺苷蛋氨酸在人血清中的蛋白结合率极低。腺苷蛋氨酸经肾脏排泌和代谢。其清除率为1.3ml/(min·kg)，24小时尿液排出给药剂量的30%～40%。

腺苷蛋氨酸治疗慢性淤胆型肝炎，妊娠期肝内胆汁淤积，妊娠期和哺乳期仍可使用。最初2周每日1000～2000mg溶剂溶解后加入10%葡萄糖250～500ml静脉点滴。维持治疗采用

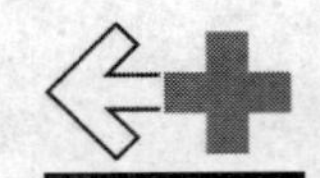

口服，每次 500～1000mg 每日 2 次。长期大量应用尚未见严重不良反应。但应注意的是，无论肌内注射还是静脉注射，注射用粉末必须在临用前用所附溶剂溶解，注射剂不可与碱性液体或含钙离子的液体混合。

腺苷蛋氨酸对淤胆型肝炎尤其是慢性淤胆型肝炎疗效明显。天津市传染病医院的研究结果表明，用腺苷蛋氨酸 1000mg 静脉点滴每日 1 次，2 周后改为口服胶囊 500mg，每日 2 次，共 6 周，观察皮肤瘙痒缓解情况及血清 STB、SDB、r-GB、ALP、ALT、AST 下降指标综合判断，治疗组总有效率为 76.7%，对照组为 36.0%($P<0.01$)，未见明显不良反应。一项前瞻性、随机、多中心、传统中药相对照的临床研究评价了静脉注射和口服腺苷蛋氨酸治疗慢性病毒性肝炎合并肝细胞性黄疸的有效性和耐受性。289 位患者分为两组，评价静脉注射和口服腺苷蛋氨酸($Ade\text{-}SD_4$)治疗慢性病毒性肝炎的肝细胞性黄疸在改善生化参数及主客观症状上，比传统中药 TCR(茵栀黄＋丹参)更有效，对患者是安全的，有很好的耐受性。

腺苷蛋氨酸治疗有效病例在用药后 1～2 周首先是皮肤瘙痒明显减轻或消退，大便颜色转为正常，随后是黄疸和梗阻酶的逐渐下降和肝功能的恢复。如果治疗 4 周后临床症状和肝功能检查无改善，再继续治疗恐也难奏效，建议停止治疗，改用其他方法。曾有人建议加大腺苷蛋氨酸剂量如静脉点滴每日 2000mg 治疗仍有意义，目前资料太少，需今后继续观察。国内一项多中心研究，加大剂量似未增加疗效，而与疗程的关系更为密切。

四、酚妥拉明

门脉血管床以 α 受体调节机制为主，酚妥拉明可减少肝脏血管床的阻力，增加肝脏的血流量，提高肝脏氧摄取量，改善肝脏的缺氧状态，有利于胆红素的排泄。酚妥拉明对 α 受体的阻断还可能有利于毛细胆管微丝损伤的修复，而微丝功能障碍正是肝内胆汁淤积的因素之一。

静脉注射后 2 分钟起效，持续 10～15 分钟。口服吸收差，药物作用仅及静脉用同等剂量药物的 20%。半衰期为 2.5～4.0 小时，在体内大部分被代谢，尿中原形排出的药物不超过 10%。

该药除用于血管痉挛性疾病、嗜铬细胞瘤的诊断外，亦用于慢性淤胆型肝炎的治疗。常用剂量为 10mg 加入 10%葡萄糖 250～500ml 静脉点滴，每日 1 次，疗程 14～20 天。但低血压、严重动脉硬化、心脏器质性损害、肾功能减退、胃炎、胃十二指肠溃疡患者禁用。本品禁忌与氢化可的松、青霉素、磺胺嘧啶、能量合剂、铁剂等均有配伍禁忌。也应避免与镇静催眠药、利血平、降压灵等有降压作用的药物合并使用。

在酚妥拉明与中药合并使用，酚妥拉明与甘草酸合用的报道中，其结果对 ALT 下降不明显而对黄疸消退比较明显。

五、门冬氨酸钾镁

此药为门冬氨酸钾盐与镁盐的等量混合物，镁既是肝内多种酶的激活剂，又是血管扩张剂，在能量代谢和三羧酸循环中起重要作用，该药直接参与肝细胞的生理代谢，能提高肝细胞潜在能力，钾与镁的协同作用，可使胆汁分泌与排泄增加，加速胆红素代谢与清除。

门冬氨酸钾镁可用于各型急、慢性肝炎引起的高胆红素血症，对降低血氨，促进肝性脑病的苏醒，改善心肌代谢障碍，低血钾也有作用。常用剂量为 20～40ml 加入 10%葡萄糖液 250～500ml 中缓慢静脉点滴，每日 1 次，重度黄疸每日 2 次，4 周为 1 疗程。对肾功能不全和高钾血症患者禁用。此药不能肌内注射和静脉推注，除洋地黄中毒者外，对房室传导阻滞者慎用。

在临床疗效的报道中，有一组关于门冬氨酸钾镁与甘利欣联合治疗慢性淤胆型肝炎的报道，资料表明用药 4 周后，血清总胆红素由治疗前平均 289μmol/L 降为 26μmol/L，治疗 6 周后有 50%患者血清胆红素恢复到正常范围，约 34%患者疗效显著，11%有效，2.3%无效。

六、复方丹参注射液

复方丹参注射液由丹参和降香组成。中医认为慢性肝炎尤其是慢性淤胆型肝炎存在气滞血瘀，即现代医学的微血循环障碍。丹参主要功能活血祛瘀，降香为气中血药，理气兼活血，与丹参配伍可增强改善微循环作用。现代药学实验证明丹参能扩张冠状动脉，改善心肌缺血缺氧；改善微循环，抗血小板凝集及血栓形成，降低血液黏度；提高机体免疫力，有一定抗菌消炎作用；抑制补体 C3 超量活化作用，减少补体 C3 活化片断对肝细胞膜的攻击破坏作用。

复方丹参注射液用于急、慢性肝炎伴有气滞血瘀时（舌质暗紫，舌边缘有瘀斑）疗效佳。此外用于冠心病、心绞痛。常规剂量为 20ml 加入 10%葡萄糖 250ml 中静脉点滴，每日 1 次，疗程 4～6 周。在应用时应当注意，在同一容器中不宜与其他药物混用；保存不当可能影响产品治疗，所以使用前必须对光检查，发现药液出现浑浊、沉淀、变色、漏气等现象不能使用。

临床疗效是否满意的关键在于对病例的选择是否得当，选择有气滞血瘀的病例用药时疗效比较满意。有资料该药与其他药物联合使用的报道，据资料如与甘利欣合用，比单用疗效佳。

七、高压氧治疗

慢性淤胆型肝炎患者心肺功能正常，全身并无缺氧，但其肝脏因肝细胞肿胀变性，炎细胞浸润，组织液增加，间质纤维组织增生，肝细胞血管床被挤压变狭窄，血流量减少，血流变缓，而引起肝细胞缺氧，造成胆小管壁上皮细胞坏死，管壁破裂，胆汁反流入血窦；肿胀的肝细胞压迫胆小管引起胆汁排泄不畅，形成胆栓；肝细胞膜通透性增加及胆红素摄取、结合、排泄等功能障碍引起黄疸，更加影响肝细胞的能量和物质代谢，加重肝细胞和毛细胆管的损伤。

高压氧治疗能提高肝细胞含氧量，促进肝组织毛细血管增生，改善肝组织微循环；加强线粒体中以细胞色素 P-450 为重要成分加单氧酶的功能，增强肝细胞解毒和胆色素的运输和排泄功能使肝细胞、库普弗细胞增生和汇管区淋巴细胞浸润减轻，溶酶体数量减少，血液中淋巴细胞减少，使 T 淋巴细胞介导的通过释放超离子氧及水解酶引起的肝细胞溶解减轻，从而减轻肝细胞的超微结构损伤。

高压氧仓纯氧单仓治疗，每日 1 次，每次 2 小时，10 天为 1 疗程，休息 2 天再进行下个疗程，共 6 个疗程。

总之，高压氧治疗慢性淤胆型肝炎可明显改善临床症状和肝功能，可有效减轻肝细胞和毛细胆管胆汁淤积、肝组织结构和超微结构的损伤，此法安全简便，价格低廉。

八、血浆置换

对经药物治疗不能奏效或非常严重的慢性淤胆型肝炎可以考虑使用血浆置换。每次置换血浆量800～1000ml，同时输入等量，同血型的新鲜血浆，每周2次，共4～8次。血浆置换除可除去血浆中胆红素外，还除掉了血浆中的某些毒性物质及致病性物质，因此对本病有利。

九、中医中药

1. 治疗原则

(1)凉血活血解毒：针对毒热瘀滞病机，需要清热解毒、活血化淤；热在血分需要凉血以清热，故凉血活血解毒成为治疗本证的第一要法。清程钟龄即说"去瘀生新，而黄自退。"关幼波也说，黄疸为血脉受病，治荒要从治血入手。因为热毒深重，药剂应大。汪承柏主张凉血活血重用赤芍，每剂用量达60～120g。

(2)祛湿化痰：针对湿浊痰凝的病机，需要祛湿化痰可用《金匮要略》硝石矾石散加青黛，或用其他祛湿化痰的方药。

(3)温运阳气：有时阴寒胶凝太甚，阳气衰微，则需配伍温运阳气之品，如制附片、桂枝、干姜等，或用黄芪以助气宣卫。

2. 治疗方药及加减法

(1)基本处方：茵陈30g，赤芍30g，蒲公英30g，大黄10g，丹皮12g，郁金15g，车前子15g，车前草15g，小蓟15～30g，白茅根30g，枳壳10g，水煎服每日1剂。

(2)加减法：①胸膈满闷，按之不舒者，加瓜蒌15g，黄连10g，半夏10g；②腹胀满，苔厚腻，湿浊重者，可加蔻仁、草果仁、藿香等；③心烦欲呕者，加炒栀子10g，淡豆豉10g；④黄疸色晦暗，脉缓而弱或舌质淡暗者，加制附10g。大便稀或泄泻者，去大黄加炒白术15g，干姜6g，如效差，改用党参(或太子参)，炒山药，白扁豆；⑤身痒甚者加桃仁10g，凌霄花10g或蝉蜕、地肤子、荆芥穗、防风；⑥身黄日久，神疲乏力者，加黄芪15～20g。

3. 治疗小结 根据作者的临床观察和治疗体会在治疗该病时应注意以下三点：

(1)该病的基础是慢性肝炎和肝硬化，因此在治疗黄疸时不要忽视对上述疾病的一般治疗。如低蛋白血症的纠正，补充维生素B、维生素C、维生素K和维生素A、维生素D，保持大便通畅，合理使用利尿剂及预防、治疗各种感染等。

(2)切忌频繁换药：慢性淤胆型肝炎都具有高黄疸、高胆红素血症，而且已经维持很长时间，期望各种药物在短时间内达到退黄效果是不实际的。因此，在使用某种药物时最好使用一定时间后(如2～4周)确无黄疸下降趋势时再考虑使用其他药物，否则会给治疗造成更大困难。

(3)当用一种药物治疗疗效不明显时可考虑两种药物合并使用可能奏效。如甘草酸联合复方丹参注射液，甘草酸联合门冬氨酸钾镁，酚妥拉明联合甘草酸，中药配合酚妥拉明等可试用。

(王　娜　王文斌　王　蕊)

第十二章

重症肝炎的治疗

根据2000年西安第六次全国传染病寄生虫病学术会议,重型肝炎分为急性重型肝炎、亚急性重型肝炎和慢性重型肝炎,但这一诊断标准至今仍未达到共识,也未与国外暴发型肝衰竭的概念完全一致,特别是在慢性重型肝炎的归类上分歧更大。本文提及的重型肝炎主要包括急性(起病14天内出现肝衰竭)和亚急性(起病14天至6个月出现的肝衰竭)两大类,慢性重型肝炎(有慢性肝炎既往史)不包括在内。前者指既往无肝炎病史,本次发病较急、病情严重并伴有暴发型肝衰竭的病毒性肝炎。

第一节 治疗原则

重型肝炎病情严重,临床症状复杂,病死率高,预后差。因此,有人认为重型肝炎的治疗往往劳而无功,结果常常是人财两空。在日本,本病常常被列为难治性疾病之一。近年来经过国内外学者的共同努力,病死率在逐渐下降。

一、病死率

近年来,随着对重型肝炎监护措施的建立,有助于早期诊断检查技术的进步以及新的治疗方法和有效措施的应用,重型肝炎的病死率一直呈下降趋势。在日本,重型肝炎的病死率已经从20世纪70年代的80%以上降至20世纪80年代后期的75%左右和90年代初期的64.1%。国内也有报道显示:重型肝炎的病死率也在不断下降,1974年为80%,1975年后为65%左右,而1980年后则为55%左右。全国重型肝炎攻关组对"七五"期间收治的453例重型肝炎患者进行研究发现,其中存活257例,死亡196例,病死率为43.27%,较"六五"期间的54.54%又下降了一步。

二、重型肝炎患者的监护措施

重型肝炎的病情严重且变化多端,因此很多学者强调基础治疗的重要性,尤其强调对确诊

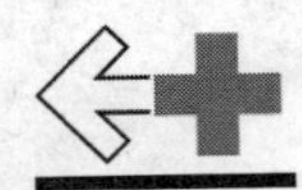

型肝炎患者宜在专门的肝病监护病房中密切观察，随时发现，及时正确处理，使患者能安全地度过危险阶段，让肝细胞有机会再生，从而达到提高存活率的目的。

三、治疗的基本原则

1. 早期诊断、早期治疗 重型肝炎通常可分为两个阶段，在早期阶段，虽然患者已出现重型肝炎的某些症状，如严重的消化道症状、明显黄疸、显著乏力等，但未出现肝衰竭的各种表现，此时抓紧治疗，疗效较好；相反患者进入肝衰竭期，同样的治疗方法效果甚微。

2. 常规地应用预防性措施 包括对防止肝细胞进一步坏死，促进肝细胞再生的治疗。针对肝性脑病发病机制中的几个主要环节，如血氨、假性神经递质和芳香族氨基酸浓度增高等和出血发病机制中的主要环节，如凝血因子缺乏、消化道黏膜糜烂及门静脉压力增高等进行治疗，就能取得较好疗效。

3. 抓住重点、照顾全面 重型肝炎病情严重，情况复杂，有时使医生不知从何下手，常常造成用药过多，加重肝脏负担，反而出现疗效不佳的情况，因此必须采用“抓住重点，照顾全面”的方针，对每一个具体病例的病情要仔细观察分析，找出主要矛盾，建立有主导措施的综合疗法，以求不断降低病死率，提高存活率。

第二节　治疗要点

一、基础治疗

由于重型肝炎的存活率较低(特别在Ⅳ级或Ⅴ级有深度昏迷时)，因此目前很多学者仍强调确诊的重型肝炎患者宜在专门的肝病监护病房中密切观察，发现问题及时正确处理，使患者的肝细胞有机会再生，从而提高存活率。一般疗法及护理仍然十分重要。未昏迷者在急重期内饮食以低蛋白、低脂、碳水化物及多种维生素为主；有腹水、脑水肿及水肿者，要求低盐(1g/d)、静脉输注葡萄糖，以保证每天热量并注意维持水、电解质的平衡。

二、内科治疗

(一)抗病毒治疗

根据国内“六五”、“七五”及“八五”攻关组急性和亚急性重型肝炎病原学的研究结果证明70%以上患者由乙型肝炎病毒引起，同时患者血清中干扰素水平较低，因此在理论上有应用抗病毒药物的依据。虽然在症状出现时病毒复制浓度一般是低的，仍认为特异性抗病毒治疗重型肝炎有效。但是，目前的抗病毒药物主要在抑制或阻断病毒复制过程中的某一阶段发挥作用，故用药时间需比较长，并由于抗病毒药物的不良反应可加重重型肝炎症状，因此，在重型肝炎的抗病毒治疗上始终存在2种不同意见。我们认为应根据具体情况，一般在严重症状趋向稳定时再开始应用。

1. 干扰素 现已证实重型肝炎患者体内产生干扰素是不充分的，因此削弱了清除病毒的能力，易造成病情恶化。早在20世纪80年代初，国外曾有报道应用α干扰素治疗重型肝炎取得了良好效果。国内"六五"攻关组曾提出应用α干扰素治疗重型肝炎，每日3～4MU，存活率为50%左右，但由于例数少，不良反应大，疗效又不十分满意，甚至可加重肝衰竭，因此，多数学者认为不宜应用。

2. 膦甲酸钠(Fascarnet) 它能抑制乙型肝炎病毒DNA合成。1986年，price等曾报道应用膦甲酸钠治疗有Ⅴ级昏迷的重型乙型肝炎1例，其中以首剂20mg/kg静脉滴注，以后按1mg/(kg·h)逐渐加量至1.5～1.7mg/(kg·h)，用药时间约2周，对肝性脑病有较好的效果；1987年又有8例暴发型乙型肝炎的报道，效果均较好。但是有肾功能减退者应慎用。

3. 拉米夫定 是近年来进入临床应用的抗病毒药物，它通过抑制逆转录酶和多聚酶，干扰DNA合成，可抑制乙型肝炎病毒(HBV)和人免疫缺陷病毒(HIV)，该药不抑制细胞线粒体中的DNA，所以对人体骨髓无抑制作用。它对慢性乙型肝炎的治疗效果已有报道，近年来，对重型肝炎和肝硬化的治疗临床效果也见报道。对亚急性重型肝炎的疗效，Maguire等报道了在化疗后乙肝病毒重新活动复制引起亚急性肝坏死1例，该患者为53岁女性，因乳腺癌化疗后而进展为重型肝炎，患者的血清学指标为HBsAg阳性、HBeAg阴性、抗HBe阳性、HBV-DNA定量高，肝活检提示亚急性肝坏死，在应用拉米夫定治疗后，HBV-DNA迅速消失，临床症状明显恢复；Lau等报道用拉米夫定治疗在慢性乙型肝炎或乙肝携带基础上感染丁型肝炎而引起慢性重症肝病，其中5例患者均为男性，HBsAg阳性、抗HDV阳性、HDV-RNA阳性，ALT持续升高，肝组织学证实为慢性重型肝炎，应用拉米夫定100mg/d，共12个月，在治疗期间和治疗后6个月复查发现HBV-DNA迅速下降，其中4例用PCR方法也不能检出，但5例患者的HBsAg及HDV-RNA均为阳性。因此，认为拉米夫定是一种有效的乙型肝炎DNA抑制剂，但对慢性丁型肝炎患者并不能降低丁型肝炎RNA水平。至于其他的核苷类似物，如单磷酸阿糖腺苷、阿昔洛韦及更昔洛韦等或因其使用剂量或因毒性反应，或正在研究中，在此不作一一介绍。

重型肝炎中有3%～4%是单纯疱疹病毒引起，应迅速静脉滴注病毒DNA多聚酶的特异性抑制剂阿昔洛韦(8～10mg/kg)，每日3次；应用免疫抑制剂患者也有水痘-带状疱疹相关性重型肝炎报道，其临床和生化方面的表现与单纯疱疹性肝炎相似，治疗也选用阿昔洛韦，静脉滴注。

(二)免疫调控剂的合理应用

近年来，免疫学检查方面取得了明显进步，重型肝炎时周围血液中循环免疫复合物常呈强阳性，并认为不同阶段可出现不同的免疫反应，对免疫治疗的合理应用有很大的启发。肾上腺皮质激素(作为一种免疫抑制剂)对重型肝炎的基本评价是弊多利少，不宜常规应用。免疫调控剂：乙型肝炎的发病机制与机体免疫调节功能紊乱有关，在治疗上也日益重视加强调节免疫功能药物的应用，国内学者将胸腺肽用于重型肝炎治疗取得了一定疗效，以期达到免疫调控、重建免疫功能的目的。重型肝炎攻关组经过九年的实践证明小牛胸腺肽有较好的调节免疫功能的作用。

（三）针对肝坏死的治疗措施

1. 胰升糖素-胰岛素联合治疗（双胰 GI 疗法） 20 世纪 70 年代后期，美国学者首先应用胰升糖素-胰岛素联合治疗实验性大鼠肝炎可使存活率提高，并使存活时间延长，在病理研究上发现胰升糖素-胰岛素有抗肝细胞坏死促进肝细胞再生的作用，已引起人们的注意，不久，日本学者应用该疗法研究了对氨基半乳糖性鼠肝炎的疗效，也得到类似结果。近年来日本学者还先后报道多篇应用 GI 疗法，国内重型肝炎攻关组 65 例应用 GI 疗法死亡 32 例，病死率 49.2%，常用剂量每日 1mg 胰升糖素加 8～10U 胰岛素置入 10%葡萄糖液 500ml 静滴，需注意滴注速度不宜太快，配比正确，以免引起低血糖反应，2 周为 1 疗程。

2. 肝细胞再生（刺激）因子 空军广州医院从猪新鲜肝脏中提取出能促进肝细胞 DNA 合成的低分子多肽物质，生产出注射液用促肝细胞生长因子（促肝细胞生长素，pHGF）。临床结果表明，重型肝炎攻关组收治的重型肝炎 274 例，应用 HGF 120mg 加入 10%葡萄糖溶液 250ml 静滴，每日 1 次，疗程一般 1 个月。治疗组病死率 38.37%，对照组病死率 51.96%（$P<0.05$）。其作用机制可能是：①通过改变膜离子转运机制，调整细胞内 GAMP 水平，促进肝细胞合成；②通过 HGF 活性基因与细胞膜上受体相互作用而启动肝细胞 DNA 合成；③增强库普弗细胞功能；④HGF 有抑制 TNF 的作用。剂量：120～160mg 或 200mg 加入 10%葡萄糖 250ml，静滴，每日 1 次，疗程 1 个月。

（四）肝性脑病的预防和治疗

1. 谷氨酸盐的应用 虽已有 40 余年的历史，临床上也有一定效果，但目前认为它只能暂时降低血氨，不能改善脑组织的氨浓度，且可引起代谢性碱中毒，加重肝性脑病，同时在肝性脑病时神经元与星状细胞之间谷氨酸盐的流出道发生改变。细胞外谷氨酸盐浓度增高，突触后神经元受体对谷氨酸盐的摄取减少，星状细胞将谷氨酸盐运至神经元减少，结果是细胞外谷氨酸盐增高引起水肿，因此国外目前已不用谷氨酸盐治疗肝性脑病。

2. 氨基酸的应用 Fischer 发现在重型肝炎时血清氨基酸平衡失调，尤其是芳香族氨基酸明显增高，而支链氨基酸变化较少，引起支/芳比值降低，从原来正常值 3～3.5 降至 1 或<1，而应用一种含支链氨基酸溶液（简称 F080）可以纠正支/芳比值，从而使患者由昏迷变为苏醒。根据上海瑞金医院治疗观察结果认为 15-氨基酸对肝硬化肝昏迷患者的苏醒率及存活率与同一时期应用传统疗法的对照组相比均有显著性差异，而对暴发型肝衰竭肝昏迷的治疗疗效不够满意（无统计学差异），而应用 6 氨基酸-400 对肝炎肝昏迷有效。

3. 雅博司（L-鸟氨酸-L-门冬氨酸）（OA） 由于鸟氨酸可参与并直接促进尿素循环，并促进氨甲酰磷酸合成酶的合成及谷氨酰胺的合成，增加了肝脏的解毒功能，并调整氨基酸代谢改善支/芳比值，临床上可显著降低血氨，降低脑水肿，可用于治疗肝性脑病及亚临床脑病。剂量：每日 20g，溶于 5%葡萄糖 250ml 中静脉滴注 4 小时，连续 7 天为 1 疗程。我们在应用过程中认为对于肝硬化肝性脑病较好，而对肝炎肝性脑病效果较差。

4. 左旋多巴 20 世纪 70 年代，左旋多巴曾风靡一时，但不久趋于平淡，究其原因，主要是左旋多巴虽有肯定的苏醒作用，但对存活率影响不大，分析其主要原因，左旋多巴在体内很快转化为多巴胺，它与假性神经递质竞争，改善神经元之间正常冲动传递，恢复大脑功能，但它也可能对肝血流量有抑制作用，从而引起肝细胞缺血、缺氧导致肝细胞的进一步恶化。用法：左旋多巴 200～400mg 加入 10％葡萄糖液 250ml，每日 2 次，不宜同时给予维生素 B_6，也可用 100mg 左旋多巴＋20mg 卡比多巴加入 10％葡萄糖 250ml 中静滴。

5. 乳果糖的应用　它的治疗作用较为肯定，其作用除酸化肠道与轻泻的作用外，最近发现它可提供细菌利用氨的基质，所以它能抑制肠道阴性菌繁殖，减少内毒素血症，而且还可降低肠道胺类吸收，使血氨下降，但此药为糖浆剂不易保存，且味太甜，不易为患者接受。根据全国 38 家医院 149 例总结发现，它能降低肝性脑病和亚临床肝性脑病血氨水平，对脑病症状有效率达 96.5％，认为可作为防治肝性脑病常规用药。近来报道乳梨醇(Lactitol)是另一种双糖(β-半乳糖-山梨醇)，治疗肝性脑病效果与乳果糖相似，且治疗效果出现比较早，由于它为粉剂不太甜，易保存，易为患者接受。剂量：每日分次口服 0.5～0.75g/kg，使每日排便 2 次，Munog 指出乳果糖对肝硬化肝性脑病有效而对肝炎肝昏迷无效，同时认为无论口服或灌肠易引起肠梗阻和严重的下消化道出血，因此认为可能不受欢迎。

6. 血浆置换疗法的应用　肝衰竭患者肾血流量与滤过率均低下，易发生肾衰竭而产生肝肾综合征，加重脑损伤，促进死亡。聚丙烯腈血液透析及血浆置换疗法(每日补充新鲜血浆 2.8～6L)有较好的效果，此法需血浆分离器协助进行。日本学者研究较多，Yamada 对重肝患者隔日置换血浆一次，8/13 例存活，存活率 62％。Fujiwara 获 5/12 例存活效果，并认为置换血浆 12 小时后，其凝血酶原时间能达到正常的 50％，患者都能存活。国内重肝组之一的天津市传染病院曾以血浆置换疗法治疗 8 例重肝患者，其中 7 例为Ⅳ度以上昏迷，存活 4 例，并认为疗效往往与治疗早晚有关。这一疗法不仅使凝血因子获得补充而且可使血清内毒素减少，芳香氨基酸水平降低，中分子物质得以清除。

7. 有报道醋酸锌 200ng，每日 3 次，共服 7 天，及苯甲酸与苯乙酸 10mg/d，分 3 次口服有一定疗效，但仅见个别报道。最近报道应用安定类苯二氮䓬(BZ)受体拮抗剂 R015-1788 (Flumazenil)0.5～1mg 静注 1 分钟或 25mg 口服，每日 2 次，可起到清醒作用，但尚未普及应用，有进一步研究价值。

8. 最近 William 等应用利福平衍生物 Rifaximin 进行多中心随机双盲对照研究，对 43 例轻中度肝性脑病患者口服 0.6g/d、1.2g/d 和 2.4g/d 的不同剂量 Rifaximin 治疗，疗程 7 天，发现对门体肝性脑病有改善，认为用 Rifaximin 1.2g/d 对Ⅰ～Ⅲ度肝性脑病有一定疗效。

9. 脑水肿的防治　脑水肿的处理着重于预防，注意含钠盐药物的过量使用或滥用。当出现膝反射亢进、踝阵挛或锥体束阳性时，治疗效果较好。

(1)脱水剂：25％山梨醇或 20％甘露醇，每次 250ml 快速加压静滴于 20～30 分钟滴完，这点十分重要，其后每 4～6 小时 1 次，如神志与脑水肿体征明显改善可减半量，不延长间隔以免引起反跳。山梨醇的脱水作用稍逊于甘露醇但无引起血尿的不良反应。

(2)地塞米松：首剂 10mg 加适量 10％葡萄糖溶液静脉推注，之后每 4～6 小时 5mg 与脱水剂合用 2～3 日。同时静注白蛋白以加强脱水效果。

(3)由于重型肝炎时脑水肿发生率较高，可达 50％～80％，其中 25％左右可发生脑疝，常造成死亡。颅内压的监测对诊断脑水肿的发生有重要意义，可外用导管插入硬膜下测定颅内

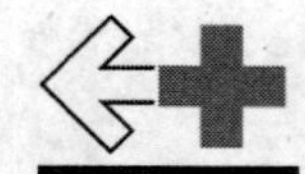

压并监护治疗反应。除了治疗上应早期给予高渗性脱水药物，以提高渗透压，使脑组织脱水，国外，近年来应用制冷作用，用冷的毛毯包裹患者，使体温降至 32～33℃，结果使颅内压降低，减少脑血流压，脑的灌流增加，脑对氨的代谢率在制冷期明显减少，从而抑制脑水肿。但此疗法缺点是某些患者可发生寒战。

（五）出血的防治

出血的治疗十分棘手，预后也差，应着重预防，常用的措施：

1. 凝血因子的补充 大多数凝血因子的半衰期较短，通常只有数小时，冷冻下可保持较长时间，故应选用新鲜冷冻血浆，库存血浆补充凝血因子作用较差。凝血酶原复合物又称多价凝因子，含有Ⅱ、Ⅴ、Ⅶ、Ⅸ四种凝血因子。本品不良反应除发热外，可有动脉或静脉血栓形成，导致血栓栓塞的原因尚未完全明了，可能与复合物中含有被激活的凝血因子（如Ⅹa、Ⅸa 及少量Ⅷa 等）有关。

2. H_2受体拮抗剂 可预防胃肠黏膜因胃酸过多而发生糜烂出血，西咪替丁每次 0.2～0.4g，每日 3 次，也可用雷尼替丁（Ranitidin）0.15g，每日 1 次；制酸剂如奥美拉唑 20～40mg，每日 1～2 次。

3. 降低门脉压力 心得安有降低门脉压作用，剂量以减慢心率 25％为度。合用西咪替丁时，由于两者的相互作用，心得安剂量可从 20mg 减为 15mg，一旦出血仍需积极治疗，可用善得定（Sandostatain）0.1mg 加入 25％葡萄糖注射液 20ml 静脉注射，以后 0.6mg 加入 10％葡萄糖注射液 1000ml 维持。

（六）肝肾综合征的处理

严格控制摄入量，补液液量相当于前一天尿量加 500～700ml。

1. 不用对肝肾功能有损伤的抗生素如庆大霉素、新霉素和卡那霉素。

2. 停用 PPSB，因凝血酶原复合物可引起肾血管内血栓形成而凝血。

3. 利尿剂的应用 速尿、安替舒通。近来研究，坎利酸（Canrenoic）优于阿米略利（Arniloride），并认为托拉塞米（Torasemide）是一种新的髓襻利尿剂，有较长半衰期，作用时间比速尿长，但易引起钠的滞留。

4. 多巴胺有扩张肾血管、改善肾血流量的作用，20～80mg 加入 10％葡萄糖注射液 500ml 中静脉点滴。

5. 654-2 有改善微循环作用 最近报道应用可利新（特利升压素，Terlipressin，三甘氨磺基赖氨酸升压素），除了对食管静脉曲张出血有治疗作用外，对肝硬化引起的肝肾综合征也有效。

（七）感染的防治

1. 有细菌感染征象时，选用无肝肾毒性的抗生素，如氨苄青霉素，每日 6～8g，分次静滴；氧哌嗪青霉素 6～8g 分次静脉滴注；丁胺卡那霉素 0.2g 8 小时肌内注射；头孢霉素、复达欣（Fortun）等。

2. 厌氧菌感染，可选用灭滴灵、甲硝达唑，500mg 每日 1 次或每日 2 次静滴。

3. 霉菌感染，消化道霉菌感染常用制霉菌素、两性霉素乙、双氯苯咪唑(Miconazole)口服；尿路或深部霉菌感染可用酮康唑等。

(八)其他

1. 前列腺素 E_1(PGE_1) 应用 PGE_1 治疗暴发型肝衰竭已引起临床医生的很大兴趣，可发现生化和组织学指标有很大改善，并能改善微循环，维持微循环功能流速有重要意义。剂量 200μg 加入葡萄糖溶液 500ml 中缓慢滴注，10～15 日为 1 疗程。部分患者可出现发热、恶心、呕吐、腹胀及低血压等，如不良反应较大可停止使用。近年来前列腺素 E 脂微球载体(lipo PGE_1)是药物转运系统(DDS)制剂，又称前列地尔注射液，其特点是脂微球屏障保护 PGE_1，抑制其在肝内失活，同时利用脂微球易在病变部位及病变血管处集聚，发挥其靶向效果，使得所用剂量仅为原来 PGE_1 制剂的 1/10～1/5，就可达到治疗的目的，有研究应用 PGE_1 制剂和 lipo PGE_1 治疗急性肝衰竭小鼠，观察比较两组动物的生存率，发现仅用半量的 lipo PGE_1 即可达到全量 PGE_1 制剂的效果。

2. 新鲜血浆、白蛋白的补充 新鲜血浆有多种凝血因子，且第Ⅴ因子的唯一来源内含调理素及补体。血浆对暴发型肝衰竭的治疗作用有：①增强患者免疫调控能力；②补充多种凝血因子，防止出血；③扩充血容量减轻血液黏稠度，改善微循环；④补充蛋白质，提高血浆渗透压，促进利尿，减少脑水肿，消除腹水及水肿；⑤增强机体抗感染能力，改善内毒素血症。血浆需反复输入，隔日 1 次或每周 2～3 次。人体白蛋白可直接供给机体利用，减少机体内原有的蛋白质消耗，从而减轻肝细胞的负担有利于防止肝细胞的坏死，并防止低蛋白血症，维持正常血浆渗透压，加强利尿和免疫及抗凝血功能。

3. N-乙酰半胱氨酸(N-actylcysteine，NAC) 近年来，氧自由基学说在病毒性肝炎中的作用日益受到重视。谷胱甘肽(GSH)是机体抗氧化作用的主要细胞内防线，是保持细胞完整性，维持细胞生理功能所必需。暴发型肝衰竭患者细胞内 GSH 水平明显下降，GSH 浓度降低可加速免疫损伤，抑制淋巴细胞功能使 CD4、CD8 和 CD20 变化，加速疾病的发展尤其是炎症性细胞因子(TNF、IL-1、IL-6)浓度升高。NAC 是 GSH 前体，在体外具有抗病毒作用，来源丰富，不良反应小，药物动力学已有明确的特点。以其来补充某些疾病时产生的 GSH 降低是一个合理的治疗方法。目前国外有些学者已开始用 NAC 治疗暴发型肝衰竭及艾滋病，1990 年 Harrison 等报道，用 NAC 静脉给药治疗 100 例醋氨酚过量引起肝衰竭住院患者进行前瞻性随机对照研究，结果 NAC 组死亡率为 37%(15/41)，对照组死亡率为 58%(33/57)，两组间有显著差异($P<0.005$)。发展为Ⅲ/Ⅳ型肝性脑病患者治疗组死亡率(51%)也明显低于对照组(75%)($P<0.05$)。以后又用 NAC 静脉注射治疗肝衰竭 20 例，其中 12 例为醋氨酚过量引起，8 例为其他原因所致肝衰竭，作者对其用药前后血流动力学及氧输运能力进行研究，发现应用 NAC 治疗后，全身血管阻力下降，心脏指数升高，同时，伴有搏动容量指数上升，左心搏动工作指数增加，平均动脉血压升高，血液对氧输运明显改善，从而改善组织缺氧，防止肝细胞坏死。以后也有陆续报道，认为根据 NAC 的药效，临床用于全身性或肝内循环损害的危重患者具有重要价值。Munoz 报道用 NAC 治疗由醋氨酚过量引起的暴发型肝衰竭，能使 GSH 浓

度升高,并提高存活率。剂量:首次为140mg/kg,2天后改为70mg/kg,疗程为2周。

三、外科治疗

(一)人工肝的应用

临床上重型肝炎可造成严重的代谢紊乱及毒性物质积累,反过来又影响肝细胞的再生,形成恶性循环。人工肝支持疗法可清除各种有害物质,部分代偿肝脏的代谢功能,暂时辅助或取代严重病变的肝脏,以渡过危险的肝衰竭难关而获得生存。

在人工肝发展史上有4个主要的类型:

1. 物理型 也称非生物型,具有不同程度的解毒功能,如血液滤过和(或)血液透析、血液/血浆灌流,由于仅能清除肝性脑病时的有害物质,其疗效有一定的局限性。

2. 中间型 如血浆置换疗法、交换输血及整体洗涤。既能去除毒性物质,又能补充生物活性物质。

3. 生物型 是指肝脏的某些成分与生物合成材料组成特定的装置,具有肝特异性的解毒及生物合成转化功能。但早期的生物人工肝由于疗效不肯定、不良反应大、操作复杂。目前已弃之不用。现代人工肝是指以培养肝细胞为基础的体外生物人工肝支持系统。

4. 混合型 生物人工肝可使人工肝的生物合成转化功能及解毒功能更完善,目前试用于临床的混合型生物人工肝均取得良好的疗效。基本结构是将培养的肝细胞置于特定的体外循环装置,称为生物反应器,患者血液/血浆流过生物反应器时,通过分子截留量为7万～10万的半透膜(空心纤维型)或直接(多层平板型、包裹型)与培养肝细胞之间进行物质交换,达到人工肝支持作用,但其结构复杂、体外循环路长、肝素化要求高,发生不良反应的可能性更大,目前存在一些技术上的困难,但今后将进入实用阶段。

(二)肝移植

近年来有关肝移植支持疗法治疗重型肝炎的报道日益增多,该法对亚急性重型肝炎和其他原因肝衰竭都有一定疗效,特别在早期应用,能使存活率提高至55%～75%。1983年美国国家健康研究所评议开发会议认为"肝移植是终末期肝病的一个治疗方法应予推广",因而国外肝移植研究掀起了高潮。英国学者报道了1988—1991年12例肝衰竭儿童接受肝移植治疗,随访18个月后,8例仍存活,因此认为肝移植适合于这类预后差的儿童。Munoy等1993年报道了253例暴发型肝衰竭的肝移植结果存活率达65%。由于技术上的改进,目前除原位肝移植外,还提出异位肝移植和部分肝移植。

近年来,在我国也掀起了肝移植的新高潮,除了在技术上有所创新,疗效有明显改善,指征也发生了变化,值得提出的是在肝移植前须经历一系列判断暴发型肝衰竭预后的指标,以了解患者是否有紧急肝移植的指征:

1. 凝血酶原水平 凝血酶原时间>50秒。
2. 血清胆红素>300μmol/L。
3. 年龄<10或>40岁。

4. 出现黄疸与肝性脑病间隔时间＞7 天。

5. 动脉血酮体比（乙酰乙酸盐/β羟丁酸盐）＜0.4。

6. 血清 hHGF 水平＞10ng/L。

（王　娜　刘　蕾　孔令玉）

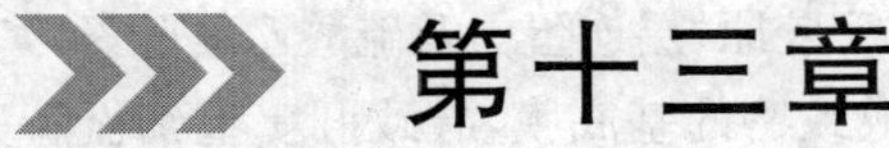

第十三章

并发症及合并症的治疗

第一节　肝纤维化的诊治

一、肝纤维化的概述

肝纤维化(hepatic fibrosis)不是一个独立的疾病,而是许多慢性肝脏疾病的共同病理过程。从病理形态学的角度来看,肝纤维化是指肝脏内弥漫性的纤维结缔组织沉积,常被认为是对炎症坏死等组织损伤的修复反应;从现代生物化学的角度来看,肝纤维化是肝脏细胞外基质(主要包括各种胶原、非胶原糖蛋白、蛋白多糖)合成增加/或降解减少所导致的细胞外基质过度沉积;从细胞生物学的角度来看,肝纤维化是产生胶原的肝脏间质细胞(主要是肝脏星状细胞)被激活从而发生增殖并合成、分泌大量细胞外基质的结果;从分子生物学的角度来看,肝纤维化是各种细胞因子所导致的基因调节异常,即细胞外基质基因表达增强,而降解细胞外基质的酶类基因表达下降。

发生肝纤维化的前提是慢性肝脏损伤,也就是说只有持续的或反复的炎症坏死才会导致肝纤维化。肝脏的急性炎症坏死也会导致纤维结缔组织增生,但一旦病因去除,炎症坏死消失,过多的细胞外基质被降解,因而不产生肝脏纤维化。肝纤维化的病因多种多样,但在我国,肝纤维化和肝硬化的最常见病因为慢性病毒性肝炎特别是慢性乙型病毒性肝炎。必须指出,慢性肝病由肝纤维化到肝硬化是一个连续发展的过程,因此在临床上难以将两者截然分开。

过去曾认为肝纤维化就像皮肤损伤后形成的瘢痕一样是静止的、不可逆转的病理改变。近年的基础和临床研究表明,细胞外基质也处于活跃的合成与分解代谢之中,因而肝纤维化是一个动态的过程。如果能给予有效的病因治疗,或能直接抑制细胞外基质的合成和(或)促进其降解,则已经形成的肝纤维化甚至早期肝硬化也有可能发生逆转。

二、肝纤维化的发生机制

肝纤维化的发生机制一直是人们关注的焦点。近10年的研究结果表明,肝脏星状细胞激活是肝纤维化发生机制的中心环节。肝脏星状细胞的激活过程非常复杂,有多种细胞及因子参与，Friedman 将其分为起始和扩展两个阶段。

1. 起始阶段 当肝实质受损伤时，肝细胞、内皮细胞、库普弗细胞及血小板均可通过旁分泌作用激活星状细胞。这些细胞所释放 PDGF、VEGF、bFGF、TGF、IGF 和内皮素等通过不同的细胞内信号传导通路，活化一系列核转录因子如 c-myb、NFb、Spl、c-jun/API 和 STAT-1 等。而间质的损伤破坏了血窦内皮下的功能性基底膜(Ⅳ型胶原、层连蛋白及硫酸乙酰肝素)，同时大量纤维性胶原(Ⅰ、Ⅲ、Ⅴ型)沉积在 Disse 腔隙形成致密的基底膜，导致肝窦毛细血管化，这不仅可促进星状细胞的激活，也进一步加重肝细胞与血液之间的物质交换障碍。

2. 扩展阶段 经过激活的起始阶段，在正常状态下“静止”的肝脏星状细胞获得了一系列新的表型：增殖性、收缩性、趋化性、纤维增生、纤维降解、视黄酸类丢失以及释放细胞因子等。这种已被激活的星状细胞即称为肌成纤维细胞样细胞。这时，已被激活的肝脏星状细胞(肌成纤维细胞样细胞)不仅继续受旁分泌途径的调控，而且能够通过自分泌效应维持和扩展其激活状态。其结果是肝脏星状细胞大量增殖、活化，并产生大量细胞外基质，而对细胞外基质的降解相对或绝对不足，最终导致纤维化。

三、肝纤维化的诊断

肝纤维化并无特殊的临床症状和体征，因此其诊断主要靠病理组织学、血清标志物及影像学手段。

1. 组织病理学检查 肝活检组织病理学检查是诊断肝纤维化和肝硬化的“金标准”，1994 年国际慢性肝炎新的分级、分期标准建议将肝脏纤维增生作为病情分期的依据，并与分级(主要是炎症、坏死的程度)分别评分。目前国际上常用的肝组织评分方法包括 Knodell，Scheuer，Ishak，Metavir，Chevallier 等系统。我国 1995 年和 2000 年病毒性肝炎防治方案也采用了相应的分级、分期标准，王泰龄教授也发表了改进的肝纤维化半定量积分系统。利用常规 HE 染色和各种细胞外基质的组织化学、免疫组织化学甚至分子原位杂交技术可从肝组织标本获得许多有关纤维化方面的信息；计算机图像分析等各种技术更能提供定量资料以便观察抗纤维化治疗的效果。目前在 B 超引导下采用自动发射的肝穿枪进行肝活检的可靠性及安全性很高，患者的痛苦也很小。但肝活检也有局限性，例如难以避免取样误差、患者不愿接受多次肝穿刺，因而不便于观察肝纤维化的动态变化或治疗效果。

2. 肝纤维化的血清学诊断 鉴于肝脏穿刺组织病理学检查的局限性，人们经过动物实验和临床-病理对照研究发现了不少对判断肝纤维增生有一定价值的血清学指标。总的来说，在动物实验中这些指标和肝脏中相应的细胞外基质成分有良好的相关性；在临床研究中，这些指标和肝组织病理学纤维化程度也有较好的相关性，由慢性肝炎、肝纤维化到肝硬化逐步升高，如能除外肝外疾病及肝脏炎症活动的影响，对诊断肝纤维化有一定帮助。但是各组之间有较多重叠，仅凭一次结果难以作出肯定的诊断，而且目前国内市场上此类试剂盒亟须标准化并提高稳定性。联合应用多项指标综合判断，并进行动态测定可能更有助于判断肝脏纤维增生的变化趋势和治疗效果。

(1)血清Ⅲ型前胶原氨基端肽(PⅢNP)：PⅢNP 是研究得最多的肝纤维化血清学指标，它是Ⅲ型前胶原分泌到细胞外后被肽酶切下的 N 端肽，故 PⅢNP 升高反映了肝脏纤维增生的

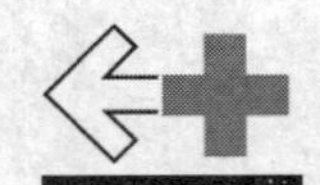

活跃。动物实验表明血清 PⅢNP 水平升高和肝组织中胶原 mRNA 及 TGF-βmRNA 水平的升高密切相关;临床研究也发现血清 PⅢNP 水平和肝脏组织纤维化程度有良好的相关性,是反映肝脏纤维增生的指标。但在临床上应根据具体情况解释测定结果,它和肝脏炎症活动指数也有一定关系,故而在急性肝炎时亦升高;另外其排泄需要肝血窦内皮细胞的摄取,故在肝衰竭时血清中 PⅢNP 亦升高。值得注意的是不论是原发性肝癌或是转移性肝癌患者的血清 PⅢP 水平均明显高于其他慢性肝病患者,故对于慢性肝炎患者如血清 PⅢP 持续异常升高者,应警惕肝癌的可能性。

(2)血清层连蛋白 P1(Lam):Lam 是基膜的主要成分,血清 Lam 水平与肝纤维化程度及门脉-肝静脉压力梯度相关。我们测定了 71 例急、慢性肝炎患者的血清 Lam,发现慢性活动性肝炎和肝硬化组[(3.42±1.13)μg/ml,(6.58±1.05)μg/ml]明显高于慢性迁延性肝炎组[(1.23±0.2)μg/ml],且在 18 例慢性肝病患者中有门静脉高压者[(8.07±3.95)μg/ml]高于无门静脉高压者[(3.63±1.34)μg/ml];还发现急性肝炎和原发性肝癌血清 Lam 也明显升高。这些结果和国外学者的报道基本一致。国外现已有采用单克隆双抗体夹心法的新测定方法,其特异性和敏感性更高。

(3)血清透明质酸(HA):肝纤维化时血清 HA 水平升高一方面是由于星状细胞对其合成增加,另一方面可能是由于肝血窦毛细血管化(内皮细胞失去 HA 受体)、肝血窦内皮细胞受损伤(失去代谢 HA 的能力)导致肝脏对血清中的 HA 摄取和降解减少所致。国外学者发现慢性丙型肝炎患者血清 HA 水平与肝脏纤维化分级呈正相关且不受年龄影响,与肝脏炎症活动指数关系不大;若以 90μg/L 为界值,则诊断出 2～3 级肝纤维化的特异性为 92%,敏感性为 55%,而且血清 HA 随肝纤维化加重或治疗好转而相应升高或降低。在晚期肝硬化时,由于肝血窦内皮细胞功能更低下,故血清 HA 值可能更高,此与血清 PⅢP 等反映活动性肝脏纤维增生的指标有所不同。

(4)血清Ⅳ胶原(CⅣ)及其羧基端肽(CIVCP,NC1)和氨基端肽(CIVNP,7S):Ⅳ型胶原在合成代谢过程中不需去除 C 端肽而沉积于细胞外基质,故血中Ⅳ型胶原的含量升高反映了肝血窦基底膜的更新率加快。基础和临床研究均发现血清Ⅳ型胶原水平和肝纤维化及门静脉高压程度密切相关,与肝脏炎症活动关系较小。

(5)血清Ⅵ型胶原(CⅥ):Ⅵ型胶原分布于大的胶原纤维之间,现已有测定 CⅥ的 RIA 和 ELISA 方法。分子层析实验证明血清中检测到的抗原为 CⅥ的降解产物,因而它是一项反映间质胶原降解的指标,若和反映间质胶原合成的指标 PⅢP 联合应用能更好地了解肝纤维增生和纤维分解的平衡情况。本指标的另一特点是不受人体生长的影响,故也适用于儿童病例。但是肾纤维化和全身结缔组织疾病时血清 CⅥ升高也很显著,临床上应注意鉴别。

(6)基质金属蛋白酶:日本学者 Murawaki 等报道慢性病毒性肝炎患者血清中 MMP-1 降低而 MMP-2 升高,可以不同程度地反映肝纤维化及肝硬化的进展情况,但是亦有人认为血清 MMP-2 与肝组织纤维化无明显相关性。目前临床上尚未常规应用这些指标。

(7)金属蛋白酶组织抑制因子(TIMP-1):现在国外已有测定血清 TIMP-1 的 ELISA 试剂盒,有人测定了慢性酒精性和病毒性肝病患者血清 TIMP-1,发现其水平和肝纤维化程度有较高的相关性,且在各组慢性肝病之间重叠较少,是一项反映肝脏细胞外基质降解活性低下的指标。

(8)其他血清指标:包括单胺氧化酶(MAO)、赖氨酰氧化酶(lysyloxidase)、免疫反应性脯氨酸羟化酶,N-乙酰-β氨基葡萄糖苷酶(NAG)以及脯氨酸肽酶(PLD)、P-Z 肽酶及胶原酶等多种,或因特异性、敏感性差,或因测定方法复杂、无商品化试剂盒等原因而应用较少。

3. 影像学诊断 各种常用的影像学手段如 B 型超声、CT、磁共振成像(MRI)等可以发现肝包膜增厚、肝表面轮廓不规则或呈结节状、肝实质的回声不均匀增强或 CT 值增高、各叶比例改变、脾脏厚度增加及门静脉和脾静脉直径增宽等肝硬化和门静脉高压的征象。彩色多普勒超声检查或放射性核素扫描可以测定肝脏动脉和门脉的血流量及功能性门体分流情况。尽管不少研究发现肝脏超声半定量打分与肝组织纤维化分级有良好的相关性,但是目前来说对早期肝硬化不够敏感,对于纤维化的诊断难以定量化。

四、抗肝纤维化的治疗

抗纤维化治疗的目的是减轻肝脏纤维化的程度、延缓其进展,甚至逆转其病理过程。抗纤维治疗包括 2 个方面:①针对原发病的病因治疗,如抗肝炎病毒、抗血吸虫病、戒酒、去铁、去铜等;②针对抗肝纤维化本身的治疗,如抑制 HSC 的激活、抑制胶原的增生、促进胶原的降解等。近年来,随着对肝纤维化发生机制的认识不断深入,特别是对 ECM 的合成与降解的调控有了更多的了解,人们提出了在各环节上进行治疗的方法,但目前多数仍处于实验研究阶段,经过临床研究证明临床有效者尚少。

1. 干扰素 干扰素能对抗实验性肝纤维化,临床随访研究表明在产生持续病毒学应答的丙型肝炎患者中其肝组织纤维化可以减轻。虽然有报道认为它对于乙肝患者也有类似的疗效,但是最近香港学者发现,干扰素治疗对血清 HbeAg 转换及肝硬化的并发症发生率方面均无明显效果,但这些临床报道多为回顾性分析,因此应开展前瞻性、随机、对照临床研究以进一步验证干扰素的抗纤维化疗效。在动物模型中 γ 干扰素能抑制星状细胞的激活、增殖及细胞外基质的表达,有临床报道小剂量应用不良反应轻微,治疗肝纤维化有一定效果。

2. 拉米夫定 拉米夫定能有效抑制 HBV-DNA 的复制并在部分患者获得 HBeAg/抗 HBe 的血清转换。治疗 1 年后肝组织纤维化有不同程度的减轻或延缓其进程,若治疗更长时间甚至可使已形成的肝硬化也可逆转。但是,YMDD 变异及其所致的耐药性限制了它的长期应用,而停药后其对肝纤维化的疗效能持续多久尚需进一步研究。

3. 秋水仙碱(Colchicine) 秋水仙碱能抑制微管白蛋白聚合从而干扰细胞的胶原分泌。实验研究发现它还能刺激胶原酶的活性、增强降解、又能抑制巨噬细胞释放单核细胞因子等生长因子、减少白细胞介素的分泌。

4. 水飞蓟素(Silymarin) 水飞蓟素是从植物水飞蓟中提取出来的混合物,其主要活性成分为黄酮类化合物水飞蓟宾、次水飞蓟素、异水飞蓟素等,其中水飞蓟宾占 60%左右。文献报道水飞蓟素或水飞蓟宾能活化肝细胞 RNA 聚合酶Ⅱ,恢复 ATP 酶活性及谷胱甘肽含量,并能预防氧化应激所致的细胞膜损伤。已发现本药可预防或减轻四氯化碳、扑热息痛、D-半乳糖胺、缺血/再灌注或放射引起的急性肝损伤,并能预防四氯化碳所致的肝纤维化。有关其临床疗效报道不一,但多认为对肝硬化患者的生存率无明显改善。由于慢性肝病的自然病程漫

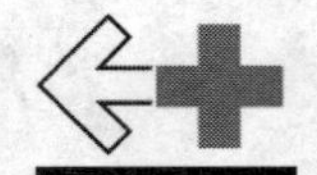

长，一般临床试验很难观察到对病死率的影响，因此，今后的临床研究首先应探索出该药的最佳剂量，而且主要观察指标应为对肝纤维化程度的影响。

5. 多不饱和卵磷脂 Lieber 等报道多不饱和卵磷脂（PUL）能减轻狒狒的酒精性肝硬化和人血白蛋白诱导的大鼠肝纤维化，体外细胞培养研究发现它对Ⅰ型前胶原 mRNA 的表达无影响，但能使星状细胞的胶原酶活性升高 1 倍。其多中心临床试验的初步结果显示本药在部分病例可延缓酒精性肝纤维化进展。

6. 己酮可可碱（Pentoxifylline） 本药可以增加红细胞变形性、降低血液黏稠度和血小板的聚集性，因而具有改善微循环的作用。体外研究显示它可以抑制肝脏星状细胞的激活，并通过阻断 PDGF 的细胞内信号传导途径而抑制肝脏星状细胞的增殖。动物实验表明本药可减轻无机磷中毒所致猪的肝纤维化，但对胆管结扎所致的大鼠肝纤维化疗效不佳。目前尚无本药治疗肝纤维化的临床报道。

7. 内皮素受体 A（ETA）拮抗剂 近年研究表明，星状细胞表达大量 ET-1 及 ETA 和 ETB 受体，可通过自分泌和旁分泌作用可使星状细胞收缩，并促进其激活。动物实验表明胆管堵塞大鼠肝脏 ET 系统处于激活状态，表现为肝组织 ET-1 浓度及 ETA 和 ETB 受体的密度升高，而肝硬化患者血清中的 ET-1 也升高。非选择性 ET 受体拮抗剂博沙坦（Bosentan）或选择性 ETA 受体拮抗剂 LU135252 可使实验性大鼠肝纤维化减轻，Ⅰ型胶原、FN 及 TIMP-1mRNA 水平降低。目前也无本药治疗肝纤维化的临床报道。

8. 血管紧张素Ⅱ受体阻断剂 血管紧张素Ⅱ（AT-Ⅱ）是肾素-血管紧张素-醛固酮系统中的主要介质，而肝脏是循环中血管紧张素原的主要来源。有研究表明，激活的 HSC 有大量 AT1 受体（AT1R）表达，AT-Ⅱ作用于 AT1R 可迅速引起细胞内钙浓度增加并导致细胞收缩和细胞增殖；AT-Ⅱ受体阻断剂氯沙坦可以阻断该作用。有研究表明血管紧张素转换酶抑制剂（ACEI）开博通能够减轻猪血清及胆管结扎所致的大鼠肝纤维化，perindopril 也能减轻猪血清所诱导的肝纤维化。

9. 肾上腺皮质激素 在细胞培养及整体动物中能抑制Ⅰ型胶原 mRNA 的表达，使肝细胞及成纤维细胞内Ⅰ型胶原 mRNA 水平降低，但对体外培养的人星状细胞产生细胞外基质蛋白的量无明显影响，同时抑制胶原酶的表达。有学者报道经泼尼松长期治疗而临床缓解的 8 名自身免疫性肝炎患者的肝纤维化均有非常明显的逆转，可能和其抗炎症作用有关。但因其长期应用全身不良反应较多，而且能促进 HBV-DNA 的复制，故皮质激素不适于治疗乙肝肝纤维化及肝硬化。

10. 前列腺素类似物 前列腺素 E_1 类似物能减轻胆碱缺乏及胆管结扎所致的肝维化，其机制可能是直接抑制了Ⅰ型胶原 mRNA 的表达，而与其抗炎作用关系不大。它还可增加细胞内 cAMP 从而增加细胞内胶原降解。另外，它能增加肝血流、改变膜流动性，改变血中胰岛素及胰高血糖素的水平、抑制巨噬细胞释放炎性因子，但尚无用于治疗人肝纤维化的报道。

11. 脯氨酸-4-羟化酶抑制物 HOE 077（Lufironil）能抑制前胶原 α 肽链中脯氨酸的羟化，减少羟脯氨酸的形成，因而降低前胶原 α 肽链三股螺旋的稳定性。曾认为 HOE 077 为原药，能特异性地被肝细胞转化为有活性的产物而发挥作用。近年的研究发现，其抗纤维化机制主要是抑制肝脏星状细胞激活，并降低Ⅰ型胶原及 TIMP1 的 mRNA 水平，而且并不需要经过肝细胞的代谢即可发挥作用。Safironil 是与 HOE 077 同类的化合物，其作用机制也相似。S 4682 是一种杂环类羰酰基甘氨酸衍生物，其结构与脯氨酸-4-羟化酶的底物酮戊二酸相似，能够抑制此酶的活性。动物试验表明，它能降低 CCl_4 中毒大鼠肝脏羟脯氨酸的含量，而对心、肺、肾等其他器官羟脯氨酸的含量无明显影响。目前，尚无此类化合物治疗肝纤维化的临床报道。

12. 维生素 A 类 维生素 A 类包括视黄醇、视黄醛及视黄酸等，通称为视黄醇类。肝脏是维生素 A 类贮存和代谢的主要器官，同时也是它们的效应器官。曾有研究发现喂饲酒精的大鼠和狒狒及晚期酒精性肝病患者肝脏中维生素 A 含量降低，提示在星状细胞激活过程中可能消耗了维生素 A。但在早期酒精性肝病、胆汁郁积及药物性肝病患者中并无肝脏维生素 A 含量下降，而且给予维生素 A 类反而可以促进酒精所致大鼠和狒狒的肝纤维化。据观察如果每日给予 25 000IU 维生素 A，6 年可导致肝硬化，而如果每日摄入 10MU 则 2.5 年即可形成肝硬化，提示过量视黄酸类对于肝脏反而有害。

体外细胞培养则发现视黄酸、视黄醇及视黄酸棕榈酸酯可以抑制星状细胞的增殖及胶原和 TGF-β 的合成。新分离的星状细胞含有较高的视黄酸受体(RAR)α 和 RARγ 及其 mRNA，它们在体外培养过程中逐渐减少甚至消失。从四氯化碳肝硬化大鼠肝脏新分离出来的星状细胞中 RARβmRNA 很低，在培养中加入视黄醇类则 RARβ 表达增加。在富含视黄酸的正常肝星状细胞中(静止)核心蛋白多糖表达较高，而后者可使 TGF-β 灭活，因而推测视黄酸可能具有间接抑制 TGF-β 活性的作用。

13. 细胞因子治疗及基因治疗

(1)肝细胞生长因子(HGF)：2000 年 Sato 等报道重组人 HGF(rhHGF)对硫乙酰胺(TAA)所致的大鼠肝纤维化有相似的治疗作用。1999 年 Ueki 等报道向大鼠骨骼肌中反复转染人 HGF 基因，可以使 DMN 所致的肝纤维化明显减轻，其作用机制可能是 HGF 抑制了 $TGF\beta_1$ 所致的纤维增生和肝细胞凋亡。

(2)尿激酶型纤溶酶原激活物(μPA)：2000 年 Salgado 等报道一次静脉注射腺病毒载体携带的人 uPA 基因可以逆转实验性大鼠肝硬化。

(3)白介素-18 和干扰素(IL-18，IFN)：浙江大学 Zhang 等报道向小鼠脾脏内注射用 IL-18 或 IFN 基因修饰的肝细胞，可以明显减轻血吸虫性肝纤维化小鼠肝脏的肝纤维化及羟脯氨酸含量，同时肝脏内Ⅰ型胶原及 TGF 及其受体的 mRNA 和蛋白水平均降低。

(4)白介素-10(IL-10)：最近 Arai 等报道 IL-10 在体外可以抑制 TGF 所致的Ⅰ型胶原 mRNA 表达的上调，经腹腔注入表达 IL-10 的质粒可以抑制博莱霉素所致的肺纤维化。IL-10 对肝纤维化是否有效尚未见报道。

(5)针对 TGF 的治疗：日本学者经门静脉注入截短型的 TGFⅡ受体以阻断其信号传导，结果发现 DMN 鼠肝脏羟脯氨酸含量降低，肝组织学上纤维化减轻。美国学者经股静脉注入嵌合型的可溶性的 TGFⅡ受体(即用基因工程表达的人 Ig 和兔 TGFⅡ细胞外部分的融合蛋白)，可使其胆管结扎大鼠肝脏 HSC 中Ⅰ型胶原 mRNA 水平降低 70%左右，肝组织纤维化程度减轻 50%左右。

(6)针对 PDGF 的治疗：有报道用 PDGF 的反义 DNA 治疗可以抑制硅晶所致的鼠肺纤维

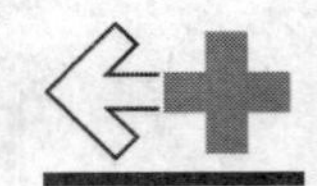

化。将携带有用截短型的 PDGF 受体基因的质粒经气管转入体内，也可以抑制博莱霉素所诱导的小鼠肺纤维化。目前尚无用于肝纤维化的报道。

(7)载体导向治疗：把经过能够识别Ⅵ型胶原受体的环形短肽修饰的人血白蛋白静脉注入体内，它可选择性地聚集于肝脏，并且对激活的 HSC 有较高的亲和性，因此，这种嵌合蛋白有可能作为抗纤维化治疗的良好药物或基因治疗的导向载体。

14. 中医中药治疗　肝纤维化和肝硬化在中医属血瘀症的范畴，因此对慢性肝炎及早期肝硬化的治则多以活血化瘀为主，兼以益气补虚、养血柔肝或滋补肝肾。国内研究发现抗肝纤维化比较有效地单味中药有丹参、黄芪、柴胡、桃仁、当归、冬虫夏草、齐墩果酸、葫芦素 B 等；而各家根据中医理论、临床经验或动物实验研究结果拟定的抗肝纤维化中药方剂，如复方 861 合剂、319 方及鳖甲软肝片等均取得较好的效果。

第二节　肝性脑病的诊治

肝性脑病(HE)是由严重肝病引起的，以代谢紊乱、毒性物质积聚为基础的中枢神经系统功能失调的综合征，常危及生命。其主要临床表现是行为失常、意识障碍和昏迷。曾提出亚临床性肝病的概念(SHE)，即无明显肝性脑病的临床表现和生化异常，用精细的智力测验和(或)生理检测则可发现异常，目前称为轻微肝性脑病。

肝性脑病可发生于各种原因引起的重型肝炎以及各种慢性肝病的终末期，就传染病而言，则由急性、亚急性、慢性重型病毒性肝炎及病毒性肝炎后肝硬化引起，另外门体分流手术、原发性肝癌、妊娠期急性脂肪肝、严重胆道感染等均可引起肝性脑病，如计入轻微肝性脑病，则其发病率为 70%～75%。肝性脑病严重影响患者的生活质量，甚至危及患者生命，对其治疗方法的研究、探索一直是临床医生重视的问题。

一、发病机制

有关肝性脑病的发病机制众说纷纭，可能还有未知因素，现归纳如下。

(一)氨中毒学说

氨代谢紊乱引起的氨中毒是肝性脑病，特别是门体分流性脑病的重要发病机制，与氨中毒有关的脑病又称氮型脑病(NE)。

1. 体内氨的主要来源　体内的氨主要来源于胃肠道、肾脏和骨骼肌，40%的氨是由血循环弥散至肠道的尿素经肠菌的尿素酶分解产生，以及摄入的蛋白质和胃肠道脱落的细胞被细菌的氨基酸氧化酶分解产生。另外，60%的氨来源于谷氨酸胺的代谢、脱氨基作用及其他氨基酸的转氨基作用。氨在肠道主要以非离子型氨(NH_3)经弥散作用吸收，游离状态的氨有毒且能透过血-脑脊液屏障，诱发肝性脑病；NH_3 与 NH_4^+ 可以相互转化，当结肠内 pH>6 时，NH_3 大量弥散入血；反之，NH_4^+ 从血液转移至肠腔，随粪便排出体外。肾脏通过肾小管上皮细胞的谷氨酰胺酶分解肾血流中的谷氨酰胺产生氨。肾小管滤液呈碱性时，大量 NH_3 被吸收入肾静脉，使血氨升高；呈酸性时，氨大量进入肾小管腔与酸结合，并以铵盐形式(如 NH_4CL)随尿排出，为肾排泄强酸的重要方式。此外，骨骼肌和心肌在运动时也能产氨。机体清除血氨的主要途径为：①尿素合成；②脑、肝、肾等组织在ATP供能的条件下，利用氨合成谷氨酸和谷氨酸胺；③肾是排泄氨的主要场所；④血氨过高时可从肺部呼出少量。

2. 血氨增高的原因 血氨增高主要是由于生成过多和（或）清除过少。生成过多可以是外源性的，例如摄入过多含氮的食物或药物，在肠道内转化为氨；也可以是内源性的，例如肾功能不全时，血中的大量尿素弥散至肠腔，转变为氨，再进入血液。消化道出血后，停留在肠腔内的血液被分解为氨，应属内源性。

总之，肝衰竭时，肠道菌群紊乱，繁殖旺盛，分泌的氨基酸氧化酶和尿素酶增多，使肠内产氨增多。但肝细胞严重损伤，其线粒体摄取氨的能力降低，同时ATP生成减少，储备不足，鸟氨酸循环缺乏能量供应，有关酶的活力降低，合成尿素的功能减弱或丧失，以致血氨升高。近年发现侧支循环的形成，肠内产生的氨不经肝脏直接进入体循环，也是血氨升高的重要因素。

3. 氨对中枢神经系统的毒性作用 一般认为氨对大脑的直接毒性作用是干扰脑的能量代谢，引起ATP浓度降低。血氨过高还能抑制丙酮酸脱氢酶活性，从而影响乙酰辅酶A的生成，干扰脑中三羧酸循环。另一方面，氨在大脑的解毒过程中，氨与α-酮戊二酸结合成谷氨酸，谷氨酸与氨结合成谷氨酰胺，这些反应需消耗大量的辅酶（NADH）、ATP、α-酮戊二酸和谷氨酸。NADH储备减少，妨碍线粒体中呼吸链的递氢过程。而α-酮戊二酸是三羧酸循环的重要中间产物，与氨不断结合被消耗掉，得不到补充，三羧酸循环不能顺利进行。ATP消耗过多而生成不足。能量供应不足，不能维持中枢神经系统的兴奋活动。谷氨酰胺合成酶存在于星形胶质细胞中，神经元和星形胶质细胞谷氨酰胺受体有调节神经兴奋性的作用，谷氨酰胺增多在肝性脑病的形成中也起重要作用。另外，谷氨酰胺是一种很强的细胞内渗透剂，其增加导致脑细胞肿胀，形态上类似AlzheimerⅡ细胞（即以细胞肿大、染色质边聚，细胞核大而淡染的星形细胞）。如果细胞肿胀，脑水肿未被控制，颅内高压即发生。近年发现氨的其他作用：氨可刺激大脑对L-精氨酸的摄取，结果使NO产生增加而改变大脑的灌注；氨还抑制星形细胞聚集谷氨酸盐的能力。

也有人认为氨能抑制细胞膜上Na^+-K^+-ATP酶，减少ATP生成，对神经元细胞膜产生直接毒性作用。肝性脑病所表现的临床症状与氨对中枢神经元的刺激有关。但血氨增高并不能完全解释肝性脑病的发病机制，并且血氨水平与肝性脑病的严重程度不相关，故氨中毒不是引起肝性脑病的唯一原因。

（二）假性神经递质学说

神经递质分为兴奋性和抑制性两类，两者保持生理平衡以维持正常的生理功能。兴奋性神经递质包括儿茶酚胺中的多巴胺和去甲肾上腺素、乙酰胆碱、谷氨酸和门冬氨酸等；抑制性神经递质只在脑内形成。

正常情况下食物中的芳香族氨基酸如苯丙氨酸和酪氨酸等，经肠道细菌脱羧酶的作用，分别生成苯乙胺和酪胺，由门静脉吸收入肝，被肝中单胺氧化酶氧化分解。肝衰竭时苯乙胺与酪胺未经肝代谢而进入体循环，并透过血-脑脊屏障进入脑组织为神经末梢所摄取。经过β-羟化酶催化，分别生成苯乙醇胺和β-羟酪胺，其化学结构与正常神经递质去甲肾上腺素和多巴胺相

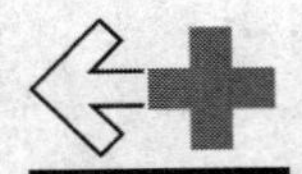

近似,但不能传递神经冲动或者作用很弱,被称为假性神经递质。假性神经递质被脑细胞摄取并取代了突触中的正常递质,则使神经冲动的传导障碍。兴奋冲动不能正常地传至大脑皮层而产生异常抑制,出现意识障碍与昏迷。酪氨酸经肠道细菌作用除产生酪胺外,还可产生酚类如甲苯酚和苯酚,肝功能衰竭时未被代谢或经侧支循环直接进入体循环而产生毒性作用。

γ-氨基丁酸(γ-aminobutyric,GABA)是哺乳动物脑内的主要抑制性神经递质。肝衰竭的动物模型发生肝性脑病时血中 GABA 浓度增加。有人认为肠源性的 GABA 在血中聚集,通过异常的血-脑脊液屏障后与高敏感度的突触后 GABA 受体结合产生大脑抑制。但以后对不同的肝性脑病实验动物突触后 GABA 受体和血-脑脊液屏障通透性的研究得出不同的结论。

近期研究发现,氨本身可直接增加 GABA 能神经递质抑制神经活性的能力,而且能通过其与内源性苯二氮䓬受体协同增进作用抑制中枢神经系统功能,而 GABA 能神经递质本身也是 HE 形成的主要原因。

氨假说和 GABA 能神经递质假说之间并不独立。实际上,急性或慢性肝衰竭患者血氨通过对 GABA 潜在促进作用和对苯二氮䓬受体促效剂的协同增进作用导致 HE 发生。这种理论使两种假说联系起来,并解释为何部分 HE 患者血氨正常,且一些患者对苯二氮䓬受体拮抗剂无效。

(三)血浆氨基酸代谢不平衡学说

血浆氨基酸测定发现,肝硬化失代偿患者血浆芳香族氨基酸(AAA)(如苯丙氨酸、酪氨酸、色氨酸)增多而支链氨基酸(BCAA)(如缬氨酸、亮氨酸、异亮氨酸)减少,两组氨基酸代谢不平衡。AAA 主要在肝内代谢分解,肝不全或侧支循环形成,使其浓度明显增高。而 BCAA 主要在骼髓肌分解代谢,胰岛素有促进这类氨基酸进入肌肉的作用。肝衰竭时胰岛素在肝中灭活减少,血浓度增高,增强骨骼肌对 BCAA 的摄取和分解,使其血浆浓度降低,使 BCAA/AAA 的比值由正常的 3～3.5 下降至 1 或更低。通过血-脑脊液屏障时,芳香族氨基酸与支链氨基酸是由同一载体转运,与谷氨酰胺交换,故它们互相竞争抑制。BCAA 减少,则进入脑中的 AAA 增多,后者进一步形成假性神经递质(如羟苯乙醇胺),竞争性抑制正常的神经递质(多巴胺、去甲肾上腺素)使生理性神经冲动不能传递,故纠正 BCAA/AAA 比例,在理论上能够改善肝性脑病。

肝组织坏死可释放出色氨酸,血浆白蛋白含量下降及游离脂肪酸增多,也可使血浆中游离色氨酸增多,脑组织摄取的量也增多,脑组织摄取色氨酸可被谷氨酰胺合成酶抑制剂 L-氨基亚砜甲硫氨酸所抑制,可见高血氨、谷氨酰胺和色氨酸间也是相互联系的。色氨酸是 5-羟色胺的前体,后者是中枢神经某些神经元的抑制性递质,具有拮抗去甲肾上腺素的作用,其浓度异常也可能导致脑细胞功能紊乱。

(四)短链脂肪酸与硫醇含量增高

短链脂肪酸(如丁酸盐、戊酸、辛酸等),可来源于食物中脂肪的分解,也可由碳水化物或氨基酸经肠道细菌作用而形成。含硫氨基酸(包括甲硫氨酸、胱氨酸、半胱氨酸)在肠内经大肠杆菌的脱氨基等一系列反应而生成硫醇,在肝内代谢解毒。肝衰竭时,不能从血中摄取短链脂肪酸加以利用，或由于从脂肪组织动员增多，而使短链脂肪酸增加。同时，硫醇亦不能在肝内解毒，它们对脑组织有毒性作用，与氨协同可以诱发肝性脑病。其可能性机制为：①阻碍氧化磷酸化偶联，干扰脑组织的能量供应；②直接与神经元细胞膜或突触部位结合，影响神经膜的电生理效应；③在神经突触部位与正常神经传导递质如多巴胺、5-羟色胺相结合，使正常神经冲动传递障碍。

（五）其他

1. 糖代谢障碍 肝脏损害使糖原的合成与分解以及贮备均减少，引起低血糖，影响脑细胞的能量供应。糖代谢产物丙酮酸不能被肝脏摄取利用以致血液和脑组织中丙酮酸积聚、乳酸增多而发生代谢性酸中毒，促使发生肝性脑病。

2. 电解质紊乱 进食过少、呕吐、腹泻及长期应用利尿剂、注射葡萄糖等常可引起缺钾，缺钾易引起肾损害和低钾性碱中毒，氨更易透过血-脑脊液屏障。血氨升高还可以刺激呼吸中枢，镁、钠、锌、铁等元素缺乏都可以加重病情，诱发肝性脑病，或促进其发展恶化。由此可见肝性脑病的发生往往是多种因素综合作用的结果。如对慢性肝病（肝硬化尤其是有门腔侧支循环者），氨中毒可能是其发生肝性脑病的主要致病因素；而继发于其他肝病（如暴发性肝炎）的肝性脑病，可能与神经递质失常，以及碳水化物、电解质、微量元素的代谢紊乱，酸碱平衡失调、缺氧状态以及肝衰竭时，血中内毒素量增加等有关。内毒素、IL-1、IL-6 和 TNF 这些细胞因子可使血-脑脊液屏障通透性增加，引发脑水肿，后者又加重脑细胞损伤。

3. 锰学说 肝硬化并发肝性脑病的患者中 80%血液中锰浓度升高，锰是神经毒性金属，肝硬化时 MRI T_1加权影像中苍白球两侧出现对称高强度信号，且与肝损伤程度有关，已证明由锰沉积造成，组织学检查高强度信号部位就是 ALZHEIMER Ⅱ 细胞，其含量比正常大 7 倍（铜，锌含量不变），锰正常时从胆汁排泄，肝病时积聚在体循环而进入大脑。长时间暴露在脑中会造成锥体外系异常，及颅脑磁共振异常。神经系统检查发现许多肝性脑病的症状伴有基础的神经节功能异常，不随治疗而消失，有报道证明，在肝硬化患者苍白球密度增高与锥体外系表现之间有很强的联系，直接测定尸体标本中基础神经节的锰含量较正常升高 2～7 倍，锰与氨有协同作用，锰的升高是肝性脑病中的一个现象，还是与肝性脑病存在因果关系尚不明确。另外，肝性脑病患者对吗啡的敏感性增加及 β-内啡肽和脑啡肽增加表明阿片系统异常。

二、肝性脑病的诱因

进食少、呕吐、腹泻、大量利尿、大量放腹水、继发性醛固酮增多症等均可导致低钾血症。低钾引起酸碱平衡失常，从而改变细胞内外氨的分布。钾从细胞内转移至细胞外，钠、氢转移至细胞内，使细胞外液 H^+减少，pH 值增高，有利于 NH_3进入脑细胞，引起脑功能紊乱。低钾后肾排钾减少，排氢增多，细胞外液 pH 进一步增高，促使 NH_3通过血-脑脊液屏障。

摄入过多的含氮食物或药物，或上消化道出血时，肠道内产氨增多。

1. 低血容量与缺氧 见于上消化道出血、大量放腹水、利尿等情况。休克与缺氧可导致肾前性氮质血症，使血氨增高，缺氧可降低脑细胞对氨毒性的耐受性。

2. 便秘 使含氨、胺类和其他有毒衍生物与肠黏膜接触的时间延长，有利于毒物吸收。

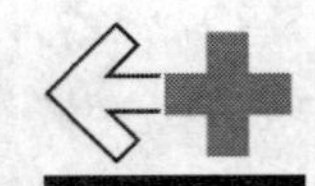

3. 感染　增加组织分解代谢从而增加产氨,失水可加重肾前性氮质血症、缺氧和高热增加氨的毒性。

4. 低血糖　葡萄糖是供给大脑能量的主要物质,低血糖导致脑内能量供应不足,脑内去氨活动停滞,氨的毒性增加。

5. 其他　有些镇静剂、安眠药可直接抑制大脑和呼吸中枢,造成缺氧。麻醉和手术增加肝、脑、肾的功能负担。有些止痛药、抗癫痫药、磺胺类药和抗结核药也可增加肝脏的负担。

三、临床表现

肝性脑病的临床表现往往因原有肝病的性质、肝细胞损害的程度及起病缓急及诱因不同而很不一致。

1. 早期表现　可持续几天至数周,应注意及早发现,及早治疗。一般是在上述诱因后出现:①行为性格的变化,常有欣快激动或淡漠少言;②思维混乱,陈述不正常。包括言语不清,对时间、人、地点的概念混乱,还会出现幻觉、恐惧和烦躁;③失眠或昼睡夜醒;④严重者早期即出现昏迷。

2. 临床分期　根据患者的意识障碍程度、神经系统表现和脑电图改变分为四期:

(1)Ⅰ期(前驱期):轻度性格改变和行为异常,如欣快、激动或沉默寡言;衣冠不整,随地便溺,举止反常。常无神经系统体征,可有扑翼样震颤(嘱患者两手平举,手指分开,腕、掌指关节,甚至肘关节、肩关节可出现不规则、急速而细小的鸟翼样的屈伸运动,每1～2秒一次,多呈双侧性,但可不对称),脑电图正常。

(2)Ⅱ期(昏迷前期):以睡眠障碍、行为失常和意识错乱为主。计算力、定向力及理解力减退。神经系统体征明显,如腱反射亢进、肌张力增强、踝阵挛及巴宾斯基征阳性。往往出现肝臭(呼吸及尿呈鱼腥样带芳香性甜味臭气),扑翼样震颤存在,脑电图可有对称性 θ 波。

(3)Ⅲ期(昏睡期):以昏睡和严重精神错乱为主,各种神经系统体征持续或加重。患者呈昏睡状态,但能唤醒,常有神志不清,扑翼样震颤可引出,脑电图可有对称性 θ 波。

(4)Ⅳ期(昏迷期):神志完全丧失,不能唤醒,对多种刺激逐步失去反应,瞳孔常散大,肌张力降低,常出现过度换气、阵发性惊厥和踝阵挛,脑电图可有极慢 σ 波。

另外,有人主张把亚临床肝性脑病列为0期,亚临床肝性脑病患者无相关的症状、体征,往往被视为健康人,但是他们的操作及反应能力下降。有人主张早期检查确诊,亚临床肝性脑病正越来越受重视。

以上各期分界不清,前后期临床表现可有重叠。患者可因为颅内压升高导致颅内灌注压降低而出现颅内缺氧、脑疝等症状。

3. 临床类型

(1)急性型:诱因不明显,昏迷前可无前驱症状,以迅速进入深度昏迷、癫痫发作、去大脑样僵直(木僵)为特点,晚期常伴有脑水肿,重型肝炎患者常由于颅内压增高及脑灌注压不足引起脑水肿、脑疝形成和脑缺氧,死亡率高。常见于两种情况:①慢性、亚急性或急性重型肝炎,起病急骤,经短期兴奋、躁动、谵妄状态后很快昏迷;②慢性肝炎或肝硬化失代偿期,受到某些诱因后迅速发生昏迷。

(2)慢性型:常见于肝硬化合并广泛的侧支循环形成或门-体静脉分流术后,其中一些患者,原来肝功能尚好,常因某些诱因而促发。患者起病缓慢,症状较轻,表现为间歇发生的波动性意识与运动障碍,病程可达数月至数年,反复发作性木僵与昏迷为突出表现。首先为定向力(判断自己与周围的正常位置的能力)障碍,进而发生昏迷,去除诱因后可好转。

(3)肝性脑病的另一种表现是以进行性、不可逆转的神经系统症状包括痴呆、锥体外系的表现、小脑变性、脊髓横索病变及周围神经病变为主。此类表现较为罕见,而且传统的治疗无效。

四、诊断

(一)病史

有严重的肝脏疾病如急性、亚急性、慢性重型肝炎,肝硬化失代偿期或门体分流术后等。

(二)临床表现

原发病的临床表现:如重型肝炎表现为黄疸、肝臭、出血倾向等,肝硬化表现为门脉高压症(脾肿大和腹胀、鼓肠、食欲减退、不规则腹泻等胃肠淤血症状,腹壁浅静脉、房静脉、食管和胃底静脉曲张等侧支循环形成症状,腹水)、肝掌、蜘蛛痣、男性阳痿、睾丸萎缩、乳房发育、女性月经失调、不孕等。

肝性脑病的临床表现:如上所述。明显肝功能损害或血氨增高,扑翼样震颤及典型脑电图改变有重要参考价值。

(三)实验室检查

1. 血生化指标 肝功能明显异常,可有胆红素明显升高而转氨酶下降,所谓胆酶分离现象。最常用检查为动脉血氨的测量,测量静脉血氨无临床意义,在正常 pH 值,只有极少部分氨以非离子型存在,肝硬化所致者,血氨常增高,血氨水平与疾病的严重程度不相关,但如果重复测定动态监测可观察治疗是否有效。血清支链氨基酸与芳香氨基酸比值降低[正常值:(3.27±0.58)],可小于 1。

2. 脑电图 脑电图是大脑活动时所发出的电活动,正常人的脑电图呈 α 波,每秒 8～13 一次。肝性脑病时其节律变慢。Ⅱ～Ⅲ期患者表现为 Q 波或三相波,每秒 4～7 次,昏迷时则表现为高波幅的 δ 波,每秒少于 4 次。脑电图的改变特异性不强,尿毒症、呼吸衰竭、低血糖亦可有类似改变。脑电图对亚临床性肝性脑病和Ⅰ期肝性脑病的诊断价值较小。

3. 心理智能测验 肝性脑病的典型表现为中枢神经系统受抑,常规临床检查往往难以早期发现,可以用心理智能测验检查。伴有智力功能轻微损伤的早期精神和行为改变反映双侧性前脑功能障碍,神经抑制逐步发展,最终在某些患者可致昏迷。常用的心理智能测试方法有:数字连接实验(NCT)和韦氏成人智力量表(WAIS)。由于 WAIS 检测较费时,故选择敏感度及特异度高者评定更为实际,其中尤以数字符号实验是 WAIS 中最有帮助的测试法。

4. 正电子发射 X 线断层照相术(PET) PET 发现肝性脑病患者大脑皮质及皮质联合糖

的利用率降低，丘脑、尾叶及小脑糖的利用率上升。这些发现提示患者脑内低代谢可以解释肝性脑病中枢神经系统的特点。另外，最近 PET 提示氨分布在大脑中可以直接发挥其神经毒性作用。

5. 诱发电位

(1)脑电诱发电位(EP)：脑电诱发电位是指神经系统(包括感受器)某一特定部位受到适当刺激时，在神经系统相应部位检出的，与刺激有比较固定的时间关系的电位变化，经计算机叠加技术处理后的图形。

(2)视觉诱发电位(VEP)：VEP 是通过大脑分析仪测定由光刺激视觉而引起的大脑电位变化，现在已可能从视觉通路的不同水平记录出不同的生物电反应。目前临床上常用的诱发电位是特异皮质诱发电位，它是枕叶皮质对视觉刺激产生的电活动。目前对 VEP 的诊断价值尚存在争议。

另外，也有人研究过脑干听觉诱发电位(BAEP)、体表感觉诱发电位(SSEP)及 P300(是指刺激出现后 250～300ms 在 N1-P2-N2 综合波之后的第一个正向波)作为肝性脑病的诊断依据，目前认为 SSEP 在显示脑电活动异常上似更敏感，而在区别不同病情程度的脑电活动上，以 BAEP 更佳。

6. 连续反应时间测定(CRT)　连续反应时间检测是通过耳机接受连续的听觉信号(500Hz，90dB)，以电子计算机测定并记录患者对信号指示作出的反应时间，以判定患者的反应能力。该法简单、敏感、可靠，不受被检查者文化程度、年龄、职业的影响。简单生光反应时间亦属这一范畴。

7. CT、MRI 检查　绝大多数学者认为亚临床型肝性脑病是肝脏代谢功能异常引起的可逆性神经生理功能障碍，而不是脑的结构异常。但是 CT、MRI 检查发现其存在脑皮质萎缩和(或)脑水肿，慢性患者多无脑水肿。

8. 质子磁共振光谱分析　质子磁共振光谱分析是一项新的非侵入性检查方法，通过它发现肝性脑病患者体内主要的化学变化为谷氨酰胺增加，胆碱和肌纤维信号下降。这一新标志物的重要性在于可以反映肌纤维的状况，其在星型胶质细胞中可能改变细胞体积从而调节渗透压。有人认为质子磁共振光谱分析比神经心理学检查更敏感。谷氨酰胺可作为光谱分析的标志信号。

9. 睡眠障碍　注意力和操作能力的异常可能是 SHE 患者神经认知功能障碍的主要表现。睡眠障碍是肝硬化的常见主诉，可能也属于肝性脑病的早期临床表现。肝硬化患者主要表现为入睡时间延长及苏醒时间延迟。有人认为与血浆褪黑素 24 小时节律的变化有关。患者白天血中褪黑素浓度增加，另外褪黑素开始增加的时间和褪黑素到达高峰的时间明显延迟。

五、鉴别诊断

本病应与肺性脑病及尿毒症、低血糖、酮症酸中毒、电解质紊乱等所致的代谢性脑病相鉴别，可根据病史、血气分析、生化检查等检查明确诊断。药物中毒、重金属中毒引起的中毒性昏迷有明确的病史，中枢神经系统疾患如颅内出血、肿瘤、脑炎等可以做脑部 CT 或 MRI 检查、腰椎穿刺进行鉴别。另外，以精神症状为唯一突出表现的肝性脑病易被误诊为精神病，因此凡遇精神错乱患者应警惕肝性脑病的可能性。

六、治疗

(一)治疗诱因

积极寻找诱因,并及时排除。多数肝性脑病患者有明确的诱因,如上消化道出血、感染、电解质紊乱、便秘、高蛋白饮食、肾衰竭、使用安眠药和麻醉药等。这些诱因是可以治疗或逆转的,诱因的去除是治疗肝性脑病的基本策略。

(二)减少肠内有毒物质的生成及吸收

1. 饮食 肝性脑病患者需要控制蛋白质的摄入量,开始数日内禁食蛋白质,每日供给热量1600~2000kcal和足量的维生素,以碳水化物为主要食物;昏迷不能进食者可经鼻胃管供食或给予深静脉营养,脂肪宜少用。给予清淡、易消化流质或半流无渣饮食,如:藕粉、面条、稀饭、酸性果汁和水果,保持肠道酸性环境,促进氨的排泄。鼻饲液最好用25%的蔗糖或葡萄糖溶液,每日可加入3~6g必需氨基酸。深静脉营养以25%葡萄糖液为主,应注意血钾的浓度,以防低血钾加重肝性脑病。另外,还应警惕患者有无心力衰竭和脑水肿等。亚临床型肝性脑病可不必禁食蛋白质,但应以植物性蛋白或植物混合性蛋白饮食结构为佳。患者神志清醒后,每3~5天可增加10g蛋白质,以逐渐增加患者对蛋白质的耐受性,逐步增加至40~60g/d,或0.8~1.0g/(kg·d),维持氮平衡。不同的蛋白质致病作用不同,一般认为肉类蛋白质致脑病的作用最大,牛乳蛋白次之,植物蛋白最小。纠正患者的负氮平衡,用植物蛋白最好。植物蛋白含蛋氨酸、芳香族氨基酸较少,含支链氨基酸较多,且能增加粪氮排泄,另外植物蛋白含非吸收性纤维,肠菌酵解后产酸有利于氨的排除,且利于通便。

2. 灌肠或导泻 人体内的氨40%来源于肠道,因此清理肠道是快速而有效的方法。清除肠道内的积血、积食及其他含氮物质,可用生理盐水或酸性溶液灌肠,口服或鼻饲25%硫酸镁30~60ml导泻。

3. 抑制肠道细菌生长

(1)新霉素:口服后吸收甚少,吸收的药物主要以原形经肾排出,不吸收者以原形经粪排出,新霉素2~4g/d,分3次口服,可抑制肠道细菌生长或选用卡那霉素2~4g/d,分3次口服,均有良好疗效。不良反应有恶心、呕吐、腹泻,偶见重复感染,小肠吸收不良综合征及过敏反应,长期服用新霉素或卡那霉素少数患者会出现第8对脑神经或肾功能损害,故服药期不超过1个月。

(2)庆大霉素:硫酸庆大霉素缓释片(瑞贝克)口服不吸收,在肠道内缓慢释放,每日给药1次;昏迷患者可给予庆大霉素16万U加入50ml生理盐水中鼻饲,每日3次,不良反应同新霉素。

(3)甲硝唑(灭滴灵):抑制肠道内厌氧菌,0.2g,每日4次,疗效和新霉素相似,适用于肾功能不良者,常见的不良反应有:食欲缺乏、恶心、呕吐、头晕、头痛、过敏反应及精神障碍,中枢神经系统疾病及白血病患者禁用。

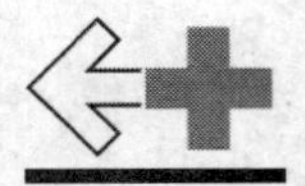

(4)利福昔明(Rifaximin):非氨基糖苷类广谱、强效的肠道抗生素,利福昔明是利霉素的衍生物,抑制细菌 RNA 的合成。口服给药不吸收,作用于胃肠道局部。临床实验证明利福昔明治疗肝性脑病至少与乳果糖和新霉素同样有效,起效迅速,不损伤听神经及肾功能,耐受性更好。一般剂量为:每次 200mg,每天 3 次。与乳果糖合用有协同作用,不良反应少,在不耐受新霉素和肾功能损害的患者利福昔明应首先考虑。

4. 不吸收的双糖

(1)乳果糖(Lactulos):乳果糖可明显降低血氨,纠正异常脑能量代谢,改善肝性脑病患者的临床症状和脑电图异常。乳果糖可保持肠道正常菌群,预防自发性腹膜炎。用法:乳果糖溶液为 20～40ml,每日 2～3 次,餐后服。乳果糖粉使用方便(可随意加入各种饮料或与食物混合服用,亦可加入灌肠液中灌肠);只含 2%以下的其他糖,可用于糖尿病患者及半乳糖或乳糖不耐受者。消化道不良反应少,患者易于耐受。也可作灌肠,200g 加水 500ml,保留灌肠 30 分钟,每日数次,依病情而定,大便维持在每日 2～3 次。不良反应:很少发生,以腹部不适、腹胀、腹痛、食欲下降、恶心、呕吐、腹泻等消化道反应多见。

注意事项:①肠道梗阻患者禁用,应注意勿引起过度腹泻,糖尿病患者慎用;②开始用药数天,少数患者感气胀,继续用药,气胀感会自行消失。剂量大时可有腹胀、胃肠不适、厌食、恶心及腹泻等;③治疗肝性脑病时,因为剂量大,初期腹泻是正常情况,之后剂量减至每天有 2～3 次软便为准。过度腹泻可发生脱水、低血钾、肾前性氮质血症。

(2)乳梨醇:为乳果糖的衍生物,机制及疗效与乳果糖类似,但口感较乳果糖好,更易耐受,两药剂量均遵从个体化,一般剂量为 0.5g/kg,每日 2 次,以保持每天有 2～4 次软便为宜,临床观察用乳果糖可使 80%～90%的患者血氨降低。

5. 有益活菌制剂 包括双歧杆菌、乳酸杆菌、肠链球菌及优细菌(eubacteria),它们与乳果糖合用具有互补作用,能改善宿主肠道微生态平衡,减少内毒素的产生和吸收,防止肝脏进一步损伤。

(三)促进血氨代谢清除

1. 谷氨酸盐 谷氨酸与氨结合形成无毒的谷氨酰胺降低血氨,并且促进脑蛋白代谢及糖代谢氧化过程,改善中枢神经系统功能。谷氨酸片剂可用于高血氨症而无明显肝性脑病的患者。用 28.7%的谷氨酸钠(含钠 34mmol/20ml)60～80ml,溶于葡萄糖液中静滴;血钾低者用 31.5%谷氨酸钾(含钾 34mmol/20ml)60～80ml,溶于葡萄糖液中静滴每日 1～2 次。谷氨酸钠、谷氨酸钾比例视血清钠、钾浓度而定,尿少时少用钾剂,明显腹水和水肿时少用钠剂。目前认为谷氨酸盐类只能暂时降低血氨,但其不能透过血-脑脊液屏障,不能降低脑组织内氨的浓度,且可致代谢性碱中毒,反而加重肝性脑病,因此,国外已少用。但我国临床仍在应用,对具有诱因(如上消化道出血、低容量、缺氧等)的轻型肝性脑病可能有效。不良反应:大量口服可有恶心、呕吐、腹泻等,钠盐有钠潴留作用,滴速过快可致流涎、面色潮红、呕吐,剂量过大可致碱中毒。肾功能不全者慎用或禁用。

2. 乙酰谷酰胺 为谷氨酰胺的乙酰化合物,易透过血-脑脊液屏障,通过参与谷氨酰胺的代谢,维持神经应激功能,降低血氨,每次 100～1000mg,溶于液体中静滴,每日 1 次,对早期患者可能有效。不良反应：可能会引起低血压；滴速过快可致流涎、面色潮红、呕吐，肾功能不全者慎用或禁用。

3. 20%γ-酪氨酸 10～15ml溶于10%葡萄糖500ml中，2～3小时滴完，浓度过高、滴速过快可引起血压下降、呼吸抑制，甚至休克。本品对有兴奋症状的肝性脑病治疗可能有效，但近来有学者认为本品系神经传导抑制性递质，不仅无疗效，反而可能诱发昏迷，应该禁用。

4. 精氨酸 本药不含钾、钠，酸性，促进肝内鸟氨酸循环，增加尿素合成，降低血氨。若精氨酸酶、ATP及Mg^{2+}合用效果更好。其浓度为25%，每日40～80ml，加入葡萄糖液中，分次静滴。本品解氨能力有限，但也有人证实精氨酸治疗大鼠的肝性脑病有效，认为该药疗效与一氧化氮及聚氨有关。不良反应：滴速过快可致流涎、呕吐、面色潮红。肾功能不全者慎用或禁用。

5. 鸟氨酸-L-天冬氨酸肽[OA，阿波莫斯(Hepa-Merz)] OA可促进体内氨的转化(刺激谷氨酰胺合成)与尿素的合成，降低慢性肝病时血氨水平。另外，还具有改善脑部症状及功能、保护及促进肝细胞再生的作用。给予去血管诱导的暴发性肝衰竭的大鼠静脉输注OA可有效降低血氨水平，并抑制肝性脑病的发生，降低脑组织含水量，使多种氨基酸浓度增加，如谷氨酸盐、γ-氨基丁酸、牛磺酸、丙氨酸及支链氨基酸等。OA治疗使血浆谷氨酰胺浓度及骨骼肌谷氨酰胺合成增加(2倍)，而脑脊液浓度不变。提示OA具有显著的降氨效应，可减轻脑水肿，抑制暴发性肝衰竭肝性脑病的发生。用法：每10ml注射液含OA 5g，肝性脑病患者20～100g/d分次给药，清醒后逐渐减至常用量(20g/d)维持。多数于用药后6小时即可改善意识，血氨值亦同步下降。Melzer认为，OA对酗酒、药物中毒、放射性肝损害、肝硬化、脂肪肝等同样有效。慢性肝病口服3～6g/d即可。

6. 苯甲酸盐、苯乙酸 苯甲酸钠与肠内残余氮质结合，形成马尿酸盐经肾脏排泄，从而降低血氨，同样苯乙酸也能和肠内的谷氨酰胺结合生成马尿酸降低血氨，剂量为每次5g，每天2次。

(四)对抗假神经递质

兴奋性递质多巴胺不能透过血-脑脊液屏障，而其前体左旋多巴却能透过血-脑脊液屏障进入脑组织，经多巴脱羧酶作用生成多巴胺，可进一步转变为去甲肾上腺素。从理论上讲大剂量左旋多巴可补充正常神经递质，竞争性抑制假性神经递质，恢复正常的神经传导，并可提高脑对氨毒性的耐受性。口服剂量为每日2～5g，分4～5次或用5g保留灌肠。以静脉滴注为好，首剂100mg，溶于葡萄糖200～500ml中，2小时左右滴完。以后每12小时递增100mg，至神志好转后不再递增，苏醒后逐渐减量至停药，每次可达300～600mg，每日剂量可达600～1200mg。疗程不超过1周，禁止与维生素B_6及麻黄碱同用，用药前可肌注灭吐灵10mg，防止催吐不良反应。不良反应：少数患者有恶心、呕吐，“开关”现象，消化性溃疡，高血压；精神病、心律失常及闭角型青光眼患者禁用。对肝性脑病的疗效尚未肯定。

(五)苯二氮䓬受体拮抗剂

内源性苯二氮䓬导致肝性脑病的神经抑制，因此，推论苯二氮䓬受体拮抗剂可能逆转肝性

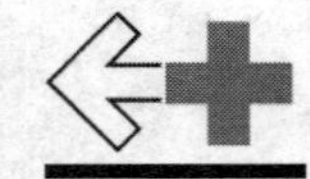

脑病的神经症状。氟马西尼对苯二氮䓬受体有高度的亲和力，是苯二氮䓬类特异的、可逆性竞争性拮抗剂，能逆转苯二氮䓬类过量所引起的中枢神经系统症状，多中心随机、双盲临床实验证实氟马西尼不能对所有的肝性脑病的患者有效，且疗效与血中苯二氮䓬类物质的浓度无关，病死率亦未降低。症状出现后宜尽早给药。另外，一部分患者存在脑水肿、颅内压力升高、低血氧；存在其他苯二氮䓬受体的配体等原因，使氟马西尼的疗效受限制。剂量为 1～2mg 静脉推注，可迅速改善肝性脑病的症状如昏睡、昏迷等，但时间很短，通常＜4 小时。不良反应有：恶心、呕吐、面色潮红、精神错乱等。

（六）阿片受体拮抗剂

Yurdaydin 等发现肝性脑病患者血清和脑脊液中内啡肽和脑啡肽浓度显著高于健康对照者和腰痛症患者，提示内源性阿片类物质的积聚与肝性脑病的发病有关，详细的分子生物学机制值得进一步探讨。国内亦有报道 53 例肝性脑病患者血浆 β-内啡肽显著增高，与脑病严重程度相平行，纳洛酮为阿片受体拮抗剂，使用后清醒率与清醒时间均与对照组有显著差异。不良反应有：血压升高、心率增快、心律失常、心跳骤停等。

（七）N-乙酰半胱氨酸

为近年一种新药，治疗扑热息痛过量所致肝衰竭 8 小时内可防止肝脏继续损害，减少肾衰竭或低血压、脑水肿等并发症，机制与内皮松弛因子及清除自由基有关。

（八）支链氨基酸

竞争性抑制芳香族氨基酸透过血-脑脊液屏障，降低其毒性，从而改善中枢神经系统的功能，有利于提高肝性昏迷患者的复苏率和存活率。肝衰竭时葡萄糖生物氧化作用不能正常进行，生酮作用发生障碍时，支链氨基酸可为机体提供其总需热量的 30%～40%，以维持脑的能量代谢。补充支链氨基酸可减少体内组织蛋白的分解，使从肌肉中释出和流入体循环的芳香族氨基酸减少。纠正 BCAA/AAA 的比值，从而维持血液和脑中氨基酸的平衡，支链氨基酸能促进肝脏和肌肉中蛋白质的合成，有利于肝细胞的修复和再生，恢复肝脏功能。

用法：有人主张大剂量作为应急治疗药物单独使用：24 小时输注 60g 支链氨基酸，对肝性脑病的复苏率随病情轻重而定。短期应用，并未发现有毒性作用。但应用时间不宜太久，否则将因缺乏其他必需氨基酸而导致负氮平衡，对肝细胞再生和肝脏功能恢复不利。一般应用剂量为 250～500ml，静脉滴注，每日 1 次。

氨基酸制剂如谷氨酸、精氨酸、鸟氨酸等亦可降低脑细胞内氨的毒性，改善脑的代谢。采用由支链氨基酸类似物与其他必需氨基酸的混合液比较理想。

国内外已有专供肝病用的氨基酸配方，如国产的 BCAA-3H，肝脑清（HE-1）、肝醒灵（六合氨基酸注射液）、肝安注射液等以及国外临床应用较久的 HepatAmine、A662、Travasorb Hepatic、HepaticAid 等。各种商品所含的支链氨基酸含量不等，除含有必需氨基酸外，还含有一定量的非必需氨基酸，可用于口服、肠外营养和经肠营养。其中 HepaticAid 还可做成方便食品即食布丁。每小包含蛋白质 14.5g，可与无蛋白饮食或低蛋白饮食联合使用。

(九)人工肝治疗

肝脏有强大的再生能力,研究发现部分切除大鼠的肝脏后,几乎所有肝细胞在 20 小时内均分裂 1 次,肝脏在 1 天内可以增大 1 倍,肝脏的再生是患者恢复的基础,一旦肝脏再生,即使疾病有所进展,患者也能恢复。人工肝支持系统能够代替肝脏的部分功能,给病变的肝脏提供支持作用,为患者肝脏再生自然恢复或肝移植争取时间,受到广泛的研究,共有 3 种类型:人工肝可分为非生物型(包括物理型、中间型)、生物型、混合型。物理型人工肝包括血液透析、血液滤过、活性炭吸附等,常用的方法是用树脂、活性炭等通过非特异性吸附起到解毒作用,可以改善患者的临床症状,防治并发症,提高患者的生活质量,延长患者的生命;中间型人工肝包括血液/血浆灌流、血浆置换等,其中血浆置换最为常用;为了代替肝脏复杂的生物功能,研究人员将生物成分(同种、异种的肝细胞或基因工程细胞)加入生物反应器来代替患者肝细胞发挥功能,此为生物型人工肝;生物型人工肝与物理型人工肝联合应用即为混合型。现在临床上应用最广泛的是血浆置换(PE)疗法。PE 既可除去血液中的中、小分子及与血浆蛋白结合的大分子毒性物质,又可补充多种生物活性物质。PE 的治疗过程中,其体外循环控制系统能够平衡调节置换液与废弃血浆的速度和比例,对患者的血容量和血流动力学影响较小。

(十)肝移植

1. 肝细胞移植 将肝细胞分离后移植至患者的体内代替肝脏的部分功能,肝细胞可移植在患者的脾脏内及腹腔内,临床个案报道较多但缺乏大规模的临床试验。

2. 原位肝移植 对于内科治疗不满意的肝性脑病,肝移植不失为一种有效的治疗方法。由于器官移植手术技术的进步和抗移植排斥反应技术的不断发展,原位肝移植的生存率明显提高。肝移植的成功为传统医学无法逆转的肝脏疾病提供了新的解决思路,但供体不足仍然是目前的主要困难之一。

(十一)门体分流栓塞术

近来,有报道门体分流栓塞术对肝硬化慢性门体分流性肝性脑病患者有效,可以使患者血氨水平下降,脑电图改善。并发症有发热、一过性胸腔积液、腹水及轻微的食管静脉曲张。然而,患者依然有发生门脉高压并发症的危险。

第三节　原发性肝癌的诊治

原发性肝癌(简称肝癌)的 90%以上是肝细胞癌(HCC),少数为胆管细胞癌。HCC 是世界上流行率最高的十大恶性肿瘤之一,每年约有 26 万人罹患本病,其中 42.5%就发生在中国。据报道我国 HCC 发病率较欧美国家高 5～10 倍,每年有 9 万～10 万人死于 HCC。死亡率在消化系统恶性肿瘤中列第三位,仅次于胃癌和食管癌。

一、肝癌的病因

(一)肝癌的可能致病因素

肝癌的发病是诸多因素协同作用的结果,除受人种、遗传及地理位置等有一定的影响外,可能与下列因素密切相关:①肝硬化;②肝脏慢性炎症及感染;③饮水污染及食品中致癌物质(亚硝酸、黄曲霉素等);④其他,如寄生虫病、口服避孕药、雄激素、烟酒、微量元素、代谢障碍及环境因素等。其中持续存在或反复加重的肝脏慢性炎症,均可致肝细胞坏死、退行性变及肝细胞增生,有的甚至不经过肝硬化阶段即可导致肝癌。最常见的肝脏慢性炎症为病毒性肝炎,包括 HBV、HCV 及 HDV 感染。至于肝硬化,因 70%~80%肝癌常与之伴随,且肝硬化又多因病毒性肝炎引起,可见三者之间关系密切,故除饮食中致癌物质及其他有关因素外,慢性病毒性肝炎即成为 HCC 的主要发病原因。

(二)肝炎病毒与 HCC 的发病关系

肝炎病毒作为 HCC 的直接病因目前虽尚未得到确切阐明,但能肯定它是促癌因素之一。

1. 乙肝病毒(HBV) 许多流行病学和实验室的研究结果支持 HBV 与 HCC 之间有着明显且特异的关系。WHO 肝癌预防会议指出:HBV 与 HCC 相关性高达 80%,尤其在发展中国家,HBV 感染可能更是重要因素。王宝恩指出,如只要有一次乙肝病毒指标(HBVM)阳性即为 HBV 感染,则肝癌患者的 HBV 感染率可达 92%以上,可见 HBVM 对 HCC 患者是极有价值的检测项目。

(1)表面抗原抗体系统:国内各地调查,HCC 患者血清 HBsAg 阳性率为 52.1%~90%,如上海医大中山医院报道 HCC 中血清 HBsAg 阳性率为 64.1%;也有人观察 HBsAg 阳性较之阴性者发生 HCC 的相对危险性高 12.1~24.7 倍。Melinick 等曾估计 HBsAg 持续携带者发生 HCC 的危险性比非携带者高 23~100 倍。可见 HBsAg 携带者或慢性乙型肝炎患者是肝癌的高危对象。值得注意的是,有人在一组 HCC 患者中也检查出抗-HBs 阳性 5 例(占 18.5%),故对单独抗-HBs 阳性者,尚应检测 HBV-DNA 或免疫组化,不能轻易即排除 HCC 发生的可能。

(2)乙肝病毒 e 系统:慢性持续 HBV 感染,尤其长期 HBeAg 阳性,提示 HBV 持续活跃存在并不断复制,造成肝损害,机体免疫力下降,很可能对 HCC 的发展起着重要作用。但实际临床所见,HCC 中 HBeAg 阴性者多于 HBeAg 阳性者(分别为 25.93%与 14.81%)。谢小明也曾发现 HCC 患者中血清抗-HBe 阳性率高达 62.1%,而 HBeAg 阳性率仅 19.2%,此可能与 HBV 前 C 区基因发生变异有关;另外也表明慢性乙肝患者发现抗-HBe 并不意味预后良好,特别是检出 HBV-DNA 阳性时,更要警惕 HCC 发生的可能。

(3)核心抗原抗体系统:HBcAg 是 HBV 的主体,也是 HBV 存在的直接证据;但因一般在血液中难以检出,故常以高滴度抗-HBc 表示体内 HBV 有活动性复制。近年有人观察抗-HBc 与 HCC 的关系大于 HBsAg,并提出 HBsAg 与抗-HBc 同时阳性者 HCC 的可能性大于单纯 HBsAg 阳性者。故对抗-HBc 阳性者不能忽视发生 HCC 的可能。此外有报道抗-HBc 与抗-

HBs及抗-HBe均阳性者，亦可能发生HCC。

2. 丙肝病毒(HCV) 目前认为，HCV亦常可引起慢性肝炎、肝硬化，最后导致肝癌。

(1)世界各国调查均表明，HCV与HCC关系密切，我国约有384万人曾受HCV感染，据观察50%～85%的急性丙型肝炎患者可隐匿发展为慢性肝炎，其中约20%可发展为肝硬化，最终1%～5%发展为肝癌，可见HCV感染亦是HCC发病的另一危险因素。有人报道在HCC患者血清抗-HCV检出率自30%～75%不等，我国HCC的抗-HCV初步检测结果为22.8%～59%。日本资料近年HBV感染在肝癌中约占40%，而HCV感染则高达70%～80%，甚至高达90%以上。但在我国HCC中仍以HBV感染率高，即使在有HCV感染的肝癌中也多伴有HBV感染，并认为HBV与HCV双重感染在HCC的发病中更具有重要意义。此可能与我国HCC达90%以上有过HBV感染这样一个显著特点有关。如原有过HBV感染，在此基础上又重叠感染HCV，则HCC的发生率显著增加。

(2)感染HCV后发展为肝癌的时间：一般认为HCV感染为肝硬化及HCC需时较久。骆成榆报道，从HCV感染发展为慢性肝炎平均10年，至肝硬化平均20年，至肝癌则平均30年。张玲霞报道，由乙、丙型肝炎发展为肝硬化，演变成HCC，最短2年，最长36年，平均12.3年。但老年人进展较快，也可不经肝硬化而径直由慢性肝炎发展为HCC。

3. 丁肝病毒(HDV) HDV是依赖HBsAg合成的缺陷病毒，其感染与HCC的关系目前意见尚未一致。过去认为在肝癌中，肝内的HDAg或血清中抗-HD的检出率很低。有许多报道如意大利、塞内加尔、南非、希腊以及我国部分资料，均认为HDV感染与HCC无关。其部分原因可能系因HDV感染促进肝病迅速恶化，易发展至慢性肝炎或肝硬化，未等进展为HCC即迅速死亡有关。但郝连杰观察的104例肝癌组织中HBsAg检出率为75%，其中检出HDAg 10例(14.82%)。有学者推测HDV在感染中可引起肝细胞坏死、炎症及肝硬化，可能对致癌起着促进作用。近年有报道丁型肝炎患者33%死于HCC，但认为HDV感染并不比单纯HBV感染引致肝癌的危险性增加。

4. 甲型肝炎病毒(HAV) 目前多认为HAV在体内为急性感染过程，不形成慢性携带状态，从而不会演变成肝硬化或肝癌。有人报道HCC患者中抗-HAV IgM均可为阴性，表明HAV与HCC的发病无关。

5. 戊型肝炎病毒(HEV) 与HAV相似，一般认为戊型肝炎预后较好，无慢性化过程，也无慢性HEV携带者，故与HCC的发生无明显相关。但有持不同意见者，日本有报道在流行期有58.2%的病例发展为慢性肝炎。我国也有少数随访病例向慢性化发展的报道。朱天礼(1994)报道27例HCC患者中4例抗-HEV IgG阳性(占14.81%)，其中，2例为与HBV重叠感染，1例抗-HCV阳性，是否系HEV感染有慢性化并转为HCC的倾向，抑或是并发或重叠HBV及HCV感染所致癌变，尚待进一步探讨。

6. 其他 现有的研究资料尚不能确定庚肝病毒(HGV)和输血传播病毒(TTV)与HCC的关系。

二、病毒性肝炎导致HCC的病理学

1. 具有慢性肝炎的病理背景 各种肝炎病毒感染病程在半年以上，对肝细胞无论有无重

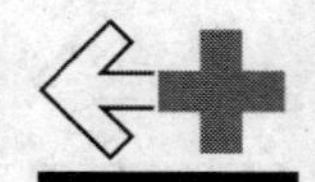

要的致病性，但由于人体抗病毒免疫应答功能低下或失调，最终会导致肝细胞变性、炎症坏死，发生轻重不等的慢性肝炎。慢性肝炎的基本病变：小叶内除有不同程度肝细胞变性和坏死外，汇管区及其周围炎症常较明显，常伴有不同程度的纤维化，主要病变为炎症、坏死及纤维化。通常将炎症活动度及纤维化程度分为1～4级(G)和1～4期(S)。发生肝硬化时则有假小叶形成。

2. HCC的病理解剖 HCC的病理解剖分型为：

(1)大体形态分型：早期肝癌也称小肝癌，常为小的单个结节或不超过2个，中晚期肝癌常合并肝硬化，大体形态可分以下类型：①块状型：最多见。癌块直径在5cm以上，>10cm者称巨块，可呈单个、多个或融合成块，多可圆形、质硬，呈膨胀性生长。肿块边缘可有小的卫星灶。此类癌组织容易发生坏死，引起肝破裂；②结节型：为大小和数目不等的癌结节，一般直径不超过5cm。结节多数在肝右叶，与周围组织分界不如巨块型清楚。常伴有肝硬化；③弥漫型：有米粒至黄豆大小的癌结节散布全肝，肉眼不易与肝硬化区别，肝肿大不明显，甚至反可缩小。患者往往死于肝功能衰竭，此型少见；④小癌型：孤立的直径<3cm的癌结节或相邻两个癌结节直径之和<3cm者称为小肝癌。

(2)细胞分型：可分别由肝细胞或胆管细胞发展而来，前者占肝癌90%，癌细胞呈多角形或圆形，排列成巢或索间有丰富的血窦而无间质成分；后者少见，称胆管细胞癌，癌细胞呈立方形或柱状，排列成腺体，纤维组织较多，血窦较少；上述两型同时存在或呈过渡形态，则称混合型，既不完全像肝细胞型，也不完全像胆管细胞型，此型更少见。

三、肝癌的临床表现

1. 肝癌的常见症状 HCC多见于男性，年龄为30～60岁，起病多隐匿但病情发展迅速，早期HCC自觉症状不明显，待症状明显而就诊时，多属于中晚期。HCC的常见症状有：

(1)肝区疼痛：HCC半数以上有肝区疼痛，系因肿瘤增长快速，肝包膜被牵拉所致。多呈持续性胀痛或钝痛。如病变侵犯膈，痛可牵涉右肩；如肿瘤生长缓慢，则可完全无痛或仅有轻微钝痛。当肝表面癌结节破裂，坏死的癌组织及血液流入腹腔时，可突然引起剧痛，从肝区开始迅速延及全腹，产生急腹症表现，如出血量大则可引起昏厥及休克。

(2)肝肿大：肝呈不对称进行性肿大，质坚硬，凹凸不平。可有大小不等的结节和巨块，边缘钝而不整齐，常有不同程度的压痛。

(3)发热：HCC患者的发热多为低热，少数可有高热，体温达39～40℃，热型多不规则，易误诊为肝脓肿。其发热的原因可能为：①继发感染(腹腔、呼吸道、泌尿道等)；②癌组织中央区坏死，毒性物质吸收；③癌肿生长压迫或侵犯胆管，引起胆管炎。继发感染者，抗生素治疗多有效；癌性发热者，发热多为持续性，消炎痛可暂时退热，但难以控制。

(4)黄疸：一般出现于肝癌晚期，发生率约为20%，多为阻塞性黄疸，少数为肝细胞性。前者常因癌肿压迫或侵犯肝门附近的胆管或肝门转移性淋巴结肿大而压迫胆总管造成阻塞所致；后者可由于癌组织肝内广泛浸润或并存的肝硬化或慢性肝炎活动引起。

(5)肝硬化征象：HCC伴有肝硬化门静脉高压时，可有脾肿大、腹水、静脉侧支循环形成等表现。腹水很快增多，一般为漏出液。血性腹水多因癌肿侵犯肝包膜或向腹腔内破溃而引起，偶因腹膜转移癌所致。此外，还可有蜘蛛痣、肝掌、皮下出血、男性乳房发育、下肢水肿等征象。

(6)恶性肿瘤的全身性表现：有进行性消瘦、发热、食欲缺乏、乏力、营养不良和恶病质等。少数肝癌患者由于癌本身代谢异常，进而影响宿主机体而致内分泌或代谢紊乱，可有特殊的全身表现，称为伴癌综合征。

(7)转移灶症状：HCC可转移至肺、骨、淋巴结、脑和胸腔等处，并可产生相应症状。

2. 病毒性肝炎(和肝硬化)向肝癌演变的一些临床特征 HCC常在慢性肝炎和(或)肝硬化的基础上发病，当下列情况时，应考虑慢性肝炎有演变为肝癌的可能。

(1)在积极治疗下，肝炎肝硬化的病情仍迅速发展与恶化，如进行性消瘦、乏力、黄疸加深、腹水增多，甚至呈恶病质者。

(2)慢性肝病患者的消化道症状，如食欲明显减退、嗳气、腹胀和顽固性腹泻应用抗生素及对症治疗无效等情况难以缓解者。

(3)慢性肝病有进行性肝肿大或右上腹包块，质硬边缘不整，表面凹凸不平，有疼痛或触痛。脾脏短期内有肿大(可能系门脉癌栓阻塞所致)。

(4)慢性肝病患者近期出现肝区持续胀痛或钝痛，不能为一般治疗缓解且呈进行性加重者。

(5)中老年人突然出现梗阻性黄疸(癌肿压迫或侵犯肝门的胆管所致)或是癌肿弥漫性浸润而坏死的肝细胞性黄疸，且进行性加深者。

(6)慢性肝病患者近期有原因不明的持续性低或中度发热，常提示有癌变可能。肝癌有发热者占50%，可为晚期表现，亦可为首发主要表现。

(7)肝肿大伴血性腹水的出现，常提示肝癌破裂至腹腔或累及肠系膜、腹膜血管。有时HCC发生肺转移可引起胸水。

(8)慢性肝病患者在原发部位尚无HCC症前，即可较早地出现转移症状及相应表现，如呼吸道症状、骨痛、腰痛、截瘫、血尿和颅内高压等表现。

(9)肝血管杂音，此系因癌肿血供丰富而出现血管迂曲或癌肿压迫肝动脉、腹主动脉所致，可在腹部相应部位听到吹风样血管杂音，提示发生肝脏癌肿的可能。

(10)伴癌综合征，部分HCC患者可出现，如红细胞增多症、类白血病反应、血小板增多症、高钙血症、高胆固醇血症、低糖血症、甲状腺功能亢进、肥大性骨关节病及性征改变等，在临床诊断上有较重要意义。

3. HCC的并发症

(1)肝性脑病：通常是HCC终末期严重并发症，约1/3患者因此死亡。也有少数患者肝癌肿块并不大，而是严重的肝硬化伴肝功能失代偿而致，一旦出现肝性脑病均预后不良。

(2)上消化道出血：此约占HCC死亡原因的15%，出血可能与下列因素有关：①肝癌常因有肝硬化基础或门静脉、肝静脉癌栓而发生门静脉高压、食管胃底静脉曲张或小肠静脉淤血等一系列改变，易血管破裂发生呕血或黑便；②晚期患者可因胃肠道黏膜糜烂合并凝血功能障碍而有广泛出血。一旦消化道出血，不易自止；③肝癌转移直接侵入胃十二指肠，出现上消化道出血，可因急性循环衰竭或肝衰竭而死亡。

(3)肝癌结节破裂出血：约见于10%的肝癌患者。因肿瘤增大、坏死或液化可自发破裂，或因外力而破裂。破裂可限于包膜下产生局部疼痛，也可破入腹腔引起急性腹痛和腹膜刺激征。小破口出血可表现为血性腹水，大量出血可导致休克和死亡。

(4)继发感染：HCC患者在长期消耗或因放射、化学治疗而致白细胞减少，抵抗力减弱，再加上长期卧床等因素，容易并发各种感染如肺炎、败血症、肠道感染、尿路感染等。

四、肝癌的实验室检查

1. 肝功能　一般无明显改变，至晚期HCC或合并肝硬化时，肝功能可表现：①血清转氨酶和胆红素反复波动或持续异常，且AST较ALT增高更显著；②血清蛋白数量及质量趋向恶化。白蛋白下降或A/G比例倒置等。

2. γ-谷氨酰转肽酶(γ-GT)及碱性磷酸酶(ALP)升高，尤其在无黄疸情况下，二者增高的意义更大。

3. 血清铁蛋白　在HCC约有70%可>400μg/L，虽其特异性不强，但其增高对某些肝癌(尤其AFP阴性者)诊断有一定参考意义。

4. 肿瘤标记物的检测　①甲胎蛋白(AFP)：在HCC的阳性率为71%～90%，其持续上升，对HCC的诊断价值最大，现已广泛应用于肝癌的普查、诊断、判断疗效和预测复发。不过在某些慢性活动性肝病亦可出现假阳性，但多低于300～400μg/L，如AFP持续大于400～500μg/L，则多考虑肝癌；另须注意者，AFP阴性的HCC近年有增多趋势，有时高达20%～30%。因此，即使用放免法测定血清AFP值正常时，也不能断然除外HCC；②其他：如r-GT同工酶、ALP同工酶、AFP异质体、醛缩酶(ALD-A)、α_1抗胰糜蛋白酶(α_1-AT)、α-L-岩藻糖苷酶(AFU)等均可有一定的异常改变，酌情与AFP联合检测，对HCC有补充诊断价值。

5. 肝穿刺活检及剖腹检查，对HCC有确定诊断意义。

五、肝癌的诊断

(一)HCC的诊断措施

HCC的诊断措施包括定性诊断(肝癌肿瘤标志物等)和定位诊断(影像学检查等)，结合临床表现及有关资料，不难做出正确诊断。

1. 定性诊断　AFP是目前肝癌诊断中特异性强、敏感度高的血清学诊断方法，也可作为HCC疗效和预后的判定指标。AFP异质体及其他肝肿瘤标记物也可酌情选用。

2. 定位诊断　目前在HCC影像诊断中以B超为首选，螺旋CT、磁共振及肝动脉血管造影，可酌情选用。

(二)肝炎并发肝癌的早期诊断

提高HCC的生存率关键在于早期诊断和治疗。早期诊断的目标是及早发现亚临床型肝癌、小肝癌和微小肝癌。亚临床型肝癌是指无明显临床症状和体征的肝占位病变者，其中大多数是小肝癌。小肝癌是指单个癌结节直径<5cm，或两个癌结节直径之和<3cm，或2个癌结节直径之和<3cm。资料表明，癌结节直径5cm常常是HCC有无症状的分界线。抗癌联盟

(UICC)规定癌结节直径<2cm,且无血管浸润者为微小肝癌。

早期诊断的可能性是因为癌肿早期常常是单个病灶,多有包膜,而且需要经过一个较长的倍增时间。因此常常有一个较长的无症状期。对高危人群进行筛查就有可能对 HCC 做出早期诊断。

早期诊断 HCC 有两种主要的策略,一是自然人群的普查,另一为高危人群的筛查。前者是在 HCC 高发地区对当地居民进行检查,而后者则是对高危人群进行定期筛查。自然人群定期普查较理想,但需较大的人力、物力,以肝功能,乙、丙肝炎病毒标志为重点,必要时检测 AFP、ALP 及 γ-GT 等,从卫生经济学观点来看,"耗费与效益"的矛盾十分突出。此外,还有 AFP 阳性病例被漏检的问题。肝癌高危人群是指年龄在 40 岁以上,尤其是男性,有下列情况之一者:①5 年以上的肝炎病史或 HBsAg 阳性者;②5 年以上饮酒史,并有慢性肝病临床表现者;③已确诊的肝硬化患者。对高危人群每半年进行一次,多采用血清 AFP 和肝脏 B 超同时进行检查。杨秉辉等报道,我国高危人群的肝癌检出率为 501/10 万,较自然人群普查的检出率高 34.5 倍。高危人群筛查工作的效益明显提高,缓解了"耗费与效益"的矛盾,而 B 超的联合应用也有助于 AFP 阴性肝癌的及时发现。对可疑 HCC 患者除定期复查 B 超外,酌情进行核素扫描、肝动脉血管造影、肝脏 CT 或 MRI 等影像学检查,必要时可做肝活检、腹腔镜下或剖腹探查,力求尽早发现肝内占位性病变,力求对 HCC 可获及时诊治。

(三)我国的原发性肝癌诊断标准(2001 年中国抗癌协会肝癌专业委员会修订)

1. 病理诊断　肝内或肝外病理学检查证实为原发性肝癌。

2. 临床诊断

(1)AFP>400μg/L,能排除活动性肝病、妊娠、生殖胚胎源性肿瘤及转移性肝癌等,并能触及明显肿大、坚硬及有结节状肿块的肝脏或影像学检查有肝癌特征的占位性病变者。

(2)AFP≤400μg/L,能排除活动性肝病、妊娠、生殖系胚胎源性肿瘤及转移性肝癌等,并有两种影像学检查具有肝癌特征的占位性病变,或有两种肝癌标志物(AP、γ-GT_2、AFP、AFU 等)阳性及一种影像学检查有肝癌特征的占位性病变者。

(3)肝癌的临床表现并有肯定的远处转移病灶(包括肉眼可见的血性腹水或在其中发现癌细胞)并能排除转移性肝癌者。

六、肝癌的鉴别诊断

1. 继发性肝癌　原发于胃肠道、呼吸道、泌尿生殖道、乳房等处的癌灶常转移至肝。这类继发性肝癌与原发性肝癌比较,病情发展较缓慢,症状较轻,AFP 检测除少数原发癌在消化道的病例可呈阳性外,一般为阴性,少数继发性肝癌很难与原发性肝癌鉴别。确诊的关键在于病理检查和找到肝外原发癌的证据。

2. 肝硬化　原发性肝癌多发生在肝硬化的基础上,二者的鉴别常有困难。若 HCC 有明显的肝肿大、质硬的结节,或肝萎缩变形而影像学检查又发现占位性病变,则肝癌的可能性很大,反复检测 AFP 或 AFP 异质体,密切随诊病情,最终能做出正确诊断。

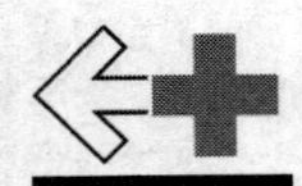

3. 活动性肝病(急、慢性肝炎) 肝病活动时AFP往往呈短期升高,提示肝癌的可能性,定期多次随访测定血清AFP和ALT或联合检查AFP异质体及其他肝癌标志物并进行分析,如:①ALT持续增高至正常的数倍,AFP和ALT动态曲线呈平行或同步升高,则活动性肝病的可能性大;②AFP持续升高而ALT正常或由高降低,二者呈分离曲线,则应多考虑HCC;③AFP持续低浓度增高,但ALT正常,往往是亚临床肝病的主要表现。

4. 肝脓肿 一般有明显炎症的临床表现,如发热。肿大的肝脏表面平滑无结节,触痛明显。邻近脓肿的胸膜壁常有水肿,右上腹肌紧张;白细胞计数升高;超声检查可探得肝内液性暗区,但当脓液稠厚,尚未形成液性暗区时,诊断颇为困难,应反复做超声检查,必要时在超声引导下做诊断性穿刺或用抗感染药物行试验性治疗。

5. 邻近肝区的肝外肿物 腹膜后的软组织肿瘤,来自肾、肾上腺、胰腺及结肠等处的肿瘤也可以在上腹部呈现肿块,造成混淆。超声检查有助于区别肿块的部位和性质,AFP检测阴性,鉴别困难时,需剖腹探查方可确诊。

6. 肝非癌性占位性病变 如肝血管瘤、多囊肝、包虫病和炎性假瘤等肝良性病变,可用影像学或剖腹探查等进行确定。

七、肝癌的预防与治疗

(一)防治原则

1. 贯彻"预防为主",积极开展乙、丙型肝炎的防治工作,对易感人群进行乙型肝炎疫苗接种为预防乙肝的主要措施。切断乙型和丙型肝炎的血源性和医源性传播途径也十分重要。

2. 从"管水管粮"入手,去除霉变食物和其他致癌物质对饮水和食品的污染,不吸烟及减少酒精的摄入量等,对HCC的预防同样有重要意义。

3. 对慢性肝病患者,应加强整体综合性治疗。采用护肝、抗病毒、调节免疫功能及对症支持治疗;早期防治肝纤维化、阻断肝炎肝硬化向肝癌演变的病理基础环节。

4. 对已发生肝癌的处理宜全面权衡,根据病情及机体状况,确定是否应该手术或采用适当的非手术治疗。精神及心理治疗也很重要。

(二)肝癌的治疗

1. 外科治疗 确诊HCC后只要有适应证即应首选手术治疗。其适应证是:①肝癌未侵犯肝肿大部分(占全肝3/4以上)或全肝,未发现腹腔内或外的转移病灶;②肝功能代偿良好,无显著肝硬化和门脉高压征象,凝血酶原活动度不低于正常的50%,无明显黄疸、低蛋白血症、腹水等;③无严重的全身症状和心、肺、肾病变等,能耐受手术者。

(1)手术包括:大肝癌切除术、小肝癌切除、根治性切除后亚临床复发的再切除、不能切除肝癌的缩小后切除等。

(2)姑息性外科治疗包括:经手术后肝动脉结扎、插管、栓塞、激光治疗、冷冻治疗、微波治疗、高功率超声治疗和瘤内注射等。

(3)肝移植:对小肝癌的疗效较好。因为肝移植不仅完全切除了肝癌,而且连肝癌得以重新生长的土壤——肝硬化也一并切除了。肝移植对中晚期肝癌的疗效欠佳,因为术后免疫抑制剂的长期应用,使患者常早期死于肝癌复发。但对于小肝癌伴有肝硬化 Child A 级患者是否适合作肝癌切除抑或肝移植的问题仍有争议。此外,对发展中国家而言,由于供肝来源以及经费问题,肝移植也难以广泛推广应用。

2. 非外科治疗 包括不做外科手术的:经导管肝动脉栓塞或化疗栓塞、门静脉癌栓无水乙醇注射、局部外放射治疗、导向治疗、生物治疗、化学治疗、基因治疗及中医治疗等。

治疗方法多种多样,但某种疗法的单独应用,疗效并不理想。目前认为多种疗法的综合治疗有望提高疗效,可能进一步改善预后。

八、预后

近 30 年来由于观念的更新、诊断和治疗方法的进步,HCC 患者得到早诊早治的增多。早期肝癌的根治切除率和术后 5 年生存率明显提高。近年无症状、直径<4.5cm 的小肝癌切除后的 5 年生存率已高达 69.4%。

下述各点有助于对预后的估计:①瘤体<5cm,能早期手术者预后好;②癌肿包膜完整,尚无癌栓形成者预后良好;③机体免疫状态良好者预后好;④合并肝硬化或有肝外转移者预后较差;⑤发生消化道出血、肝癌破裂出血或休克预后很差;⑥ALT 显著升高者预后较差。

第四节 上消化道出血的诊治

消化道出血是重型肝炎极为重要的并发症及主要的致死原因。消化道出血主要包括食管胃底静脉曲张破裂出血、胃肠黏膜糜烂出血和消化性溃疡出血。有效地预防重型肝炎并发上消化道出血,直接影响该病的预后。

一、消化道出血的发病机制

1. 凝血因子合成减少 正常肝脏能合成除组织因子(因子Ⅲ或 TF)、因子Ⅳ、钙离子(Ca^{2+})和因子Ⅷa 以外的所有凝血因子。重型肝炎时,肝脏受病毒、免疫复合物和内毒素的攻击,造成严重的水肿、溶解和坏死,致凝血因子合成减少,纤维蛋白原、凝血酶原活动度低下及凝血酶原时间延长。王鸿利的研究显示在合并有弥散性血管内凝血(DIC)的重型肝炎患者,其凝血因子及抗凝因子含量减少,减少的程度与肝脏的损害成正相关。但有人提出凝血因子低下程度与消化道出血发生的频率并不平行,在消化道出血时,凝血酶原时间不一定延长,所以凝血机制异常不是引起消化道出血的直接原因,仅有促进出血的辅助作用。

2. 血小板质和量的改变 Pereira 等认为在急性肝衰竭中,引起出血的原因除凝血因子和纤溶酶原减少、DIC 外,还与血小板质和量的改变有关。重型肝炎患者血小板减少的原因与肝炎病毒抑制骨髓巨核细胞的增殖,产生抗血小板和抗巨核细胞抗体,脾功能亢进及并发 DIC 导致血小板减少有关。

3. 胃酸分泌过多 肝功能衰竭时,肝脏或血中组胺灭活发生障碍,过多组胺刺激胃黏膜致胃酸分泌过多、黏膜糜烂,发生多发性溃疡而出血。重型肝炎时易发生消化道应激性溃疡,

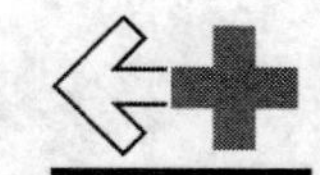

此种溃疡常在胃、食管等部位发现。

4. 弥散性血管内凝血 一般情况下，轻型肝炎不会并发 DIC，重型肝炎并发 DIC 的可能机制是：①急速进行的肝细胞坏死，导致肝细胞微粒体中组织因子大量释放至血循环，激活外源性凝血途径；②肝炎病毒或抗原抗体复合物损伤血管内皮，暴露胶原和纤维，激活内源性凝血途径和血小板；③激活的血小板释放 ADP、5-羟色胺、β-血小板球蛋白等促进血栓形成，5-羟色胺导致微循环淤血，血黏度增高，加重血栓形成；④损害的血管内皮细胞释放过多的组织纤溶酶原激活物（t-pA）及凝血因子Ⅹ、Ⅱa，凝血酶激活纤溶过程等。

5. 门静脉循环障碍 主要见于慢性重型肝炎，由于肝硬化引起门静脉高压和胃底食管静脉曲张破裂，引起消化道大出血。重型肝炎由于大量肝细胞坏死、淤血、水肿及肝脏循环障碍导致门静脉高压。

6. 内毒素血症 Leiher 认为出血与内毒素血症有关。现知，肠源性内毒素血症与肝脏疾病有着密切的关系。内毒素血症在肝病中的发生率：重型肝炎 64%～100%，失代偿期肝硬化 46.5%～75.9%，代偿性肝硬化 23.5%，急性病毒性肝炎 6%。

（1）内毒素对肝脏的损害：生理情况下，肠道吸收内毒素经门静脉入肝，肝脏通过库普弗细胞，对由肠道吸收的内毒素、细菌和其他颗粒性物质进行吞噬和清除，阻止其进入体循环。①内毒素对肝细胞的损害：研究表明内毒素可激活单核吞噬细胞系统释放 TNF-α，作用于肝细胞，引起肝细胞凋亡和坏死；②对肝脏排泄功能的损害：用小鼠离体肝灌注证明，内毒素引起胆汁淤积，碘溴酞钠（BSP）潴留，高脂血症和肝细胞脂肪变性。表明内毒素影响胆汁分泌，呈现非胆汁流的排泄减少；③对肝血流动力学的影响：内毒素可使肝微静脉和小静脉收缩，肝静脉压增高，肝血流淤滞，静脉回流不足，肝静脉和中心静脉压降低，肝动脉血流减少，加重肝的缺氧状态，损害肝细胞；④内毒素对止凝血机制的影响：肝病并发出血、DIC，除止凝血机制本身异常外，尚与内毒素对止凝血机制的影响有关。

（2）内毒素直接损害肝细胞：受损肝细胞释放出组织凝血活酶样物质，后者入血流，激活外源性凝血系统。

（3）内毒素损害血管内皮细胞：使胶原暴露，内毒素又可直接活化因子Ⅻ，激活内源性凝血系统。

（4）内毒素致中性粒细胞增多：粒细胞释放出多种促凝物质，诱发和加重 DIC。

（5）内毒素诱发血小板减少：内毒素附于血小板表面，使血小板聚集和破坏，血小板脱颗粒，释放 PF3。

7. 其他因素 如肾上腺皮质激素的应用，应激性溃疡的存在，加之凝血机制的异常以及内毒素血症等原因，可能是消化道出血的重要原因。重型肝炎出血的原因虽然有上述因素的参与，但最根本的原因为肝细胞大量坏死，出血仅是肝细胞大量坏死的结果。故运用一般治疗以调节机体免疫功能，防止肝细胞坏死及促进肝细胞再生，使肝坏死情况好转，方能使出凝血机制恢复正常，出血症状减轻。

二、临床表现及诊断

重型肝炎消化道出血非常常见，其临床表现与出血量、出血部位及失血量及全身情况有关。

1. 贫血 急性消化道大出血后因有周围血管收缩及红细胞重新分配等生理调节，血红蛋白、红细胞和血细胞比容的数值可无变化。但随后，大量组织液（包括水分、电解质和蛋白质等）渗入血管内以补充失去的血浆容量，此时血红蛋白和红细胞因稀释而数值降低。

2. 呕血、黑便和便血 呕血、黑便和便血是消化道出血的特征性临床表现。上消化道急性大量出血多数表现为呕血，如出血后血液在胃内潴留时间较长，因经胃酸作用变成酸性血红蛋白而呈咖啡色；如出血速度快而出血量多，呕血的颜色呈鲜红色。小量出血则表现为粪便隐血阳性。黑便或柏油样便是血红蛋白的铁经肠内硫化物作用而形成硫化铁所致，常提示上消化道出血。但如十二指肠部位病变的出血速度较快，在肠内停留时间短，粪便颜色为暗红色。

3. 失血性周围循环衰竭 消化道大量出血可致急性周围循环衰竭。失血量过大，出血不止或治疗不及时可引起机体的组织血液灌流减少和细胞缺氧，进而可因缺氧、代谢性酸中毒和代谢产物的蓄积，造成周围血管扩张，毛细血管广泛受损，大量液体淤滞于腹腔内脏与周围组织，使有效血容量锐减，严重影响心、脑、肾的血液供应，促发肝性脑病、肝肾综合征（HRS），严重休克可直接导致死亡。在失血性周围循环衰竭发展过程中，临床上可头晕、心悸、气促、胸闷、恶心欲吐、口渴、黑朦或晕厥；皮肤由于血管收缩和血液灌注不足而呈灰白、湿冷；按压甲床后呈现苍白，且经久不见恢复。静脉充盈差。患者感到疲乏无力，进一步可出现精神委靡、烦躁不安，甚至反应迟钝、意识模糊。一般小量出血在500ml左右时，患者症状及体征不明显；中等量（1000～2000ml）出血时，可有烦躁不安、面色苍白、脉快、血压下降（7.98～11.97kPa）；大出血时（2000ml以上），可有呼吸困难、昏迷、血压在6.65kPa以下或测不出、无尿。老年人器官储备功能低下，加之老年人常有脑动脉硬化、高血压、冠心病等，虽出血量不大，也可引起多器官衰竭，增加死亡率。

4. 氮质血症 可分为肠源性、肾性和肾前性氮质血症（HRS）3种。肠源性氮质血症指在大量上消化道出血后，血液蛋白的分解产物在肠道被吸收，以致血中氮质升高。肾前性氮质血症是由于失血性周围循环衰竭造成肾血流量暂时性减少，肾小球滤过率和肾排泄功能降低，以致氮潴留，或发生HRS所致肾功能衰竭。肾性氮质血症是由于严重而持久的休克造成肾小管坏死（急性肾衰竭）。

三、治疗

重型肝炎患者一旦有上消化道出血，病情是很严重的，常可因大量出血而致死。当发生上消化道出血时，首先应置患者于平卧位，头可略低。应测量血压、呼吸、脉搏，作血常规、血细胞比容、配血型、血象之检查等。可给氧，并置1～2支静脉插管，放置胃管，用冰水或冰盐水洗胃，立即进行输液、输血等。

1. 一般措施 消除患者因出血导致的紧张、恐惧心理，安静卧床休息，给氧；对有烦躁不安者，可给予适当的镇静剂如安定等；对消化道出血患者应禁食，停用一般治疗的口服药物（止血药物除外）；记录血压、脉搏、出血量与每小时尿量；保持患者呼吸道通畅，避免呕血时引起窒息；插胃管可帮助确定出血部位，了解出血状况并可用冰盐水洗胃，及时吸出胃内容物，预防吸入性肺炎；灌注铝镁合剂或其他止血药物，鼻饲营养液。

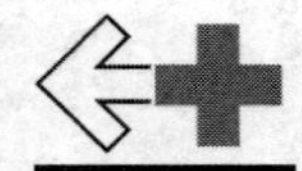

2. 输血和补充血容量 及时补充和维持血容量，改善周围血循环，防止微循环障碍引起脏器功能障碍。防治代谢性酸中毒是抢救失血性休克的关键。输血尽量以新鲜血液为主，但情况紧急，也可输4～5天内近期库存血，必要时可输入血浆、血小板等。关于输血量，可以参考血压、尿量、中心静脉压及血细胞比容而灵活掌握，应少量多次，每次输血建议200～400ml为宜。过量输血可加重肝病患者的黄疸程度。一般认为血压应维持在10.65～11.97kPa，尿量每小时20ml，中心静脉压在0.784～0.98kPa。血细胞比容可作为主要参考指标，一般维持在25%～30%比较妥当。

3. 上消化道出血的止血处理

(1)止酸和保护胃黏膜：安置有鼻胃管的患者，止酸剂如氢氧化铝及氢氧化镁合剂，可按每小时30ml的剂量给予。H_2受体拮抗剂：可抑制壁细胞上的H_2受体而抑制胃酸的分泌，主要起自防作用。甲氰咪胍(西咪替丁，Cimetidinel)300mg，雷尼替丁(Ranitidine)50mg，肌内或静脉注射，6～8小时1次；法莫替丁(Famotidinel)20mg静脉注射，12小时1次。除上述3种H_2受体拮抗剂外，还有尼扎替丁(Rizatidine)和雷列替丁(Oxatidine)等H_2受体拮抗剂可选择应用。奥美拉唑(Omeprazole，OME)系质子泵抑制剂，通过抑制H^+-K^+-ATP酶活性而抑制胃酸的分泌，由于奥美拉唑对H^+-K^+-ATP酶的抑制作用是不可逆的，所以其抑酸作用可持续24～72小时，远比β受体拮抗剂作用时间长。除OME外，还有兰索拉唑(Lansoprazole)、潘托拉唑(Pantoprazole)、雷贝拉唑(Rabeprazole)等质子泵抑制剂也可选择应用。此两类药物均可抑制胃黏膜广泛性糜烂或多发性溃疡引起的出血。

(2)降低门静脉压力的药物治疗：主张应尽量应用，使出血处血流量减少，为凝血提供了条件，从而达到止血。不仅对静脉曲张破裂出血有效，而且对溃疡、糜烂、黏膜撕裂也同样有效。

1)血管升压素及其衍生物：以垂体后叶素应用最为普遍。剂量为0.2～0.4U/min。止血后每12小时减0.1U/min，可降低门静脉压力8.5%，止血成功率50%～70%，但出血复发率高，另外药物本身可能引起门静脉系统内血栓形成，冠状动脉血管收缩等并发症，可与硝酸甘油联合使用。本品衍生物有八肽升压素和甘氨酰赖氨酸升压素。

2)生长抑素及其衍生物：人工合成的奥曲肽(善得定，Sandostatin)是八肽生长抑素，通过抑制胰升糖素等舒血管因子的分泌，半衰期1.5～2小时，使内脏血管收缩，能减少门静脉主干血流量25%～35%，降低门脉压力(12.5%～16.7%)和食管胃底曲张静脉血流和压力而起止血作用，它还有抑制胃酸和胃蛋白酶分泌，促进血小板凝集和血块收缩的功能。对于肝硬化食管静脉曲张的出血，其止血成功率为70%～87%。静脉缓慢推注0.1mg，继而每小时静滴量为25μg；或以0.6mg/d剂量，分次静推、肌内或皮下注射。另一种14肽生长抑素(施他宁)半衰期较短，仅数分钟，用法为先静脉推注250μg，以后也以250μg/h连续静脉滴注维持。现已肯定善得定和施他宁治疗慢性重型肝炎、慢性肝炎肝硬化食管胃底静脉曲张出血有较好的效果，止血迅速、安全，但尚不能改变重型肝炎患者的最终预后。

(3)凝血酶：如果胃镜检查证实为胃黏膜广泛性糜烂出血或渗血者，应用凝血酶口服能收到较好效果。剂量：2000～10 000U口服，每4～6小时1次。最短1～2小时1次。出血停止后，减量或延长间隔时间。陈成大观察了凝血酶原复合物治疗妊娠合并重型肝炎分娩时大出血的疗效：16例患者分成2组，治疗组8例分娩时平均出血量为250ml，存活率为50%；对照组8例,分娩时平均出血量为1200ml,存活率为25%,两组治疗效果有显著差异($P<0.05$)。

(4)冷盐水洗胃法:为一种控制出血的有效简便方法,既能止血,又能减少血液的淤积。Moss提出的冰盐水紧急洗胃有以下几个目的:①可了解出血量及出血速度,观察治疗效果;②可减少胃部血流量,有利于止血;③有利于排除胃内血块,使胃壁肌肉收缩止血。本法是取32F或24F双腔鼻胃管,以小管作冲洗,大管作吸引,或应用Leibman设计的特殊胃管,盐水温度接近0℃,用量在数升至10L左右,要求在30～60分钟内使胃内温度降低,使得胃血管收缩、血流量减少并可使胃分泌和消化功能受到抑制,胃纤维蛋白溶解酶活力减弱,从而达到止血效果。由于胃内温度易被血流重新提高,故需做小量持续有力的冲洗,一般常用50ml注射器数只轮流灌注。一旦出血停止,应再加碳酸氢钠溶液及1倍生理盐水,以每小时100ml速度输入以中和胃酸。为避免胃酸侵犯,保证胃黏膜休息,可做24小时持续吸引,并观察有无再次出血。

(5)去甲肾上腺素的局部应用:1972年报道应用去甲肾上腺素可使胃肠道黏膜局部血管收缩,减少血流量而达到止血目的。在腹腔或胃内注入的去甲肾上腺素溶液必须浓度较高。动物实验发现,去甲肾上腺素局部应用并不引起周身血压升高。方法是用6mg去甲肾上腺素溶于500ml盐水内,由胃管内缓慢滴入,每小时滴入100ml。老年患者多有动脉硬化,须慎用此法,以免胃肠道缺血过度而造成黏膜坏死。

(6)内镜下止血法:局部喷洒5%Monsell液(碱式硫酸亚铁),其止血机制在于可使局部胃壁痉挛,出血面周围血管发生收缩,并有使血液凝固的作用。或用1%肾上腺素,凝血酶500～1000U经内镜直视下喷洒。Papp等对正在止血的患者进行了急诊内镜检查,并通过内镜的可曲性吸引头与电凝电极于出血部位进行电凝止血,使所治(良性溃疡7例,十二肠溃疡、出血性胃炎、胃静脉曲张各1例)病例,全部止血。但NishiokaK等报道了1例食管静脉曲张破例出血给予内镜下硬化剂治疗后导致急性肝衰竭,最后因高胆红素血症而死亡。电凝法无明显损伤,更无死亡情况发生,对治疗消化道出血是一种有价值的辅助方法。由于激光技术的发展,GoodIe等用二氧化碳激光通过经口插入的内镜作激光辐射处理,研究其对犬胃黏膜出血的效果,发现仅3～5秒即可止血,若用电凝法则需5分钟。近年来国外已开展激光的治疗,并有较好疗效。此法也可用于重型肝炎上消化道出血的治疗。

(7)TIPSS:经颈内静脉肝内门体分流术(TIPSS)是采用介入放射方法。TIPSS虽然维持了门静脉进肝血流,但不能避免肝性脑病的发生。Steventon-DM等报道了1例急性重型肝炎儿童因食管胃底静脉破裂出血危及生命,立即行TIPSS手术,术后2天病情稳定行肝移植术。

在进行上述止血治疗同时,应抽吸及冲洗胃内血液,同时避免应用对肝有损害的镇静药,如吗啡、水合氯醛、度冷丁等,以避免加重对肝脏功能的损害,提高抢救成功率。

四、重型肝炎消化道出血的预防

积极治疗重型肝炎,防止病情持续进展是预防重型肝炎消化道维生素出血的重要环节。同时预防重型肝炎消化道出血,除定期输入新鲜血浆或血液外,尚应补充维生素C、维生素K等与凝血有关的药物。为预防肝穿刺时出血,亦可预先输入凝血酶原复合物及新鲜血浆等。

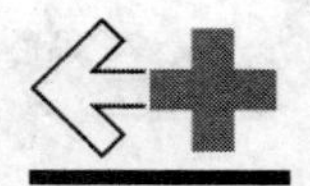

重型肝炎患者常有门静脉高压，亦可导致肠道血管的破损与出血，故可用减低门脉高压的药物，如心得安可减慢心率，减少每搏输出量，而减少门脉血流。其具体用法及剂量以使心率降低 1/4 为准。如患者原来心率为 80 次/分，心得安剂量则以将心率降至 60 次/分为度，依此类推，但如患者原来心率已在 60 次/分以下，则不宜应用，剂量，每次 10mg，每日 2～3 次。

重型肝炎发生上消化道出血，一方面与凝血因子减少有关，另一方面消化道应激性溃疡的发生亦是很重要的一个因素。关于这方面，目前应用组胺 H_2 受体拮抗剂如甲氰咪胍等来预防，有很好的效果。

甲氰咪胍为治疗溃疡病的有效药物。本品具有拮抗组胺受体之作用，从而防止消化道出血，尤其是胃和十二指肠黏膜发生糜烂。剂量：每日 3 次，口服 0.2g、0.2g、0.4g(临睡前)。如患者有恶心、呕吐而不能口服时，可用静脉注射，剂量与口服量相同。

雷尼替丁(Ranitide)：又名糠硝硫胺，是个不含咪唑环的新 H_2 受体阻断剂，抑制组胺及胃液分泌的效力比甲氰咪胍均强 5 倍，不良反应小，口服该药后 1～2 小时血浆浓度达高峰；其半衰期为 2.5 小时。剂量：每日 1～2 次，每次 150mg。8 以下儿童禁用。Macdougall 报道用组胺 H_2 受体阻滞剂治疗重型肝炎患者，将 75 例重型肝炎患者随机分组试验研究甲氰咪胍预防上消化道出血的效果。首批患者包括 25 例重型肝炎患者，随机将患者分为两组进行治疗：一组患者 13 人，给一般抗酸剂治疗 $Mg(OH)_2$ 20ml 口服，每 4 小时 1 次；另组为 12 例患者，不给抗酸剂作为对照组。两组患者均 2 小时抽 1 次胃液作胃酸测定，同时观察胃出血情况。结果治疗组 13 人中，3 人出血(23%)；而对照组 12 人中，6 人出血(50%)。治疗组中胃酸测定，35%患者胃酸 pH 值在 5 以上。此后他又进行第 2 次 50 例重型肝炎患者的试验：随机将 50 例患者分为两组：一组患者 26 人，给予甲氰咪胍治疗，剂量为 150mg 置于 5%葡萄糖中静脉滴注，约 100mg/h；另组 24 人，不给甲氰咪胍等作治疗，作为对照组。两组患者均 2 小时测胃酸 1 次，结果治疗组 26 人中仅 1 人出血(3.8%)，而对照组 24 人中 13 人出血(54%)($P<0.001$)，两组比较有显著性差异。治疗组患者因出血少，故需输血量平均每人仅 0.5dl，病死率较低，有 25%患者痊愈出院；而对照组患者因出血较多，平均输血量为每人 260ml，病死率较高，仅 14%患者病愈出院。

重型肝炎时消化道应激性溃疡出血明显增加，应用一般抗酸疗法效果不明显，且不易使胃酸 pH 提高到止血水平。此外，在重型肝炎时常易发生肝肾综合征(HRS)，大剂量应用一般抗酸剂，可导致代谢性碱中毒，碱中毒易诱发肝昏迷，而甲氰咪胍无此缺点。甲氰咪胍应用时，不良反应小。肾衰竭时用量小，而在作血液透析的患者中，因此药能透过透析膜，故用量宜适当加大。胃肠出血为重型肝炎患者死亡的重要原因，即使患者肝功能好转，亦可因胃肠道大出血而致死。甲氰咪胍的应用，对于预防上消化道出血，能起到较好作用，值得推广应用。也可使用法莫替丁、尼扎替丁和罗沙替丁、奥美拉唑、兰索拉唑、潘托拉唑和雷贝拉唑预防消化道出血。

以上为防治重型肝炎出血的多种方法，可根据具体情况，分别选择应用。此外，一般增强毛细血管抗力，降低毛细血管通透性的药物如安络血、止血敏和维生素 P 等均可使用。

第五节　妊娠期病毒性肝炎的诊治

妊娠期病毒性肝炎由于妊娠期的生理特点，易转为重型肝炎。妊娠期以急性病毒性肝炎及慢性病毒性肝炎较多见，肝炎后肝硬化偶可见到。妊娠期肝病为我国孕产妇死亡的第六位原因，妊娠期病毒性肝炎占北京地坛医院收治妊娠期肝病的 86.2%。病毒性肝炎可发生在妊娠的各个时期，临床表现和实验室检查易与妊娠期多种肝病混淆。

一、妊娠期病毒性肝炎诊断和鉴别诊断

妊娠期病毒性肝炎的诊断与非妊娠期大同小异，但由于正常妊娠时肝脏可以有一些生理变化，如不能认识这些变化可能使正确诊断造成困难。

(一)妊娠期病毒性肝炎诊断

1. 妊娠诊断　要诊断妊娠期病毒性肝炎，首先要进行妊娠的诊断，如早孕时尿、血绒毛膜促性腺激素(HCG)增高，B 型超声波(B 超)检查见子宫内妊娠囊、胎芽；中、晚孕可听及胎心，B 超见胎儿等。

2. 病毒性肝炎诊断　根据临床表现和病原学检查，如对甲、戊、乙型急性肝炎消化道症状明显，伴发黄疸较多者，诊断相对较易。但对慢性乙型、急性丙型和慢性丙型肝炎等隐匿起病，易漏诊。此外，尚需注意正常妊娠对肝脏的影响。

(1)子宫因孕周的增长，由盆腔升至腹部，妊娠晚期肝脏被子宫推向上、右后方，故在肋缘下触及时需考虑肝脏肿大。

(2)正常妊娠由于雌激素作用可出现肝掌及蜘蛛痣，肝掌在妊娠期较为多见。

(3)正常妊娠引起的肝功能轻微改变：妊娠中晚期 5%孕妇可有血清丙氨酸氨基转移酶(ALT)轻度升高；血清碱性磷酸酶(ALP)可升高 2～4 倍；少数孕妇血清总胆红素(TBIL)稍增高(在 17～25μmol/L)，但不出现肉眼可见黄疸；胆碱酯酶(CHE)活力下降，乳酸脱氢酶(LDH)轻度升高。总胆固醇(CHOL)升高，血清总蛋白(TP)可低于 60g/L，纤维蛋白原(FIB)显著升高。

(4)肝组织活检：正常妊娠可有肝细胞核大小改变，汇管区有小淋巴细胞浸润，小叶中央脂肪聚集比非孕妇明显。

(5)肝血流量：孕 7 个月时心排出量增加 30%～50%，肝血流量占心排出量的 28%，而非孕妇肝血流量占心排出量的 35%，提示妊娠期肝血流量相对减少，而肝脏代谢负担却加大。

(二)鉴别诊断

妊娠期病毒性肝炎不仅需要与胆囊炎、药物性肝炎等非妊娠期疾病相鉴别，尚需与妊娠期特有肝病鉴别，本节仅讨论后者。

1. 妊娠剧吐　早孕时妊娠剧吐，可因较长时间的恶心、呕吐，造成严重脱水，长期饥饿可发生代谢性酸中毒，出现肝功能受损，实验室检查出现 ALT 升高及 TBIL 上升，易与病毒性肝

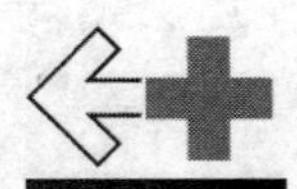

炎误诊。恶心、呕吐等消化道症状与ALT的升高是病毒性肝炎的诊断依据之一，因而妊娠剧吐合并转氨酶升高及(或)TBIL升高，易首先考虑为病毒性肝炎而误诊。但妊娠剧吐发生有特定的妊娠时间，一般在孕6周左右出现，孕10～12周减轻、消失，先有严重的消化道症状，持续一段时间后才出现肝功能损害且远较病毒性肝炎为轻。病毒性肝炎在恶心、呕吐的症状出现时，ALT已明显升高，故详细询问病史有助于鉴别诊断。

2. 妊娠期肝内胆汁淤积症(ICP) ICP被误诊为病毒性肝炎在临床较多见。ICP的主要临床表现是有家族史或既往史，妊娠中、晚期出现黄疸，皮肤瘙痒为主，一般情况好，消化道症状轻或无，分娩1～2周后症状及实验室检查完全恢复。本病在国外的误诊率为9%～30%，易误诊为复发性剧吐或肝炎，国内与肝炎的误诊率在9%～50%。ICP患者实验室检查ALT轻、中度升高，血清TBIL轻度升高，但血清胆汁酸(TBA)常升高10～100倍，并常在黄疸出现前，皮肤瘙痒出现前即已升高，此点可与病毒性肝炎鉴别。ICP患者如黄疸稍重并伴有轻度消化道症状，则与淤胆型肝炎难于区别，此时应注意病毒标志物的检测。

3. 妊娠急性脂肪肝(AFLP) AFLP发病率为1/1.3万～1/1.5万，随着对该病认识的提高，报道病例有所增加。该病多发生在妊娠晚期，孕35周前后发病，绝大多数发生于初产妇，临床表现有明显的乏力、恶心、呕吐，上腹痛或右上腹痛，约半数以上伴有高血压、下肢水肿、蛋白尿，数日后出现黄疸、神志不清、昏迷、腹水、肾功能损害(血尿酸升高)、血小板下降、凝血酶原时间(PT)延长、外周血粒细胞明显增高、血淀粉酶升高，早期易发生DIC，引起胃肠道、泌尿道、产道，甚至脑出血。血糖常低于正常。虽有明显高胆红素血症，但50%患者尿胆红素阴性。重症AFLP易误诊为急性重型病毒性肝炎，轻型AFLP则似急性病毒性肝炎。AFLP合并妊娠高血压疾病时更加大了鉴别诊断的难度。疾病早期血小板下降。AFLP一经诊断立即终止妊娠，患者可望存活，而重型病毒性肝炎迅速终止妊娠并不影响疾病的临床经过。

4. 妊娠高血压疾病性肝损害 妊娠高血压疾病(以下简称妊高征)患者由于全身小动脉痉挛，造成各个脏器缺血缺氧，如肝脏受累，可出现恶心、呕吐、肝区不适、ALT升高，甚至黄疸或出现Hellp综合征(溶血、肝酶上升、血小板减少)。临床可与病毒性肝炎相混淆。但由于高血压疾病肝损害与妊娠密切相关，妊娠一旦结束，高血压疾病减轻、好转，则肝损害也迅速恢复，故高血压疾病性肝损害在妊娠结束后大多1～2周即痊愈，肝炎病原学检查阴性。在妊娠晚期肝炎与高血压疾病可并发，故应警惕二者并存。

5. 滋养细胞疾病肝损害 滋养细胞疾病伴有肝功能损害主要表现在ALT轻、中度升高，黄疸少见。原因不甚明确，可能与高水平的HCG有关。因为该病均发生在妊娠前半期，妊娠反应较重，又有ALT升高，有时易误诊为病毒性肝炎。随着滋养细胞肿瘤的清除，HCG的下降，ALT可很快恢复正常。

(三)妊娠对病毒性肝炎的影响

妊娠期由于新陈代谢率升高，肝内糖原储备降低及内分泌系统的变化，分娩期由于体力消耗、出血、缺氧等，可使肝脏负担加重，故妊娠期间易感染病毒性肝炎。妊娠期慢性乙型肝炎发病特点为：①孕中、晚期发病多于孕早期；②大多为轻、中型肝炎，重型及黄疸型肝炎少见；③隐匿起病，大多无恶心、乏力；④如不经过支持药物及临床休息等治疗，很少能自行好转，随孕周增加转氨酶上升并出现黄疸；⑤孕期疲劳、生活不规律是慢性肝炎发病的常见诱因。妊娠期重型肝炎的死亡原因第一位是肝性脑病、脑水肿；第二位是产后大出血；第三位是肝肾综合征。

(四)病毒性肝炎对妊娠的影响

病毒性肝炎对妊娠的影响文献记载差别很大。

1. 对母体的影响 妊娠早期加重早孕反应。妊娠中晚期由于肾素-血管紧张素-醛固酮系统活力增加，加上贫血、低蛋白血症，易患妊娠高血压疾病。分娩时，凝血因子合成功能减退，低蛋白血症、子宫肌纤维水肿，可致宫缩乏力，产程延长，产后出血率增高。分娩后由于失血、贫血、低蛋白血症、疲劳，使免疫功能进一步下降，易导致产后感染。

2. 对胎儿的影响 妊娠早、中期患病毒性肝炎，可致流产、死胎，妊娠晚期合并病毒性肝炎可致早产，早产发生率为43%～61.6%，多发生于急性期，孕妇病情较重，伴黄疸者可能是胆酸和脂肪酸增加而诱发子宫收缩所致。孕妇患肝炎后食欲减退，以及代谢障碍等原因，可使胎儿宫内发育迟缓，胎儿宫内窘迫，死产，新生儿体重偏低，新生儿死亡。羊水Ⅲ度污染、新生儿窒息率明显增高。

3. 母婴传播 因病毒类型不同而不同，详见后述。

二、妊娠合并病毒性肝炎的产科处理

(一)孕前处理

1. 准备妊娠的妇女 孕前应进行 HBV 和 HCV 病原学检测和肝功能检测。注意饮食卫生，必要时进行乙肝疫苗预防接种，医疗活动应在正规医疗卫生单位进行，以减少医源性传播。

2. 肝功能正常而呈乙、丙型肝炎病毒慢性携带状态者，应进一步检测 HBV-DNA、HCV-RNA，以了解病毒复制情况及母婴传播的几率，必须注意乙肝病毒慢性携带者中的47%肝脏有炎症改变，所以对携带者能否承受妊娠应进行具体分析，根据其蛋白电泳、B超肝脾改变等，考虑对妊娠的承受力。

3. 肝功能异常的肝炎患者，建议首先治疗肝炎，急性肝炎患者应在肝功能恢复正常稳定2年后妊娠最为理想。慢性肝炎患者也应在肝功能相对稳定期妊娠。肝硬化的妇女应综合考虑肝功能，既往肝炎活动情况，门静脉高压情况，而后决定能否妊娠。肝硬化患者中的50%既往无肝炎病史，因此，对存在 HBsAg 阳性家族史的育龄妇女应在孕前进行生育咨询。

(二)妊娠期处理

1. 肝功能正常的慢性病毒携带状态者，应按常规定期产前检查。注意加强肝功能监测，28周前可每月检测一次。28周后随妊娠周数增加，肝脏负担加重，出现肝功能异常的几率增加，可每2周甚至每周检测一次。慢性乙型肝炎、丙型肝炎的孕妇出现肝功能异常多为转氨酶的轻至中度增高，一般不出现黄疸，也很少有恶心、乏力等自觉症状，经休息、一般药物治疗基本不需要终止妊娠。如出现黄疸，除胎儿的监测需加强，孕妇的病情应防止向慢性重型转化。

2. 妊娠期发生急性黄疸型肝炎，据发达国家资料表明，似乎对妊娠的影响不大。而发展

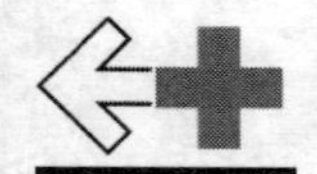

中国家资料大都认为影响大，有医院资料表明，妊娠特别是晚期妊娠并发急性黄疸型肝炎，发生产后出血、DIC及胎婴儿并发症的重型肝炎及病死率均增高，究其原因与诊断不及时，产前未能及时治疗有关。因此，对此类患者必须慎重对待，及时住院治疗，严格卧床休息，给予高蛋白、高维生素饮食，积极予以保肝、降酶、退黄治疗。如有明显乏力，严重的恶心、呕吐，凝血酶原活动度降低，应警惕重型肝炎的发生。如有嗜睡或精神异常，按重型肝炎处理。一般来说，抢救越早效果越好。不主张在急性期终止妊娠，因为此时手术可加重肝功能损伤，故应积极治疗，肝功能好转后再行人工流产、中期引产等处理。如有流产发生，应注意避免因凝血因子缺乏所致的大出血。监测凝血功能，及时补充纤维蛋白原、凝血酶原复合物、新鲜血液、血浆、备好各种止血药物，以纠正凝血功能障碍和应付产后大出血的发生。产后大出血可加重肝病，甚至诱发重型肝炎，应警惕 DIC 的发生并及时处理。

3. 肝硬化孕妇有强烈妊娠要求者，如无门静脉高压，处于肝炎静止期，可在严密观察下妊娠至32～35周终止。国外有资料认为孕前应对曲张静脉注射硬化剂治疗和(或)各种分流、断流术，可增加妊娠的安全性。否则一般主张早期终止妊娠。对于初诊已属妊娠晚期者，应检测凝血功能，做好应付产后大出血和食管静脉曲张出血的准备，分娩方式以剖宫产为宜，以免过度的体力消耗加重肝脏的负担，而且产程中屏气，用力增加腹压可能导致食管静脉曲张破裂。

(三)分娩期处理

一般肝功能正常、凝血功能正常的孕妇，如无产科指征，均应选择自然分娩，并不增加产后出血的几率。至于剖宫产能否减少母婴传播的几率，据统计，联合使用抗乙肝免疫球蛋白和乙肝疫苗的新生儿，剖宫产和自然分娩两者母婴传播的几率并无明显差异。肝功能异常的孕妇，分娩前应备有纤维蛋白原、凝血酶原复合物及新鲜血浆等，以防产后大出血的发生。宫口开全后，可行阴道助产，以缩短第二产程，减少母亲体力消耗。防止产道损伤和胎盘残留，胎盘娩出后立即使用宫缩剂以减少产后出血，对于重型肝炎，分娩方式以剖宫产为宜，以减少母力消耗而加重肝病，减少胎儿在产程中出现宫内窘迫，并做好新生儿窒息的抢救工作。

(四)产褥期处理

产褥期应注意防止产后感染，选择肝功能损害小的广谱抗生素预防感染，严密观察病情及肝功能的变化。一般认为，HBsAg 阳性、HBeAg 阴性的产妇可母乳喂养，并认为母乳喂养可调节婴儿产生抗 HBs，有利于消除体内的 HBsAg。对 HBeAg 阳性者应予以回乳，回乳不用对肝脏有损害的药物，如雌激素等，可用生麦芽口服或芒硝外敷乳房。以下两种情况值得注意：一是产妇的乳头有皲裂，乳汁中可能含有母亲的血液，可能增加传播的几率；二是新生儿消化系统发育不完善，胃液酸度较低，抵抗力差。如果呕吐较频繁，可能存在胃黏膜的损伤，亦增加了母婴传播的可能性。

(五)妊娠期用药原则

1. 妊娠期用药考虑母体疾病的治疗，也必须考虑到对胎儿的影响

(1)近期有生育要求的育龄妇女用药时，需注意月经是否过期，注意询问末次月经和受孕情况，以便谨慎用药。在门诊工作中不时遇到这种患者，在未注意妊娠情况下，因治疗乙肝病毒携带或慢性肝炎而使用拉米夫定、干扰素或一些孕妇禁用中成药，不得不终止此次妊娠。一般来说，在受孕2周胚泡形成时期，胚泡虽然对药物高度敏感，但是此期如受到药物影响，多会流产死亡。如部分受损，在此期尚有补偿功能。胚胎发育可能不发生后遗问题，在3～12周，是器官形成阶段，此期对药物敏感，易影响器官形成，致畸形发生。

(2)妊娠期病毒性肝炎用药应尽量简化，可用可不用的药尽量不用，尤其是3个月以前。必须用药时，应根据孕妇病情选择药效确切，并对胎儿比较安全的药物。尽量用结论比较肯定的药物，避免用尚不明确对胎儿是否有害的药物，严格掌握用药剂量、持续时间，及时停药。抗病毒药一般因为疗程长，不良反应大，多不用于妊娠期。

2. 部分病毒性肝炎治疗药物妊娠期使用注意事项

(1)白蛋白注射液：常用于重型肝炎、肝硬化或病毒性肝炎伴低蛋白血症者，白蛋白不能通过胎盘。正常妊娠期血容量增加，但如妊娠期肝炎又合并妊娠高血压综合征，使用蛋白时应密切监测中心静脉压，避免超负荷导致心衰。

(2)葡萄糖注射液：妊娠合并重症肝炎，为保证热量，需每日给予300g以上葡萄糖，不宜从周围静脉输注，为避免液体负荷过重，应通过中心静脉给药。妊娠妇女大量葡萄糖输注过程中，应加强血糖监测，维持输注过程中血糖在正常范围。国内外一些研究认为分娩期给母体输注大量葡萄糖可导致正常胎儿血pH值下降，血二氧化碳升高，血乳酸堆积以及低钠血症，可使窘迫胎儿病情恶化，并致胎儿出生后低血糖和黄疸发生率增加。目前主张每小时葡萄糖输注量在剖宫产者应限制在5～6g/h。自然分娩者控制在10g/h。

(3)利尿酸：为髓襻利尿药，具有和速尿相似的效能。常用于肝肾综合征等需要利尿的病毒性肝炎患者。妊娠期使用利尿酸的主要并发症是耳毒性及低血钾中毒，发生在孕妇及其后代。如妊娠妇女需用髓襻利尿药，速尿仍为首选药物。

(4)氯化钾：由于病毒性肝炎呕吐、恶心、进食少，有时伴有低钾血症而需补钾。胎儿的血钾水平取决于母亲，母亲低钾可引起胎儿心动过缓。孕妇补充氯化钾是安全的，但应连续监测血钾水平。

(5)东莨菪碱：常用于重型肝炎肝性脑病躁动者。使用东莨菪碱15分钟内便可通过胎盘，可能诱发胎儿心动过速，新生儿可能发生发热、心动过速和昏睡，应避免在临产前使用。

第六节　肝炎病毒相关性肾病的诊治

一、乙型肝炎病毒相关性肾炎

(一)流行病学

HBV是乙型肝炎病毒相关性肾炎的病原，HBV的流行率在世界各地的分布是不同的。欧洲、北美、澳大利亚(低度流行区)HBsAg携带率为0.1%～1%，东欧、地中海、日本(中度流行区)HBsAg携带率为2%～7%，热带非洲、东南亚、中国(高度流行区)HBsAg携带率为

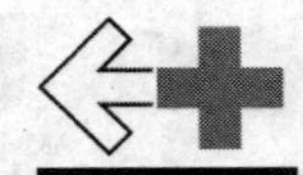

8%～20%。我国的携带率约占人口的8.8%。肾炎患者中HBV携带率高于普通人群携带率，并与人群HBV携带率成正比关系。膜性肾病患者血清HBsAg的检出率，在人群HBV携带率仅0.1%～1%的欧洲、美国为20%～64%，而在人群携带率为2%～20%的亚洲和非洲可高达80%～100%。

(二)发病机制

乙型肝炎病毒相关性肾炎的发病机制至今还不十分清楚，目前有下面4种观点。

1. 循环免疫复合物沉积 人体在感染HBV后，在血液中可检出HBsAg、HBeAg、抗-HBs、抗-HBe、抗-HBc，在肝细胞中可检出HBcAg。在乙肝患者和HBsAg携带者中，这种抗原抗体反应是持续的过程。当抗体形成不足，抗原过剩情况下，就形成分子量相对较小的免疫复合物，从而逃避巨噬细胞的清除而反复沉淀在肾小球毛细血管襻，进而激活补体，造成免疫损伤，发生免疫复合物肾炎。试验证明，在乙肝病毒相关肾炎患者的肾小球中确实存在能与补体结合的抗原-抗体复合物，为免疫复合物致病提供了依据。

2. 上皮下原位免疫复合物形成 在HBV的3种抗原成分(HBsAg、HBeAg、HBcAg均带正电荷)中，HBeAg的分子量较小，所以HBeAg能穿过基膜与上皮下的带正电荷的抗-HBe抗体结合，形成上皮下免疫复合物。

最早在乙肝病毒相关肾炎患者的肾小球中发现HBsAg，但其是否为致病因子尚有争论。目前认为，HBV抗原抗体复合物沉积于肾小球引起免疫损伤，HBeAg和抗HBe所形成的原位免疫复合物与乙肝相关膜性肾病有关，HBcAg、HBsAg和抗体所形成的免疫复合物和膜增生性肾炎或系膜增生性肾炎有关。

血清中足够的抗HBe对HBV相关肾炎的发病起保护作用。抗HBe阳性率随年龄的增长而上升，儿童、青少年抗HBe反应不完善可能是易患HBV相关肾炎的原因之一。

3. HBV感染导致自身免疫致病 HBV可直接侵犯淋巴细胞及单核细胞，引起免疫功能紊乱。在各类肝炎患者的血清中，可检测出肝细胞的自身抗体和一系列器官特异性自身抗体。如抗平滑肌抗体、抗核抗体、抗线粒体抗体和抗肝细胞膜脂蛋白抗体等。同时，HBV相关肾炎患者常有血清C3下降，循环免疫复合物增多等免疫学异常现象，说明乙型肝炎相关肾炎的发病存在自身免疫因素。

4. HBV直接感染肾脏致病 在患者肾活检标本，用斑点杂交或Southern杂交方法检测出游离型和整合型HBV-DNA，用免疫荧光电镜观察到在肾小球内有完整的DNA颗粒，提示HBV直接感染肾脏致病的可能。

5. 免疫缺陷及遗传因素 Bhimma等通过对30例2～16岁乙肝相关膜性肾病(HB-VMN)黑人儿童肾组织人白细胞抗原(HLA)检测，发现HLADQB1抗原表达显著高于对照组，提示其可能是发生HBVMN的遗传因素。

(三)临床表现

乙肝病毒相关性肾炎从20～60岁均有发病，儿童居多，男性居多。肾炎的发生与乙肝病史无一定时间相关关系。肾炎可发生在急性肝炎、慢性肝炎、肝炎后肝硬化或HBV携带者。

HBV相关性肾炎的临床表现多种多样。主要表现为肾病综合征，起病缓慢，多有水肿和疲乏无力。大部分患者以肾病为首发症状，一部分患者是在就诊肝炎时发现的。一般包括以下几种类型：

1. 肾病综合征 大部分患者属此类型，以蛋白尿、水肿为主，蛋白尿波动较大。

2. 肾小球肾炎 占1/5～1/4，表现为急性肾小球肾炎的症状，浮肿、少尿、血尿及高血压。

3. 单纯性血尿 仅表现为无症状性血尿，血生化及肾功能正常。

4. 无症状性蛋白尿 主要表现为轻度水肿、蛋白尿、无血尿、少尿、高血压，血生化、肾功能正常。此型大部分患者不易觉察，临床不易发现。

患者可因存在不同临床类型肝炎而伴随由肝病所致的临床表现。一般肝炎的症状比较轻，轻度食欲缺乏、乏力，偶有轻度恶心；有时无症状，仅在查体时发现。由于肝炎损害一般轻微，故很少出现皮肤及巩膜黄染，少数患者有尿黄。

（四）实验室检查

1. 尿常规异常，多数患者有蛋白尿、血尿或尿潜血阳性。

2. 大多数患者肾功能正常，仅少数发展为肾功能不全时，血肌酐和尿素氮增高。肝功能正常或出现异常。血清白蛋白下降，血脂升高。

3. 血沉升高，约有50%患者C3下降。发作期有些患者，可测出循环免疫混合物及有冷球蛋白血症。

4. 血清中可检出HBV感染标志，可出现HBsAg、HBeAg、抗-HBe、抗-HBc及HBV-DNA阳性。

5. 肝肾组织活检、免疫荧光检查以膜性肾病居多并找到HBV抗原。

（五）诊断

HBV性肾炎国际上尚无统一诊断标准，1989年北京全国乙型肝炎病毒相关肾炎座谈会上专家认为我国为HBV感染高发地区，如原发性肾小球肾炎患者同时有HBV抗原血症，尚不足以作为HBV相关性肾炎的诊断依据，一致指出血清中找到HBV抗原为诊断的必要条件，否则无法与合并HBV感染的原发性肾小球肾炎相鉴别。会议建议试用下列三条标准诊断：①血清HBV抗原阳性；②患肾小球肾炎，并可除外狼疮肾炎等继发性肾小球疾病；③肾切片中找到HBV抗原。精切片上HBV抗原确凿，尽管血清中HBV抗原阴性，仍可诊断HBV相关性肾炎。

关于小儿HBV性肾炎的诊断问题，由于儿童极少患膜性肾炎，且儿童膜性肾炎中绝大多数为HBV相关性肾炎，因此，在小儿原发性肾病综合征或肾小球肾炎患者中，若血清HBV标志物阳性且病理诊断为膜性肾炎时，尽管肾组织未找到HBV抗原，HBV相关性肾炎的可能性仍很大，可作为拟诊。

（六）鉴别诊断

1. HBsAg携带同时患原发性肾小球疾病 对此类原发性肾小球疾病，靠临床症状体征及血清学检查来进行鉴别确实较难，唯一鉴别手段是肾组织活检及免疫荧光学检测肾组织 HBV 抗原。

2. 系统性红斑狼疮 好发于青、中年女性，多系统受损的临床表现，免疫学检查可检出多种自身抗体，肾组织免疫荧光多显示 IgG、IgA、IgM、C3、C1q 和纤维蛋白相关抗原均阳性。

3. 肝肾综合征 一般发生在严重肝病的后期，以少尿或无尿为主要临床表现，最后出现功能性肾衰竭。肾组织病理无器质性损害。

（七）治疗与预后

目前对 HBV 相关肾炎尚缺少特效治疗，应采取综合措施，长期随访。

1. 一般治疗 当以肾病综合征为表现时，应卧床休息，这样可增加肾脏和肝脏的血流量，有利于利尿和肝功能恢复。并根据肝功能的具体状况适度活动。因患者常伴有胃肠黏膜水肿及腹水，影响消化吸收，应进易消化、清淡、半流质饮食。并根据肾病和肝病的综合情况，给予指导钠盐和蛋白质摄入量。

2. 激素和免疫抑制治疗 关于激素治疗仍有争议。一种认为它可延迟中和抗体的产生，延缓宿主清除 HBV 能力，并促进 HBV 复制，因此多不主张应用激素和(或)细胞毒药物治疗。另一种意见认为小剂量使用，能促进机体巨噬细胞的吞噬作用，能使肾病症状缓解，并有促进肝细胞蛋白合成，保护肝细胞作用，中、大剂量则起相反作用。因此，激素及免疫抑制剂必须慎用，因肾病病情需要，且血清病毒复制指标阴性（HBV-DNA、HBeAg、抗 HBc-IgM 阴性）时才可使用，用药需监测 HBV 复制指标及肝病的变化。

3. 抗病毒治疗

(1)干扰素：干扰素的作用机制在于阻断病毒的繁殖和复制，但不能进入宿主细胞直接杀灭病毒，可抑制病毒复制，减少蛋白尿，对缓解病情有益。干扰素的治疗效果与病程长短、HBV 相关肾炎的病理类型、HBV 感染的时期及机体免疫清除能力等因素密切相关。由于临床病例数少，对干扰素应用剂量和时间及联合治疗等因素对疗效的确切影响，尚有待进一步探讨。关于干扰素的剂量和用法，目前尚未统一，但多认为剂量大、疗程长是治疗显效的关键，大剂量干扰素不仅有抗病毒作用，还有免疫调节作用。具体剂量：小儿多为每次 3MU，每周 3 次，成人多为 5MU，每日 1 次，疗程至少半年以上。但也有部分患者即使病毒复制明显得到抑制，病情仍然无明显变化，而且，在个别患者还出现病情加重的倾向。应注意不良反应，及时减、停抗病毒药物。

(2)核苷类：以拉米夫定为代表，它是 DNA 合成酶抑制剂，抑制病毒逆转录过程，在治疗期间，大多数患者 HBV-DNA 阴转，停药后有部分复发，拉米夫定的不良反应小，可长期服用。

4. 对症治疗

(1)预防血栓及栓塞：当血浆蛋白低于 20g/L 时，可用双嘧达莫（300～400mg/d）或阿司匹林（50～100mg/d）。

(2)减少尿蛋白排泄：应用血管紧张素转换酶抑制剂——洛汀新治疗。

5. 肝病治疗 大部分乙型肝炎相关肾炎患者的肝脏损害较轻，甚至约一半患者为乙肝病毒携带者，无需特殊治疗，对于一般慢性肝炎患者，辅以保肝药物治疗即可。儿童乙肝病毒相关肾炎的预后大多能自行缓解，预后好，仅少数病程迁延，晚期发展为肾衰竭。同原发性肾小球肾炎一样，预后也与病理类型相关，膜性肾炎预后较好，膜增生性肾炎预后较差。成人虽然发病率低，但约 1/3 患者最终发展为慢性肾功能不全。

(八)预防

新生儿常规注射乙肝疫苗。HBsAg 阳性母亲的新生儿于出生后注射高效价特异性乙肝免疫球蛋白及乙肝疫苗。这将会降低儿童时期 HBV 感染率，同样也将减少乙肝病毒相关性肾炎的发生率。提高体质，注意个人卫生，严格管理献血员和执行输血法规，规范注射治疗和尽量减少不适当的应用血制品，医疗器械严格消毒等都是预防 HBV 感染及乙肝病毒相关性肾炎的重要环节。

二、丙型肝炎病毒相关肾炎

丙型肝炎病毒(hepatitis C virus，HCV)是 1989 年发现的一种 RNA 病毒。HCV 可引起病程缓慢的进行性肝损害。慢性 HCV 感染特别是病程 10 年以上以及慢性活动性肝炎、肝硬化者常伴广泛的肝外表现，其中包括肾脏损害。

(一)流行病学

HCV 感染是丙肝病毒相关肾炎的致病因素。HCV 主要传播途径是输血或输注血制品。在我国，HCV 携带者的发生率为 2%～5%。国内有人应用酶联免疫法测定 570 例各类病变的肾小球肾炎血清，抗-HCV 阳性率 6.0%。国外一多中心研究显示，284 例肾小球肾炎患者血清，抗-HCV 阳性率为 13%。还有文献不断报道，在肾炎患者肾组织中存在 HCV-RNA，而且 HCV 在肾小球组织中的细胞内复制，说明 HCV 相关肾炎存在。

(二)发病机制

HCV 引起肾炎病变的机制尚不清楚，目前有如下三种观点。

1. HCV 循环免疫复合物沉积 HCV 相关肾炎的患者多数伴有混合性冷球蛋白血症，常有总补体及 C3 下降，常测到循环免疫复合物(CIC)。最近研究表明，95%Ⅱ型冷球蛋白血症患者及 50%Ⅲ型冷球蛋白血症患者有 HCV 感染的证据，包括血清中存在抗 HCV 抗体，冷沉淀物中含多克隆 IgG 型抗 HCV 抗体，血浆及冷沉淀物中存在 HCV-RNA。冷沉淀物除可找到 HCV 抗体及 HCV-RNA 外，还可检测到类风湿因子，类风湿因子可与抗 HCV 的 IgG 抗体相结合。提示 HCV 相关性肾炎与冷球蛋白血症有关。这些免疫复合物沉积于肾小球，导致肾小球免疫病理损伤。慢性肝病时单核巨噬细胞系统清除功能下降，更加有利于免疫复合物于包括肾脏在内的各部分沉积。

2. HCV 通过自身免疫机制致病 HCV 感染者可出现多种自身抗体阳性，如类风湿因子、抗核抗体、抗甲状腺抗体和抗肝肾线粒体抗体等。并认为多种自身免疫性疾病，如自身免疫性甲状腺病、多发性关节炎和系统性红斑狼疮等均与 HCV 感染有关。因此 HCV 感染可能引起机体免疫功能紊乱，导致自身免疫反应而致肾脏损害。此外，在 HCV 感染时，肾小管内

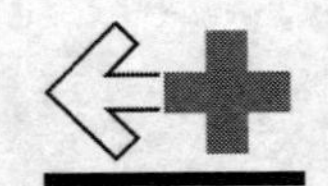

Tamm-Horsfall 糖蛋白释放入血，刺激机体产生特异性抗体，与肾小管内皮细胞发生交叉免疫反应，激活补体或通过抗体依赖细胞介导细胞毒损伤肾小管内皮细胞。

3. HCV 直接感染肾组织 应用 RT-PCR 技术在肾组织中可检测到 HCV，肾小球膜上有 HCV 颗粒样结构，提示 HCV 对肾组织可能有直接致病作用。有人认为，肾组织上检测到 HCV-RNA 并不一定说明 HCV 在肾小球沉积，亦无法排除血液本身内有 HCV 病毒所致的假阳性。但有人于 HCV-RNA 阴性的系膜增生性肾炎肾组织应用 PT-PCR 检查发现肾组织上 HCV-RNA 阳性，提示病毒直接感染肾脏的可能性。

（三）临床表现

丙肝病毒相关肾炎临床表现多样化，肾脏表现包括：血尿、蛋白尿（多在肾病综合征范围），多数伴明显高血压，常伴肾功能不全。大部分患者出现冷球蛋白血症，常存在低补体血症、类风湿因子和一些自身免疫性抗体阳性。肾外表现可为类似血管炎样症状、皮肤紫癜、关节痛、腹痛、周围神经病变等，同时可出现肺及心血管系统损害的表现。可伴有肝病表现，常有轻度转氨酶升高，一些患者转氨酶正常且无肝炎病史。

（四）实验室检查

血清循环冷球蛋白阳性，血清冷沉淀物中抗 HCV 或 HCV-RNA 阳性；血清补体 C3、C4、CH50 降低；血清 IgM 型类风湿因子、抗核抗体等自身免疫抗体可阳性，可测到循环免疫复合物（CIC），类风湿因子可与抗 HCV 的 IgG 抗体相结合；血清 HCV 抗体或 HCV-RNA 阳性。

尿常规检查镜下可见血尿及红细胞管型；有肾炎存在的血液生化指标；肝酶可轻度增高。

肾活检组织中测出 HCV 抗原抗体复合物或 HCV-RNA。

（五）诊断

1. 流行病学资料 肾炎患者同时又是 HCV 感染者或丙型肝炎现症患者。有输血或输注血制品史者。

2. 临床资料 临床有肾脏病表现，如肾病综合征、蛋白尿和镜下血尿，还可伴有肝外表现。除外乙肝病毒相关性肾炎、狼疮肾炎和药物中毒等继发性肾损害。

3. 辅助检查 有 HCV 感染的证据：血清 HCV 抗体或 HCV-RNA 阳性。伴冷球蛋白血症患者冷沉淀物中检出 HCV 抗体或 HCV-RNA。肾活检组织中测出 HCV-RNA、HCV 抗原-抗体复合物。

（六）治疗

1. 一般治疗 应用血管紧张素转化酶抑制剂（ACEI）或血管紧张素受体阻断剂积极控制蛋白尿、高血压，应用 HMG-CoA 还原酶抑制剂治疗高胆固醇血症。

2. 皮质激素和免疫抑制剂 对于皮质激素和免疫抑制剂在 HCV 相关肾炎中的应用，目前还存在争议。有报道认为，甲泼尼龙在改善肾功能方面有一定效果。但由于免疫抑制剂可延迟中和抗体的产生，促进 HCV 复制，因此可能加重病情，且伴发感染机会增高。本病的治疗尚需积累较多病例及较长时间的随访观察。

3. 干扰素-α(IFN-α)和利巴韦林

(1)干扰素-α:是目前治疗 HCV 感染比较有效的药物,能抑制丙型肝炎病毒复制,降低冷球蛋白水平,改善紫癜和关节炎等临床症状,改善肾小球肾炎的组织病理损伤,有助于肾功能恢复。国内外均有应用干扰素-α 治疗丙肝病毒相关肾炎伴或不伴冷球蛋白血症的报道,300 万 U 肌内或皮下注射,每周 3 次,6~12 个月,能使部分患者得到控制,随着血清 HCV-RNA 转阴,冷球蛋白转阴,患者尿蛋白减少,肾功能好转或稳定。在治疗中应注意监测病情变化和干扰素不良反应等。

(2)利巴韦林(三氮核苷,病毒唑,Ribavirin):是抗病毒的核苷类似物,于 IFN-α 联合治疗 HCV 感染较单独 IFN-α 治疗可获得更高的 HCV 转阴率及病毒血症持续缓解。推荐方案为利巴韦林 1~1.2g/d 口服及 IFN-α 300 万 U 肌内或皮下注射,每周 3 次,治疗 6 个月。但尚无利巴韦林和 IFN-α 联合用药治疗 HCV 相关性肾炎的研究。由于 HCV MPGN 患者体内有高水平 HCV-RNA,且联合治疗对病毒清除有效,故可推测利巴韦林和 IFN-α 联合治疗更有利于控制 HCV 相关性肾炎患者体内 HCV 病毒复制,较单独应用 IFN-α 治疗更有效。但需要注意的是利巴韦林主要经肾脏排泄,当 Cr<50ml/min 时慎用。

对急性重症 HCV 肾损害患者,如出现急性肾功能衰竭、神经病变,应先使用血浆置换联合免疫抑制治疗以去除循环冷球蛋白,阻止新的抗体生成。治疗包括:血浆置换每次 3L 置换量,3 次每周,治疗 2~3 周,甲泼尼龙每日 0.5~1g 静脉滴注连用 3 天后,常规口服泼尼松;环磷酰胺 2mg/kg 治疗 2~4 个月。泼尼松减量至 20mg/d 时方可开始 IFN-α 抗病毒治疗。

(七)预后

丙肝相关肾炎的预后一般较好,1/3 患者肾病症状可自行缓解,仅少数反复发作,偶有肾衰竭发生。患者如有严重蛋白尿、肾功能不全、高病毒滴度及肾活检示严重单核细胞浸润及大量免疫复合物沉积,则提示肾脏进展的危险性大。

(八)预防

与乙肝相关肾炎大致相同,但目前无丙肝疫苗来保护易感人群。

三、慢性肝炎合并肾小管性酸中毒

肾小管酸中毒(RTA)是一组临床综合征,是由于近端和(或)远端肾小管功能障碍所致的代谢性酸中毒。按 RTA 病变部位临床分为四型,即 RTA 远端型(Ⅰ型)、近端型(Ⅱ型)、混合型(Ⅲ型)和高氯高钾血症型(Ⅳ型)。慢性肝病是继发性 RTA 的常见病因,所并发的 RTA 多属于远端型(Ⅰ型),其发病率约为 32%。根据是否出现代谢性酸中毒又可将远端肾小管酸中毒分为两种类型:有明显的代谢性酸中毒而尿液 pH 高于 6 者称为完全型 RTA,不伴有代谢性酸中毒的称为不完全型 RTA,以后者发病率高。

1. 发病机制 慢性活动性肝炎伴发 RTA 的发病机制尚未明了,可能与下列因素有关:①免疫复合物沉积所致,经肾活检证实,在肾小球和肾小管基膜发现线状的 IgG、补体 C3 和免

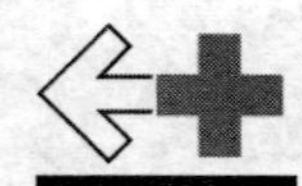

疫复合物沉积。此类复合物可造成肾小管损伤；②肝细胞膜与肾小管的交叉免疫反应；③与高丙种球蛋白、高免疫球蛋白有关；④微量元素代谢异常，某些慢性肝病易合并 RTA，可能与铜代谢障碍、铜在肾小管沉积有关。综上所述，多种原因导致远曲小管上皮细胞损伤，使分泌 H^+ 障碍，不能重吸收远端小管的剩余，使尿 TA 及 NH_4 的形成和排泌减少，不能在管腔与管周间建立与维持很高的氢离子浓度梯队而发生 RTA。

2. 临床表现 肝性肾小管酸中毒患者除了具有肝脏疾病的症状外，常合并有酸中毒和电解质紊乱，一般症状有乏力、畏食、恶心、呕吐、多饮、多尿等。较突出的表现有：①低钾和低钾性软瘫，患者可表现为肌无力、周期性麻痹、严重的心律失常等；②低钙和低钙性骨病，由于长期慢性酸中毒使骨骼中钙被大量动员，出现严重的代谢性骨病，表现为骨质疏松、骨痛、骨软化甚至病理性骨折；③尿路和肾结石，患者可无明显诱因出现反复的尿路感染，许多患者同时伴有尿浓缩稀释功能障碍。

在慢性肝病的过程中，如出现无其他原因可解释的多饮、多尿、乏力、畏食等症状且不断加重者；无明显诱因反复出现泌尿系统感染者；出现进行性肌无力和周期性麻痹者；出现无原因的骨痛、骨质疏松且不断加重者或有 RTA 家族史的慢性肝病患者应及早作有关检查以明确诊断。

3. 实验室检查 肝炎合并肾小管酸中毒患者的实验室检查除了肝脏方面的检查异常外，还应具备：①尿液呈碱性，尿 pH 一般在 6.0 以上；②电解质紊乱，多表现为低血钾、低血钙、低血磷和高血氯；③代谢性酸中毒，血液 pH 和二氧化氮结合力降低，血中的 HCO_3 低于 20mmol/L，血气分析二氧化碳分压升高；④其他，可有碱性磷酸酶升高，尿常规正常或有轻度蛋白尿，重者可出现血尿、管型尿，后期可出现肾功能异常。

4. 诊断 本病的确定诊断标准：①有慢性肝炎病史；②具有酸血症、碱性尿的实验室依据（二氧化碳结合力＜23mmol/L，血 pH＜7.35，尿 pH 持续≥6）；③有低钾、低钙等所致的肌肉骨骼特征性改变；④氯化钙负荷试验阳性并排除继发性 RTA 的其他病因。

5. 治疗 一般认为慢性肝病伴不完全性 RTA 可不予治疗，而完全性 RTA 应给予积极治疗。

(1)积极治疗慢性肝病：包括保肝护肝治疗、调节免疫治疗、抗病毒治疗和抗纤维化治疗，促使肝功能恢复和稳定。

(2)纠正酸中毒和电解质紊乱：宜用枸橼酸缓冲液，如枸橼酸钾、枸橼酸钠等，即可补充碱储备，纠正低钾，又可减少肾石的形成。同时可补充维生素 D，促进骨病的好转。注意尽量不用氯化钾、氯化钙，防止加重酸中毒。对于肝硬化的患者，补碱应慎重，因为碱性环境有利于 NH_3/NH_4 浓度的比率向 NH_3 方向转变，而 NH_3 容易透过血-脑脊液屏障，导致肝昏迷，因此在治疗过程中，应经常检测各项指标，不断调整剂量。

(3)应用免疫抑制剂治疗：对于自身免疫性肝病合并 RTA 可选用免疫抑制剂治疗，如泼尼松龙，小剂量的环磷酰胺或硫唑嘌呤联合治疗。

慢性肝炎合并 RTA 的预后取决于肝病的转归，在肝病稳定的基础上可以减轻或缓解 RTA 的症状，否则 RTA 病情将进展，出现肾功能不全的表现，预后极差，严重者可导致死亡。

第七节　慢性肝病合并内分泌疾病的诊治

肝脏作为人体最重要的器官之一，具有物质合成、解毒和正常人体物质的分解代谢作用等功能，肝脏有病变时常影响人体的生命物质的合成，也影响内分泌物质的分解代谢，从而造成内分泌物质的代谢异常，引起内分泌疾病，而肝病患者内分泌疾病的发生机制和临床表现与非肝病患者有显著的不同，治疗也存在差异，肝病的治疗可能是关键。

一、病毒性肝炎与甲状腺疾病

(一)肝脏在甲状腺激素代谢中的作用

肝脏并不参与甲状腺激素的合成，但肝脏在甲状腺激素的转运和代谢方面发挥着极其重要的作用。主要表现在如下三个环节：①合成甲状腺激素结合蛋白；②参与 T_4脱碘反应；③参与甲状腺激素的灭活。肝脏能影响甲状腺激素的转运、贮备和代谢全过程。不难理解，肝病时肝脏合成的甲状腺结合球蛋白总量和成分发生不同程度变化，肝细胞摄取、转化、降解甲状腺激素的能力出现异常，必然会影响血浆内各种甲状腺激素浓度。

(二)病毒性肝炎时甲状腺及甲状腺激素代谢的异常

1. 病毒性肝炎与甲状腺激素代谢异常　病毒性肝炎患者影响甲状腺激素代谢，主要是由于肝功能受损，影响了甲状腺激素的转运、结合、灭活所致，而甲状腺本身功能一般正常。患者这种甲状腺激素代谢的异常一般是可逆的，被称为正常甲状腺病态综合征(SES)或非甲状腺疾病综合征(NTIS)。

(1)病毒性肝炎患者合并正常甲状腺病态综合征的表现：①高 T_4综合征：高 T_4综合征可见于急性病毒性肝炎，部分慢性肝炎患者；②低 T_3综合征：主要见于肝炎肝硬化、重型肝炎，少部分慢性肝炎；③低 T_3、T_4综合征：见于晚期肝硬化和重症肝炎患者；④混合型甲状腺功能试验异常：严重肝衰竭时，可表现为低 TT_3、TT_4，TT_3/rT_3比值降低，而 rT_3绝对值明显增高，而血浆 TBG 水平正常或轻度升高。这种现象不能以甲状腺素结合蛋白减少来解释，而可能由于血中存在抑制甲状腺结合的物质。

(2)病毒性肝炎甲状腺激素异常的临床意义：大量研究证明，病毒性肝炎患者血清甲状腺激素水平与肝损害程度及预后密切相关，是判断各型病毒性肝炎病情的敏感指标。肝功能受损程度不同可表现为不同的甲状腺激素病态综合征。高 T_4综合征见于肝功能轻度受损患者，主要见于急性病毒性肝炎，并且随着病情恢复而迅速恢复正常水平。而后几种综合征见于肝功能受损较严重的情况，重度慢性肝炎和代偿期肝硬化多表现为低 T_3综合征，而重型肝炎和失代偿期肝硬化多表现为低 T_3、T_4综合征和混合型异常。甲状腺激素水平与肝功能异常程度密切相关，能反映肝脏病变的程度。动态观察甲状腺激素水平，有利于患者预后的判断。

(3)病毒性肝炎发生正常甲状腺病态综合征的处理：首先不应把正常甲状腺病态综合征误诊为甲状腺或脑垂体的疾病，鉴别要点已在临床表现中阐述。正如其他疾病导致的 SES 一

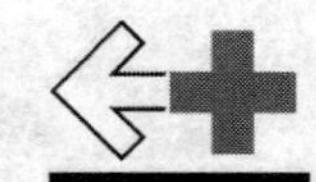

样，这一综合征对病毒性肝炎患者有利还是有害尚不清楚，SES很可能是机体的一种生理性保护机制。甲状腺激素的作用是促进肝糖原分解，加速脂类物质和维生素等代谢，增加肝细胞的负担。理论上讲，甲状腺素水平下降可以降低机体代谢率，减轻肝脏负担，可能对肝病有利。目前对此综合征用甲状腺激素治疗获益的报道尚未见到。所以，对 SES 不必给予甲状腺激素治疗，只需治疗原发病。

2. 病毒性肝炎及抗病毒药物对甲状腺本身的影响 病毒性肝炎不仅可以引起病态甲状腺功能正常综合征，而且可以造成甲状腺本身的病变。各型病毒性肝炎均有导致甲状腺病变的报道，但主要是慢性病毒性肝炎引起甲状腺病变。抗病毒药物引起的甲状腺病变，以干扰素最为常见。慢性病毒性肝炎，尤其是慢性丙型肝炎常引起各种肝外病变和多种自身免疫反应现象，其中甲状腺是最常受累的器官之一。在慢性丙型肝炎患者中，抗甲状腺的自身抗体阳性率在 4.6%～15%，女性患者中这一比例更高，这些抗体被认为与甲状腺疾病相关，因此认为慢性丙型肝炎可能引起甲状腺病变。但最近的资料显示，在桥本甲状腺炎患者中 HCV 的感染率并未证实比一般人群高。慢性病毒性肝炎（尤其是慢性型肝炎）针对甲状腺的自身免疫现象是客观存的，但这些自身抗体的存在并不一定都会导致甲状腺病变。因此，慢性病毒性肝炎是否能造成甲状腺病变尚有待进一步研究。

（三）病毒性肝炎合并甲状腺功能亢进症

病毒性肝炎和甲状腺功能亢进症都是临床常见病，两者发生于同一患者并不少见。不同类型的病毒性肝炎合并甲状腺功能亢进的临床特点、治疗和预后有较大的差异。病毒性肝炎合并甲亢，两者病情相互影响形成恶性循环。

1. 临床特点

（1）急性肝炎合并甲亢的临床特点：一般都有甲亢病史或可追问出既往甲亢的症状，在原有甲亢的基础上发生急性病毒性肝炎。发病率女性多于男性，这与女性甲亢发病率高有关。甲亢合并急性病毒性肝炎的特点是常病情较重，甲亢和肝炎同时存在，甲亢症状常加重，重型肝炎的发生率高，病死率也较高。在甲亢合并急性病毒性肝炎时，心悸、烦躁、多汗、腹泻等甲亢症状往往加重，但食欲明显下降，部分已缓解的甲亢患者合并急性病毒性肝炎后再度出现甲亢症状。

（2）慢性病毒性肝炎合并甲亢的临床特点：慢性病毒性肝炎合并甲亢的临床表现取决于两者的严重程度。轻型慢性肝炎合并甲亢，乏力明显，肝功能反复异常，并易转为慢性重型肝炎。甲亢合并慢性病毒性肝炎易于发生慢性重型肝炎，此时除黄疸症状加重，凝血酶原活动度下降，可出现腹水、肝性脑病等，同时甲亢病情加重，甚至出现甲状腺危象。

（3）病毒性肝炎合并甲状腺危象的临床特点：病毒性肝炎合并甲状腺危象，多为慢性肝炎合并甲状腺危象。在原来甲亢基础上发生急性病毒性肝炎，也可诱发甲状腺危象。典型的甲状腺功能亢进危象表现为：高热 39℃以上，心率超过 160 次/分，心音搏动强而有力，部分患者可有心律失常如期外收缩、心房纤颤、心房扑动、室上性心动过速或房室传导阻滞，以及心力衰竭、恶心、呕吐、大便次数多、大汗、脱水、电解质紊乱、精神神经障碍、焦虑、烦躁、精神变态、昏睡和昏迷。此时患者除有甲状腺危象的临床表现外，肝脏损害也常严重，黄疸迅速加深，凝血机制障碍，凝血酶原活动度明显下降，可出现腹水、肝性脑病等。

病毒性肝炎合并甲状腺危象时，常导致重症肝炎的发生，危及生命。因此，尽早发现先兆危象非常关键。如果病毒性肝炎合并甲亢患者出现体温升高在38～39℃，心率在120～159次/分钟，有心律失常、食欲缺乏、恶心、大便次数多、多汗、焦虑、烦躁不安、危急预感等应考虑有发生甲状腺危象的可能。值得注意的是，部分甲亢患者是在发现病毒性肝炎（或肝损害）时，误诊为抗甲状腺药物肝损害，而停止甲亢治疗后发生了甲状腺危象。

2. 诊断和鉴别诊断 病毒性肝炎合并甲亢大多同时存在肝炎和甲亢的表现，一般不难诊断。目前，对肝功能异常患者进行肝炎病毒筛查已成为常规，结合临床表现和流行病学资料，一般不会漏诊或误诊，关键是不要漏诊甲亢。细致地询问病史和查体，尤其是对甲状腺检查不容忽视。对于病毒性肝炎患者出现不容易解释的心悸、低热、手颤、多汗等，应考虑合并甲亢的可能，及时进行甲状腺激素检查和甲状腺影像学检查。既要明确甲亢的诊断，还应明确引起甲亢的病因。另外，注意与下面疾病的鉴别：

(1)与病毒性肝炎引起的“高 T_4 综合征”鉴别：病毒性肝炎引起的“高 T_4 综合征”并不少见，有报道急性病毒性肝炎中60%出现“高 T_4 综合征”，已有多例被误诊为病毒性肝炎合并甲亢的报道。两者的区别并不困难，关键是要认识到这种现象。“高 T_4 综合征”患者没有甲亢症状和体征，TT_4 和（或）TT_3 水平升高，但 FT_3 和 FT_4 水平降低，TSH 水平正常。而病毒性肝炎合并甲亢患者血中 TT_4 和 FT_4 水平均升高，TSH 水平下降。必要时进行 TRH 兴奋试验，甲亢表现为反应延迟。

(2)与甲亢本身的肝损害的鉴别：据统计，约有36%的甲状腺功能亢进患者有不同程度的肝功能损害。甲亢引发的肝损害一般病情较轻，大多无明显的临床症状，仅表现为一种或几种酶的异常，很少出现黄疸，且肝功损害程度与甲亢严重程度平行，肝炎病毒相关检查阴性。甲亢肝损害的肝功异常以 ALP 较为突出，并且以骨骼来源的同工酶升高为主，而 ALT 升高一般不超过正常值上限的1.5倍，这有别于病毒性肝炎。近来研究发现异枸橼酸脱氢酶（ICDH）在鉴别这两者有重要意义，甲亢肝损害 ICDH 显著升高，而在病毒性肝炎则不明显，尤其是 ICDH/ALT 比值升高在甲亢肝损害中更明显有鉴别意义。

(3)与抗甲状腺药物引起的药物性肝炎鉴别：抗甲状腺药物是临床常见引起药物性肝炎的原因，常用的甲基硫氧嘧啶、丙基硫氧嘧啶、他巴唑、甲亢平等均可造成药物性肝炎。一般认为这些药物主要通过过敏反应造成肝损害，主要表现为淤胆型药物性肝病，偶可引起重型肝炎。临床表现主要为淤胆型肝炎，多在用药后1～4周出现肝功能损害，有发热、皮疹、黄疸、瘙痒、关节疼痛等症状，嗜酸性粒细胞上升（>6%）且多有白细胞增加，药物过敏试验阳性（皮肤、淋巴细胞培养），再次使用同一药物（或作激发试验）可出现类似症状，病毒性肝炎相关检查阴性。有上述表现者应考虑抗甲状腺药物性肝炎。

(4)甲状腺危象肝损害与重型肝炎的鉴别：甲状腺危象引起肝损害十分常见，患者有先兆或典型甲状腺危象的表现，肝损害程度较病毒性肝炎合并甲状腺危象为轻，一般转氨酶和黄疸升高程度相对不那样明显，ALP 和 GGT 升高较明显。病毒性肝炎合并甲亢患者出现神经精神症状，很难区分是由于重型肝炎引起或甲状腺危象引起，不过两者的抢救治疗原则是相同的，明确鉴别即非常困难也没有太大必要。

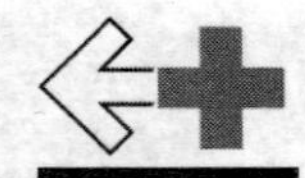

3. 治疗　治疗应兼顾肝炎和甲亢两个方面。急性病毒性肝炎及重度慢性肝炎合并甲亢易进展为重型肝炎，应尽早按重型肝炎处理。甲亢是否得到控制直接影响肝脏病变的严重程度和预后，必须积极进行甲亢的治疗。

(1)重视营养支持治疗：病毒性肝炎患者大多摄入不足，加之合并甲亢时机体分解代谢亢进，使患者营养和热量不足相当突出。给予充足的糖、蛋白质和维生素，以补充消耗。患者多存在进食不足应静脉输入葡萄糖、氨基酸、白蛋白、脂肪乳等给予补充。一般每日热量男性保证在2400kcal，女性在2000kcal左右。

(2)积极治疗甲亢：

1)抗甲状腺药物的应用：抗甲状腺药是临床最常见引起药物性肝炎的原因之一，所以存在过分顾虑抗甲状腺药物肝损害的倾向。实际上，抗甲状腺药物造成肝损害的发生率不超过1%，并且抗甲状腺药主要是通过过敏反应而引起肝损害，如果高度怀疑药物性肝损害可更换其他药物或方法，但决不应停止甲亢的治疗。硫脲类药物他巴唑和丙基硫氧嘧啶，常用于病毒性肝炎合并甲亢的治疗。而甲基硫氧嘧啶、甲亢平因毒副反应大，不适合用于病毒性肝炎合并甲亢的治疗。

丙基硫氧嘧啶、他巴唑主要通过抑制甲状腺过氧化物酶，抗甲状腺药进入甲状腺内抑制碘离子转化为活性碘，阻断酪氨酸碘化及碘化酪氨酸耦联，从而抑制甲状腺激素合成，而对已合成的甲状腺激素无作用，改善免疫功能，抑制TSH-RAb的生成。丙基硫氧嘧啶还可通过抑制5'-脱碘酶，抑制T_4向生物活性更高的T_3转化，因此，丙基硫氧嘧啶更适合于病毒性肝炎合并甲亢的治疗。

丙基硫氧嘧啶和他巴唑一般在用药后2～4周生效，这一阶段称为病情控制阶段。丙基硫氧嘧啶每日300mg或他巴唑每日30mg，分2～3次服用。如临床症状消失，T_3正常，且治疗已达6～8周以上，可以逐渐减量，并尽力使病情保持稳定。每2～4周递减丙基硫氧嘧啶100mg，他巴唑10mg，直至过渡到维持阶段，需2～3个月。用药过程中严格监测肝功能和血象变化，注意粒细胞减少和肝损害。

2)放射性^{131}I治疗：一般说来，放射性^{131}I治疗对肝脏无明显影响。有研究发现，在放射性^{131}I治疗甲亢时，虽然96.4%的患者有肝脏放射性聚集，但未发现明显的肝损害。由于甲亢伴急性或慢性肝炎、肝硬化者常是手术禁忌证，所以对于病毒性肝炎合并甲亢者、经药物治疗无效或怀疑抗甲状腺药物肝损害者，应考虑^{131}I治疗。但放射性^{131}I治疗起效较缓慢，且有严格的适应证及禁忌证应注意。

3)碘剂：碘是甲状腺激素合成的原料，但大剂量碘可抑制甲状腺激素的释放及对抗促甲状腺激素的作用，且作用迅速，24小时即可显效。但用药10～15天后不再有效，称为"逃逸"或"适应"，并且影响抗甲状腺药物或放射性^{131}I治疗的疗效，给后期处理带来困难。因此，主要用于手术治疗前的准备和甲状腺危象的治疗。

但在重型病毒性肝炎合并甲亢时，病情往往危急，首要问题是尽快控制甲亢症状挽救患者生命，应果断应用。在服用丙基硫氧嘧啶后1～2小时或同时，给予复方碘液(卢戈液)治疗。首剂30～60滴，以后每6～8小时5～10滴。或用碘化钠0.5～1.0g加入葡萄糖液中静点12～24小时，以后视病情好转而逐渐减量，一般使用3～7天。

4)β受体阻滞剂:交感-肾上腺系统的过度兴奋在甲亢的病生理改变中有重要的作用。另外,交感兴奋可增加甲状腺激素的分泌。而β受体阻滞剂、心得安(普萘洛尔)等可抑制 T_4 转化为 T_3,使无活性的 rT_3 生成增加,而氨酰心安、美多心安使 T_3、rT_3 均减少。所以,β受体阻滞剂可控制甲亢的症状,并能保护心脏功能,且对病毒性肝炎无不利影响,应作为基本治疗药物应用。应用剂量应个体化,使心率降至每分钟 60~80 次为宜。普萘洛尔一般 10mg,每日 3~4 次,口服,若症状不改善,每 2~3 天增加 30~40mg/d,多数患者每日用量 40~120mg/d。氨酰心安等选择性 $β_1$ 受体阻滞剂,对哮喘和慢性肺疾病患者相对安全。氨酰心安每次 50mg,每 12 小时口服一次,根据心率情况逐渐加量。应用β受体阻滞剂的主要不良反应是心脏传导阻滞和影响心肌收缩力,使用过程中应注意监测心率和心律,窦性心动过缓、房室传导阻滞、低血压等禁用。

(3)肾上腺皮质激素的应用:尽管在病毒性肝炎治疗中,肾上腺皮质激素的作用一直存在争议,但在急性病毒性肝炎或重型肝炎合并甲亢时,尽早应用可能取得较好效果。肾上腺皮质激素能抑制下丘脑 TRH 的分泌,从而抑制甲状腺释放甲状腺激素,降低甲状腺素水平;肾上腺皮质激素能减少外周 T_4 转化为 T_3,从而降低甲状腺激素的作用;甲亢多由甲状腺的自身免疫性反应引起,而肾上腺皮质激素能抑制甲状腺刺激性抗体对甲状腺的作用,减轻甲亢症状。另一方面,肾上腺皮质激素有减轻急性肝炎和重型肝炎的炎症反应、改善消化道症状、消退黄疸的作用。可见肾上腺皮质激素对于肝炎和甲亢都有一定治疗效果。但是,一定要注意肾上腺皮质激素的适用对象,在急性甲型、戊型肝炎合并甲亢,急性重型肝炎合并甲亢尽早应用有明显的益处。而在普通慢性肝炎或慢性重型肝炎合并甲亢时,病情进展相对较缓,应用抗甲状腺药物可达到控制甲亢的目的,此时肾上腺皮质激素可能弊大于利。一般可短期给予静脉点滴氢化可的松,200~300mg/d,或地塞米松 10~20mg/d。同时静脉给予胸腺肽 40~100mg/d,可减少发生感染的机会。对有肾上腺皮质激素禁忌证的患者慎用或禁用。

(4)血浆置换的应用:血浆置换既是治疗甲状腺危象的有效措施,也是重型肝炎的常用抢救方法,适用于重型病毒性肝炎合并甲亢或(和)甲状腺危象。血浆置换可以大量清除血液中的甲状腺激素及致病的免疫球蛋白,迅速降低甲状腺激素和改善甲亢症状。对于单纯甲状腺危象多主张采用白蛋白溶液置换液优于血浆置换液,这是很容易理解的。但对于重型肝炎显然是不合适的,重型肝炎患者置换液以新鲜冰冻血浆为佳。

(5)病毒性肝炎合并甲状腺危象的治疗:病毒性肝炎合并甲状腺危象病情复杂,死亡率极高,故在有先兆危象时即应给予积极处理,必须迅速给予降低血中甲状腺激素水平和拮抗甲状腺激素的措施。①肾上腺糖皮质激素:危象时糖皮质激素需要量增加,其还有抗高热、抗毒素反应、抗休克等作用。尤其有高热虚脱或休克的患者更应使用糖类肾上腺皮质激素。静脉滴注氢化可的松,每日 200~400mg 或地塞米松 10~30mg 滴注,每日 1 次。待病情好转,逐渐减量而停用;②丙基硫氧嘧啶(PTU):口服或鼻饲后 5 分钟血中浓度达峰值。一般 200mg,每 6~8 小时 1 次;③心得安:10~20mg 口服,每 6~8 小时 1 次。如心率下降不理想,可给予心得安 2~5mg 加入葡萄糖液中缓慢静脉注射;④碘剂:用法见上文;⑤血浆置换或血液滤过治疗;⑥其他:包括静脉输液以保证水、电解质和酸碱平衡,给足够的热量和维生素。有心力衰竭时需注意补液速度及补钠量,应用强心剂,积极治疗诱发因素等。

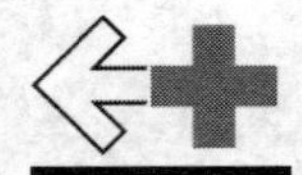

(6)病毒性肝炎合并甲亢的手术治疗:经药物治疗无效或复发者,或有手术治疗指征的甲亢患者,可考虑进行手术治疗。对于慢性轻度肝损害,手术与一般患者相同。对于急性肝炎合并甲亢者最好在肝功好转后再进行。而重型肝炎和肝硬化患者,如药物控制不理想,以选择放射性^{131}I治疗为宜,如必须进行手术治疗,关键是应用替代疗法改善患者凝血异常防止出血危险。国外有报道,甲状腺次全切除术前后进行血浆置换来保证手术进行的成功病例。

(四)病毒性肝炎合并甲状腺功能低下

病毒性肝炎及干扰素治疗常引起亚急性甲状腺炎,造成甲状腺功能低下(甲低),这种表现一般较轻,多为亚临床型表现。另外,在偶然情况下病毒性肝炎也可合并甲状腺功能低下,这种情况临床上既有肝病又有甲低的表现。除肝功能异常外,血 T_3、T_4 和甲状腺吸碘率均降低,进一步测定血 TSH 水平高于 10mIU/μl,做 TRH 试验,呈增强反应。

病毒性肝炎合并甲状腺功能低下要注意和正常甲状腺病态综合征的"低 T_3 或(和)低 T_4 综合征"相鉴别。另外,注意病毒性肝炎合并甲状腺功能低下黏液水肿性昏迷与肝性脑病的鉴别,前者昏迷前多有怕冷、懒动、低体温、心率缓慢、便秘等表现,昏迷时表现为软瘫。

甲状腺功能低下一般对肝脏影响不大,严重病例可有肝小叶中心带淤血及纤维化,这些改变经甲状腺激素治疗后均能恢复。有报道认为甲低对病毒性肝炎患者有益,在动物实验中同样证实存在这一现象,他们认为控制性甲低可能对病毒性肝炎和肝硬化患者有益。这可能与甲低患者代谢低下肝脏负担减轻有关,但有待进一步研究证实。

一般认为对病毒性肝炎合并甲低患者应给甲状腺素替代治疗,治疗后 TSH 下降至正常水平,T_3、T_4 可升高,但以观察游离 T_3 升高更具重要意义。由于肝病时可有 T_4 向 T_3 转变减少及 rT_3 降解减少,所以病毒性肝炎合并甲状腺功能减低患者一般不用甲状腺素(T_4)治疗,而适合选用三碘甲腺原氨酸(T_3)治疗为宜。注意三碘甲腺原氨酸要从小剂量开始,口服每日 10～25μg,分 2～3 次服用,2～4 周后调整剂量。

二、慢性肝炎合并糖尿病

由于其发病率高于一般人群,而且糖代谢相对特殊的临床特点,这种继发于慢性肝实质损害的糖尿病有学者称为"肝源性糖尿病",是慢性肝病最常见的并发症之一。病毒性肝炎合并糖尿病的病因极其复杂,肝脏病变与糖尿病的关系可能相互关联,亦可能是相互独立的。甚至肝源糖尿病和 2 型糖尿病的关系目前尚存在很大争议,因为肝源性糖尿病的主要发病机制为胰岛素抵抗,其临床表现、治疗与 2 型糖尿病有许多相同之处,故有些专家将其归属于 2 型糖尿病。

(一)发病机制

1. 胰岛素抵抗

(1)肝细胞自身缺陷:肝硬化时肝糖原含量仅为正常肝的一半,基础状态下肝糖原产生仅为正常人的 62%,而来自乳酸、丙酮酸、甘油和氨基酸的糖异生高于正常人 2 倍,肝硬化的这些代谢改变使得糖耐量而改变。肝细胞数目的减少、门-体分流及 Disse 腔毛细血管化可使肝内胰岛素受体数量和生理效应降低，引起肝脏抵抗胰岛素，表现为肝摄取和代谢葡萄糖能力降低。肝实质损害及肝内分流减少可使肝脏对胰岛素摄取降低、胰岛素分泌增加、胰岛素降解减少，促使高胰岛素血症发生。慢性高胰岛素血症在肝源性糖尿病的病原学起重要作用。

(2)胰岛素受体异常：胰岛素的主要靶器官是肝脏、脂肪组织和骨骼肌，这些靶器官的细胞膜具有和胰岛素相结合的特殊受体，胰岛素与这些受体结合通过 cAMP 引起生物学反应，并且胰岛素灭活主要在肝脏。慢性肝病由于肝细胞损伤致使细胞膜上特异性胰岛素受体数量减少，造成胰岛素与其结合的机会和能力均降低，因而不能发挥正常效应，加之肝功能减退胰岛素灭活差，此时患者即使血中有高浓度的胰岛素也常表现高糖血症或葡萄糖耐量减退。细胞膜表面的胰岛素受体处于合成和降解的动态变化中，受体浓度和亲和力的改变可影响胰岛素与靶细胞结合发挥其生物学效应，这种发生在结合部位的异常又称受体缺陷。

(3)胰岛素受体后缺陷：葡萄糖转运和细胞内代谢称为胰岛素作用的受体后过程。慢性肝病患者体内胰岛素是低生物活性，结合能力低，敏感性也下降，与受体结合后不能充分发挥正常作用，这种胰岛素与受体结合后激起连锁生物反应中任何步骤异常称为受体后缺陷。受体后缺陷也造成慢性肝病患者在血中胰岛素水平升高情况下仍不能维持糖代谢正常，使患者体内处于胰岛素抵抗状态。肝硬化患者靶细胞对内生胰岛素有抵抗，致使胰岛素作用相对不足。此外，外周组织胰岛素受体数目的减少亦是因素之一。有人发现肝硬化患者的红细胞特异性^{125}I-胰岛素结合率明显低于正常人，并认为这是红细胞胰岛素受体数目减少的结果，而并非受体对胰岛素的亲和力下降。因此，肝脏因素可加强或降低周围组织对胰岛素的敏感性。

2. 胰岛素分泌不足 在 HBV、HCV 相关的慢性肝炎肝硬化的患者中，胰岛素水平亦有降低者，并被认为与胰腺损害有关。慢性肝炎，并发胰腺损害如炎症，晚期可有胰岛纤维化及透明变性，使其内外分泌功能障碍，造成胰岛素代谢紊乱，胰岛素分泌减少，即类似原发性糖尿病，但这种情况在酒精性肝病引起的肝源性糖尿病较少见。对合并糖尿病患者的胰腺组织免疫检测发现 HBV 和 HCV 的相关抗原及其基因，证明 HBV 在胰腺内增殖，说明病毒可能对胰腺产生直接或间接的损害作用。此外，慢性肝病合并糖尿病的终末期患者实施肝移植后肝功能恢复正常，部分患者糖尿病并不能缓解或痊愈，这也说明了这些患者的糖尿病与肝脏损害无关而可能与胰腺损害有关。

3. 胰岛素拮抗物增多

(1)激素类拮抗物增多：体内拮抗胰岛素升高血糖的激素有生长激素、胰升糖素、促肾上腺素、皮质醇、肾上腺素、甲状腺素、催乳素、雌激素、降钙素等，主要是胰升糖素。肝病时基础胰升糖素免疫反应活性及升血糖素样免疫反应活性水平增高，且比胰岛素水平增高更明显，使患者糖代谢障碍，血糖升高。这些升高血糖的激素均在肝脏还原或降解，肝病时这些激素的降解功能降低，由于这些拮抗胰岛素物质的存在，致使胰岛 β 细胞代偿性增生分泌更多的胰岛素，而逐渐走向功能衰竭，发生糖尿病。

(2)非激素类拮抗物增多：游离脂肪酸增多、氨基酸失衡及高血氨症等，可有协同作用，与肝脏及周围组织相互作用导致胰岛素抵抗。肝硬化时游离脂肪酸水平增高，而游离脂肪酸可抑制肌肉摄取葡萄糖，导致外周组织对胰岛素抵抗已得到证实。这些拮抗物还可能通过刺激胰岛 α、β 细胞的分泌，如氨基酸和游离脂肪酸的增加使胰岛素缺乏加重，而促使胰升糖素生成

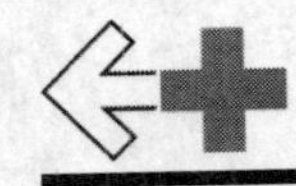

过量，加重激素功能单位失调，导致胰岛细胞衰竭的代谢紊乱状态。

4. 酶类活性异常 由于肝功能减退，己糖激酶、糖原合成酶、丙酮酸脱氢酶、辅酶A、辅酶I等与糖代谢有关的酶活性下降，糖酵解和三羧酸循环的多数活性降低，影响葡萄糖的摄取和利用，使血糖升高，糖耐量下降。

5. 门静脉高压侧支循环形成

(1)使肠道吸收葡萄糖进入血液，未经肝脏处理通过侧支循环直接进入腔静脉，引起血糖升高。

(2)促使高胰升糖素血症产生，加重血糖代谢紊乱。

(3)促使门静脉血中的底物、肠道激素及某些递质增加，牵动其他因素导致胰岛素和胰升糖素环境的紊乱加重。

(二)诊断与鉴别诊断

1. 诊断

(1)慢性肝炎的诊断标准(略)。

(2)糖尿病诊断标准：目前国内外尚无统一的诊断标准，多趋向于空腹血糖(FBG)≥7.0mmol/L，应重复2次检查结果一致，可诊断为糖尿病。同时注意有无精神因素、饮食和药物等因素的影响。我国从1986年起采用的是1985年世界卫生组织推荐的诊断标准。其特点在于确定了以75g葡萄糖耐量试验(OGTT)为基本内容的一套诊断程序，将患者分为有症状和无症状两种情况，分别要求两次血糖诊断值。此诊断程序给流行病学研究和临床带来许多困难和经济负担。1997年国际糖尿病专家委员会提出新的诊断标准：

1)1985年世界卫生组织制订的糖尿病标准诊断：①糖尿病标准：空腹血糖(FBG)≥7.8mmol/L或餐后2小时血糖(PBG 2h)≥11.1mmol/L。无症状者需要两次确证结果，有症状者(多食、多饮、多尿和体重减少)FBG≥7.8mmol/L，一次结果即可诊断；②糖耐量减低(IGT)标准：7.8≤PBG 2h<11.1mmol。

2)1997年国际糖尿病专家委员会诊断标准：①以FBG诊断：正常：FBG<6.1mmol/L；空腹血糖受损(IFG)：6.1mmol/L≤FBG<7.0mmol/L。糖尿病：FGB≥7.0mmol/L；②以OGTT诊断：正常：PBG 2h<7.8mmol/L；葡萄糖耐量减低(IGT)：7.8mmol/L≤PBG 2h<11.1mmol/L；糖尿病：PBG 2h≥11.1mmol/L，PBG3h或任何时候≥11.1mmol/L。

上述血糖值均为静脉血浆血糖浓度，此诊断标准尚未得到WHO糖尿病专家委员会同意。该病诊断标准，主要纠正FBG与PBG 2h所反映高血糖程度在临床诊断中不一致，虽然两者对糖尿病诊断、并发症和患病率以及预后有相同意义，重复性优于PBG 2h。根据2～6周重复OGTT，批间变异系数FBG为6.4%，而PBG2h为16.7%，因此强调临床应用FBG的重要意义，更没有理由认为PBG 2h比FBG更可靠，况且FBG简便易行，容易被患者接受，所以应鼓励和推行使用FBG以诊断糖尿病。

2. 肝炎合并糖尿病的鉴别诊断 原发性糖尿病或肝源性糖尿病由于二者的鉴别有一定的困难，尤其是原发性2型糖尿病，尚且对肝源性糖尿病的分类归属存有分歧，二者鉴别要点见表13-1。

表 13-1　肝源性糖尿病与原发性糖尿病肝损害的临床鉴别要点

	肝源性 DM	原发性 DM 2型	原发性 DM 1型
病史	在 DM 前有明确肝病史	两者在肝病之前均有明确的 DM 史	
DM 家族史	一般无	常有	常有
DM 视网膜病变	一般无	常有	常有
DM 肾病变	一般无	常有	常存
DM 神经病变	一般无	常有	常有
高血压动脉硬化	发病率与常人相同	发病率高	常有
胰岛素水平	明显升高	正常或降低	缺乏
胰岛细胞抗体	多为阴性	多为阴性	多为阳性
胰岛素抗体	多为阴性	多为阴性	多为阳性
HLA 型别	同一般人群	同一般人群	特定型别
酮症酸中毒	很少发生	很少发生	易发生
非酮症高渗昏迷	很少发生	易发生	很少发生
对肝病治疗反应	DM 随肝病好转可有好转	DM 持续存在	DM 持续存在
对 DM 治疗反应	仅控制 DM 并不能改善肝病	两者在 DM 满意控制后肝病可见明显改善或肝功恢复正常	

注：DM：糖尿病

(三)肝炎合并糖尿病的治疗

由于肝炎、肝硬化合并糖尿病的发病机制比较复杂，大多数降糖药有不同程度的肝脏损害，胰岛素易发生低血糖反应，血糖较难控制，治疗有一定的难度。肝脏病专业医师应提高诊断和治疗水平，早期发现糖尿病的倾向，早期防治，亦能够取得较满意的疗效，延长患者的生命，提高生活质量。本节仅讨论合并糖尿病的治疗，关于肝炎、肝硬化的治疗请参考相关章节。

1. 肝炎合并糖尿病治疗的原则　①肝炎与糖尿病同时存在：保肝药物和降糖药物；②肝源性糖尿病：以保肝药物为主，同时注意控制血糖；③糖尿病或降糖药的肝损害：停用口服降糖药，给予保肝药物和控制血糖。控制饮食，避免含糖制剂药物，使用胰岛素治疗。

2. 推荐选择降糖药物的治疗方案　①糖耐量下降：控制饮食，控制含糖口服药和静脉输液的含糖量；②空腹血糖＞6.7mmol/L、＜8.3mmol/L 控制饮食，控制含糖口服药和静脉输液的含糖量；③空腹血糖 8.3～11.1mmol/L、肝功能轻度损害、C 肽正常：控制饮食，选择口服降糖药，控制含糖药物的应用；④空腹血糖＞11.1mmol/L、肝功能损害明显或胰岛素分泌明显下降(C 肽减少)：控制饮食，避免含糖制剂药物，使用胰岛素治疗。

3. 饮食及运动治疗

(1)糖尿病饮食控制：饮食控制是糖尿病的基本疗法。其原则是人体对摄取的总热量进行

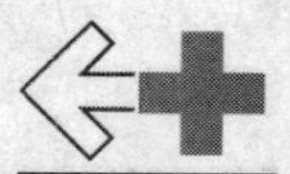

控制，对碳水化物、脂肪、蛋白质三大营养素做到合理分配以及维生素、无机盐和食物纤维等做到适当补充。其目的是控制血糖而达到减轻肝细胞负担。若是肥胖体形、病情较轻的患者，往往是主要的疗法。但是应用口服降糖药或胰岛素的患者，仍然需要控制饮食，配合药物治疗。对于肥胖患者应减少每日饮食摄取量，而消瘦患者应鼓励其进食，但三餐必须均衡。特别是胰岛素使用者，必须在餐前注射胰岛素后定时、定量进餐，以防止低血糖的发生。

(2)运动疗法：目前世界各国学者都认为运动疗法是治疗糖尿病的基本方法之一。轻型糖尿病，应用饮食疗法和运动疗法，可使病情得到有效的控制。这要取决于患者是否接受适当体育锻炼和医师对他们提供满意运动方法及与患者去实践是分不开的。

1)运动疗法可使人体产生许多的适应性：包括肌肉的氧化代谢容量及心血管活动能力的改善，使最大摄氧量增加，肌肉活动的能力增强。

2)运动可以增强机体组织对胰岛素的敏感性：特别是对参加运动的肌肉而言。运动使胰岛素与受体的结合率增加，且使受体结合后的代谢反应增快。运动中胰升糖素分泌也很重要，它协同胰岛素水平的降低，使肝糖输出增加。但是，运动时血循环反应包括肌肉血流增快，毛细血管扩张、血管张力降低和肌糖原分解加速，致使肌肉中氧的供应量增加。剧烈运动时，心率增快，血压升高，血容量减少，氧消耗增加，二氧化碳生成增多，呼吸加深增快。所以，运动方式及运动量必须因人而异，根据患者的具体情况量力而行。

3)运动目的：应该是以治疗糖尿病为主，改善全身状况，增强机体抵抗力，促进代谢，提高外周组织对糖和脂肪酸利用率，降低血脂，增加热量消耗，防止或延缓并发症的发生和发展。适合慢性肝炎合并糖尿病的运动项目有散步、慢跑步、骑自行车、游泳、广播体操、跳舞等，应选择便于长期坚持或能激发兴趣的项目。

4)运动量的确定：可以根据个体感觉判定，适宜的运动量为运动后感有微汗，肌肉轻度酸痛，休息后即可恢复，次日精力充沛，有运动欲望，食欲和睡眠良好。肝硬化患者只能选择散步等极轻微的运动，禁止其他强度较大的体育运动疗法。运动方法和运动量应结合具体病情的轻重来确定和控制，即达到运动目的，又要将运动风险降到最小程度。

4. 合理选择口服降糖药 慢性乙型或丙型肝炎合并糖尿病时，胰岛素分泌不足或胰岛素抵抗性较单独患 2 型糖尿病更加明显。应做到早期诊断，早期施行饮食疗法和运动疗法，若单纯饮食控制和运动后血糖仍不理想，根据患者肝病和糖尿病两方面的具体情况，选择应用下列口服降糖药。由于口服降糖药有不同程度的肝损害，如果选择应用，需仔细观察临床表现、不良反应和每月监测肝功能变化，随时调整治疗方案。

(1)磺脲类降糖药：磺脲类降糖药主要作用是刺激胰岛 β 细胞，促进胰岛素分泌，包括甲苯磺丁脲(D860)、氯磺丙脲(P670)、格列本脲(优降糖)、格列齐特(达美康)、格列吡嗪(美吡达)、格列喹酮(糖适平)等，前二者为第一代磺脲类降糖药，由于较多的不良反应，现已较少应用。磺脲类药物的剂量及疗程个体差异较大，并且部分患者可出现低血糖反应，需要个体化用药。在医师的指导下，应从小剂量开始，逐渐增加剂量，可自测尿糖、血糖，避免低血糖发生。大多数磺脲类药物主要通过肝脏代谢，有不同程度肝损害的不良反应，严重肝炎及肝硬化和肝癌患者禁止应用此类药物。轻度肝炎，早期肝纤维化，肝功能损害较轻者，可选择不良反应较少，对肝脏、肾脏损害较轻的磺脲类降糖药如达美康和糖适平等。达美康常规用量每次 80mg，每日

2次。糖适平常规用量每次15mg,每日3次。同时注意磺脲类药物合并应用其他药物时的相互作用,如水杨酸类、磺胺、心得安、冠心平等可增强其疗效,诱发低血糖;而速尿等噻嗪类、糖皮质激素、雌激素、异烟肼、钙通道阻断剂等阻止胰岛素释放,降低其药效,导致血糖失控。

在磺脲类降糖药治疗的第1个月内,当血糖控制已经无法被建立时,将这种情况称为原发性磺脲类药失效。在新近诊断的慢性肝炎合并糖尿病的部分患者中会出现这种情况,给予磺脲类降糖药治疗而无法达到合格的代谢控制而需要胰岛素的治疗。

在磺脲类药使用前或使用中,需要行血清C肽检测,以判断患者的胰岛β细胞功能和对胰岛代谢有更全面的了解。如胰岛细胞功能较差或功能进行性下降,不要使用或停用该类药物,以加速胰岛细胞功能衰竭。

(2)双胍类降糖药:作用机制是促进肌肉组织摄取葡萄糖,加速肌肉组织无氧酵解。抑制糖异生,降低肝糖输出。包括苯乙双胍(降糖灵)和二甲双胍(甲福明、美迪康)。常有恶心、食欲缺乏。对正常人无降血糖作用,一般无低血糖反应。能增强胰岛素与其受体结合作用,与胰岛素联合应用,可减少胰岛素的用量。适合于肥胖、肝功能代偿较好的患者。肝硬化合并糖尿病时,使用双胍类制剂有发生乳酸酸中毒的危险,应禁用。临床有低血压和缺氧情况亦禁用。

(3)α-葡萄糖苷酶抑制剂:就肝硬化患者而言,其安全性比前两种降糖药较好,可以控制餐后高血糖或改善胰岛素抵抗性。①阿卡波糖(Acarbose):又名拜糖平。常规用量:每次50mg,每日3次,餐前服用。对于轻度糖尿病或降糖药敏感者,每次25mg,每日3次。若降糖效果不理想时,经过周密观察无不良反应,适当增加剂量。随每餐最初几口饭嚼服效果较佳。不良反应:拜糖平不进入循环系统,不会引起全身不良反应。仅有腹胀、腹泻、胀气、肠鸣或轻度肝功能损害。此种症状减量后可缓解。患有消化和吸收功能障碍的慢性胃肠病者,严重疝气者,肠梗阻,对拜糖平过敏者,应慎用或禁用;②Voglibose:其作用机制、不良反应和禁忌证与阿卡波糖大致相同。用量:每次0.2mg,每日3次,餐前服用。倘若效果不理想,经过周密观察无不良反应可增至每次0.3mg,每日3次。

(4)其他口服降糖药:①曲格列酮:1997年面世作为胰岛素抵抗改善新药。该药是噻唑烷衍生物,能否用于已患有肝炎、肝硬化伴肝功能损害的患者尚无临床报道和实验性报道。新一代的噻唑烷二酮罗格列酮,对于2型糖尿病胰岛素抵抗的改善,保护β细胞功能,已取得较好的疗效,且安全性较曲格列酮明显升高。是否可以在慢性肝炎合并糖尿病中应用,其安全性及有效性尚待观察;②瑞格列奈(诺和龙):是进餐时灵活服用的促胰岛素分泌剂,调节餐时血糖,为甲基甲胺苯甲酸的衍生物。它起效快,拮抗餐时内源性肝糖原的输出,作用持续时间短。瑞格列奈在主餐前服用,以最恰当的时间刺激胰岛素分泌。与磺脲类药物不同的是,瑞格列奈在对β细胞钾通道作用以外,不独立地刺激胰岛素释放,也不抑制胰岛素的生物合成。瑞格列奈大部分在肝脏代谢,主要通过胆汁排泄。理论上轻度肝功能不全可以应用,但为新药,尚无在肝炎、肝硬化合并糖尿病中应用观察的报道。

(5)胰岛素疗法:

1)胰岛素治疗的益处:①外源性胰岛素的补充能够改善血糖控制;②改善血脂水平;③促进高糖血症症状的缓解;④有助恢复肝功能。

2)胰岛素剂型的选择:临床选用胰岛素治疗以能迅速而持久地消除血糖过高、尿糖、酮尿

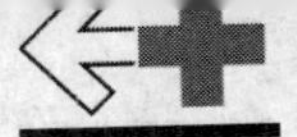

等代谢紊乱，促进机体糖、蛋白、脂肪的正常代谢为目的，从而避免发生临床并发症。若能补充胰岛素使胰岛素波动于正常人生理水平可达最佳疗效。短效型(速效型)多用于糖尿病酮症、感染、大手术前后、急性心肌梗死、脑血管病等。也适用于胰岛素基础分泌尚能维持夜间及空腹血糖接近正常水平，但餐后分泌不足，不能控制餐后高血糖的患者。可在三餐前半小时皮下注射，即强化治疗。糖尿病病程较长、胰岛素基础分泌和餐后分泌都较差的糖尿病患者，可采用多次短效型和中效型(或长效型)联合应用。除早餐前用较大剂量的短效胰岛素，中、晚餐前相宜的短效制剂外，晚餐前可再增加少量中效或长效胰岛素(4～8U)，以维持空腹血糖水平。

3)胰岛素剂量及应用：必须个体化，且随时调整。①初剂量的选择：初剂量宜小，以后根据临床情况逐渐加量，直至控制满意为止。注射方式以每日3～4次，皮下注射，剂量以早餐前>晚餐前>中餐前为宜。如需4次则睡前剂量最小，多选用中效胰岛素；②胰岛素剂量调整：首先调整饮食，确定是否需要运动或运动量，待血糖平稳再考虑胰岛素剂量。要注意，血糖的自我调节能力随肝脏损害的严重程度而下降，且肝硬化患者更易出现低血糖反应。所以慢性肝炎、肝硬化合并糖尿病的患者确定满意控制血糖的胰岛素剂量，应比非肝炎患者要小；③注射方式调整：当使用短效胰岛素控制满意后，可改用或加用中效或长效胰岛素。中效胰岛素可与短效胰岛素混合使用，每日早、晚各一次，可减少患者注射的次数；④胰岛素品种调整：胰岛素治疗成功的关键在于使用经验技巧，胰岛素的品种是次要因素。在从普通胰岛素改为高纯度、从牛或猪胰岛素改为人胰岛素，以及国产改为进口胰岛素时需要适当减少剂量；⑤胰岛素用法：胰岛素可以皮下注射或肌内注射。肌内注射较皮下注射吸收快。在急性代谢紊乱时，短效压缩可在液体中静脉点滴；中效或长效胰岛素不能用作静点。注射胰岛素可用1ml注射器、胰岛素笔或胰岛素泵。胰岛素的品种繁多，使用时必须认清。标有“MC”(Monocomponent)为高纯度的单组分胰岛素。标有“Beef”为牛胰岛素，美国生产的人胰岛素均名为“Humulin”，丹麦生产的人胰岛素均标有“HM”；⑥胰岛素泵应用：胰岛素泵即是用可调程序微型电子计算机控制速效胰岛素皮下注射。模拟胰岛素持续基础分泌和进食时的脉冲式释放，均通过设置计算机程序来控制，使血糖较强化治疗更接近生理水平，对某些1型糖尿病可以使用，由于微型计算机的工艺及专用的胰岛素制剂有待改进，在国内尚未广泛应用。

4)胰岛素不良反应：①低血糖过敏：最常见。轻度低血糖仅感到不适，通常很短暂。典型低血糖，表现为饥饿感、心悸、出汗、手足颤抖、皮肤苍白等。严重者甚至出现脑功能障碍，如定向障碍、视物不清、行为怪异，甚至昏迷、休克、死亡等。多见于1型糖尿病脆性型和2型重型。值得注意的是，低血糖后出现持续数日之久的高血糖，危害甚大，注意避免发生低血糖反应，同时应教会患者如何识别及处理。如经常发生低血糖反应，需要减少患者当前使用的胰岛素剂量；②过敏反应：主要表现为荨麻疹、紫癜、面部及口腔黏膜水肿、支气管痉挛性呼吸困难及急性肺水肿等。此时需按过敏性休克处理。出现严重过敏发者，若必须胰岛素治疗，可采取脱敏疗法或选用纯度高的剂型；③屈光失常：少数患者在胰岛素治疗初期，血糖迅速下降，影响晶状体及玻璃体内渗透压，使晶状体水分逸出而屈光率下降，产生远视，感到视物模糊。多在2～4周后血糖浓度得到满意控制后完全消失。见于血糖波动较大者；④胰岛素性水肿：一些血糖控制不佳者常有失水失钠，细胞中葡萄糖减少，控制后4～6日可发生面部或四肢水钠潴留性水肿，称为胰岛素水肿。可能与胰岛素促进肾小管回收钠有关；⑤局部反应：注射部位红肿、发热、皮下小结发生，多见于中、长效动物胰岛素含有蛋白质等杂质所致；皮下脂肪萎缩或增生。二者的处理方法均为更换注射部位。轮流使用不同部位，前臂及腹壁可能比臀部及股前吸收快，有硬结或脂肪萎缩处不易吸收胰岛素，应避免注射。

5)胰岛素抗药性的处理：发生抗药性后可采取以下几种措施：用牛胰岛素发生抗药性时可改用猪胰岛素或人胰岛素；口服泼尼松，每日 10～30mg，约 75%于 1～2 周见效，使用胰岛素用量明显减少，再逐渐减量至每日 5mg 的维持量，至胰岛素减少到最小量时停用，泼尼松一般应用 10 日至 1 个月，严重肝病或肝炎病毒复制活跃者禁用；或联合口服降糖药。病程中需经常化验血糖，同时每 4 小时查尿糖、尿酮体测定，以防止抗药性消失而突发低血糖。增加口服降糖药者注意定期监测肝功能，加强保肝治疗。

(6)肝炎合并糖尿病伴肾损害的治疗：①饮食：仅有蛋白尿，肾功能正常者每日蛋白摄取量以大于 80g 为宜。氮质血症者，若蛋白摄取不足，易发生低蛋白血症，若摄取量过高，易加重氮质血症，此时应定期复查血尿素氮，使蛋白摄取量适宜，同时增加动物蛋白的比例，必要时输注白蛋白和(或)氨基酸。肝硬化患者有高血氨、肝性脑病，应控制患者的蛋白饮食，0.5g/(kg·d)，并同时输注白蛋白和(或)氨基酸；②血糖控制：良好的血糖控制可使肾小球滤过率下降，延缓糖尿病微血管病变的发生；血糖的控制又有益于肝脏功能恢复。口服降糖药大多经肾脏排泄，当肾功能受损时应考虑停用，改为胰岛素治疗。据报道，强化胰岛素治疗后，从微量白蛋白尿阳性发展至显性蛋白尿的比率明显下降，表明血糖的控制可有效的抑制糖尿病肾病的发病与进展；③血管紧张素转换酶抑制剂(ACEI)的应用：近年研究表明，ACEI 类药物不仅具有降血压强心作用，并且能延缓肾功能损害。但 ACEI 应用于慢性肝病肾功能损害或肝炎合并糖尿病肾功能损害的治疗尚未引起肝脏病医师的足够重视。ACEI 能选择性阻断血管紧张素Ⅱ的缩血管效应，使外周血管阻力降低，作用于肾小动脉可降低肾血管阻力，降低肾小球内压力，改善肾脏的高滤过、高灌注的病理状况，有利于保护肾功能。ACEI 可降低尿蛋白，可能机制是改善肾血流动力学，降低由血管紧张素Ⅱ导致的肾小球基膜对大分子物质的选择通透性；通过激肽系统的作用，多与肾小球基膜屏障功能的调节。晚期肝硬化患者一般营养状况较差，基础血压偏低，应慎重。可小剂量试用，注意监测血压的变化，仍是较安全的。个别出现低血压反应、咳嗽、哮喘及血管神经水肿等偶见不良反应立即停药。同时注意严重肾功能损害进行性加重，独肾和肾血管狭窄者均不宜使用。

5. 糖尿病与干扰素抗病毒治疗 慢性肝炎合并糖尿病，当病毒复制活跃时，需要抗病毒治疗，由于干扰素有一定的不良反应，需要慎用。在干扰素的使用中，少数慢性肝炎、肝硬化的患者的糖耐量下降。干扰素应用后使一些有糖尿病倾向、隐性糖尿病者诱发临床糖尿病，或使原糖尿病病情加重、血糖控制不理想，甚至诱发糖尿病酮症酸中毒。并在慢性丙型肝炎合并糖尿病的一些患者中测出抗谷氨酸脱羧酶抗体(GADA)、胰岛细胞自身抗体。因此，在使用干扰素之前给慢性肝病患者进行糖耐量检测，调查有无糖尿病家族史，对患者的糖尿病易患性进行评估，以便监测和防治糖尿病。失代偿肝硬化合并糖尿病患者禁用干扰素，慢性肝炎、早期肝纤维化合并糖尿病者应慎用干扰素，应根据其肝病和糖尿病病情的严重程度来酌情考虑。对肝功能损害较轻、血糖控制满意的患者，有经验的临床医师可以使用干扰素治疗，但必须严密监测患者肝功能、血糖的变化和不良反应，随时停用干扰素，调整治疗方案。建议 ALT>

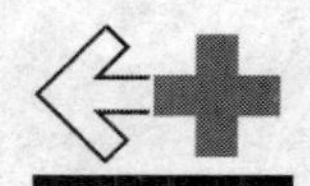

200U/L，TBIL>35mmol/L，不要使用干扰素抗病毒治疗。可以选择其他安全性较高抑制病毒药物或免疫调节剂，待肝炎病情好转后，仍然可以考虑使用干扰素抗病毒治疗。

6. 糖尿病与肝移植 终末期肝病的肝移植治疗，国内外专家已取得一定的成功经验。对于肝硬化合并糖尿病终末期患者与无糖尿病的终末期肝病患者的手术成功率，国外的报道不完全一致，可能与肝脏基础病因不同有关。总体上看，肝移植可以使大部分移植前糖尿病得到治愈或者糖耐量得到改善，其机制是改善了胰岛素抵抗和肝脏糖代谢的异常。但部分患者糖尿病不能治愈，甚至还有移植后糖尿病发生。移植后发生糖尿病的患者，大多以 HCV 感染为主，而 HCV 感染者在移植前糖尿病的发病率也显著高于其他病因。肝移植后免疫抑制剂的使用，使 HCV 复制更加活跃，肝炎复发率高。HCV 感染可以诱发自身免疫和直接感染胰岛细胞，这可能是 HCV 感染者在移植前糖尿病的发病率显著增高原因，也可能是移植后糖尿病患病率较高的原因。糖尿病不应作为肝移植的禁忌证，但应慎重。对于已有严重糖尿病并发症的患者另当别论，需仔细权衡利弊。需要重视移植后糖尿病的防治，改善肝移植的生存期。移植前糖尿病并不影响肝移植的预后，大多数患者移植前糖尿病移植后能得到不同程度的改善，但是有小部分患者糖尿病加重。合并糖尿病的终末期肝病患者也是肝移植的适应证，由于国内开展肝移植较晚，观察例数较少，且肝移植对肝病合并糖尿病的影响是多方面的，对于终末期肝病合并糖尿病患者采取肝移植的注意事项，仍需进一步观察研究。

三、慢性肝炎与内分泌功能异常

临床上常在肝病中可常见有代谢和内分泌异常的表现，除上述甲状腺功能亢进、糖尿病外，尚存在其他内分泌功能的失调和紊乱，如促性腺激素和性激素、生长激素、钙调节激素等等。以下对常见的几种内分泌异常进行讨论。

（一）垂体-性腺功能异常

慢性肝炎尤其肝硬化的男性患者常出现的性腺功能异常有两种类型：性功能低下和女性化。性腺功能低下的特点是性欲减退或缺乏，80%～90%的肝硬化患者有阳痿，少数虽然能射精，但精子缺乏，体毛胡须生长停止，睾丸和前列腺体积缩小，40%左右有男子乳房发育女性化的特征，有时也出现毛发的分布和身体外观的女性化，蜘蛛痣、肝掌亦被认为是女性化的特征之一。女性肝硬化患者则常有月经过少或闭经、性欲减退、子宫和乳房萎缩、阴毛减少和不育症等。

肝硬化患者性功能低下的原因为性激素的异常导致靶器官的改变有关。肝病时，血清促性腺激素包括黄体生成素（LH）和卵泡成熟素（FSH）平均基础水平升高，但多数可在正常范围，对促黄体生成素释放激素（LRH）反应正常，严重肝病者可受抑制，出现男子女性化、乳房增大。

性腺功能低下和女性化的治疗比较困难，努力改善肝功能，对男子乳房发育患者，应慎用引起乳房发育的药物，尤其是螺内酯类药物安体舒通。

(二)生长激素-生长介素的紊乱

肝病患者生长激素(GH)升高的主要原因,可能为肝脏对其代谢清除率减低和垂体分泌增加,肝脏是生长激素的主要代谢部位,其中90%以上在肝内降解,肝功能障碍时,生长激素在肝内降解减少,代谢清除率减低,或其衰变减慢;加之肝损害时肝脏的生长激素受体数减少及肝硬化时体内门-腔静脉侧支循环形成,部分生长激素绕过肝脏进入体循环等,致使血中生长激素水平升高。另一方面,肝脏病时生长介素合成减少,生长介素与生长激素之间呈负相关,当生长介素减少时使其抑制生长激素分泌的反馈作用破坏。所以认为生长介素下降,对生长激素释放激素反应性增强是某些肝病患者基础生长激素水平及分泌增高的原因。此外,高雌激素血症、中枢神经内假递质和拮抗生长介素等因素,导致下丘脑-垂体-肝脏轴功能紊乱,以致发生高生长激素血症。

肝病患者高生长激素血症并不引起身体过度生长或肢端肥大等临床表现,其主要原因是生长介素减少。生长介素主要在肝脏产生,生长激素是生长介素产生的主要促激素,生长激素的作用通过生长介素而介导。慢性肝病时血液中生长介素水平明显降低。营养不良和生长缓慢是儿童慢性肝病的并发症,儿童的正常生长发育,受遗传、激素和营养等因素复杂地相互作用而控制的,而且可能通过生长激素、生长介素即胰岛素样生长因子-1(IGF-1)的改变而产生的。国外报道,用营养补充和同位肝移植可以改善慢性肝病儿童的生长,但这两种治疗都不理想,而直接改善GHIGF-1轴的功能,可使生长得到进一步的改善,但同时应给予GH和IGF-1治疗。

生长激素可促进肝糖原分解和糖原异生,在细胞供能物质不足时也可刺激胰岛素分泌,并使游离脂肪酸增加,促使周围组织抵抗胰岛素。在糖利用减少时,生长激素促使基膜糖蛋白合成增加而损害微血管。

肝硬化患者血生长激素升高是引起肝源性糖尿病原因之一。生长激素对糖代谢的作用分为类胰岛素和抗胰岛素作用两种,前者作用快速,但很短暂;后者作用缓慢,但较持久。故肝病患者常伴有高血糖,同时也易于发生低糖血症,这可能与生长激素对糖代谢的双重性有一定关系。所以对肝病伴有高生长激素血症的患者,除加强护肝治疗外,又需注意其糖代谢紊乱,因糖代谢紊乱又会进一步加重肝脏损害。

(三)肾素-血管紧张素-醛固酮系统的失衡

肾脏对肾素-血管紧张素-醛固酮系统(RAAS)的调节起重要作用。肝脏能合成球蛋白肾素底物,约1/3醛固酮代谢物(葡萄糖醛酸四氢醛固酮)也在肝内产生。肝脏是肾素和醛固酮灭活的主要部位,肝炎肝硬化时可使肾素-血管紧张素-醛固酮轴发生改变,肝硬化失代偿早期血中醛固酮昼夜节律可以消失。严重肝病时醛固酮分泌增加的原因主要有:①全身及肾脏血流动力学改变、醛固酮与钠的关系异常等激活RAAS引起分泌增多。由于血容量不足,肾灌注减少,在有近端肾小球钠重吸收增加而远端肾小管内钠减少的情况下,肾小球旁器分泌的肾素增加,肾素能催化血管紧张素原转变为血管紧张素Ⅰ,后者在转化酶作用下,水解为血管紧张素Ⅱ,血管紧张素Ⅱ可进一步被氨基肽酶水解为血管紧张素Ⅲ,血管紧张素Ⅱ和紧张素Ⅲ均

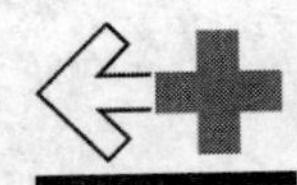

能刺激肾上腺皮质分泌醛固酮；②重症肝病患者合成的血管激肽释放酶原减少，致血浆缓激肽水平降低，从而促使肾素、血管紧张素轴功能持续亢进，引起肾血管收缩，对肝肾综合征的发生起重要作用；③肝硬化时近端肾小管对钠的重吸收过多是钠潴留的主要原因，近来更强调远端肾小管对钠的重吸收，并且认为醛固酮增多并非肝硬化患者钠排泄障碍的决定因素；④肝硬化患者肾小管对醛固酮敏感。早期肝硬化患者约 2/3 血浆醛固酮浓度大致正常，仅 1/3 患者可能存在 RAAS 被激活现象，且钠排泄障碍和肝功能异常及血浆醛固酮水平不一定呈明显相关。引起 RAAS 活性增高的其他因素尚有低血钠、高血钾、交感神经活性增加、血浆雌激素、血浆肾素浓度增加等。总之，肝硬化时有很多因素影响 RAAS 的活性。

（四）钙调节激素与肝性骨病

骨病包括骨质疏松及骨质软化病是肝炎肝硬化较常见的并发症，关于其发病机制尚不完全清楚。

1. 严重肝病发生 CRH 代谢改变

(1)维生素 D 水平减低：肝病时，维生素 D 在肝内 25-羟基化发生障碍，维生素 D 结合蛋白水平降低，维生素 D 吸收障碍，以致 25-$(OH)_2D_3$减少。由此可致钙吸收障碍，血钙降低，破骨细胞活性增高。骨质溶化，钙从骨质中游离出来，以维持血钙的平衡，同时骨质又得不到钙的补充，则可以发生肝性骨营养不良即骨病。

(2)甲状旁腺激素(PTH)分泌增加：PTH 是合成 1，25-$(OH)_2D_3$的促激素，1，25-$(OH)_2D_3$对 PTH 有敏化作用，同时 1，25-$(OH)_2D_3$有抑制 PTH 分泌作用，称短反馈。另外 PTH 可直接作用于骨质，加速骨质的吸收，促进骨钙从骨质中游离出来。肝脏是 PTH 代谢的主要器官，能将摄取的完整 PTH 转变成特有的 PTH 肽，这种肽在肝外有独特的生物学作用。肝脏还能将 PTH 代谢为较小的肽，是产生 PTHN-端片段的重要器官。肝病时对上述这些代谢过程有可能发生一定影响。肝硬化患者 PTH 分泌增加，提示肝硬化患者的骨吸收也是增加的。

(3)降钙素水平升高：降钙素对无机盐代谢的主要作用为降低血浆钙、磷浓度，可以抑制骨破坏吸收。降钙素能使胞浆膜 Ca^{2+}-ATP 酶活性降低，肝细胞内钙含量增加。肝内钙含量增加还可能与钙依赖性 PTH 片段有关。肝细胞癌患者血清中降钙素水平升高，切除肝细胞癌后，血内降钙素降低并在肝细胞癌组织内发现免疫反应性降钙素活性，表明肝细胞癌能异位产生降钙素。

2. 肝性骨病的诊断

(1)骨质疏松的诊断：骨质疏松是以体积骨组织总量减少为特征。骨松质表现为骨小梁明显减少、变薄。骨密质则表现为骨皮质变薄、疏松。但骨组织内化学成分(有机物质与无机盐)比例仍正常。严重的骨质疏松才有临床和 X 线表现，血生化检测有低钙血症。可以引起骨折，易发生在椎体、髋骨和前臂。诊断主要依据慢性肝炎和肝硬化病史和 X 线特征，但缺乏早期诊断的意义。原发性胆汁性肝硬化患者合并骨质疏松国外报道较多见，病毒性肝炎、肝硬化合并骨质疏松亦有报道。

(2)骨软化的诊断：骨软化是指骨量正常或增加，但骨矿物质减少。若骨量和无机盐均减

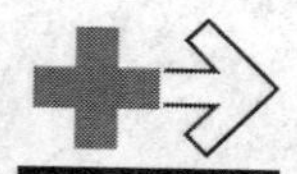

少则表示同时存在骨质疏松和骨软化。最常见的临床症状为骨痛，严重者有骨触痛，近端肌萎缩和骨折。但无低血钙、低血磷等典型生化改变，测定碱性磷酸酶同工酶有助于诊断。骨软化晚期X线表现可见假性骨折和病理骨折。骨软化基本上是依靠病理诊断。

3. 肝性骨病的治疗 慢性肝炎、肝硬化合并骨病，在积极保肝治疗的同时，需适量应用维生素D、补充钙等治疗。短期疗效不明显，延长疗程或可奏效。有人建议对正在接受皮质激素治疗的免疫性肝病、慢性活动性肝炎和绝经期的女性患者，采取预防性治疗具有积极的意义。

(1)维生素D和钙剂补充：麦角骨化醇50 000U，每周3次或者羟维生素D_3，20～50mg每日1次的治疗，与对照组比较骨密度明显增加。另外，给予钙剂0.5mg，每日2次的营养支持，在原发性胆汁性肝硬化和病毒相关性肝硬化的患者中，对于骨密度的干预治疗均取得了明显的效果。

(2)镁剂的补充：体内镁的总量约67%在骨骼，镁是骨骼中重要的阳离子，镁缺乏可影响骨骼代谢。动物实验证实，镁缺乏可导致骨质疏松。肝硬化患者存在着与肝损害程度相关的骨密度减少，除与内分泌、钙磷代谢、营养及废用因素有关外，尚可能与镁缺乏有关，因此，为防止肝性骨质疏松的发生，在治疗肝硬化的同时，除补维生素D和钙剂外，尚要补充镁剂。

(3)降钙素的应用：经鼻吸入或皮下注射的降钙素，通过阻止破骨细胞的数量和活性，以减少骨的吸收。在绝经后的妇女伴有骨营养障碍时，降钙素不但减少脊柱和胯骨的骨质的丢失，而且减少了椎骨骨折的发生。另外，降钙素的注射对于约50%的患者有明确的止痛效果。最近有报道降钙素只适合用于原发性胆汁性肝硬化的患者。降钙素不良反应较少，有潮红和恶心，鼻内给药是一种相对容易和直接的办法，其对于慢性病毒性肝炎合并骨病的疗效尚不明确，有待进一步研究。

(4)二膦酸盐治疗：二膦酸盐是磷酸的衍生物，其通过覆盖在骨质的表面，治疗阻止骨质的吸收。依替膦酸钠是第一代具有口服价值的药，可减少骨折的发生。帕米膦酸钠是第二代药，具有更强作用效果，需每隔3～6个月静脉输注1次。阿仑膦酸钠和利塞膦酸盐为口服双膦酸药物，在减少椎骨骨折和增加骨密度两方面都有较强的作用。对于溃疡性食管炎的患者，二膦酸盐不作为每日常规服用，慢性肝炎、肝硬化亦不可常规应用，患者伴有食管静脉曲张有诱发破溃出血可能。

(5)氟化物治疗：氟化钠具有促进骨密度的增加和骨质的形成的作用。对于激素高敏的患者，氟化物的使用可以提高骨密度。然而，过度的氟化物其结果导致了骨的质和量变化，增加了骨折的可能性。有研究表明，应用高浓度的(75mg/d)氟化物治疗绝经后期骨营养障碍的患者4年，使椎骨密度增加了35%，但同时外周骨骼骨折率亦随之增加，新建骨质异常。有人使用低浓度(50mg/d)缓释氟化钠，同时伴钙剂治疗4年。结果是椎骨密度提高而骨折减少，新建骨质正常。

慢性肝炎合并骨病的治疗，补充维生素D、钙剂、镁剂是安全和有效的，对于降钙素、二膦酸盐和氟化物的治疗尚有待进一步观察和研究。

第八节　病毒性肝炎合并血液疾病的诊治

在慢性和急性肝炎中，常出现一些血液学异常，表现为贫血或出血等临床症状，在这些肝病与血液病的关系中，肝脏疾病往往是引起血液疾病的原因。治疗上除治疗血液疾病外，还需进行有效的肝脏疾病的治疗，而在肝病和血液病的治疗中存在一些相互矛盾，如何进行肝脏疾病和血液病的合理治疗，避免疾病的加重是医务工作者必须考虑的问题。

一、病毒性肝炎与溶血性贫血

病毒性肝炎及肝硬化是导致继发性溶血性贫血的常见原因之一，其机制较为复杂，且对各型肝病的预后有一定影响，已越来越受到临床工作者的关注。

(一)发病机制

1. 6-磷酸葡萄糖脱氢酶(G6PD)缺乏　G6PD是磷酸戊糖途径关键酶，如果此酶缺乏，则NADPH合成明显减少，NADPH主要用于维持谷胱甘肽还原状态(GSH)，谷胱甘肽是体内重要的抗氧化剂，可保护一些含—SH基的蛋白质或酶免受氧化剂过氧化物的损害，尤其是红细胞避免其重要组成部分被氧化，特别是膜蛋白和血红蛋白。如NADPH缺乏，致使红细胞膜蛋白被氧化，极易被提前破坏发生溶血。肝炎、肝硬化患者体内产生大量氧自由基和过氧化物，可消耗大量还原型谷胱甘肽，而此时由于G6PD的缺乏，NADPH减少，氧化型谷胱甘肽不能被还原，致使红细胞膜蛋白被氧化，脆性增加，寿命缩短。

2. 病毒对红细胞膜的直接破坏作用　有学者认为肝炎病毒对红细胞膜有破坏作用，但确切机制未见有报道，推测可能为病毒通过某种机制直接附着于红细胞膜上，从而改变红细胞膜的柔韧性，使其脆性增加，寿命缩短。

3. 自身免疫损伤　文献报道乙型肝炎合并溶血性贫血患者的免疫球蛋白，如IgM、IgG均升高，补体C3下降，而RF阳性，较非溶血乙肝患者比较有明显差异，提示肝炎患者体内可能产生抗红细胞抗体。这些抗体主要通过以下途径产生：

(1)红细胞膜抗原性的改变：正常情况下，人体的免疫细胞不会对自身的红细胞产生抗体，当某些因素，如病毒、药物等作用于红细胞膜，使膜结构发生改变而产生抗原。

(2)产生交叉免疫的抗体：有人认为有些致病因子，如病毒、支原体等侵入人体可刺激细胞产生抗体，这些抗体交叉作用于红细胞膜的相同抗原，从而破坏红细胞。

(3)免疫细胞失去识别自身的能力：机体在感染、中毒等因素的作用下，免疫细胞识别自身的能力遭到破坏，将自身的红细胞膜认为非己，而产生免疫反应，有人认为在溶血性贫血中红细胞本身没有改变，而是由于这种自身识别功能发生障碍。另外，有学者认为乙型肝炎病毒抗原抗体结合产生的免疫复合物附着于红细胞膜，这些以免复合物可通过补体介导损伤红细胞。

目前尚未发现导致溶血的特异性抗体，国外文献报道在甲型肝炎患者可发现多种自身抗体，但未发现与溶血性贫血有关，近来有学者报道甲型肝炎患者抗磷酸丙酮异构酶(TPI)自身抗体IgM明显升高，甲型肝炎病毒感染后诱发产生的TPI自身抗体与TPI结合后抑制其酶活性，从而导致溶血，但单纯的甲型肝炎患者的抗 TPI 抗体阳性并不伴有溶血，研究发现当抗 TPI 自身抗体阳性的甲肝患者感染 EB 病毒时，就会发生溶血。故有学者建议甲型肝炎合并溶血时应检查 EB 病毒感染的指标。个别病例报道有儿童在再次注射乙肝疫苗后发生急性溶血性贫血，应注意询问病史。

4. 脾功能亢进 脾脏具有捕捉和破坏有缺陷的红细胞的能力，这是由于脾脏有独特的血管通路，红细胞可经过两条途径通过脾脏：一条途径是红细胞流经脾脏的血液从白髓的微小动脉直接进入血窦，再汇集脾静脉；另一条是绝大部分血液从脾白髓的微小动脉进入脾红髓的脾红索，血液必须经过迂回的道路然后进入脾静脉。红细胞在脾索中前进缓慢，有更多机会接触周围的吞噬细胞，老化的及异常的红细胞可再次被辨认、吞噬、破坏，脆性增加致变形能力差的红细胞不能穿过空隙进入血窦，在脾索滞留，畸形的及有膜缺陷的红细胞在与吞噬细胞接触中被吞噬，红细胞进入血窦后滞留，在此葡萄糖供应减少，周围环境对老化的异常的红细胞极不利，当脾肿大时，经脾破坏的红细胞增多，正常脾脏对红细胞不构成威胁。

5. 其他 肝炎患者有黄疸时常伴有胆固醇的升高，当胆固醇的水平升高时，红细胞的寿命明显缩短，肝炎时患者血清内卵磷脂-胆固醇酰基转移酶活性低下，而血清内升高的游离胆固醇不能与脂蛋白结合，致使胆固醇渗入红细胞膜内，使膜内胆固醇比例升高，膜的流动性发生变化，脆性增加，构型改变，可出现锯齿状细胞，此红细胞寿命缩短。另外，一些治疗病毒性肝炎及肝硬化所用药物可能诱发溶血性贫血，如抗丙型肝炎病毒药物利巴韦林诱发溶血的报道日见增多，严格地说，这不属于病毒性肝炎相关溶血，但有时难以鉴别。

(二)临床表现

病毒性肝炎合并溶血性贫血可出现与其他原因产生的溶血性贫血相同的综合征，具体取决于溶血的缓急和场所：①急性溶血性贫血，可表现为急性贫血，迅速出现的贫血伴发热、头痛、呕吐、腰痛及四肢酸痛，并出现迅速上升的黄疸；②慢性溶血性贫血，起病缓慢，进行性出现的贫血、黄疸、肝胆肿大等，但是由于合并病毒性肝炎及肝硬化时，这些综合征又与其他原因引起的溶血性贫血有所不同，须注意仔细鉴别。

1. 发热 急性溶血的患者有高热，体温可高达 39～40℃，伴寒战、腰痛及四肢酸痛。但对于重型肝炎或肝硬化患者，有以下两种情况与急性溶血鉴别：①由于其机体免疫功能低下，极易合并细菌感染，甚至败血症，亦可导致高热伴寒战；②重型肝病患者应用血制品等支持治疗较多，其发生过敏及输液反应的机会较多，发生这些反应时亦可出现同急性溶血相似的表现。但这两种情况导致的高热，多不伴腰痛及四肢酸痛，亦不会出现血红蛋白尿、黄疸加深等表现。

2. 黄疸 由于病毒性肝炎和肝硬化多伴有黄疸，当合并溶血时，极易造成漏诊、误诊，但溶血性贫血合并的黄疸有一定的特点：①黄疸上升迅速，尤其急性溶血患者上升速度更快，有报道戊型肝炎患者合并急性溶血，其总胆红素 4 天内上升 12 倍，此类患者多有发热、恶心、呕吐、乏力等症状，极易误诊为重型肝炎，但其凝血酶原活动度下降不明显；②以间接胆红素上升为主；③虽有胆红素水平上升，但肝功能其他指标无明显变化。

3. 消化道症状 急性溶血时可伴有恶心、呕吐、乏力明显，而病毒性肝炎亦可有以上表现，从而掩盖了溶血时的消化道症状，要结合血红蛋白、肝功能等的变化进行鉴别，以防漏诊。

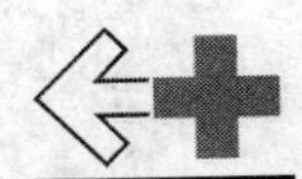

4. 贫血 贫血是溶血性贫血必有症状,但应与病毒性肝炎合并其他原因所致贫血相鉴别,包括:①长期肝病合并消化道症状所致营养物质吸收障碍,导致营养不良性贫血。这种贫血多进展缓慢,患者贫血症状不明显;②乙型肝炎合并再生障碍性贫血;③病毒本身抑制骨髓的造血功能从而导致贫血。以上原因引起贫血与病毒性肝炎合并溶血所致贫血不同,多不伴有溶血时症状,进一步鉴别须做骨髓病理检查。

5. 肝脾肿大 慢性贫血患者可出现肝脾肿大,急性肝炎早期亦可伴有肝脾轻度肿大,但到恢复期肝脾多已恢复正常,但如合并溶血性贫血可持续肿大。慢性肝病患者,尤其肝硬化患者本身有脾肿大,如合并溶血则肝脾肿大对溶血的临床鉴别意义不大。

(三)实验室检查

1. 确诊病毒性肝炎的指标 ①肝炎病毒指标筛选,甲、乙、丙、丁型或戊型肝炎病毒感染指标阳性;②肝功能指标异常,包括转氨酶、胆红素等;③影像学检查符合肝炎和肝硬化的诊断。

2. 外周血象 贫血程度不一,HB 最低降有降到 30g/L,红细胞数量减少,MCV 大多正常,HCT 降低,白细胞计数正常或升高,急性溶血大多升高,可以高达 30×10^9/L,中性粒细胞增多并有左移现象,甚至有个别出现类白血病反应。血小板计数大多正常,甚至反应性增加,但 Evans 综合征血小板明显减少。对于肝硬化患者由于大多合并脾功能亢进,白细胞和血小板计数本来就降低,所以不能以绝对数作为标准,应动态观察。

3. 水、电解质酸碱平衡及肾功能变化 由于红细胞破坏,钾离子被释放入血,浓度升高,甚至导致心脏骤停;可能合并代谢性酸中毒;由于血红蛋白短时间内大量入血,可造成肾功能受损,甚至肾功能衰竭。

4. 红细胞破坏过多的实验室检查

(1)血红蛋白血症:正常人血浆游离的血红蛋白一般不超过 100mg/L,当发生溶血时产生大量血红蛋白,超过结合珠蛋白的能力,则游离的血红蛋白增加,明显高于正常值。大量溶血时可高达 500～1000mg/L 以上,是血管内溶血的指征。

(2)血红蛋白尿:红细胞破坏释放的血红蛋白与结合珠蛋白结合后,由于其分子量大不能通过肾小球滤过。但当红细胞大量破坏释放的血红蛋白超过结合珠蛋白的结合能力时,则多余的血红蛋白通过肾小球滤过,从尿排出,形成血红蛋白尿,外观呈酱油色,需与血尿鉴别。肝炎患者合并高胆红素血症时由于尿胆红素浓度高,外观尿可呈红色,应注意与血红蛋白尿相鉴别。

(3)血浆结合珠蛋白含量:正常值为 70～150mg/100ml。如含量下降,甚至缺如,主要见于血管内溶血疾病。

(4)含铁血黄素尿:游离的血红蛋白被肾小管上皮细胞吸收后分解释放出铁,铁以含铁血黄素形式沉积在上皮细胞内,脱落随尿排出,可出现含铁血黄素尿,见于血管内溶血。(若显微镜下看不到含铁血黄素颗粒,也不能排除血管内溶血)

(5)高胆红素血症血:总胆红素水平迅速上升,以间接胆红素为主,但由于病毒性肝炎合并肝功能损伤,故不能完全以间接胆红素占总胆红素比例为标准,但其比值应较发生溶血前升高。

(6)红细胞形态：血片中可见到形态各异大小不一红细胞，嗜多彩或嗜碱性点彩红细胞增多，较典型的是球形红细胞明显增多。

5. 红细胞代偿增生的实验室检查

(1)网织红细胞增加：溶血时产生的血红蛋白分解产物可刺激造血系统，导致红系代偿增生，网织红细胞增加，但由于病毒性肝炎的病毒可抑制骨髓增生，故网织红细胞计数正常不能完全除外溶血性贫血的存在，应结合其他化验指标。

(2)骨髓病理检查：粒红比例倒置，骨髓中增生的幼红细胞以中幼、晚幼红细胞最多。

6. 与溶血有关的病因学检查

(1)G6PD缺乏的检查有活性筛选试验和活性测定：筛选试验有：①高铁血红蛋白还原实验：是目前国内较常用的一种方法，G6PD活性正常者还原率在75%以上，中度缺乏者为74%～31%，G6PD严重缺乏者为30%以下；②光斑点实验：具有特异性高、简便、迅速等特点。G6PD活性正常者10分钟内出现荧光，中度缺乏者10～30分钟出现荧光，严重缺乏者30分钟内不出现荧光。注意此实验要做正常人对照，贫血严重的患者取血量要相应增加；③硝基四氮唑蓝纸片法：G6PD活性正常者滤纸片呈紫蓝色；中度缺乏者滤纸片呈淡蓝色；严重缺乏者滤纸片仍为红色；④变性珠蛋白小体(亦称Heinz小体)生成实验：G6PD缺乏的红细胞，在氧化剂如甲紫蓝的作用下形成高铁血红蛋白，呈同行折光，染紫色小体，分布于红细胞膜，计数>5%有诊断意义。但Heinz小体为非特异性，在地中海贫血、脾切除后亦可阳性。故只作初筛试验；⑤氧化物抗坏血酸试验：灵敏性高，早期溶血就可阳性，可作为此病的筛选试验；⑥G6PD活性定量测定：是最为可靠的一种方法，具有确诊意义，只作筛选鉴定试验。

(2)免疫学检查：①免疫球蛋白的测定：包括IgA、IgM、IgG、IgD等测定，如有异常升高，应注意查其他指标；②补体测定：包括总C、C1、C4等水平的测定；③自身抗体的测定：包括RF因子、抗核抗体、ENA等的测定；④Coombs试验：此实验是诊断温抗体AIHA最重要的试验，Coombs直接试验大多阳性，直接试验是测定患者血液中未附着于红细胞上的不完全性抗体。约2/3的患者间接试验阳性，间接试验是测定患者血液中未游离的不完全抗体。2%～4%患者的临床表现与AIHA完全相同，对皮质醇治疗效果也好，但Coombs试验始终阴性，这是与抗人球蛋白分子数量太少有关。国外有甲型肝炎合并严重溶血患者，怀疑AIHA，但反复查Coombs试验始终阴性，给予激素治疗后病愈，诊断为甲型肝炎合并Coombs阴性的AIHA。近年来采用抗IgG、抗IgM、抗C等特异性抗人球蛋白血清做直接抗人球蛋白试验时，可以鉴别吸附在红细胞上的自身抗体属于哪种免疫球蛋白，也有应用广谱抗人球蛋白的血清者，从而提高诊断的阳性率。

(四)诊断和鉴别诊断

1. 诊断 如有红细胞过度破坏表现如进行性贫血、血红蛋白尿等，兼有红系代偿增生者如网质红细胞或骨髓幼稚红细胞增生，再加上原发病是病毒性肝炎，即可以确诊。为进一步明确诊断可做G6PD活性测定，如符合以下任何一项者就可诊断G6PD缺乏：①一项筛选试验活性属严重缺乏值；②两项筛选试验活性属中间缺乏值；③一项筛选试验活性属中间缺乏值，但

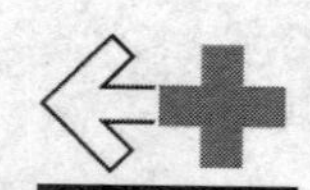

有明确家族史；④一项筛选试验活性属中间缺乏值，伴 Heinz 小体生成试验阳性，但要有 40% 红细胞有 Heinz 小体，每个红细胞有≥5 个 Heinz 小体；⑤一项 G6PD 活性定量测定其活性较正常值低 40%以上。Coombs 试验如阳性，应诊断肝炎合并自身免疫性溶血性贫血；如阴性，但激素治疗有效，排除其他原因引起溶血，也可诊断。

2. 鉴别诊断

(1)先天性溶血合并肝损伤：患者原有先天性溶血，但不明显，等感染肝炎病毒后，溶血加重，此种疾病多为家族性，等肝炎恢复后仍异常，Coombs 试验为阴性。

(2)与肝炎和肝硬化合并的其他贫血相鉴别：①失血引起的贫血，肝病时凝血因子缺乏和门脉高压所致食管胃底静脉破裂出血引起贫血，肝硬化时常有脾破裂出血，亦可慢性失血。此类患者常有明确的失血史，不难鉴别；②营养不良所致贫血，肝病患者常伴有纳差，吸收不良，铁、叶酸、各种维生素摄入不足，久之，易引起营养不良性贫血红细胞呈小细胞、正细胞或大细胞低色素性，但呈巨幼红细胞为多见。给予补充造血原料，贫血可很快纠正；③骨髓抑制所致贫血，临床存在两种情况：一种是急性再生障碍性贫血，多发生于肝炎的恢复期，以乙型、丙型肝炎多见，此合并症预后较差；另一种情况是急性造血停滞，表现与再障相似，但当去除诱因时造血功能恢复。这两种情况均有网织红细胞计数降低，确诊有赖骨髓穿刺，但应注意少数溶血性贫血可以网织红细胞计数亦降低，或溶血性贫血骨髓造血抑制同时合并，网织红细胞计数降低，过分依赖某一指标确诊极易造成溶血的漏诊。应通过综合判断来确诊。

(3)药物的因素：少部分治疗肝炎的药物可诱发溶血性贫血，如利巴韦林、双氢克尿噻和一些抗生素。一种可能是诱发 G6PD 活性降低患者发生溶血；另一种可能是在体内形成抗原或半抗原，导致药物性免疫性溶血。

急性溶血的表现易被肝炎症状掩盖而导致误诊和漏诊，急性溶血时的发热、恶心、呕吐和胆红素升高与肝炎症状、体征重叠。鉴别时应注意黄疸的升高与肝功的指标是否一致。

(五)治疗

1. 治疗原发病　积极保肝治疗，嘱患者注意休息，补充足够的能量和维生素；可口服护肝片、甘利欣，必要时静点强力宁、茵栀黄、门冬氨酸钾镁等一般保肝药。对于乙型和丙型肝炎，可选择适当机会抗病毒治疗。

2. 祛除诱因　大多数溶血性贫血都有一定的诱因，应及时祛除这些诱因，溶血才能控制，常见的诱因是药物和感染，对可疑的药物要及时停用，感染要用强有力的抗生素尽快控制。

3. 动态监测　密切观察患者的生命体征的变化，尤其对于急性溶血性贫血，要定时检测患者的电解质和酸碱平衡状态，注意心、肾功能的变化。

4. 肝炎合并 G6PD 缺乏患者的溶血的治疗　轻症患者一般支持治疗和输液治疗即可奏效，重症病例有血红蛋白尿或血红蛋白<70g/L 者，应立即输血，输浓缩红细胞，使血红蛋白达到 100～110g/L，注意输血应选择健康者，有条件可做 G6PD 活性测定，应选无 G6PD 缺乏者为献血者。一般不主张脾脏切除治疗，但有合并有脾功能亢进者可考虑脾脏切除。特别是肝硬化合并脾肿大者，如溶血反复发生，应考虑做脾切除。激素治疗不应用于轻症患者，对于重症患者可考虑应用激素，一般主张早期、大量、短疗程。维生素 E 在体内可保护其他易被氧化

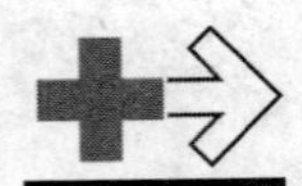

的物质，减少过氧化脂质的生成，及时补充可使红细胞膜中的脂质免遭过氧化，防止红细胞脆性增加而发生溶血。常规剂量为口服：10～100mg，每日 2 次或 3 次。短期应用不良反应少，长期应用可能引起血小板聚集，大剂量口服可引起恶心、头痛、疲劳、眩晕等不良反应。还原型谷胱甘肽除可通过巯基保护红细胞膜免受过氧化物或自由基损伤外，GSH 还能保护肝脏的合成、解毒，并促进胆酸代谢。每日 600～1200mg，静点或肌注。不良反应少。

5. 肝炎合并自身溶血性贫血的治疗

(1)激素治疗：一般用药 4～5 天，网质内皮系统清除抗体或补体致敏红细胞能力减退，开始泼尼松用量为 1～1.5mg/(kg·d)，症状渐好转，约 1 周红细胞迅速上升。待溶血停止，红细胞恢复正常后，每周减口服量 10～15mg，待每日量减至 30mg 后，每 2 周减量 5mg，至每日量仅有 15mg 后，每 2 周减少口服量 2.5mg，小剂量激素维持 3～6 个月。整个疗程结束后，82%可获得全部或部分疗效，撤除后 13%～15%仍获长期缓解。如治疗 3 周无效，应及时改用其他治疗方法。急性发作并有严重贫血者，氢化可的松 100mg，每日静点 2 次，老人或轻症者，可用泼尼松 10～20mg，隔日 1 次口服，同时加用抗生素。激素的应用在合并肝炎的情况下，可能受到一定的限制，对于甲型、戊型肝炎应用激素对肝炎的转归影响不大；但对于乙型、丙型肝炎，应用激素会使病毒复制更加活跃，肝脏损伤加重，甚至诱发重型肝炎的发生。对肝硬化患者可诱发腹腔、肺部等部位的感染，故这类患者应用激素应慎重。

(2)免疫抑制剂：用于对激素无效或必须用大剂量激素维持者，或脾脏切除有禁忌，脾脏切除无效者。常用免疫抑制剂有环磷酰胺 1.5～2.0mg/kg，硫唑嘌呤 2.0～2.5mg/kg，6MP 1.5～2.0mg/kg，用药 10 天后发生疗效，若 4 周无效，可加大剂量，还可与小剂量泼尼松合用，有效时需维持 2～3 个月，如减量过程中病情反复，可恢复到原来剂量，或重复用激素，治疗期间应注意血象的变化。对于肝炎患者应用免疫抑制剂时，注意事项同应用激素。

(3)脾脏切除：适用于原发性温抗体型，①年龄>4 岁；②激素无效，或对激素有依赖，如泼尼松每日用量达到或超过 10mg/d，或免疫抑制剂无效，或有毒副反应；③Coombs 试验证实为单纯 IgG 型；④Coombs 试验间接反应阳性；⑤^{31}Cr 标记证实红细胞在脾脏破坏者。以上情况脾切除有效，脾切除无效者常常与致敏红细胞在肝内破坏有关。有些患者因各种原因不能手术时，可给予脾区照射，2000cGy 分次照射，是一种简单却有效的治疗方法。对肝硬化合并脾肿大者，脾脏切除不仅可缓解自身免疫性溶血性贫血，还可治疗脾功能亢进。

6. 其他治疗

(1)γ 球蛋白：大剂量的 γ 球蛋白静脉注射具有抑制巨噬细胞 Fc 受体对致敏的红细胞的吞噬作用，只能短暂有效，可用于难治性危重患者。

(2)达那唑(Danazol)：为 17-乙炔睾丸衍生物，一般用于难治性贫血，有效机制可能与其调节作用有关，降低患者的抗 IgG 和抗 C3 的滴度，能稳定患者红细胞膜作用。每日 400～600mg 分次口服，维持量为每日 200～400mg，一般疗程不少于 1 年，否则易复发，对于重症病例应用泼尼松 20～40mg/d 加达那唑 600mg/d，贫血纠正后激素可先减量后停用，用达那唑维持治疗，不良反应为轻度雄激素样作用，如多毛、痤疮、脂溢、月经失调、胆汁淤积等。

(3)环孢素 A：可抑制 T 细胞介导的同种或自身免疫。可用于激素治疗无效的病例，环孢素 A 4～6mg/(kg·d)，2 周后溶血逐渐缓解。

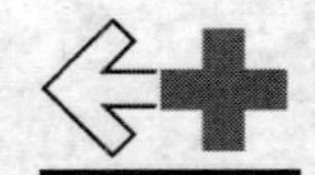

(4)血浆置换疗法：若自身抗体浓度在血清中超过 10mg/ml，此法治疗可能有效，每周换血浆 200～300ml 可使抗体下降 50%以上。本方法疗效迅速，为短暂性措施，无根治作用，PE 需要一定的设备和大量血浆，价格昂贵，难以普及，可用于个别严重患者，以达到快速清除自身抗体、补体、免疫复合物和胆红素，缓解症状。但近年来随着重型肝炎治疗的发展，血浆置换疗法开展的越来越多，重型肝炎患者合并自身免疫性溶血性贫血，可能更适合 PE 治疗。

(5)输血治疗：一般不主张输血，因血浆和红细胞上有大量补体和抗体，会加重溶血，特别严重贫血患者可输洗涤红细胞。

7. 对症处理 对急性溶血要积极监测心、肾功能。要吸氧，及时纠正贫血，加用心肌保护药物以防心脏衰竭；要补充足够的热量和能量，补足入量后要给予利尿剂，以防急性肾衰竭。

（六）预后

病毒性肝炎的预后主要取决于原发病，有报道显示甲型肝炎合并溶血性贫血时，症状明显加重，病程延长，但与普通甲型肝炎患者的预后无差别。但对于重性肝炎、肝硬化患者合并溶血性贫血时可能使病情进一步加重，溶血愈急愈重，则患者的预后愈差，溶血不但会使肝损伤雪上加霜，更有可能诱发心功能、肾衰竭和肝性脑病的发生，使死亡率升高。

二、病毒性肝炎合并急、慢性 DIC

弥散性血管内凝血(DIC)是一种临床综合征，是在许多疾病发展过程中出现的一种严重的病理过程和并发症。肝脏与血液凝固和纤溶系统有密切关系，肝脏疾病尤其是重症肝炎和肝硬化等严重肝病常引起出血，是导致患者死亡的主要原因之一。重症肝炎和肝硬化晚期的患者，由于肝脏功能的衰退，其凝血因子的合成减少、组织促凝因子灭活下降和抗凝血因子合成异常，以及由于脾功能亢进引起的血小板减少，均可出现凝血功能障碍而导致出血。这一直是过去肝病专家对重型病毒性肝炎和肝硬化引起出血的解释。近年来，随着人们对肝脏疾病和 DIC 发病机制基础研究的深入和大量临床观察实践发现，在肝炎引起出血的发病机制中，除了上述原因外，合并 DIC 也是其导致出血的重要原因之一。

（一）重型肝炎易发生 DIC 的因素

1. 血管内皮细胞损伤 病毒、免疫复合物、酸中毒和内毒素等易引起血管内皮损伤，而激活内源凝血系统和(或)外源凝血系统，引起 DIC。

2. 单核-吞噬细胞系统功能减退 不能及时和彻底地清除已被活化的凝血因子和促凝物质，有导致和加重 DIC 的可能。

3. 抗凝和纤溶因子合成减少 使凝血酶、活化凝血因子和纤溶酶的活性相对增强。

4. 假性神经递质的生成 使血管痉挛，血流减慢，循环淤血，加重 DIC 的发生。

5. 内毒素血症 肝病易合并内源性和(或)外源性内毒素血症，是诱发 DIC 的重要致病因素。

6. 血小板的激活 内毒素不仅可以损伤血管内皮，而且可以直接激活血小板。

(二)DIC的诊断

1. DIC的临床分型

(1)急性:几小时至1~2天,占61.1%,起病凶险多变,有广泛出血,休克,死亡率高。

(2)亚急性:数天至数周,占19.1%,临床表现较不典型,出血较轻,有明显血栓形成的症状。

(3)慢性:数月或数年,占19.8%,多呈亚临床表现,出血不严重,仅有瘀斑,症状较轻,易误诊。慢性肝病此型多见。

2. 临床诊断DIC的条件 存在易致DIC的基础疾病;有DIC的临床表现;符合DIC实验诊断的指标;抗凝治疗有效。

3. 病毒性肝炎合并DIC的诊断标准

(1)有诱发DIC的基础疾病:病毒性肝炎或肝硬化,且肝病往往较为严重,常见于重症肝炎、肝硬化失代偿期等。

(2)有DIC的临床表现:广泛的出血症状,如皮肤瘀斑、鼻齿出血,注射部位、手术创面渗血难止(占80%~90%),消化道、泌尿生殖器出血等。循环衰竭,表现为难治性休克(发生率为50%~60%)。多器官衰竭,由于微血栓的形成,表现为累及器官的功能障碍,如肝、肾、心衰竭等。

(3)实验室检查:至少应同时有下列三项异常:①血小板计数(PLT)$<50\times10^9$/L或进行性下降;②或有下列两项以上的血小板活化分子标志物水平增高:β-血小板球蛋白(β-TG)、血小板第4因子(PF4)、血栓烷B2(TXB2)和血小板颗粒膜蛋白-140(P-选择素、GMP-140);③血浆纤维蛋白原(Fg)含量下降:<1.0g/L或进行性下降;④血浆凝血酶原时间(PT)较正常对照值延长5秒以上,或活化的部分凝血活酶时间(APTT)延长10秒以上;⑤血浆因子Ⅷ:C<0.5(肝病必备);⑥3P试验阳性,或血浆纤维蛋白降解产物(FDP)增多>60mg/L或血浆D-二聚体(D-D)水平升高4倍以上,DIC时D-二聚体几乎100%升高,特异性高于FDP,若二者均阳性,则证据充分;⑦血浆凝血激活分子标志物水平升高:凝血酶原片段F1+2(F1+2)、凝血酶-抗凝血酶Ⅲ复合物(TAT)、纤维蛋白肽A(FPA)和可溶性纤维蛋白单体复合物(SFMC)等。

(4)肝素治疗有效:临床症状、体征明显改善和基本消失;PT、APTT、Fg和PLT恢复正常。

(三)病毒性肝炎合并DIC的鉴别诊断

临床上,肝病合并DIC必须与严重肝病本身出血、原发性纤溶症、血栓性微血管病作鉴别。

1. 重症肝病凝血障碍的出血 肝病出血与合并DIC出血的主要鉴别指标:①肝外合成的凝血因子Ⅷ因子的检测:肝病和DIC均可引起凝血因子的减少,但肝病主要是因为凝血因子的合成减少;而DIC则是因为消耗过多,因大多数凝血因子都是肝脏合成的,故其水平降低并不能区分消耗过多抑或合成减少。仅在肝外合成的Ⅷ因子的检测有鉴别意义;②检测凝血因

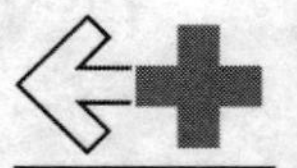

子激活时解裂出的碎片:这些碎片只在凝血因子被激活时才会出现,而单纯因合成减少而致水平下降则不出现,如凝血酶原碎片 F1+2,纤维蛋白肽 A(FPA)和纤维蛋白肽 B(FPB),凝血酶-抗凝血酶复合物Ⅲ(TAT)等;DIC 患者凝血酶原碎片 F1+2 和第Ⅹ因子碎片均增多。肝病时这些碎片的测定值正常,但若检测值高,则表示碎片清除缓慢或合并 DIC;③两种新凝血抑制物的检测:肝素辅助因子Ⅱ,这是由肝合成的血浆糖蛋白,可迅速灭活肝素。肝病时,该因子的肝脏合成减弱;另一种为外源性凝血的抑制物,由Ⅶa、组织因子诱发,体内主要在内皮合成。这种抑制物在 DIC 减少,但严重肝病则否。严重肝病可见肝素辅助因子Ⅱ(由肝合成)减少,但外源性凝血的抑制物(由内皮合成)正常。这些结果也支持 DIC 不是肝病凝血障碍的组分。

2. 原发性纤溶症 肝病合并原发性纤溶与 DIC 继发纤溶区别:部分重症肝炎或肝硬化伴发的原发性纤溶和 DIC 伴发的继发性纤溶增加,最重要的鉴别是有否凝血酶的生成和纤维蛋白原溶解。其主要检测指标已如前述,其中 Fg、FDP、D-二聚体是反映纤维蛋白原溶解的最有意义的指标,但在诊断时需注意纤维蛋白原水平及 FDP 水平的动态变化。

(1)纤维蛋白原水平下降往往提示有纤维蛋白原的溶解:但在严重肝病并发炎症或胆汁性肝硬化的患者本身可提高纤维蛋白原的基值。故肝病时,仅从纤维蛋白原测定值的正常与否不能排除 DIC。单纯纤维蛋白原水平低也可因合成减弱,特别在失代偿性肝硬化和(或)消耗增多所致。低纤维蛋白原与正常白蛋白水平并存则提示 DIC。但最有用的还是连续几天检测血纤维蛋白原。如果肝功能比较稳定而纤维蛋白原水平下降,可提示 DIC。

(2)FDP 水平上升是纤维蛋白原溶解的重要指标:FDP 升高是疑诊 DIC 所必须。但即使上升,亦不能确诊 DIC,因为肝硬化的 FDP 水平升高可能只反映起交叉反应的纤维蛋白原或其相关物增多,而不是降解碎片。D-二聚体只有在凝血酶和纤溶酶同时被激活亦即出现 DIC 的主要变化时才能产生,其抗体与纤维蛋白原不起交叉反应。故疑诊 DIC 时,最好同时检测 FDP 和 D-二聚体。FDP 阴性可排除 DIC,因假阳性罕见。D-二聚体不能区别是 DIC 抑或个别的血栓形成。但如果 FDP 和 D-二聚体检测均阳性,则诊断 DIC 的证据充分。在肝病患者同时发现 FDP 和 D-二聚体同高,才能确诊 DIC。

3. 血栓性微血管病 TMA 与 DIC 的鉴别诊断见下表 13-2。

表 13-2 TMA 与 DIC 的鉴别

检测项目	TTP	DIC
PT	正常	延长
Fb	正常或升高	下降
FDP	正常	升高
3P	阴性	阳性
纤维蛋白溶解能力	正常	升高
凝血因子	正常	下降
蛋白 C	正常	下降

(四)病毒性肝炎合并DIC的治疗

1. 注意祛除严重肝病诱发DIC的因素 肝炎并发DIC的诱因是多方面的,在肝病合并DIC的易发因素中,感染和内毒素血症是两个最重要的因素。

(1)抗感染治疗:临床上肝脏病合并感染以革兰阴性细菌为多见,约占65%。革兰阳性细菌感染占30%~40%。寻找感染病灶,根据不同感染病原选择不同的治疗,是最根本的措施。在找到确切病原菌依据前,应首先选择强有力的广谱抗生素。同时积极寻找和清除感染灶。因革兰阴性杆菌产生内毒素在DIC发病中发挥主要作用。所以在选用抗生素时,还应注意选用在杀菌过程中产生内毒素较少的抗生素种类。

(2)清除内毒素血症:严重的肝脏疾病,由于其解毒功能减退以及门静脉高压所致肠道静脉系统淤血,极易合并内源性或外源性内毒素血症。清除内毒素血症的措施:①控制肠源性内毒素的吸收:保持大便通畅,乳果糖口服液10~20ml,每日2次或每日3次。灌肠清理肠道,口服肠道不吸收的抗生素,如口服庆大霉素16万U,每日3次,连用3天(注意不能长期服用庆大霉素,以防毒副反应的产生),停药后补充大量有益菌群,培菲康0.63,每日3次;②有效控制感染:尤其是革兰阴性菌的感染,在抗生素选择时应注意选用产生内毒素较少的种类;③阻断TNF等细胞因子对机体的进一步损伤,可选用前列腺素E_2制剂,如凯时20μg/d,静脉滴注。

(3)保护肝细胞、控制并发症促进肝脏功能恢复:参见有关章节。

2. 综合治疗

(1)抗休克:目前临床上对内毒素引起的休克还没有很理想的对抗措施,除了治疗原发感染消除内毒素来源外,要积极扩充有效循环血量,解除血管痉挛,改善微循环,保护重要脏器功能纠正酸中毒和电解质紊乱。常用的药物是低分子右旋糖酐。低分子右旋糖酐具有较大血浆容量扩张作用又能使红细胞解聚,还能抑制血小板活化与促进纤溶,因而也具抗血栓效应。必要时,可在有效控制感染的基础上应用糖皮质激素(氢化可的松),积极改善微循环防止休克。但应注意,肾上腺皮质激素减弱单核-巨噬系统的吞噬功能,影响肝脏对已激活的凝血因子及纤溶酶原活化素的清除以及对肝素的灭活,且易诱发胃肠道黏膜病变而发生消化道出血。故其应用需有严格适应证,并注意监护出血的发生。

(2)抑酸治疗:肝硬化患者的消化道出血常与胃黏膜糜烂和食管静脉曲张有关。出血时给组胺H_2受体拮抗剂以减低胃液酸度,可作为预防及治疗肝衰竭并发消化道出血的重要部分。

(3)加强支持治疗:护理如保温、吸氧、纠正低血糖和水,电解质与酸碱平衡紊乱,静脉滴注脱氨药物及适当的脱水治疗,并应用去脂药如胆碱等。如果发生了肝衰竭可试用人工肝。合并急性肾衰可采用血液透析或腹膜透析等。但应注意,若有大量的活动性出血,是人工肝和血液透析的禁忌证,原则上应先止血治疗,待出血稳定后再做相关治疗。

3. 抗凝治疗 重型肝炎及肝硬化合并DIC以亚急性和慢性DIC更常见,因此在肝炎治疗过程中,密切观察病情变化,正确判断DIC所处不同时期选择恰当的治疗药物,对高凝和纤溶期重叠者,则同时采取抗凝与抗纤溶治疗。DIC前期的防治,对严重肝病患者,无论有无出血倾向,都应高度警惕DIC的发生。应努力寻找并扭转DIC的可能诱因,尤其是感染和(或)

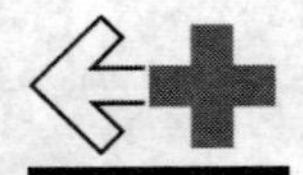

休克。特别要动态观察DIC前期的有关实验室指标，一旦发现阳性改变，应及早处理，避免使病情进入严重的DIC期。此时可选用凝血酶原复合物(PCC)制剂、300～600U/d或隔日间断给药；AT-Ⅲ、低分子右旋糖酐和复方丹参注射液等。如果已有出血，则治疗开始就应输注新鲜冻干血浆，以补充凝血因子和抑制物。如果注入血浆见纤溶增加，即FDP增加而纤维蛋白原水平不上升。应考虑用肝素。DIC的治疗原则为DIC早期(高凝期)，以抗凝为主；DIC中期(高凝与纤溶并存)，抗凝与抗纤溶同时进行；DIC晚期(以纤溶为主)，以抗纤溶为主。

4. 抗纤溶治疗

(1)纤维蛋白溶解抑制剂：抗纤溶剂有6-氨基乙酸、对羧基苄胺、止血环酸和抗纤溶酶肽，具有中和纤溶酶的作用，并与纤溶酶原和纤维蛋白结合，使纤溶酶原代谢速度加快，降低其血中浓度，从而抑制纤溶酶。

近年来的研究证明，肝病合并DIC时，患者一般表现为纤溶活性的下降，而不是以往认为的纤溶亢进。极度纤溶活性增强的DIC病例较少，在多数情况下，由于溶解了已形成的血栓，反而对机体不利。故对肝病合并DIC的治疗，除了纤溶活性增强所致的明显出血外，原则上禁用抗纤溶药物，也有人主张一旦重型肝炎并发DIC，应立即同时抗凝和抗纤溶药，单用抗凝或抗纤溶疗法无效。认为患者无纤溶时，用抗纤溶药物可防止已形成的脆弱血栓溶解，对局部止血有效。但肝病因纤溶亢进而出血者少见，且晚期肝病患者往往有肾、肺功能不全，抑制纤溶过程将加重脏器衰竭，因此不主张对DIC患者应用抗纤溶药。故单独应用抗纤溶药物时应慎重考虑。只有在确定发生纤溶亢进出血时才同时给予抗纤溶药。剂量为止血环酸0.25～0.5g，每日1次或每日2次，也可根据病情隔日1次。

(2)抗血小板药：适用于轻型病例或高度怀疑但未确诊者。在轻度或慢性DIC，或DIC已被控制而肝素在减量时也可用抗血小板药。但单用抗血小板药不能控制病情，如与抗凝剂合用将增加出血的危险性，故在严重DIC时，应慎用此类药物。①潘生丁：成人剂量为400～800mg/d，或100～200mg加入100ml葡萄糖液中静脉滴注，每4～6小时重复1次；②阿司匹林：1.2～1.5g，每日3次，或两者合用；③低分子右旋糖酐：500ml每日1次，可降低血黏度，抑制血小板聚集，也可与潘生丁合用。

5. 补充消耗的凝血物质 输入新鲜全血、血浆、血小板等血制品，可积极补充丢失和消耗的凝血物质。应注意的是在DIC病因去除前，单独输血或血浆制品有可能加重DIC，因此常合并使用小剂量肝素，一般在200ml血浆或血小板中加入10mg肝素抗凝。补充凝血因子和血小板纠正凝血物质的缺乏。

(1)全血与血浆：在DIC有大量血浆因子消耗时，应及时输注新鲜冷冻血浆，以补充凝血因子和抑制物。输注新鲜全血和新鲜(冷冻)血浆：适用于各期DIC患者，尤其伴贫血的患者更应输新鲜全血，每日200～400ml为宜。新鲜(冻干)血浆因含有所有的凝血因子的前体物质而对补充凝血因子有重要意义。输血浆的目的是将患者的凝血酶原时间纠正至接近正常水平，纤维蛋白原不低于1.5g/L。但血浆有增加血容量和有经血传播病毒感染的危险，故应严格掌握适应证，用于：①PT显著延长，在正常对照1倍以上者；②凝血象异常伴活动性出血者；③手术或有出血危险的操作前；④并发严重感染者。输入新鲜冻干血浆12～20ml/kg，可使PT保持在较正常对照延长3秒以内。

(2)血小板:在DIC过程中血小板被活化并大量消耗,因此,有人建议给予抗血小板药物,以减少血栓形成,故一般情况下,不主张输注血小板。但在血小板生成受到抑制、血小板计数很低或有明显出血时也可适量输注血小板。一般而言,血小板<30×10^{9}/L并且出血倾向明显的患者,每次1~2个单采血小板,每日或隔日1次,使血小板维持在50×10^{9}/L以上。输入1U可提高血小板10×10^{9}/L。由于血小板在肝、脾内郁滞且消耗过多,血小板输入效果常不理想。

(3)凝血酶原复合物(PCC)制剂:适用于PT明显延长,且有因子Ⅱ、Ⅶ、Ⅸ、Ⅹ减低的患者,以每次10~30IU/kg,每4~6小时1次。凝血酶原复合物因含有因子Ⅱ、Ⅶ、Ⅺ、Ⅹ诸因子。曾认为对肝病时的凝血因子缺乏有良效且输入量少,不增加循环负担。但现发现PCC含有少量已激活的凝血因子,尤其是因子Ⅺa、Ⅹa,故有发生血栓的危险。又由于价格昂贵,现已倾向用小剂量300~500IU/d。

(4)血友病球蛋白制剂(AHG):在APTT延长伴因子Ⅷ:C<0.5时应用,以每次20~30IU/kg,每12小时1次。

(5)纤维蛋白原制剂(Fg):当纤维蛋白原明显减少伴出血,输新鲜血浆效果不明显时可补充纤维蛋白原浓缩制剂。一般在血浆Fg含量<2.0g/L时使用,每次2~4g,1~2天使用1次。

(6)维生素K:维生素K为合成Ⅱ、Ⅶ、Ⅺ、Ⅹ因子、蛋白C及蛋白S所必需。如无外源性摄入,体内维生素K储存仅约供应7天。在禁食或胆汁淤积性黄疸患者应常规补充。在无上述情况时,注射本药常无效,但由于该药毒性较低,临床医师常在手术前或有出血倾向时常规应用。维生素K_1 10~20mg,每日1次。

6. 酶类和其他活性阻断剂的应用 如人工合成的FOY、FuT-175、MD-805等药物,具有良好的抗凝效果;广谱蛋白分解酶抑制剂——甲黄酸胍已苯脂(加贝脂,商品名FOY)是近年人工合成的酶类活性抑制剂,是不含AT-Ⅲ的抗凝血酶作用的药物,能全面拮抗凝血酶、纤溶酶、激肽酶和活化补体过程中的活性产物,FOY对异常激活的凝固纤溶均有抑制作用,DIC时蛋白酶,凝血酶,纤溶酶、激肽释放酶及因子Ⅹa激活。因此可使用甲磺酸盐(FOY),阻断内毒素休克和DIC形成中的恶性循环。FOY半衰期很短,只有2分钟,因此应持续静脉滴注,成人剂量是20~30mg/kg,一般每日用量1200~2000mg[(1~2)mg/(kg·h)]静脉滴注。用药后AT-Ⅲ增加,并可抑制纤溶蛋白溶解剂激活及FDP的生成,有资料表明FOY能提高感染合并休克的DIC患者存活率。单用FOY效果欠佳时,可与肝素合用,但两者不能同时滴注,以免引起沉淀。要注意静脉炎的发生。

(五)病毒性肝炎合并DIC的预防

DIC是由多种疾病引起的出血性凝血障碍。防治原发病是预防DIC的关键。由于传染病的减少以及感染及时和有效的控制,一些曾是DIC主要病因的感染性疾病(如暴发性脑膜炎球菌败血症)已较少见。急性早幼粒细胞白血病极易并发DIC,但全反维A酸的应用大大减少了这种可能性。孕妇的围生期检查与保健也减少了病理产科及DIC的发生,DIC的发病率似已较前明显降低。相对而言,一些过去较少引起DIC的疾病,随着临床医师对DIC的认识不断加深，反而显得愈发重要，例如肝脏病。

对于重症肝炎和肝硬化的患者要密切观察，及时纠正并做有关凝血实验室检查。一旦发现血液有高凝倾向，须适当给予肝素或其他抗凝药物，防止 DIC 的发生和发展。即使 DIC 的常规项目无明显异常也应进行 DIC 的预防（包括积极控制原发病、保护血管内皮系统等），必要时可考虑试验性治疗（包括抗凝、抗血小板凝集等）。通过试验性治疗，如症状或实验室检查项目得以改善，则反证了 DIC 的存在。因此，抗凝治疗有效可作为 DIC 的诊断标准之一。使用小剂量肝素试验性治疗时，只要用 APTT 对用量进行监测（把 APTT 控制在治疗前的 1.5～2.5 倍），对患者无明显不良反应，是比较安全的，但是重型肝炎和肝硬化患者本易出血，仍然要慎重使用肝素，需要有经验的高年资临床医师指导，以免加重病情。

肝病合并 DIC 是由多种诱因引起的动态病理过程，若不及时治疗可能导致严重的后果。去除原发病因是治疗的关键。适当和适时地应用抗凝药物和补充凝血因子有助于止血功能的恢复。但治疗需要个体化，依具体情况不断调整。近年来 DIC 的治疗有从以抗凝为主向调节止血过程发展的趋势，这将可能进一步提高疾病的治疗效果。

三、脾功能亢进

（一）发病机制

1. 过分阻留作用 脾脏淤血肿大血细胞过分阻留于脾脏是血细胞减少的主要机制。正常脾脏约有 1/3 血小板阻留在脾脏，当脾脏因淤血出现病理性肿大时，有 50%～90%的血小板被阻留在脾内。其依据为：①脾静脉内的血细胞计数比脾动脉内血及细胞数明显减少；②用^{51}Cr 标记的血小板注入人体内，在脾区体表作放射性核素测定，发现肿大的脾脏有过分阻留作用；③实验动物注射肾上腺素后引起脾脏缩小，外周血中的血细胞数同时升高，提示被阻留在脾内的血细胞可因药物作用而释放。

2. 吞噬作用 脾功能亢进时单核巨噬细胞极度增生，脾索内不但衰老红细胞为巨噬细胞所吞噬，而且异常增生的红细胞也被巨噬细胞所破坏，导致外周血中红细胞减少。

3. 过多体液因素 脾亢时脾脏可能产生过多的体液因素，抑制骨髓造血细胞的释放和成熟，或加速血细胞的破坏。临床与动物实验中观察到：①给动物注入同类的脾浸出液，可使其血细胞减少；②脾脏切除后患者在接受放疗及化疗时耐受能力增强，推测可能是消除了与脾有关的体液因素的结果。

4. 自身免疫作用 有人研究认为，肝硬化门静脉高压脾功能亢进时，血小板的减少存在免疫介导的病理机制。脾肿大时，血小板相关免疫球蛋白 G 增加，对血小板非特异性吸附增加，血小板的平均寿命缩短，数量减少。

（二）临床表现

肝炎后肝硬化脾功能亢进的临床表现应包括肝硬化临床表现和脾功能亢进的临床表现。

1. 肝炎肝硬化的临床表现。

2. 脾功能亢进本身临床表现

(1)脾肿大:大多数患者可自己触摸到肿大的脾脏,随着病程的延长,脾脏进行性肿大。根据脾肿大程度不同可分为:①轻度肿大:脾下极超出肋缘,但不足 3cm;②中度肿大:脾下极超过肋缘下 3cm,但未越过脐水平线;③重度肿大:亦称为巨脾,脾下极超出脐水平线以下,甚至深达盆腔。肿大的脾脏受重力影响产生左上腹沉重感;体积增大的脾脏对毗邻空腔脏器(胃、肠)产生压迫,出现胃肠受压而引起的胃部不适及消化不良等症状。

(2)血细胞减少:由于脾功能亢进的程度不同,可累及一系,也可累及二系或三系。可因红细胞、白细胞和血小板的减少而产生不同程度的贫血、感染和出血等临床表现。其中因血小板的减少而出现牙龈出血、鼻出血、皮肤出血点或皮下瘀斑较为多见。但多数患者白细胞或血小板数量很低而感染或出血表现并不严重。另外,脾功能亢进的临床表现在某种上还受到肝硬化严重程度的影响。

(三)辅助检查

1. 血象 红细胞、白细胞或血小板可单 1～2 种乃至 3 种同时减少。血细胞的减少与脾肿大的程度不一定成比例。发生全血细胞减少时各系细胞减少程度也不一致,一般早期以白细胞或血小板减少为主,晚期常发生全血细胞减少。贫血一般呈正常细胞正常色素性。白细胞减少则以中性粒细胞减少为主,淋巴细胞相对增多。

2. 骨髓象 呈增生活跃或明显活跃。如为全血细胞减少,则骨髓中相应三系列的细胞均有不同程度增生;如外周血仅某一系或二系细胞减少,则骨髓中相应系列的细胞增生;且一般可见相应系列细胞的成熟障碍,粒细胞系可见分叶核细胞减少,形成血小板的巨核细胞数减少,这也可能因外周血细胞大量破坏,使相应系列的成熟细胞释放过多而造成类似成熟障碍的现象。

3. 影像检查 影像检查包括:腹平片、B 超、CT 或 MRI、核素扫描等;腹平片可见脾区密度增高影,脾影增大;B 超可探及脾脏回声增强并可测量脾脏厚度和肋缘下长度;CT 或 MRI 除显示脾脏增大超过 5 个肋单元外,还可以显示肝硬化程度、肝脏形态、门脉是否增宽及食管胃底静脉是否曲张等原发病情况。核素扫描可显示脾影增大,核素在脾区浓聚,并可估计脾影面积。

(四)诊断

对继发性脾功能亢进的诊断应密切结合原发病的诊断。对脾功能亢进的诊断,1991 年国内统一诊断如下:

1. 脾脏肿大 脾脏肿大的程度除依赖一般体格检查测量以外,特别对轻度脾肿大而肋缘下未能触及的脾,应结合影像手段检测。

2. 外周血细胞减少 其中红细胞、白细胞、血小板可 1 种、2 种或 3 种同时减少。

3. 骨髓造血细胞增生 骨髓造血活跃或明显活跃。部分病例可出现轻度成熟障碍表现。

4. 脾切除后可使外周血象接近正常或超过正常。

5. 用 ^{51}Cr 标记的红细胞或血小板注入人体后体表放射性测定,可发现脾区体表放射性比率大于肝脏 2～3 倍。

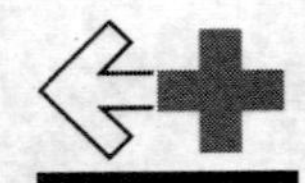

对具有明确慢性肝病史的患者，结合前 3 项即可确定诊断。但以下情况应引起注意：①隐匿性脾功能亢进患者，可通过骨髓造血，使外周血细胞水平维持正常；②血细胞减少和脾脏肿大不一定都是脾功能亢进；③极少情况下，脾功能无亢进患者也可出现骨髓增生低下。

(五)治疗

对肝炎后肝硬化脾功能亢进的治疗应结合原发病的治疗。随着原发病的有效治疗，肝功能的改善，有时可使脾脏有所缩小，脾功能亢进得以减轻，甚至完全缓解。如果经过保守治疗后脾功能亢进无改善甚至加重，而原发病情况允许，可在治疗原发病的同时采取外科切除、介入治疗、脾区放射治疗或其他治疗。

1. 外科治疗 脾切除是外科治疗各种原因所致脾功能亢进的一种成熟方法。通过对患脾的全部切除，去除了病理性脾肿大引起的一系列临床症状，同时也消除了功能亢进的脾脏对血细胞的破坏作用，最终达到治疗目的。因此，脾切除是治疗肝硬化门静脉高压脾功能亢进的传统方法。

(1)全脾切除：

1)适应证：①肝硬化脾肿大造成严重压迫症状，经内科保守治疗无效者；②肝硬化脾功能亢进血小板明显减少而导致出血者，经内科保守治疗无效者；③肝硬化脾功能亢进白细胞明显减少，并有反复感染，经内科保守治疗无效者；④肝硬化脾功能亢进已累及红系造成明显贫血症状，经内科保守治疗无效者。

2)禁忌证：①严重凝血机制障碍；②有心脑血管疾病；③严重感染未得到控制；④肾功能不全；⑤全身极度衰竭。

3)并发症：①生理反应：脾功能亢进的患者脾切除后一般会发生生理反应，如血小板、白细胞、红细胞的迅速增多，特别是血小板的增加，约在术后 2 周达到高峰，有时可达(300～500)×10^9/L。由于血小板的大量增加，血液处于高凝状态，易形成血栓和栓塞。应根据情况给予抗血小板治疗，包括使用对氨基水杨酸、肝素、羟基脲等；②感染：有研究证明，脾切除后患者免疫功能有以下改变：IgM 减少、调理素和调解素水平降低，脾滤过功能消失，外周血淋巴细胞百分比及淋巴细胞转化率明显降低，中性粒细胞和巨噬细胞对细菌的吞噬能力减低，导致暴发性感染的机会增加。致病菌以肺炎球菌最多见。如术后长时间发热伴寒战，应警惕脾窝或肺部感染。术前术后合理使用抗生素可降低感染机会；③出血：术后继发性大出血是脾切除术的严重并发症。术后应密切观察引流液的性状及引流量。如出血不止甚至出现休克征象，应紧急剖腹探查止血；④门静脉血栓：脾切除后脾静脉成为一长盲管及血小板的骤然增加，导致脾静脉血栓形成。血栓蔓延至门脉主干，加重了门静脉高压，往往出现难治性腹水，甚至诱发上消化道出血。

(2)部分性脾切除：近年来通过对脾脏功能研究发现：脾脏具有多种重要功能，特别是具有强有力的免疫功能，因此应尽可能保留脾脏，以避免由于无脾所致的机体免疫力低下，乃至脾切除后暴发性感染(OPSI)这一致命并发症的发生，这便是脾保留性手术的理论基础。近年来，国内外学者通过对肝硬化脾功能亢进行脾部分切除术后患者进行临床随访观察证明，该方法能有效地纠正脾功能亢进，然而，目前仍有学者对肝炎后肝硬化脾功能亢进的部分脾切除持有不同观点，认为脾脏可促进纤维化进程，从而有助于肝硬化的形成。肝炎后肝硬化门静脉高压时肿大的脾脏，纤维成分增多，免疫功能减退，保留此种脾并无多大临床价值。至目前为止，两个学派仍有争论，相信随着临床实验和基础研究的实施，会得出明确的结论。

(3)腹腔镜脾切除：首例腹腔镜下脾切除于 1992 年由 Delaitre 为治疗血小板减少性紫癜，施术成功我国腹腔镜脾脏切除始于 1994 年，第二军医大学长海医院首先报道 1 例成功，随后国内不断有腹腔镜脾脏切除成功的报道。腹腔镜脾脏切除的优点是创伤小、术后不良反应轻、恢复快、住院期短。其适应证是各种血液病。如有难以纠正的凝血机制障碍，则为禁忌证。如术中发现脾周粘连，分离困难者应立即中转开腹手术。相信随着微创医学的发展，新型设备的临床应用，腹腔镜治疗肝硬化脾功能亢进将会得到进一步开展。

2. 介入治疗

(1)适应证：原则上外科脾切除的适应证也是脾功能亢进介入治疗的适应证。

(2)禁忌证：全身极度衰竭、严重感染。发热和凝血机制障碍视为相对禁忌证。脾动脉超选择插管失败者禁止在腹腔动脉干推注栓塞剂，否则，不可避免会造成误栓，引起较严重并发症。

(3)治疗方法：常规术前 3 天口服抗生素以抑制肠道菌群，减少术后感染机会。常规消毒铺巾，采用 Seldinger 法穿刺股动脉，成功后送入血管鞘，自鞘内送入 Cobra 导管或脾型导管入脾动脉，借助泥鳅导丝将导管推入脾动脉干，造影证实脾脏无误，方可进行栓塞。当脾功能亢进严重时，脾动脉代偿性增粗迂曲，超选择插管困难时，可使用同轴导管技术。①全脾栓塞：栓塞脾脏 90%以上时，即为全脾栓塞。由于绝对栓塞面积太大，机体对梗死区机化处理困难，栓塞后不良反应严重，并发症发生率高，不符合保留脾功能的目的，故此种方法一般不采用，可用于治疗脾破裂大出血和脾脏恶性肿瘤；②部分性脾栓塞(PSE)：即梗死区范围在 90%以下。在脾栓塞过程中，准确地控制脾栓塞范围是决定脾栓塞治疗疗效和降低不良反应的关键。然而，由于缺乏精确的计算方法，术中如何准确判断栓塞范围仍是临床治疗的一个难题。过去常根据脾动脉的血流速度情况来估计，如血流速度减慢则栓塞范围为 30%～40%，明显减慢则为 50%～60%，短暂停留呈蠕动前进为 70%～80%。由于受术者目测经验和血管痉挛等因素影响，该方法存在较大的误差，栓塞不足或栓塞过度难以避免。一般认为，对肝炎后肝硬化脾功能亢进患者，为解除脾功能亢进，预计栓塞范围应参考患者一般情况和肝功能级别。一般状况较好，肝功能属于 Child A 级或 B 级者，最多栓塞范围不超过 60%为宜；一般情况欠佳，肝功能属 Child B 级或 C 级者，最多栓塞范围不超过 40%为好，必要时宁可分次栓塞，每次栓塞范围不超过 20%为宜，间隔 1～2 个月，并对栓塞区行 B 超观察。

(4)不良反应及处理：①发热：栓塞区脾组织血供中断后发生缺血性坏死，机体机化吸收坏死组织的过程中，炎症介质的释放引起发热。一般体温波动在 38.5℃左右。若患者无明显自觉不适症状，可不予处理；若患者有明显不适症状或体温超过 38.5℃，甚至达 39℃以上，临床上应予对症处理，酒精擦浴物理降温或使用消炎痛栓半枚至 1 枚塞肛，3～5 天体温即可逐渐恢复正常；②脾区疼痛：栓塞区脾组织动脉血供中断，无氧代谢加强，乳酸堆积，氢离子浓度增加，氢离子为致痛离子，引起脾区疼痛；栓塞后梗死区无菌性炎症反应，局部炎性水肿，刺激脾被膜，引起脾区疼痛。术后口服曲马多、埃托啡一般即可达到止痛目的，严重者可肌注哌替啶

50～100mg/d。

(5)并发症及处理：①穿刺点局部血肿：由于肝硬化脾功能亢进患者均存在不同程度的凝血机制障碍和止血功能异常，股动脉穿刺点压迫不当会引起穿刺点出血，最终形成局部血肿。处理方法：首先应重新检查穿刺点，如有活动性出血，可用花生米样纱布球压迫皮肤穿刺点上0.5cm处，即股动脉穿刺点，然后用细带缠绕固定，并保持患侧足背动脉搏动。皮下血肿可用50%硫酸镁湿热敷，3～5天即可吸收；②脾脓肿：一般认为随着栓塞范围的增大而发生率增高。由于脾动脉栓塞后脾实质动脉血供骤然减少，脾静脉入肝血流相应减少，脾静脉门静脉发生血流动力学改变，其结果是来自消化道的门静脉血返流入脾，含有细菌(尤其是厌氧菌)的门静脉血流入脾梗死区，继发细菌感染，最终形成脾脓肿。术后长时间弛张热，应警惕脾脓肿的发生。B超检查即可明确诊断。一旦确诊及早在B超引导下穿刺引流，并保留引流管，自管内给予甲硝唑0.5g和庆大霉素8MU联合生理盐水冲洗灌注，一到两周可治愈；③左胸腔积液和左下肺炎：脾栓塞后脾上极无菌性炎症刺激左侧膈肌，累及左侧胸膜，导致左侧胸膜炎，产生胸腔积液；同时由于栓塞后脾区疼痛，患者左肺呼吸动度降低，左肺膨胀不全，支气管引流不畅，造成左下肺炎。处理：术后合理镇痛，保持正常呼吸，配合雾化吸入，帮助排痰可降低该并发症发生；④胰腺炎：胰腺炎的发生与导管超选择程度不够，栓子误入起源于脾动脉的胰腺动脉有关，实际上是胰腺的部分误栓。处理：以输液消炎和对症治疗为主，一般不会造成严重并发症。为了避免该并发症的发生，要求导管至少应插到脾动脉的门前段方可释放栓子。栓塞过程中应严密在监视下进行，栓子应依照低压流控法释放，慎防栓子反流；⑤其他少见并发症：肝衰竭、脾脏破裂等。前者与病例选择不当有关，Child C级患者脾栓塞范围应严格控制在40%以内，否则，梗死区坏死组织的吸收可加重肝脏负担，诱发肝衰竭。后者主要是梗死区无菌性炎症反应期，脾被膜炎性水肿，韧性降低，特殊情况下可自发性破裂。一旦确诊立即手术切除。

3. 内照射治疗　有学者用^{131}I碘化油行脾动脉内注射，然后将脾部分切除进行动物实验研究，表明^{131}I碘化油能长时间滞留于脾脏并放射出γ和β射线，经内照射的脾组织体积缩小，动脉造影可见血管分支减少变细，血流减慢，血小板、白细胞数和血红蛋白量有不同程度升高，完全能达到PSE治疗脾功能亢进的临床疗效。但对内照射的最大耐受量及脾损伤范围与放射强度的关系等诸多问题尚待进一步研究证实，以期早日过渡到临床应用。

4. 无水乙醇治疗　有人用无水乙醇B超引导脾被膜下注射，使部分脾组织发生凝固性坏死，以期达到类似于PSE的治疗效果。但该方法需要不断更换穿刺点，而且乙醇溢出脾被膜时会引起较剧烈疼痛，目前尚未在临床开展。

四、再生障碍性贫血

再生障碍性贫血(再障)是一种由于物理、化学、生物或不明因素作用使骨髓造血干细胞和骨髓微环境功能严重受损，因而造成骨髓造血功能减低或衰竭的疾病。临床以贫血、粒细胞、血小板减少所致反复感染和出血为主要表现。

(一)病因和发病机制

1. 骨髓造血功能衰竭

(1)造血干细胞:用细胞培养法研究凋亡,再障患者造血干、祖细胞不但数目减少,其克隆形成能力亦减低。再障患者 $CD34^+$ 细胞数目减低,$CD34^+$ 细胞中含有大多数造血祖细胞和干细胞,长期培养初代细胞 LTC-IC 法来代替评价造血干细胞增殖能力结果显示。LTC-IC 在严重再障患者<正常人的 10%,如结合骨髓增殖程度,再障患者≤正常人的 10%,则 LTC-IC 细胞数在再障患者仅为正常人的 1%以下。

(2)基质和造血生长因子:骨髓内造血细胞只有在基质支持条件下才能正常增殖分化,有关再障患者基质细胞功能是否有缺陷一直有争议。多数情况再障患者基质细胞功能正常,试验证明再障患者骨髓中分离出的黏附细胞可支持正常 $CD34^+$ 细胞生长,而再障患者的 $CD34^+$ 细胞却不能在正常人基质环境中生长,说明再障患者基质功能正常。但是亦有少数报道,再障患者同基因骨髓造血干细胞移植后不能存活,提示再障患者基质功能异常。再障患者基质细胞能否分泌正常数量造血生长因子亦存在分歧,多数研究认为再障患者基质细胞分泌造血因子功能正常,大多数再障患者血清中 EPO、血小板生成因子、G-CSF、CM-CSF 明显升高。但少数再障患者基质细胞分泌 G-CSF、CM-CSF、IL-1、IL-3 量减少。对于作用于早期阶段造血细胞因子干细胞因子(SCF),大多报道再障患者 SCF 正常,但亦有人报道血浆 SCF 在部分再障患者中度降低而其配基 FLT-3 水平升高。但是在严重再障患者大剂量造血因子疗效有限,亦说明造血因子分泌减少不太像是再障发病的主要原因之一。综上所述,再障患者尽管少数人基质细胞功能和造血因子分泌是可能有缺陷,但大多数再障患者基质细胞功能和造血因子分泌基本正常。

2. 辐射 辐射可以导致骨髓造血干细胞和前体细胞损伤或死亡,导致骨髓造血功能障碍。高能 γ 射线是最强的辐射线,其次为 α 和 β 粒子。辐射可穿透不同细胞,使细胞内 DNA 和蛋白质分子结构改变,导致细胞功能损伤甚至死亡。骨髓内可因细胞对于辐射的敏感性不同,辐射可直接引起骨髓内淋巴细胞溶解,在红细胞、粒细胞和巨核细胞三系中,以红细胞对辐射最敏感,粒细胞次之,巨核细胞再次之。而骨髓基质细胞对辐射敏感性相对最低。接受急性大剂量辐射后,2～4 周患者即出现全血细胞减少,而患者死亡与否取决于其骨髓耐受力,包括前体细胞的死亡比率和造血干细胞的损伤程度。全身照射 1.5～2Gy 即可能造成骨髓增生低下。接受辐射的患者其全血细胞减少与辐射剂量成正相关关系,但是再障并不只是接受辐射后的晚期必然发生的疾病。

3. 药物和化学物质

(1)细胞毒药物:在肿瘤化疗过程中,化疗药物直接损伤骨髓造血细胞功能,如马利兰可以产生迟延性骨髓抑制和减低骨髓再生能力,而 5-氟尿嘧啶(5-FU)、环磷酰胺(CTX)、6-巯基嘌呤(6-MP)、甲氨蝶呤(MTX)、长春新碱(VCR)似乎并不减低骨髓再生能力。

(2)苯和芳香烃碳氢化合物:苯和苯中间代谢产物酚、氢醌、邻苯二酚可抑制造血细胞 DNA 合成或使 DNA 链断裂,导致基因突变。研究发现间断接触苯较持续接触更易引起造血细胞和基质细胞损伤。据 20 世纪初对美国接触苯的人进行研究结果表明,接触>300ppm 浓

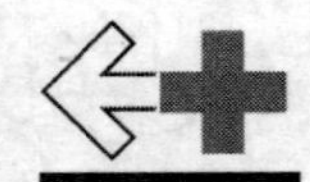

度的苯工人中有3%～4%发生再障，接触100ppm工人中有50%有血细胞的减少。流行病学调查，对于长期接触高浓度苯的工人中10%以上会发生白血病。改善卫生环境条件可把发病率降低30.5%。除再障和白血病外，血小板减少、淋巴细胞减少，大红细胞症，获得性Pelger-huet畸形，嗜酸、嗜碱细胞增多等亦可见到，骨髓常表现增生正常，但也可低增生和增生极度活跃。在骨髓造血功能障碍发生前常有骨髓增生过度活跃表现，此外也可表现为骨髓出血、水肿、纤维化等，少数患者在再障发生数年后可转为急性髓细胞白血病。

关于芳香烃化合物引起再障的发生率过去被估计过高，其中发生再障的部分原因可能为作为溶剂或作为合成芳香烃化合物的底物的苯所致。杀虫剂所致再障在全球约报道300例，大多为DDT和林丹。此外，相对发生再障较多的职业为木材和木材加工、农业、建筑业工人。

(3)氯霉素：氯霉素一度以为是引起再障的最常见药物。在氯霉素引进美国市场期间，认为20%～30%的再障及50%与药物有关的再障是由氯霉素引起，但是这种观点并没有得到流行病学调查资料的有力支持。在最近几年，美国和欧洲的一系列再障报道，总共394例患者，仅1例曾用过氯霉素。氯霉素在中国香港和泰国临床大量应用并未发现再障与氯霉素有明显相关。有关氯与造血细胞关系的体外研究曾报道：氯霉素可减低造血细胞克隆形成和减少其克隆体积，抑制质细胞增殖和生长因子分泌，但在患者中未发现与其一致的证据。亦有报道氯霉素可引起细胞染色体异常，氯霉素可结合细胞氧化代谢产物如酸的衍生物，生成氯霉素自由基和羟胺，二者均可乙酰化蛋白使造血细胞功能异常。

(4)非甾体类药物：长期以来有关保泰松引起再障时有报道，亦有其他非甾体类药引起再障报道，但欧洲一项大规模有对照的研究未能证实保泰松与再障有相关关系，有人曾提出在长期规律应用保泰松后，再次应用时血液学易出现改变。

(5)精神和神经药物：一些治疗中枢神经系统的药物可引起再障，如乙内酰脲、卡马西平、抗抑郁药、安定药和近年的非氨酯。非氨酯已有30例以上发生再障的报道，但关于卡马西平与再障关系一直有疑问，大宗病历报道仅有1/200 000患者发生再障。

(6)金和其他重金属：金制剂可发生非常特别的致死性不良反应，发生率为1.6/104。剂量依赖性白细胞减少常见，大剂量金可引起致死性全血细胞减少，甚至已报道有几十例金制剂引起再障，发生后很难恢复。金制剂体外可抑制造血祖细胞克隆形成。砷中毒可引起贫血、白细胞和血小板减少，引起再障发生亦有报道。

(7)抗甲状腺药物：抗甲状腺药物最常见不良反应为白细胞减少，使用硫脲嘧啶患者约2%发生白细胞减少，而丙基硫脲嘧啶和甲巯咪唑引起的白细胞减少发生率报道为0～10%，而相对引起再障发生率较少，仅为白细胞减少的10%。

(8)抗生素：复方新诺明可引起不同程度的血液毒性，最常见为白细胞减少，亦可发生贫血和血小板减少。应用常规剂量复方新诺明血液毒性发生率为5.3/104。其他抗生素亦可引起白细胞减少，但是没有统计学意义证明抗生素可引起再障。

4. 病毒感染 病毒感染常引起有限的骨髓抑制，如白细胞减少和血小板减少。再障病因的流行病学研究间接提示有感染因素，病毒通过感染和细胞溶解作用可直接损伤造血细胞，亦可间接通过免疫反应介导使造血干祖或基质细胞损伤，在特殊环境下可引起骨髓造血功能衰竭。肝炎/再障综合征是由嗜肝病毒所致，但目前与已知甲型、乙型、丙型肝炎病毒无明显关系。其他病毒如疱疹病毒、逆转录病毒如 HIV、微小病毒 B19 等，目前没有可信服的证据证明为再障病因。

(二)肝炎/再障综合征临床表现

急性病毒性肝炎后再障并不罕见，至今已有数百例报道。在西方报道的再障患者中2%～9%以前有肝炎病史，亚洲比例可能更高。虽然一般病毒性肝炎有时会合并轻度血细胞减少，但合并再障出现严重全血细胞减少和骨髓增生低下并不常见，估计占儿童肝炎的比例＜0.07%，占非甲非乙肝炎的 2%。在暴发性血清阴性肝炎导致肝衰竭的患者中 1/3 会最终发生再障。肝炎后再障有下列几个特点：①常发生在明显病毒性肝炎发生后 1～2 个月，在炎症康复期出现严重全血细胞减少，在病毒性肝炎炎症期可有轻度血细胞减少，如粒细胞、血小板减少，大红细胞增多，不典型淋巴细胞增多等，类似轻度再障表现，然而其预后极差，1 年内死亡率可达 90%；②引起肝炎后再障的病毒至今不甚明确，几乎所有研究表明其病毒为非甲非乙非丙非庚型肝炎病毒。再障患者合并丙肝和庚肝病毒性肝炎常见，多认为是反复输血所致；③血清阴性急性病毒性肝炎与丙型肝炎有明显临床不同，即父母接触不是一个危险因素，患者急性期肝功能异常非常严重，晚期并发症常见。

(三)实验室检查

1. 外周血　典型再障常是外周血三系减少，而在发病初期，以中性粒细胞和血小板下降最明显，中性粒细胞内常有中毒颗粒，血小板形态异常，偶可见大的异形血小板，红细胞形态正常，但自动血细胞计数仪常显示大红细胞增多，淋巴细胞比例相对增高，但许多患者有淋巴细胞和单核细胞绝对值减少。

2. 骨髓　骨髓检查包括活检和涂片，应对残余造血细胞进行定性和定量评价。骨髓涂片应至少 1cm 长，如标本取材不满意，应重复再做骨穿。骨髓增生程度是诊断再障的最重要指标，再障患者骨髓增生低下，对于涂片和活检标本应尽可能多部位观察和计数。诊断时应把活检和涂片结合判断，因为当骨髓抽取过程中髓液稀释，涂片显示有核细胞减少，增生低下，但活检标本可能是增生活跃，同时部分再障患者可呈灶性造血特点，抽取造血灶外和造血灶可得到截然不同增生情况，一般以造血组织在标本中低于 30%作为增生低下标准，但儿童和年轻人骨髓增生明显活跃，造血细胞比例高，老年人造血细胞比例随年龄可逐渐降低。增生程度可与骨髓抽取部位有关，胸骨、椎体增生程度较高，髂骨较低。典型再障患者涂片增生低下，造血明显减少或消失，巨核细胞缺如，仅看到淋巴细胞、浆细胞、成纤维细胞和组织细胞，可见不同程度红系病态造血的大红细胞，核-浆成熟度异常等。有时形态难与骨髓增生异常综合征区分，但是仔细观察残有细胞，如发现原粒细胞比例增高，有助于骨髓增生异常综合征的诊断。此外，骨髓细胞核型分析在鉴别这两种疾病中有意义，再障无染色体异常。

3. 放射性显影检查　铁代谢的动态研究表明再障患者血浆铁浓度、转铁蛋白饱和度均升高，而铁清除率降低。与转铁蛋白结合的放射性核素^{59}Fe 可以被红系造血细胞摄取，通过放射性自显影反映骨髓红系造血功能。目前临床常用简便的^{99m}Tc 与抗红细胞 CD67 的单克隆抗体连接来代替^{59}Fe 做骨髓显像，二者相关很好，反应骨髓整体的造血组织分布。核磁(MRI)在

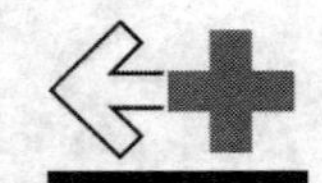

评价骨髓功能方面亦有重要作用。造血组织在核磁显像上呈低密度而脂肪组织呈透亮，因而MRI在鉴别再障与MDS和评价预后及疗效有一定作用。

（四）诊断和鉴别诊断

1. 诊断标准 按国外1979年Cammita所提出标准，将再障分为重型和轻型。

（1）重型再障：①骨髓细胞增生程度＜正常值的25%，如＜正常值50%，则造血细胞比例应＜30%；②血象：必须具备下列三项中的两项，中性粒细胞＜0.5×10^9/L，血小板＜20×10^9/L，网织红细胞＜1%或绝对值＜40×10^9/L。若中性粒细胞＜0.2×10^9/L为极重型；③无其他血液学系统异常。

（2）轻型再障：①骨髓增生减低，②全血细胞减少。

2. 鉴别诊断 再障并不是全血细胞减少的最常见原因。临床上全血细胞减少的最常见原因为系统性疾病和恶性病，如红斑狼疮、肝硬化、脾功能亢进等，但骨髓在这类疾病中增生均是活跃，易于再障鉴别。骨髓纤维化常伴脾肿大，而再障伴脾肿大者罕见，虽有叶酸、维生素B_{12}缺乏性巨幼贫患者伴红系增生低下，但临床极为罕见。因而以上疾病通过病史、体检、骨髓穿刺均不难鉴别。临床上较难鉴别有以下几种。

（1）不典型再障：虽有外周血三系细胞减少，但不严重，或仅有一系或二系细胞减少，骨髓涂片如穿刺到造血灶增生可呈活跃，但反复多部位骨髓涂片和活检仍能观察到有增生低下区域，非造血细胞如浆细胞、淋巴细胞、成纤维细胞和组织细胞较多。骨髓核素显像显示全身骨髓造血呈灶性，可以与其他疾病鉴别。单系细胞减少大多由于非血液系统疾病所致，极少数人显示为骨髓单系造血祖细胞功能异常低下，有人提出所谓单系再障概念，如纯红细胞再障、无巨核细胞血小板减少、粒细胞缺乏症等。通过临床仔细分析，排除其他原因可连续观察，患者可在一段时间后转为骨髓增生低下的典型再障。

（2）低增生骨髓增生异常综合征（MDS）：低增生MDS不是MDS的一个特殊类型，而是其病程中的一个阶段，其临床表现为三系细胞减少，骨髓增生低下，此时常缺乏病态造血表现，易与再障相混，详细分析病史是一重要鉴别方法。低增生MDS多有MDS病史或观察一段时间后会转为典型MDS。此外，尽管外周血三系减少，但有时会出现个别杆状核幼稚粒细胞，单核细胞比例升高或个别有核红细胞、巨大红细胞，而这些表现在再障罕见。染色体分析，基因检查如出现阳性结果是支持MDS的有力证据。此外造血祖细胞培养，尽管MDS的CFU-E、BFU-E和CFU-GM集落减少，但集簇明显增加，而此现象罕见于再障。

（3）合并慢性炎症使骨髓象改变：重症感染如病毒、细菌、原虫感染等可严重抑制骨髓造血功能，可出现类似再障的骨髓象。但当原发感染一旦治愈，骨髓造血功能多随之恢复正常，仔细分析临床病史、体检和相关检查多能鉴别。

（4）确实存在的再障、MDS和PNH间过渡型：国外最近报道可在10%的再障和MDS患者中发现CD59阴性细胞。MDS和PNH是一种克隆性疾病，但再障目前大多学者认为其发病主要由于免疫机制异常所致。少数再障患者中确实存在克隆异常，如PNH-再障综合征。亦不排除MDS、PNH和再障之间由于发病机制某些途径相似之处而有临床间的过渡型。

(五)治疗

1. 支持治疗

(1)出血:出血是再障最常见并发症,严重脏器出血,尤其是颅内出血常可危及生命。再障患者出血除血小板减少是其主要原因外,尚需考虑其他原因,如感染可诱发弥散性血管内凝血,贫血过重、组织缺氧和酸中毒可致微循环障碍影响凝血机制,以及患者本身合并血管病变,如动脉硬化等。在重度贫血合并出血患者,纠正贫血常可使出血减轻。关于对再障患者预防性输注血小板一直有争议,有人认为并不能减少严重出血危险和提高患者生存期。临床一直把血小板计数$<20\times10^9$/L 作为输注血小板的指征。最近临床试验提出新的输注血小板标准:对血小板$<5\times10^9$/L 没有出血倾向再障患者、血小板计数在$(6\sim10)\times10^9$/L 有少量出血患者、血小板在$(11\sim20)\times10^9$/L 有凝血机制异常患者及血小板 20×10^9/L 有明显出血或需要手术患者可相应输注血小板,致命性和严重出血很少发生在血小板$>10\times10^9$/L 患者。血小板输注的主要问题是受者发生同种异体的免疫反应,产生对 HLA-A 和 HLA-B 型抗原抗体,常在输血 40U 以上不同供者的血小板后明显产生同种异体抗体。选择 HLA 配型匹配的供者血小板或采用单一供者血小板可预防和延缓血小板抗体产生。此外,输注血小板时用白细胞滤器和用 γ 射线照射亦可减少血小板抗体产生。

(2)贫血:再障患者贫血应予积极纠正。患者能适应对于一般日常生活体力活动而无贫血症状,其血红蛋白至少要>70g/L。而对于合并心血管疾病患者其血红蛋白维持 90g/L 以上。输血是有效的纠正贫血的方法,其唯一缺陷是可能产生免疫反应而使将来做骨髓移植后其移植物抗宿主反应发生危险增加。这种危险增加常见于接受>10U 红细胞输注患者,因而及早测定患者和供血者组织相容抗原类型对于要采用骨髓移植方法治疗的患者尤为重要。对于老年再障患者不应限制输血,因为此类患者免疫抑制剂治疗是首选方案。

(3)感染:感染是再障患者的一个常见和严重的并发症。感染的严重性和死亡率取决于再障患者中性粒细胞减少的时间和程度。再障患者病程较长,其骨髓造血功能很难在短期中恢复,因而其感染与粒细胞的数量有直接相关。①对再障患者合并感染的重要处理原则是:当中性粒细胞绝对值$<0.5\times10^9$/L,临床怀疑有感染,立刻静脉点滴广谱抗生素,在血培养结果回报后再根据细菌药敏试验、新的症状和体征及临床进展情况做调整。但是发热患者仅有 20%存在菌血症,而菌血症患者中仅有 40%可培养出细菌或有局部体征。因而对于再障发热患者过早停用抗生素是危险的,可使感染复发。抗生素使用时间要足够长,当用有效的广谱抗生素后 3 天患者仍发热,尤其是对于第二次发热患者,应当考虑合并霉菌感染。常见为念珠菌和曲霉菌感染,应及早用氟康唑或两性霉素 B,可减低再障患者感染死亡率;②G-CSF 和 GM-CSF 可用于再障患者,但由于骨髓功能受抑疗效有限。目前对于 HLA 抗原匹配供者注射 G-CSF 后可明显提高其外周血粒细胞的采集量,便于给患者输注粒细胞;③预防感染:注意环境和患者个人卫生可在一定程度上预防和减轻感染。病房环境彻底消毒,医务人员注意无菌操作,不用针采指血和耳血,检查治疗患者中避免交叉感染。患者保持口腔和牙齿、肛门和会阴清洁,服用肠道不吸收的抗生素,避免食用未经煮熟的食物,从而在一定程度上减少感染的发生。

2. 造血干细胞移植 骨髓移植:自从用同卵孪生子骨髓移植治愈了再障患者后,骨髓移

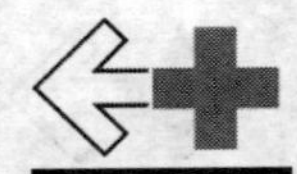

植治疗再障已成为国内外移植中心的一个重要研究课题，已有大量的研究结果报道。近年来用细胞因子和外周血干细胞采集来代替骨髓移植的报道逐渐增多，有取代骨髓移植趋势。无关供者及 HLA 抗原不匹配的亲属供者移植：绝大部分再障患者的骨髓造血干细胞需由 HLA 匹配的亲属和无关供者提供。尽管目前有用半相合亲属骨髓移植成功报道，但是，只要供者有 1 个 HLA 抗原主要位点不和，患者移植生存期低于那些接受 HLA 主要位点匹配的亲属供者骨髓移植患者。据欧洲大宗移植病例统计，接受 HLA 主要位点相同亲属供者的再障患者移植的真实生存期为 45%，有 1 个位点不合为 25%，有 2 个或 3 个位点不合的仅为 11%。据最近美国西雅图的报道显示再障患者接受一个或多个 HLA 位点不合的亲属供髓预后比全部位点匹配者差。总之，对再障患者亲属供者移植是可行的。在熟练的移植中心，由于亲属供者移植准备时间短，并发症少，尤其对于年轻的有严重血细胞减少的再障患者，推荐采用 HLA 相匹配亲属供者移植，成功率及治愈率均较高。但对于 HLA 位点不匹配者，移植风险大，死亡率高，而无关供者移植效果并不理想，应慎重。

3. 免疫治疗

(1)抗胸腺细胞球蛋白(ATG)和抗淋巴细胞球蛋白(ALG)：再障的病原学不是一个判断疗效的因素，病毒感染相关及药物相关的再障对 ATG 和 ALG 同样有效，并用大剂量肾上腺皮质激素或雄激素并不能提高疗效。ATG 应用的疗效是在几个月后出现，可能会迅速改善，亦可血小板红细胞改善较白细胞晚。通常粒细胞上升在治疗 1～2 个月后出现，多在 2～3 个月患者不再输血。在 3 个月后仍可能有继续改善。患者应用 ATC 和 ALG 后长生存期与治疗后 3 个月的患者好转程度明显相关。ALG 疗效可能与疾病程度特别是自细胞减少程度呈负相关。

ATG 和 ALG 临床应用有 3 个主要毒性反应：即刻过敏反应、血清病和一过性血细胞值减少。发热、寒战、荨麻疹样皮疹在应用第 1、第 2 天常见，应用抗组胺药物和退热药可控制。过敏反应罕见，但可致命。应用原液 50μg/ml ATG 做皮试，如立即出现风团和红斑常预示全身应用时可出现严重反应，对过敏患者可用脱敏疗法注射 ATG，先从皮内、皮下然后再静脉注射并同时逐渐提高剂量。一般在应用 ATG 头 2 周内加用中等剂量肾上腺皮质激素，常为泼尼松 1mg/(kg · d)，减轻血清病发生。ATG 和 ALG 使用剂量据兔和马血清种类不同为 5～50mg/kg，疗程 4～28 天。在欧洲常用剂量为 40mg/(kg · d)，连用 4 天，这样在血循环中的 ALG 水平在宿主产生抗体时已降到很低水平，疗程短易于应用，血清病发生少，疗效与疗程长方案相等。目前尚无可信方法来预测再障患者对 ATG 或 ALG 疗效。

(2)环孢菌素 A(CsA)：CsA 治疗再障与 ATG 和 ALG 疗效相当，其最适剂量无有定论。在美国，常用大剂量 CsA，成人 12mg/(kg · d)，儿童 15mg/(kg · d)，同时其剂量按血浆 CsA 和血肌酐浓度调整。在欧洲，用小剂量，成人用 3～7mg/(kg · d)，报道疗效与大剂量相等，血液学改善常在用后数周和数月后出现，病程需用 6 个月，一些患者需用维持治疗。缓解为持续性，但一些患者停药后可复发，但再度应用 CsA 大多数仍有效。

CsA 的主要毒性反应为高血压和氮质血症，其次为多毛和牙龈增生。CsA 特别是与肾上腺皮质激素并用时可使患者处于一过性免疫缺陷状态，易发生条件致病菌感染，临床应予以注意。

(3)联合或加强免疫抑制治疗:①联合应用溶淋巴细胞药物(如 ATG 和 ALG)与阻断淋巴细胞功能的药物(如 CsA)是合理的方案:德国最早应用 CsA 加 ALG 与 ALG 单独应用一随机试验结果证明,应用了 3～6 个月后,其血液学改善率和完全缓解了分别为 65%vs39%,70%vs46%。在欧洲多中心的联合 CsA 与 ALG 试验结果 1 年血液学改善率为 80%,有效患者 5 年生存率为 80%～90%。加强的免疫抑制治疗证明对于白细胞$<0.2\times10^9$/L 者及儿童是有益的;②肾上腺皮质激素:小剂量可的松对再障无效,中等剂量泼尼松 1mg/(kg·d)常作为 ATG 和 ALG 治疗中预防血清病反应,大剂量甲基泼尼松龙方案:20mg/(kg·d)第 1～3 天;10mg/(kg·d)第 4～7 天;5mg/(kg·d)第 8～21 天;1mg/(kg·d)第 21～30 天,然后用维持治疗,可能对一些再障患者,尤其是刚确诊的患者有效,但较 ATG 和 ALG 疗效差。

(4)雄激素:雄激素对于中度获得性再障和体质性再障有效,但对于重度再障,对照试验表明雄激素无效。雄激素与免疫抑制剂合用并不能增加有效率。欧洲试验表明伴有重度中粒减少的女性再障患者应用雄激素有一定生存期延长。但是在亚洲和墨西哥,应用雄激素来治疗再障十分普遍,不同剂量方案报道有效率 35%～60%,疗程为 6 个月。雄激素对于血红蛋白增长较白细胞和血小板明显,胆汁淤积和转氨酶增高是其常见并发症,大多为可逆。雄激素作用机制不十分明了,可能与促进 EPO 分泌,刺激造血细胞增殖有关。

(5)造血生长因子:造血生长因子用在再障患者中通过直接刺激残余造血干/祖细胞促进骨髓恢复或者通过提高造血细胞功能,使患者延长生存期以等待其他药物作用后出现疗效。G 和 GM-CSF 可以刺激髓系造血前体细胞增殖而使中粒数目增加,减少再障患者严重致命感染的发生率,常需维持注射。G 和 GM-CSF 最常见的即刻不良反应为细胞因子流感样综合征和骨痛。

(六)预后

发病初的周围血细胞数是再障患者最重要的预后指标,包括:中粒$<0.5\times10^9$/L,血小板$<20\times10^9$/L,网织红细胞纠正后<1%($<40\times10^9$/L),都是重型再障预后不良的指标。在一个比较再障预后指标的研究报道提出,在治疗初 3 个月血细胞继续下降预后差,全在 5 年内死亡。而治疗初 3 个月血细胞增加者,75%可获得长生存期。在欧洲研究组报道极重型再障(中粒<200)预后极差。骨髓检查预后意义较外周血细胞计数差,因其受穿刺技术、部位、难于定量等限制。有报道说骨髓以淋巴细胞为主者预后差,残存的骨髓细胞中红系细胞多者预后好。

再障不治疗自愈的比例很少,未治疗的重症再障绝大多数死亡,中度再障预后好。对于血象轻度降低者不治疗或有限治疗血象即可恢复正常,但是非洲一组研究报道仅接受输血、肾上腺皮质激素和雄激素来治疗者 1 年死亡率 56%,1 年半为 72%,说明只有应用有效的治疗方案才能提高患者预后。

第九节　自身免疫性肝病与肝炎病毒感染

自身免疫性肝病是指一组相关的不同疾病群,这些疾患涉及针对肝胆细胞组成部分的自身抗体形成和炎症细胞对肝细胞和胆道上皮细胞的损伤。自身免疫性肝病包括自身免疫性肝

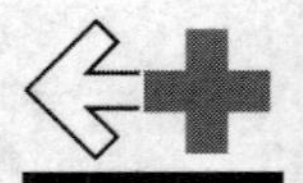

炎(AIH)、原发性胆汁性肝硬化(PEC)和原发性硬化性胆管炎(PSC)等一组疾病。自身免疫性肝病往往意味着快速进展性肝损害,进展性肝纤维化,并最终达到肝硬化。自身免疫性肝病的病因并不清楚,目前研究认为与遗传突变、病毒感染、环境因素等均有密切关系。最近的研究提示自身免疫性肝病与嗜肝病毒、人巨细胞病毒(CMV)、副黏病毒或逆转录病毒感染有关。

一、自身免疫性肝炎

(一)发病机制

自身免疫性肝炎是由诱发因素、自体抗原、遗传易感因素、免疫调节网络等多种因素相互作用的结果,目前已排除了单一因素诱发 AIH 的学说。

1. 自体抗原 AIH 发病的本质是在外界因素的作用下,自身抗原为宿主所不能耐受,从而诱导产生具有组织损害作用的抗体或免疫细胞,浸润到肝组织中,并对肝组织产生损害。以下几种候选自体抗原是在 AIH 发病机制中被深入研究的并认为的确与疾病存有一定关系的蛋白。无唾液酸受体是Ⅰ型 AIH 的候选自体抗原,P450IID6(CYP2D6)是Ⅱ型 AIH 的候选自体抗原。除此之外,尿苷三磷酸葡萄糖苷酸转移酶、谷胱甘肽 S 转移酶、亚胺甲基转移酶环脱氨酶等为潜在的自体抗原,最近又确定一种相对分子质量 50 000 的胞浆酶,该酶可诱导可溶性肝抗原(SLA)/肝膜(LP)抗体的产生。

2. 自体抗原呈递过程 抗原呈递是由专业 APC 细胞完成的,抗原表位被固定在主要组织相容性复合体(MHC)Ⅱ类分子[人白细胞抗原(HLA)Ⅱ型抗原]的结合“沟”中,之后传递给未定型的 $CD4^+$ T 辅助细胞,MHCⅡ类分子的 DRβ 链结构决定了抗原的呈递,DRβ 链内有高变区(HVR),HVR3 的变化影响了抗原的结合。MHCⅡ类分子是由多个遗传突变因子所决定的,多个 MHCⅡ类分子可呈递同一个抗原,单一的 MHCⅡ类分子也可呈递多个抗原,因此多个遗传突变因子可决定类似的免疫反应。自体抗原在 MHCⅡ类分子的大沟中,22 通过 5 个点与分子结合,分别是 P1、P4、P6、P7 和 P9,最重要的是 P4 与 DRβ71 之间的相互作用是决定性的。当 DRβ71 为赖氨酸或精氨酸时,P4 的氨基酸残基多为酸性氨基酸天冬氨酸或谷氨酸,这提示自体抗原在 P4 位有一定的特性。抗原递呈反应可分为 2 套信号转导系统,但主要由第一信号转导系统决定。第一信号转导系统是指抗原表位、HVR3 和 T 细胞受体(TCR)之间的相互作用。

3. 免疫细胞的激活 在第一信号转导系统即抗原表位、HVR3 和 T 细胞受体(TCR)之间的相互作用的同时,第二信号转导系统也在免疫细胞的激活过程中起重要的作用,第二信号转导系统是指定型的 $CD4^+$ Th 表面分子 CD28 与 APC 细胞表面的 B7 配体之间的相互作用。细胞毒性 T 淋巴细胞抗原-4(CTLA-4)表达于激活的 $CD4^+$ Th 表面,并可以与 B7 竞争结合 CD28。在Ⅰ型 AIH 患者中,CTLA-4 基因的多态性会影响抗原递呈功能,CTLA-4 基因第 49nt 的 A→G 替换突变,导致蛋白表达时以苏氨酸代替了丙氨酸,这种变异影响了 B7 分子与 CD28 的结合。原发性胆汁性肝硬化(PBC)患者的 CTLA-4 基因也会有类似的变异。

4. 细胞因子网络 细胞因子网络直接影响了 AIH 的发生率、临床表现和预后。Th1 类细胞因子，如白细胞介素（IL-2）、干扰素-γ（IFN-γ）、肿瘤坏死因子-α（TNF-α），主要调节细胞免疫反应；Th2 类细胞因子，如 IL-4、IL-5、IL-6、IL-8、IL-10 和 IL-13 等，主要调节体液免疫反应。Th1 和 Th2 因子共同组成免疫调节网络，对免疫反应的正确走向起重要作用。

（二）临床表现

总体而言，AIH 的临床表现与其他类型的慢性肝炎表现并无明显不同。约 25%的 AIH 患者表现为急性发作，也有少数暴发性肝炎的报道。AIH 的临床表现为非特异性的症状，如乏力、疲劳、右上腹痛、黄疸，少数患者体征可见肝掌和蜘蛛痣。其中乏力最为多见，约 50%的患者有此症状，50%的患者有恶心症状，40%的患者畏食，30%的患者腹痛，20%的患者瘙痒、关节痛，15%的患者发热、出现皮疹，约 10%的患者并无任何症状。10%～50%的 AIH 患者表现为伴有肝外的自身免疫疾患表现，其中经常伴有的疾患为自身免疫性甲状腺炎、溃疡性结肠炎、滑膜炎等，不常伴随的有类风湿关节炎、糖尿病、扁平苔藓等。

晚期患者也可出现肝硬化，主要表现为门脉高压症状，包括腹水、胃底或食管静脉出血症状，体征有脾肿大等。

（三）实验室检查

1. AIH 的自身抗体检测及 AIH 分型 初筛实验中，应检测 ANA，平滑肌抗体（SMA）、LKM 和抗线粒体抗体（AMA），是应用间接免疫荧光法检测的，当上述指标阴性，而仍怀疑 AIH 诊断时，应以放射免疫分析（RIA）法检测抗-SLA/LP 抗体，约有 10%的 AIH 患者仅可检测出抗-SLA/LP 阳性。抗-LKM-1 可抑制 CYP2D6 的活性，并可激活浸润 T 细胞。针对微粒体蛋白的自身抗体，如抗-LM、抗-LKM，可在多种疾患中被检测出来，包括：AIH、药物性肝炎、APS-1、慢性丙型肝炎、慢性丁型肝炎等。

此外，许多 AIH 体内的自身抗体可与无唾液酸受体、肝胞浆抗原-1（LC-1）反应，抗-LC-1 可识别亚胺甲基转移酶环脱氨酶。

2. 其他与 AIH 有关的自身抗体 抗无唾液酸受体抗体可在 88%的 AIH 患者的血清中被检出，被认为是肝脏自体免疫反应的常见指标，其滴度变化可被用于治疗有效与否的观察指标。抗-LC-1 被视为Ⅱ型 AIH 的第二标志，并且与病情的活动程度有关，而抗-LKM 与病情程度无关。抗中性粒细胞胞浆自身抗体（ANCA），可在 65%～96%的Ⅰ型 AIH 患者体内被检测出来，但与 ANA 较难以区别。

（四）诊断与鉴别诊断

1. 诊断 AIH 的诊断是根据多种指标综合判断的结果，除了血清免疫球蛋白浓度升高、抗核抗体阳性，或抗平滑肌抗体阳性之外，肝组织病理检查是十分必要的，如肝组织病理切片提示门脉区的浆细胞的浸润，则大大有利于诊断 AIH。IAHG 和国际肝病学会共同制订了 AIH 的诊断标准，根据 6 个中心临床观察，历经 983 例患者验证，该评分系统总敏感性为 89.8%，但与 PBC、PSC 鉴别的特异性略低。由于 AIH 评分系统复杂，如在临床工作中患者的表现与化验指标高度提示可疑 AIH，必须进行激素治疗时，建议进行胆道造影以鉴别 PBC

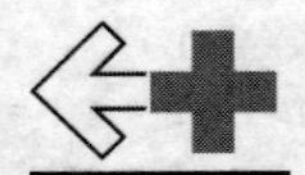

或PSC诊断。综合临床表现、化验和病理组织学检查的结果，除明确诊断外，还进一步将AIH进行了分型。

Ⅰ型AIH：又称经典型，或狼疮型AIH：ANA和(或)抗-SMA阳性。该型患者占AIH分类的80%，其中70%的患者为女性，发病高峰在16～30岁，48%的Ⅰ型AIH患者伴发其他自身免疫性疾患。慢性起病，25%的患者发病时即诊断为肝硬化。

Ⅱ型AIH：抗-LKM-1阳性，该抗体识别P450(CYP)2D6，少部分可检测出抗5'-尿苷二磷酸葡萄糖苷酸转移酶抗体。Ⅱ型AIH患者相对较为少见，约占欧洲AIH患者的20%，但仅占美国AIH患者的4%。女性患者占大多数，肝外自身免疫症状较Ⅰ型更为多见。Ⅱ型AIH的高发年龄为10岁左右，较Ⅰ型患者更易进展到肝硬化，且有许多患者以暴发性肝炎起病。

Ⅲ型AIH：抗SLA/LP阳性，该抗原是UGA抑制子转运RNA(tRNA)相关蛋白，而不是既往认为的细胞角质蛋白8或18，也不是谷胱甘肽S转移酶。Ⅲ型较Ⅱ型更为少见，90%以上的患者为女性。发病年龄高峰为20～40岁，临床表现、免疫学特征和对治疗的反应均与Ⅰ型相类似。

临床上以Ⅰ型AIH最为多见，Ⅱ型和Ⅲ型较为少见。事实上，分型是根据血清学自身抗体检测结果进行的，Ⅰ型和Ⅲ型AIH之间并无本质区别。Ⅰ型和Ⅱ型AIH之间有一定临床差异，表现在：Ⅱ型AIH患者的患者较为年轻，多呈现急性肝炎发作表现，病情重且呈现进行性加重。IAHG认为这种分型并无意义。

总之，临床生化检查中如发现γ球蛋白＞50g/L，自身抗体阳性，多系统疾患，HLA A1、B8或DR3位点阳性，对激素治疗有效等上述情况，则高度提示AIH，同时排除标准为：AMA阴性，肝炎病毒标志物阴性，无既往胆道疾患史，无长期酗酒、服用药物史、无金属代谢障碍等。因此，对AIH的诊断是建立在对多种检查结果的综合分析基础上的，肝组织活检的病理切片中如发现典型的病变，将有助于诊断。由于AIH患者存在多系统损害，应当全面检查各系统，如甲状腺功能及其自身抗体等。

2. 鉴别诊断 关于与AIH的鉴别诊断的病种群中，主要与疾病(群)鉴别：

(1)隐源性肝炎：这类肝炎的病因、病理机制均不明了，自身抗体阴性，临床表现类似。如经长时间观察自身抗体或进行肝组织活检，11%的隐源性肝炎为AIH。

(2)丙型肝炎病毒感染：这类肝炎有明确的病原和病理机制，但10%～20%的患者可化验品出抗-LKM-1阳性，目前有学者将HCV感染患者且自身抗体阳性的患者群定义为AIHⅡb型。另外，由于抗-HCV检测会出现5%的假阴性，有必要应用逆转录PCR(RT-PCR)法化验AIH患者血清中是否存在HCV-RNA，这个结果对是否应用免疫抑制剂治疗是至关重要的。

(3)包括自身免疫性胆管炎、PBC、PSC等与胆道有关的自身免疫性疾患，AMA阴性的自身免疫性胆管炎与AIH的鉴别较为困难，尤其当胆道造影为正常结果时，这类患者中约10%重叠诊断为AIH。2%～8%的PBC患者和6%～25%的PSC患者重叠诊断为AIH。与自身免疫性胆道疾患患者的鉴别诊断是十分困难的。

(五)治疗

1. 治疗指征 绝对指征是AIH的急性发作，或暴发性发作，如转氨酶的水平大于正常值上限的10倍，组织学表现为桥接坏死或多小叶坏死，或门脉区外炎症，或伴有较严重的肝外症状，如乏力、右上腹痛等，或出现失代偿性肝病，治疗均应当及早安排，但必须除外肝炎病毒的感染。治疗前应当排除高血压、糖尿病、青光眼、白内障等疾患，以免加重病情。

当转氨酶只有中度升高，在正常值的5～10倍，组织学有肝炎表现，但无纤维化现象，症状较轻，需要权衡治疗的不良反应和肝炎的严重程度。

如转氨酶升高幅度不大，组织学如无活跃炎症表现，则无治疗绝对指征。

2. 治疗方案的设计 在慢性肝病谱中，AIH是可以经过治疗延长患者生命，其治疗目的有2个：诱导缓解和持续缓解。治疗前应当通知患者长期应用激素会出现的不良反应，包括：骨质疏松、糖尿病或高血压等，同时医师应当设计详细的病程观察表，包括：酶类指标、肝储备功能、血白细胞计数、血小板计数、血糖、血脂及骨密度检查。嘱咐患者避免阳光直晒。

3. 诱导缓解——标准免疫抑制疗法 针对AIH的标准治疗方案为：单用泼尼松或联用泼尼松和硫唑嘌呤，二者的疗效是相近的。肝硬化状态也不影响机体对泼尼松或泼尼松龙的代谢，因此应用这2种药物是较为安全的。有的医师更喜欢联用泼尼松和硫唑嘌呤，其原因是将大大减低药物的不良反应。联用方案更适合于老年患者，或有骨质疏松、代谢疾患（糖尿病、高血压、肥胖）以及具有精神疾患的患者。而单独应用激素治疗适合于存在血细胞减少，或试验性治疗，或仍希望生育的年轻患者。单独应用硫唑嘌呤不足以诱导缓解，该药还不推荐应用于希望生育的患者。另一条原则是治疗要根据不同患者设计个体化治疗方案。单用激素治疗方案为：泼尼松（龙），初始剂量为60mg，4周内逐步减量至20mg或更低，达到缓解后每周将日服用量下调2.5mg。联合疗法：泼尼松（龙），初始剂量为30～60mg/d，8周内逐步减量至10mg或更低，同时应用硫唑嘌呤50mg，病情缓解后平均每3周将硫唑嘌呤的用量下调。治疗的一个重要原则是疗程要足够长，要求至少12～24个月，要有组织学证据提示炎症缓解，一定要避免提前减量。

对于年轻的仅有低度炎症活动的患者，如ALT水平小于5倍检测上限值时，应当以维持量进行治疗，而不是采用高剂量诱导，之后逐步减量的治疗方案。

治疗的目的是生化、组织学指标的好转以及症状的缓解。过早的停用治疗药物或不适当的减量将导致病情的反复，出现高的肝硬化以及静脉曲张、肝衰竭形成率，同时也致使药物的不良反应大大增强。治疗的重要目标是控制病情，防止反弹。在经历3年疗程治疗的患者中，约87%的患者可以达到治疗目的。在试验性治疗中，医师在平均3～6个月将观察到患者的ALT达到正常，但组织学的好转要在这以后的3～6个月之后，组织学检测是唯一正确的方法来辅助医师判断病情的演变。如果在应用免疫抑制剂的情况下可保持肝组织结构的正常，则认为是达到了治疗目的，因而治疗前后的肝组织活检是有必要的。如果在治疗后的活检中仍发现存在有门脉区的炎症，则在停药后的半年内的病情反复率为50%。上述治疗方案的总反复率是：撤药6个月内，50%的患者出现病情反复；3年之内，70%的患者出现反复。只有17%的患者经过上述治疗可以得到持续的缓解。继续服用硫唑嘌呤有助于增加持续缓解率。撤药过程应当延长3～6个月。

4. 对非持续缓解的患者的治疗方案 如治疗2年后患者的生化指标无好转，或肝组织仍表现为炎症，或对上述药物不耐受，则要考虑应用其他药物以期达到治疗目的。联合疗法有助

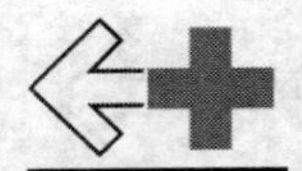

于获得缓解病情，或者长期服用硫唑嘌呤 2mg/(kg·d)。再治疗方案采用高剂量激素，即泼尼松(龙)60mg/d，或联合疗法：泼尼松(龙)30mg，联用 150mg 硫唑嘌呤，服用 4～6 周。如上述补救方案无效，应当考虑进行肝移植。

对不耐受药物的患者，应当迅速减量应用。椎体压缩骨折、精神病、糖尿病恶化、体重明显增加均为激素治疗的并发症，当上述情况出现时，停用激素，加大硫唑嘌呤的剂量以控制病情。血细胞减少、关节痛和肌痛为硫唑嘌呤应用的严重不良反应。

5. 其他疗法 如激素和联合疗法均不能达到满意的治疗效果，应当考虑以下几种治疗药物：①FK506：大环内酯/乳酸混合物，免疫抑制活性甚至超过环孢菌素 A。有学者对 21 例患者进行了长达 1 年的治疗，剂量为 3mg，每日 2 次，治疗效果是满意的；②环孢菌素 A：亲脂的环状 11aa 寡肽，作用位点是钙依赖信号转导系统，通过作用于 IL-2 基因而抑制 T 细胞功能。近年有学者应用 2～3mg/(kg·d)剂量的环孢菌素 A 治疗 32 例Ⅰ型 AIH 儿童和 4 例Ⅱ型 AIH 患儿，患儿均获得了组织学的好转。该药耐受性好，有 15 例Ⅱ型 AIH 患者经过治疗，停用后未发现复发；③环磷酰胺：有学者报道该药与激素联合应用可用于诱导 AIH 的缓解，剂量为 1～1.5mg/(kg·d)。由于该药对血液学的影响较大，影响了该药的大剂量应用；④布德松：被用于获得长期缓解的患者而减少激素的不良反应。该药是合成激素，其特点是肝脏的首过代谢率较高，因而无机体系统不良反应。该药是治疗过敏性肺炎的一线药物。有学者对 13 例 AIH 患者应用布德松(6～8mg)进行治疗，疗程长达 9 个月，ALT 均复常，且耐受性好。该药的疗效与泼尼松(龙)相似，但不良反应小，可能在将来成为一线药物。

6. 最新药物治疗进展 第二代激素药物：地夫可特(deflazacort)是泼尼松龙的噁唑啉衍生物，对骨质形成和糖代谢影响较小。有研究将 15 例 AIH 患者给予地夫可特治疗，剂量为 7.5mg/d，患者均获得了缓解，持续了至少 2 年。

抗代谢物：霉酚酸(MPA)是从青霉属真菌中分离的一种抗代谢药物，是次黄苷单磷酸脱氢酶非竞争性抑制剂，可阻断嘌呤的重新合成，可选择性阻断淋巴细胞的激活。进一步的结构调整物：MMF(Mycophenolic mofetil)生物活性更强，且可积聚于肝脏中。有学者选择 7 例经过标准治疗方案治疗后失败的 AIH 患者，在应用泼尼松龙的同时给予 MMF，剂量为 2g/d。治疗后其中的 5 例获得了较为理想的效果，组织学有明显改善，泼尼松龙的剂量也获得下调。但有 1 例患者出现较为明显的骨髓抑制作用，以致不得不进行减量治疗。目前有学者认为 MMF 可作为二线药物进行应用，现正进行多中心对照临床研究。甲氨蝶呤作为另一种抗代谢药物既具有免疫抑制作用，又具有抗增生作用，有个案报道证明了该药可用于辅助治疗 AIH。

熊脱氧胆酸：亲水胆酸，该药被认为具有一定的免疫调节的作用。该药可改变 HLA Ⅰ类抗原在细胞膜上的表达，还可抑制免疫球蛋白的产生。但该药在治疗 AIH 的疗效需要进一步研究。

D-青霉胺：具有抗炎症和金属离子螯合作用，有研究证明该药可被用于维持缓解，但该药物的不良反应大。

由于激素治疗可导致骨质疏松，因而有必要同时服用维生素 D 和钙剂，并嘱咐患者多进行力所能及的运动。对绝经后的妇女，应当给予雌激素替代治疗。多重维生素，尤其是维生素 K

应当长期服用。

7. 外科治疗 肝移植是终末性AIH的一种选择。目前外科医师对选择AIH患者进行肝移植并无绝对的指征，大多是从治疗失败的患者群中选择患者进行肝移植。如患者进行了4年的连续免疫抑制治疗，AIH仍进行性发展，并出现肝硬化表现，则应当考虑进行肝移植。欧洲的肝移植患者群中，4%为AIH患者，复发率为11%～35%。肝移植后患者血清中自身抗体的持续阳性并不提示AIH的诊断成立，一定要经过肝组织活检后方可明确诊断。

（六）预后

患者的预后取决于多种因素的影响，但应当注意的是AIH是一种进展较快的疾患，许多患者迅速进展到肝硬化或暴发性肝炎或亚急性暴发性肝炎，因此对AIH的治疗态度应当积极。有研究提示，肝组织活检提示炎症程度为3或4级的患者如不进行治疗，其6个月的病死率为40%，3年内为50%，10年内为90%。如在活检中发现桥接样坏死，82%的患者在5年内进展到肝硬化，病死率为58%。

HLA B8位点阳性往往与患者较为严重的炎症反应有关，而且治疗后易复发。HLA DR3位点阳性患者经过治疗往往很难得到缓解，有高的复发率。HLA DR4阳性群组患者往往高年发病，但预后良好。

二、原发性胆汁性肝硬化

1. 病因 原发性胆汁性肝硬化的病原并不清楚，但有资料提示该疾患与病毒感染有关。PBC多集聚于家庭中，而且不具有血缘关系的家庭成员也患有PBC。该病有地理聚集特征，而移民进入高流行区后发病率会上升。目前有研究认为是嗜胆细胞病毒感染导致了PBC的形成，研究人员将PBC患者的淋巴结匀浆后与胆道上皮细胞共同培养，之后可观察到胆道上皮细胞出现恶性变，并可与AMA反应。最新的研究证实PBC胆道上皮细胞的cDNA文库中经过测序，存在一种逆转录病毒序列，但该研究成果需要进一步证实。

2. 临床表现 发病隐匿，女性多见，以乏力和瘙痒为首要症状，腹泻和茶色尿也较多见，有患者直接以肝硬化表现为首发症状。常见的体征是色素沉着，皮肤可查及黄斑瘤、蜘蛛痣，由于PBC患者胆汁淤积，导致铜代谢障碍，因此可在患者的角膜上观察到类似K-F环。肝、脾肿大的检出率是较高的。

除此之外，相当部分的患者是以干燥综合征、甲状腺炎为首发症状，因此PBC经常与其他自身免疫疾患共同存在于同一患者。

3. 诊断与鉴别诊断 原发性胆汁性肝硬化(PBC)，或者原发性胆汁性肝炎(PBH)也是一种自体免疫性肝病。诊断标准：血清中AMA阳性，肝胆系酶类升高，肝脏活检见胆道非化脓性炎症以及肉芽肿形成，胆道造影提示结构改变。AMA可与线粒体内膜上的丙酮酸脱氢酶E_2产生结合反应，是PBC高度特异的诊断指标。PBC患者非正常的将线粒体自身抗原表达于胆道内皮细胞上，这被免疫组化研究所证实，是组织学的特异性表现。约有少于5%的PBC患者经过病理学研究获得了诊断，AMA可与组织切片反应，但无法自血清中检测出AMA，这部分患者被定义为AMA阴性的PBC患者群。最近又发现一种新的自身抗体，即抗烯醇化酶抗体，其意义有待于进一步研究。PBC或PBH患者的生化特点是胆系酶类高于肝系酶类，碱性磷酸酶(ALP或AKP)和γ转肽酶(GGT)升高水平大于ALT或AST升高水平。

具有PBC临床特点的一部分患者，经过逆行胆道造影(ERCP)也证明存在结构损害，但进一步检查发现IgG升高，组织学证实肝脏内部存有浆细胞浸润等AIH的特异性变化，这部分患者与AIH的较难鉴别，也有学者认为存在一类自体免疫重叠综合征的特殊疾患。

4. 治疗 应用免疫抑制剂治疗PBC患者，仅可获得中等程度的治疗效果。硫唑嘌呤的治疗效果不能使组织学有明显的改善；早期PBC患者应用泼尼松治疗可使组织学有明显改善，但由于不良反应太大而难以为继。其他肿瘤化疗药：苯丁酸氮甲氨蝶呤、秋水仙碱、α,4-二甲苄醇、尼克酸酯等均被各地医师应用于针对PBC的治疗，但均无肯定疗效。霉酚酸或泼尼松/布德松与熊去氧胆酸联合应用可能具有一定的前景。

熊去氧胆酸被用于治疗PBC，这是因为PBC患者多有血清胆红素的升高，而短期应用熊去氧胆酸有助于降低血清胆红素水平，并改善肝组织。虽然有学者认为应用熊去氧胆酸的经济效益比是低下的，但仍有医师坚持应用熊去氧胆酸。联合应用熊去氧胆酸和甲氨蝶呤不比单独应用熊去氧胆酸的治疗的效果更好。有学者认为联合应用泼尼松、硫唑嘌呤、熊去氧胆酸和甲氨蝶呤对组织学改善有明显。

拉米夫定是一种效果强大的逆转录酶抑制剂，由于最近提出PBC的病原为逆转录病毒，因此有学者应用拉米夫定治疗PBC，结果观察到血清AMA滴度的下降。但该结果尚不能十分肯定。

肝移植是解决PBC的一种外科疗法，其长期疗效是肯定的，瘙痒等PBC引起的症状因为肝移植而得到缓解。PBC经过肝移植后的复发率为20%～45%。

三、原发性硬化性胆管炎

1. 病因 病原不清，但近年来的研究提示可能与病毒感染有关。PSC患者血清可以与逆转录病毒蛋白反应，PSC血清与HIV p24 Gag蛋白反应的程度高于其他健康人的血清与上述蛋白的反应程度。Gag蛋白是高度保守性的核衣壳蛋白，与其他病毒的核衣壳蛋白具有相近的免疫原性，可产生交叉反应。目前而言，PSC病原是逆转录病毒的某种病毒还是一种假说，还需要进一步的研究。儿童PSC患者往往同时伴有低γ球蛋白血症，有学者认为推定的感染病原体会导致宿主处于一种免疫耐受状态。

2. 临床表现 发病侵袭，男性多见，青壮年为主，主要症状为瘙痒和乏力，有时以波动性黄疸以及上腹痛、寒战等感染性胆管炎症状为首发表现。有相当比例的患者表现多系统的自身免疫损害，如炎症性肠病或溃疡性结肠炎。有部分患者直接以肝硬化表现起病，出现腹水、消化道出血等症状。

3. 诊断 原发性硬化性胆管炎(PSC)诊断标准是患者具有较高的肝胆系酶类升高，胆系酶类(ALP、GGT)的升高水平高于肝系酶类(ALT、AST)的升高，患者血清中中性粒细胞胞浆抗体(ANCA)阳性，ERCP结果异常。PSC的组织学表现有：门脉区炎细胞浸润，零星的界面性炎症损害，"洋葱皮样"纤维化，胆道结构的消失。

少部分PSC患者临床表现与化验结果与AIH的表现相同，也属于重叠综合征。

4. 治疗　针对 PSC 的治疗原则是予以免疫抑制剂，但无明显疗效。虽然 PSC 患者多同时患有克隆病、溃疡性结肠炎等疾患，但控制这些合并症对治疗 PSC 并无裨益。个案报道应用泼尼松可改善组织学情况，也有应用 MMF 治疗获得一定疗效的，但总而言之，多数疗法的效果均不确切，需要进一步的研究。熊去氧胆酸对 PSC 的疗效不确切，但有学者仍应用此药，以期获得一定的效果。

外科进行肝移植治疗后是解决 PSC 的一种有效的方法，移植术后的长期存活率较高。移植术后皮肤瘙痒和反复出现的败血症等情况会得到充分的缓解。肝移植后有 20%的患者重新发展为 PSC。

第十节　肝病与水、电解质及酸碱平衡紊乱

一、肝脏与水、电解质及酸碱平衡

肝脏对水、电解质代谢有调节作用。在肝功能不全时，水盐代谢可能失去控制，从而诱发许多症状和体征，而影响预后。如能及时防治，可使肝病预后好转。

(一)水代谢

在正常情况下，肝脏对水的吸收、分布和排泄有一定的调节作用。来自消化系的血液通过门静脉，经肝血窦由肝静脉进入下腔静脉参与体循环。肝窦血流量的改变与腹腔和门静脉循环之间的液体交换是调节水代谢重要的肝内因素，而这一作用又取决于门脉系统毛细血管内压和渗透压动态平衡的稳定。

肝脏是机体最大的淋巴液形成器官，每日产生大量的淋巴液并进入体循环。当肝组织损害造成门脉高压，肝窦状间隙压力增高超过淋巴回流的代偿能力时，淋巴液即从肝脏与肠道表面渗入腹腔，参与腹水形成。肝实质损害时肝合成蛋白的能力降低，继而导致血浆渗透压降低，而增加液体滤过流量(JV)值。这些是形成腹水的肝内因素。除此之外，还与肝外肾血流动力学改变及肾水钠潴留机制有关。腹水形成引起的血浆容量减少及门静脉系统淤血量，肾灌注压下降及达到致密斑钠量减少，刺激肾球旁细胞，引起肾素分泌增多，从而使肾素-肾血管紧张素-醛固酮活性(RAA)增高。这是肝性腹水时导致水钠潴留的另一个原因。肝降解能力不足为醛固酮增多的另一个因素。不过一般认为，分泌增多是主要的，而降解减少是次要的。

重型肝炎、肝硬化、肝衰竭时抗利尿激素(ADH)分泌增多是发生水潴留的另一个重要因素，其机制主要是有效血容量下降的代偿反应，而肝对 ADH 降解能力不足是次要原因。当腹水形成后血浆容量及有效循环血浆容量下降可通过容量感受器反射地引起 ADH 分泌增多。同时由于血管紧张素 2(A_2)增高也能引起神经垂体释放 ADH，RAA 及交感神经活动增强使 ADH 产生增多，从而引起肾远曲小管和集合管水重吸收增多，因而引起水潴留。

肝衰竭患者，尤其是在急性肝病基础上发生的肝衰竭常常存在着潜在性的肾功能不全，这可能由于有效血流量的减少使肾脏呈低灌流状态，同时伴有近端肾小管重吸收增加，致使 Henle 远曲小管袢滤过减少，致尿量产生减少和水清除障碍。如果病情进一步加重，则发展成

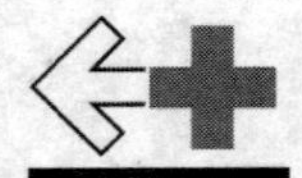

肝肾综合征。而肝肾综合征一旦形成，又反过来加重水的潴留。

(二)钠代谢

肝衰竭时特别是急性肝病基础上发展的肝衰竭，容易发生钠内稳定性失调，突出表现为低钠血症。低钠血症的发生与水代谢障碍的机制极其相似，主要是肾小管重吸收钠的功能增强以及与钠代谢相关的激素活性改变有关。这些激素涉及到醛固酮、前列腺素、血管舒缓素-激肽系统改变、肾素-血管紧张素系统、雌激素、催乳素、体液排钠因子、血管活性肠肽及心钠素等。

神经因素也参与肝衰竭时钠潴留。肝衰竭时肝内压力增高，反射性地引起肾交感神经兴奋，而晚期肝衰竭因血容量减少可兴奋主动脉窦压力感受器及低压心肺压力感受器，使肾交感神经活动亢进。肾交感神经亢进后造成肾血管收缩，肾血流和肾毛细血管滤过率下降，并继发RAA活性增高。同时因改变肾内血流分布，增加髓质单位血流量，使钠回吸收增多。虽然肝衰竭时因肾潴留钠的作用保持体内总体钠的含量在正常或超过正常水平，但因水潴留过多，稀释细胞外液可导致低钠血症和细胞外低渗状态。一般情况下，稀释性低钠血症是缓慢而进行性发展，临床表现不突出，或被肝衰竭主要症状所掩盖。如果因不适当的利尿、放腹水、大量补液、腹泻、呕吐等，使血清钠在短期内急剧下降，可出现急性低钠综合征，表现有意识障碍、低血压、脉压缩小、心过速、尿少甚至休克等。

1. 低钠血症 重型肝炎、肝硬化腹水患者由于水分潴留过多，稀释细胞外液，可导致低血钠低渗状态，但总体钠可正常或增高。这类低血钠患者血 Na^+ 大多在 135mmol/L 以上，但在临床不适当利尿、放腹水、输液或呕吐、腹泻失钠急剧加重情况下，有的可引起急性缺钠综合征，特别是在原有低血钠状态明显($Na^+ < 125$mmol/L)，肝、肾功能不良(Child C 级)及全身情况差状况下，容易发生。表现有意识障碍、低血压、脉压缩小、心动过速、休克及脑损害症状、尿少、氮质血症等；多发生在强利尿，放腹水后数小时到几天。生化表现有低钠、低氯、低钾及代谢性碱中毒与(或)代谢性酸中毒。钾丢失可使细胞外钠向内移及利尿剂干扰亨利氏襻钠吸收作用均可加重低钠血症。

2. 防治 目前认为重型肝炎、肝硬化腹水合并低血钠的较为常见。其中并发急性低钠综合征者并非罕见，其来势迅猛，预后严重，故应高度警惕，特别是在无周围水肿的患者，因常缺乏缓冲条件，不宜采取过激的利尿措施。快速大量的放腹水仍应尽量避免。在治疗上，首先应找出低血钠的主要原因，如系稀释性低血钠，适当限制液体入量即可。较重患者每日进水量应少于尿量及不显性失水之和。如有失钠因素引起真性缺钠，可酌情补充盐水。肝衰竭时主要为稀释性低钠血症，也可发生缺钠或消耗性低血钠。轻症(血清钠>120mmol/L)且无神经系统症状(如嗜睡、昏迷或抽搐等)，可不必静脉补充钠盐，但要调整水、钠摄入量，尤以从限水着手。重症(如血钠<120mmol/L)且合并神经系统症状，可静脉补充 5%糖盐水或生理盐水，必要时使用脱水剂。钠补充公式：钠缺乏(mmol/L)＝[(120～125)－测得血清钠]×体重(kg)×0.2。

上述计算结果，先补充其总量的 1/3～1/2，以后视病情再决定补充。合并代谢性酸中毒时，使用碳酸氢钠量要适宜。血清 $Na^+ < 120$mmol/L 者，特别是有意识障碍、血容量不足表现

者，补充3%～5%氯化钠200～300ml/d，7～10天可使血钠恢复（或6ml/kg）。如存在缺钾，则须同时补钾。有的联合用高渗盐水加袢利尿剂，后者作用于肾髓质，抑制尿浓缩和稀释能力，产生等渗液丢失，不会影响血浆渗透或血浆钠浓度，但也有一定盐量丢失。在防治上补充血浆、甘露醇，腹水回输仍不失为可以增加自由水排出的有效方法。

（三）钾代谢

1. 低钾血症　肝脏对钾代谢的调节作用还不十分清楚，但在肝糖原代谢中钾起重要作用。重型肝炎、肝硬化失代偿期常并发低血钾。如长期纳差、伴有恶心呕吐的患者，则缺钾的机会更多。缺钾的程度常与病期长短及胃肠道症状成平衡关系。如果继发醛固酮增多、尿钾排泄增加，特别在应用排钾利尿剂后，丢失钾更为明显，这些都是构成低血钾的主要原因。肝病并发肾小管性酸中毒（RTA），则可以发生顽固性低钾血症。

临床表现：临床上表现为肌肉无力，先从双下肢开始，出现站立不稳，进一步发展高醛固酮血症/肾小管酸中毒，可影响到躯干和上肢，呕吐腹泻、纳差，甚至出现呼吸衰竭。肌无力同时常伴有麻木、肌肉痛或手足抽搐等。胃肠道肌肉常同时受累及，表现为腹胀、便秘等，严重时低钾血症可出现麻痹性肠梗阻。可出现各种各样的心律失常，包括房性或室性早搏、窦性心动过速，阵发性心房性心动过速或交界性心动过速甚至心室颤动。心电图对于低钾血症的诊断有特异性价值，一般较早出现ST段下降，T波幅度减低，并出现U波，QT时间明显延长，随着进一步下降，出现P波幅度增高，QRS波增宽。补充钾盐后，上述改变很快可以获得改善，这对低钾血症的诊断更有帮助。

治疗：普通饮食，无症状患者不需要常规补钾。如果血清钾＜3.0mmol/L，而尿量超过500ml/d，可给予口服10%氯化钾30～60ml/d，如血清钾明显降低，口服钾未能改善，可予10%氯化钾10～20ml加入10%葡萄糖液（GS）1000ml中滴注，浓度不宜超过3‰，在严密监视下，可以达到4.5‰。在心电监护下可以适当提高补钾浓度，有学者曾遇到一肾小管性酸中毒患者，血钾难以测到，在心电监护下氯化钾浓度达6%，每日补钾最多达16.5g。但速度要慢，并需要经常监测血钾及心电图。也可用门冬氨酸钾镁注射液20ml加入10%GS 300ml，缓慢静脉滴注，适合于同时伴有低血镁患者。如果血清钾＜3.0mmol/L，无症状患者，给予补钾及加用保钾利尿剂，有可能潜在突发致死性高钾血症，要特别慎用。

钾的补充量还可按Collins公式计算，即：钾缺乏（mmol/L）＝（正常血清钾－测得血清钾）×体重（kg）×0.4

2. 高钾血症　重症肝病并发高钾血症大多为医源性，已有不少报道重型肝炎及肝硬化患者因低血钾补钾与（或）用保钾利尿剂如安体舒通、氨苯蝶啶，而忽视患者有肾功能不全等潜在危害因素，致发生高钾血症者，甚至不补钾而仅用保钾利尿剂也可发生致死性高钾血症。

临床表现：肝病患者并发高钾血症临床表现隐匿，常被原发病掩盖，多在生化检查时发现。肝衰竭时并发高钾血症病情多危重，发病迅速，症状易被掩盖和忽视，常突发致命性心律失常，如不积极抢救则因心脏骤停而致死。值得注意的是，有学者见到在多尿或非少尿的情况下，出现致死性高钾血症，这在临床上更容易被忽视。高钾血症时因细胞外钾离子上升，使细胞的静息电位下降，同样可出现肌肉无力，甚至发生瘫痪，这方面与低钾血症难以区别。心电图一般

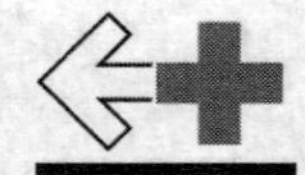

先呈 T 波高尖，QT 间期缩短，随后 QRS 波逐渐增宽，幅度下降，P 波形态渐渐消失。但由于肝衰竭并发高钾血症时，机内环境极其紊乱，常常同时存在低钙血症、代谢性酸中毒以及低钠血症等，对上述心电图改变产生影响，应仔细加以分析。

治疗：及时发现、及时抢救是成败的关键。①首先停用钾盐、保钾利尿剂及含钾药物；②常规使用钙剂（10%葡萄糖酸钙 20ml），静脉推注，为一应急措施，钙剂能对抗钾离子抑制心肌作用；③高渗葡萄糖（50%葡萄糖液 100ml）、胰岛素（普通胰岛素 10U）、碳酸氢钠（5%碳酸氢钠 100ml）可改善钾的跨细胞梯度，而使钾转入细胞内。半小时可降低钾 1～2mmol/L，可重复使用；④及时足量应用排钾利尿剂，以排除血内过多的钾离子至关重要，速尿为首选，剂量应偏大；⑤如果患者口服氯化钾，可加用强导泻疗法，协同排钾；⑥迅速准备血液或腹膜透析。不过重症肝病者因原发病重，抢救更为困难，故尤应强调预防为主。治疗上应坚持反复治疗，好转后尚需继续做心电图、血钾监测，直至完全恢复。

（四）氯、镁、磷、钙代谢

重型肝炎、肝硬化患者伴低血氯者相当常见。这种低血氯可能由于部分重型肝炎、肝硬化患者醛固酮分泌增多与肾血流障碍，产生钠潴留，尿中氯排量远胜钠之故。如果应用利尿剂，这种趋向就更明显。患者呕吐、丧失胃液亦易引起低血氯。

低血镁的原因可能与醛固酮分泌增多，尿镁排出增多和使用利尿剂致镁排出增加有关。摄入不足、腹泻丢失、碱中毒、低血磷时 ATP 酶细胞摄取镁增加，以及 RTA 时镁排出增加等均可引致血镁降低。王长福与江正辉(1987)报道 2 例肝硬化失代偿期患者并发低镁血症。血清镁 0.41～0.62mmol/L，血钾 2.1～2.4mmol/L，表现有四肢活动障碍、感觉减退、食减、肌痛、淡漠、谵妄，出现精神症状。1 例合并有 RTA，1 例为腹水利尿后发生。低镁、低钾、低钙、心电图异常共同存在。三者同时存在的复杂情况，尚需通过一系列的实验室检查与严密的临床观察才能进一步予以肯定。

重症肝病时可发生低血磷，其原因多为摄入少，磷细胞内移，磷酸化作用加强及肾小管损害丢失等。在脱水或酸中毒时，血磷水平升高，如果迅速上升，应注意有无肾衰竭或横纹肌溶解的改变。低血钙多与摄入少、维生素 D 缺乏及血浆蛋白降低有关。钙与磷代谢二者密切相关，故任何一种结合成为不溶解的磷酸钙而由粪便排出，或二者同时丢失均可影响钙的吸收。低血钾亦可影响钙和镁代谢，当低血钙时，经注射补充钙、镁后，钙与钾可以同时恢复。

（五）酸碱代谢

1. 肝衰竭时酸碱失衡发生的规律、机制及判断

(1)肝衰竭时酸碱失衡的发生规律：肝衰竭时可发生各种酸碱失衡，其中最常见的呼吸性碱中毒（呼碱），其次是代谢性碱中毒（代碱）和呼吸性碱中毒合并代谢性碱中毒（呼碱合并代碱），晚期患者可以出现呼碱性 TABA（呼碱＋代碱＋代酸），单纯性代谢性酸中毒（代酸）和呼吸性酸中毒较少见。因此，肝衰竭时碱血症的发生率显著高于酸血症。重型肝炎、肝硬化影响酸碱平衡的因素是多方面的。大致上可分为：①外源性：如感染、肝性脑病诱发因素，过多用碱性脱氨剂、利尿剂、精氨酸盐酸等；②内源性：肝血流灌注不足、肝细胞缺氧、脂肪代谢障碍产生

酮体、肝肾综合征、肾小管性酸中毒以及严重腹水等。二者相互影响,可产生多种酸碱代谢紊乱。酸碱失衡类型甚多,肝衰竭时碱血症的发生率显著高于酸血症,其一般规律为:呼吸性碱中毒、呼吸性碱中毒合并代谢性碱中毒、呼碱型三重酸碱失衡,呼吸性酸中毒和单纯性代谢性酸中毒却极为少见。水、电解质和酸碱平衡紊乱的程度与病情的轻重和预后呈一致性,与累及的其他器官功能也有一定的关联。

(2)治疗原发病是防治呼碱的主要措施,消除医源性因素是防治代碱的有效方法,及时处理各种并发症是防治代酸的关键。今就文献报道及结合实践按其发生率出现主次简介如下:

1)呼吸性碱中毒(RK):呼碱占酸碱失衡发生的80%~90%,单纯呼碱占15%~20%,且多发生在肝衰竭的早期。肝硬化失代偿期、腹水增多、感染、低血氧、血氨增高等。这些情况均可导致通气过度,CO_2排出增多。血气及pH表现:①$PaCO_2$降低;②HCO_3代偿下降;③pH失代偿时升高,代偿时正常;④Cl^-可偏高。后者为RK时,肾、红细胞和组织中缓冲系统降低HCO_3的代偿作用,降低pH而氯化物相应增高,补偿HCO_3的降低;⑤AG值轻微增高,是由于pH升高刺激组织产生乳酸之故。RK的发生机制可能为;⑥血管活性物质,如缓激肽、组胺等不能被肝脏灭活而增高,致使肺内正常时不开放的血管交通支开放形成分流,动静脉血混合而降低血氧含量,或使肺泡毛细血管增加和小动脉扩张,表现为门-肺静脉分流、肺内动-静脉分流(如胸膜蜘蛛痣)和周围静脉分流,使通气血流比值异常而产生低氧血症;⑦腹水时,使膈抬高,比值失调,而致血氧降低;⑧高氨血症刺激呼吸中枢,或脑对氧的利用障碍,而致缺氧,引起过度换气。肝衰竭时,肝脏对孕酮的灭活作用降低而增高,刺激通气增加;⑨低血钾时,低血钾时易致细胞内酸中毒,引起慢性过度通气;⑩贫血:部分肝衰患者常合并轻度-中度贫血,使组织处在一定的乏氧状态,反射性兴奋呼吸中枢,引起过度换气。

诊断要点:①$PaCO_2$降低(<4.67kPa);②HCO_3^-代偿性地下降,下降的范围在0.5×(40$PaCO_2$)±2.5范围内;③pH值完全代偿时正常,失代偿时高;④AG值可以轻微的增加(<2mmol/L)。

2)呼吸性碱中毒合并代谢性碱中毒(MK):本型多见而较严重(8.5%~16.0%),呼碱合并代碱也多见于肝衰竭的早期,多无明显并发症,往往在呼碱的基础上合并代碱,也可在代碱的基础上合并呼碱,单纯代碱也不少见。呼碱合并代碱约占30%。代碱发生的原因主要是医源性因素,涉及到以下3个方面:①低钾血症:呼碱持续时间较长,肾脏泌H^+减少,HCO_3^-回吸收减少,K^+丢失增加;慢性肝病时继发性醛固酮增多,促进H^+和K^+的排出;应用大剂量葡萄搪、胰岛素、糖皮质激素和利尿剂,促进血K^+进入细胞内或从尿中排出;摄入或静脉补充氯化钾不足;长期腹泻或伴呕吐。以上因素均可以造成钾的摄入不足或排出增多,造成低钾血症,进而诱发或加重碱中毒;②不适当地使用碱性脱氨药物,针对肝衰竭时肝性脑病的治疗习惯上沿用谷氨酸钠等碱性脱氨药物,但对其不良反应考虑得比较少。谷氨酸钠在血液中分解为谷氨酸,它与氨结合成谷氨酰胺,因而使血中氨浓度降低。但谷氨酰胺至远端肾小管上皮细胞时,又重新分解成氨和谷氨酸,氨再分泌到肾小管内与氢离子合成铵盐排出体外,而谷氨酸分解后的钠则和碳酸氢根结合,回吸收至血液中,结果体内氢离子浓度降低,而碳酸氢根浓度增高,形成代碱;③过多的补充碱性药物:如对呼碱和代酸均有CO_2结合力(CO_2CP)下降作为纠酸的指标,盲目补碱。

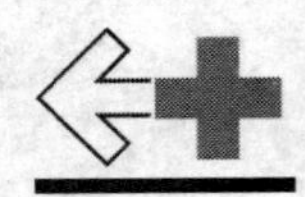

诊断要点：①血 pH 值明显升高，可引起严重的碱血症；②$PaCO_2$降低；③HCO_3^-升高，其值应大于 0.5×(40$PaCO_2$)＋2.5；④低氧和低氯较常见。

除此之外，尚可有其他类型，如单纯性 MK、单纯性 MA、混合性 MK 合并 MA，须结合临床分析，分别主次，动态观察。但就 pH 值而言，重症肝病主要为碱血症，故以治疗碱血症为主。

2. 酸碱失衡治疗原则 从以上酸碱失衡发生的规律来看，治疗原发病是预防 RK 的主要措施，合理应用利尿剂、皮质激素，慎用碱性药物是预防 MK 的有效办法，积极治疗并发症是预防 MA 的关键。预防 MK 极为重要，这是因为碱中毒对机体有较大的危害性，主要是碱中毒时血中的铵(NH_4^+)易变为游离胺(NH_3)。后者易通过血-脑脊液屏障进入脑细胞内，使三羧酸循环障碍，脑细胞的能量来源减少，而引致肝性脑病。

酸碱失衡的处理原则为：①积极治疗原发病和合并症；②纠正明显异常的 pH 值，如果 pH 值正常，$PaCO_2$异常可不必纠正；③治疗一种失衡应注意预防发生另一种失衡，特别是 MK。单纯性 RK 一般不需特殊处理；可在原发病的治疗过程中逐渐恢复。如果有双重碱中毒存在时，pH 值明显升高。应及时处理，以免发生肝性脑病。常用药物有：①盐酸精氨酸，20～40g/d，于葡萄糖液静脉点滴，盐酸可补充 H^+ 和 Cl^-，纠正低氯性碱中毒。精氨酸在肝内催化尿素合成，释出 CO_2，加速氨的排泄，对纠正 RK、高氨性脑病苏醒有一定疗效；②补充氯化钾为纠正低钾低氯性 MK 的有效措施，既能纠正低钾低氯，Cl^- 又能加速肾对 HCO_3的排泄，能有效地改善碱中毒。可用 10％氯化钾 40～60ml/d，于葡萄糖液静脉点滴，根据情况增减。碱中毒时氧离曲线左移，组织缺氧，单纯给氧不易纠正。但在纠正碱中毒时，常规吸氧，对纠正缺氧促进肝细胞代谢十分有利；③TABD 时，因有双重碱中毒存在，血 pH 值可偏高，也可正常或偏低，有时处理尚有困难，缺乏良好的指征。如果 pH 值正常，只治疗原发因素和纠正电解质紊乱，不宜使用酸性或碱性药物，否则治疗不当会导致 pH 致值明显异常。如果治疗血氨过高，应用酸性精氨酸时宜酌情与碱性谷氨酸联用，借以保持 pH 值在正常范围，但是 pH 值明显升高或降低时，则按 MK 或 MA 原则处理。相对而言，重型肝病更“怕”碱中毒。从病因分析，RK 多是原发的，MK 多是继发的，并多为医源性，因此，早期治疗原发病是预防 RK 的关键。密切观察病情，慎用药物是预防 MK 的根本措施。

二、重型肝炎、肝硬化腹水

(一)腹水分类

1. 轻度腹水 多发生于重型肝炎、轻症肝硬化病变病例，Cr 正常、尿钠，自由水清除率轻度降低。腹水多因钠摄入过多引起，血醛固酮正常，血、尿电解质正常。对限制钠盐，利尿剂反应良好。

2. 中度腹水 营养较差，有明显水钠潴留、Cr 降低、尿钠、自由水清除率明显降低，醛固酮可增高，血、尿电解质可轻度降低。严格限制钠盐，水量及合理应用利尿剂有一定疗效。

3. 重度腹水 营养极差，有明显水钠潴留，腹水、Cr 显著降低＜28～50ml/min，尿钠＜10mmol/24h，醛固酮(ALD)可明显增高，尿电解质降低。对基本治疗及利尿剂反应极差。

(二)治疗程序

腹水产生机制复杂,因而治疗也较困难。应首先明确指出的是,在重型肝病,虽然腹水能引起一些并发症,但消减腹水也难以根本改变肝病本身的进展,特别是在重型肝炎、肝硬化时中度腹水本身一般并不影响疾病的预后。

1. 腹水的基础治疗 为卧床休息和严格限制钠盐,约10%患者可因此产生自发性利尿,从而使腹水消减。由于在腹水的发生发展中,体内钠的潴留是一个重要因素,因此在治疗腹水时,钠的限制具有重要的地位,对钠的限制要求比心力衰竭的限制还要严格,钠摄入量约为心脏病的1/5。限钠的生理概念如下:设患者每日尿钠排泄为0.2g,肾外丢失钠为0.5g,则钠总排出量为0.7g,如摄入钠每日超过0.7g,即有多余的钠滞留于体内,每1克钠可潴留水200ml。根据此生理概念,饮食中每日钠限量可分为三级:严格限制为250～500mg/d(10～20mmol/d),稍宽限制为1000mg/d,宽限制为1500mg/d。由于一般饮食即使不附加食盐,也含氯化钠2～4g,1g氯化钠含钠0.4g,即含有钠800～1600mg,大大超过允许的摄入量,因此应给予特殊食谱。至于对水的限制有不同主张,有人认为每日水量应限于1000～1500ml,也有人认为主要是限钠,水分可以不过分严格限制。合理的效果应为:腹水伴水肿者,每日体重下降不超过1000g,单纯腹水患者,每日体重下降不超过400g。

基础治疗效果不佳者,应加用利尿剂。利尿剂的应用和选择应遵循缓慢、持续、少不良反应为原则,较长期治疗也可间断使用。腹水的吸收度通常为500ml/d(0.5kg/d)左右;上限可达700～900ml/d,无周围水肿的患者,利尿量超过900ml/d时,将易引起血容量减少等并发症。须要着重指出的,利尿时应高度警惕排钾与贮钾利尿剂引起的低钾血症与高钾血症。噻嗪类作用较强,但可引起肾血管收缩,低钾与高尿酸血症,现已少用。袢利尿剂如速尿、利尿酸、丁脲胺,作用强,排钠也排钾,不主张单独使用。作用于肾远曲小管的安体舒通、氨苯蝶啶、氨氯吡咪均为贮钾利尿剂,作用强度中等,因治疗针对性强,且不引起高尿酸血症,目前认为是治疗腹水的首选药物,起始量40mg/d,直至见效,或达240～1000mg/d,约50%以上患者对此处理有效。应注意安体舒通作用开始及消退均较缓慢,需3～5天达到峰值。最初2～3天通常无效,维持3～4天,排泄较缓。大剂量须在肾功能良好条件下应用。如不能耐受安体舒通时,可改用氨苯蝶啶或氨氯吡咪代替。使用这类贮钾利尿剂时,应高度警惕致命性高钾血症的发生,由过多应用贮钾利尿剂,又未及时停药而发生高钾血症者,文献已有不少报道。在用贮钾利尿剂时,不宜再加用氯化钾。贮钾利尿剂的剂量与作用关系尚不很清楚。安体舒通的用量可根据尿Na^+/K^+的比值进行调整,尿$Na^+/K^+>1$,安体舒通剂约50mg/d,Na^+/K^+ 0.1～1.0,300mg/d,$Na^+/K^+<0.1$,1000mg/d。当安体舒通用至最大量仍无效时,可加用速尿40～80mg/d,如仍无效且病情稳定时,可逐步递增速尿剂量,直至240mg/d。当效果仍不满意时,可考虑合并使用噻嗪类利尿剂和袢利尿剂。这两类药物的协同作用可使许多难治性患者产生利尿。但利尿太快可产生许多严重并发症,如水电解质紊乱,尤其是低血钾、有效血容量下降、HRS、急性肾衰竭及肝昏迷。同时加用白蛋白等胶体制剂可减少低钠血症和血容量不足。

2. 难治性腹水的治疗 所谓难治性腹水是指少数肝硬化腹水患者经上述严格的综合治

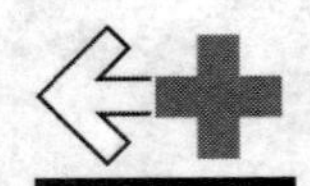

疗仍无疗效者，约占肝硬化腹水中的5%。重型肝炎病程短，较少见。难治性腹水患者有两种情况：一种有严重肝功能失代偿，多伴有其他电解质失常；另一种为一般情况良好，除为疾病的终末期表现外，有的并发有自发性细菌性腹膜炎（10%～25%）、HRS等，故须同时治疗其并发症。难治性腹水治疗尚未得到完全解决，通常采用以下治疗：

（1）补充蛋白：输给无钠人血白蛋白20～50g，于10%葡萄糖液100～200ml静脉滴注，在4小时内输完，共4～5天，以提高血浆胶体渗透压及促进排钠利水。然后给予速尿80mg/d，静注，常可提高利尿效果。

（2）放腹水与补充蛋白疗法：放腹水治疗腹水近年又重新受到重视。根据放腹水前后血容量、激素、血流动力学、心、肾功能的研究，近年有不少学者主张在4～8小时，分次放腹水4000～6000ml，然后给予白蛋白40g，有利于治疗难治性腹水患者，缩短住院日。但也有个体及肝、肾功能耐受力的不同差异。一般来说，以下情况可考虑较大量放腹水：①有症状的重度腹水患者，根据有无周围水肿掌握放水量；②难治性腹水患者；③有上述指征，患者血清胆红素需＜170μmol/L，Cr＜225μmol/L，PTA＞40%，尿钠＜10mmol/L，每次放腹水量4000ml左右，速度1500ml/h左右。无周围水肿者每次放腹水1500ml左右。如血清钠＜125mmol/L，需要注意预防放腹水过快并发急性低血钠综合征，此因腹水的含钠量几乎与血钠相等，甚或高于血清钠含量，故对于原有低钠状态的患者须作慎密观察，放腹水后观察2天。

（3）腹水回输治疗：放腹水治疗固然有效，但在人血白蛋白尚不能充分供应情况下，此法会受到一定限制。腹水回输术作为一种既可清除腹水，又可节约白蛋白的方法，具有一举两得的作用。同时有利尿作用，可提高血容量，改善肾灌注，抑制ALD及ADH分泌，增加利钠激素活性，促进自发利尿，故在部分患者中仍不失为一种有效治疗，可缩短住院日。现认为直接回输更具生理性，回输路线简便，感染机会少。一般作为补充蛋白，可直接经静脉回输2000～3000ml，含白蛋白10～15g，缓解症状回输可输给3000～5000ml。浓缩回输一般可于2～3小时放出腹水5000～10 000ml，经注灌式透析浓缩至500～1000ml，其中含相当量的白蛋白，再经静脉回输给患者。不良反应有发热、血压升高、感染、肺水肿及出血等。因此仍须严格掌适应证，专人操作护理。适应证：①基础治疗及利尿失败而患者能耐受者；②须迅速消减腹水者；③伴有低血钠或HRS患者；④无食管静脉曲张、感染及心肺功能不全者。

（4）体外装置治疗：系借助体外装置达到腹水回输治疗的目的。1974年，Laveen在胸腹壁皮下安置一单向阀门的导管，依据腹腔内压及中心静脉压的压差，使腹水单向引流入体静脉系统，此法消除腹水有肯定效果。Leveen治疗45例难治性腹水及HRS患者，术后尿量骤增，腹水消退，病情较长时保持稳定。随后再简化将单向阀门移植至胸腹腔壁下，治疗62例，结果效果良好，术后尿量剧增，腹水大部在10天内消退。1987年，我国相继设计腹腔静脉转流装置，应用于治疗难治性腹水，取得相同效果。国内外经验总结认为可显著增加有效循环血容量，增加心排血量及肾血流灌注，补充白蛋白，增加血浆渗透压，相当于自家静脉高价营养，降低腹内压，有利于门静脉和肾血循环的改善，增加GFR，减少钠重吸收。改善有效循环及细胞外液量，减少渗透压及容量受体的影响，从而降低ALD和ADH的分泌及RAA系统的改善。Epstein认为，改进的持续静脉血液滤过法（CAVH）是当前最好的体外装置。但仍须进一步积累经验。Leveen的最大缺点为并发症较多，可出现DIC，特别是感染、败血症及导管堵塞等并发症，故多作为最后选择，应慎用。有自发性细菌性腹膜炎(SBP)、肝性脑病者忌用。

3. 腹水治疗的并发症

(1)急性低血钠综合征。

(2)高钾血症。

(3)代谢性碱中毒：噻嗪类与袢利尿剂均可使肾排酸增加，尿 Cl^-、Na^+、K^+ 排出增加、H^+ 与 Na^+ 交换增加，及 HCO_3^- 重吸收增加，从而增患者血浆 HCO_3^- 浓度，造成低钾低氯性代谢性中毒。

(4)代谢性酸中毒(MA)：碳酸酐酶抑制剂与贮钾利尿剂(安体舒通、氨苯蝶啶等)均可降低肾脏酸的排泄及降低血浆 HCO_3^- 浓度，从而引起 MA。

(姚冬梅　孙玉凤　王　娜)

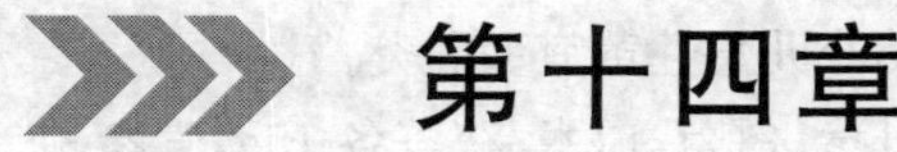

第十四章

病毒性肝炎的中医药治疗

第一节　急性肝炎的辨证与治疗

急性病毒性肝炎不论是否出现黄疸，中医学认为是湿热疫毒由表及里、由气至血，损伤脾、胃、肝、胆功能，其辨证论治涵盖了现代医学的各型肝炎病毒引起的急性肝炎。由于患者体质、病毒特点和免疫状态不同，以及就诊时间、所处病期各异和临床表现不同，选方用药都有区别。

一般情况下，急性肝炎是自限性疾病，中医药治疗目的在于改善症状、减轻痛苦和缩短病程。

一、辨证论治

1. 急性黄疸型

(1)湿热初袭，兼有表证，多见于发病初期、黄疸前期。

治则：清热解毒，利湿退黄。

方药：以麻黄连翘赤小豆汤合甘露消毒丹化裁：茵陈 30g、连翘 10g、赤小豆 30g、蔻仁 6g、藿香 10g、板蓝根 15g、白茅根 30g。

(2)湿热蕴结，中焦郁阻，多见于黄疸前期及黄疸期。

治则：清热利湿，调畅枢机。

方药：茵陈胃苓汤合栀子柏皮汤加减：茵陈 30g、金钱草 30g、赤芍 15g、薏苡仁 15g、川芎 15g、栀子 10g、连翘 10g、茯苓 10g、黄柏 10g，便干者可加生大黄 5～10g，呕恶重加竹茹 6g、法半夏 10g；胁痛加川楝子、郁金、元胡各 10g。

2. 急性无黄疸型　肝胆湿热，脾胃不和，多见于无黄疸或黄疸轻微、恢复期。

治则：清肝和胃，利湿化浊。

方药：茵陈胃苓汤加减：茵陈 30g，薏苡仁、茯苓、丹参各 15g，猪苓、藿香、白术、蔻仁、郁金、泽泻、虎杖各 10g。

二、单方验方

1. 一味茵陈，代茶频饮，治疗急性肝炎。

2. 一味木瓜加蔗糖制成冲剂，代茶冲服，治急性肝炎。

3. 活血解毒汤（黎志远） 泽兰、郁金、丹参、桃红各15g，虎杖、白茅根各20g，栀子、贯众各12g，生大黄9g。主治急性黄疸型肝炎。

4. 活血截黄汤（赵伟强） 酢浆草15～30g，绵茵陈15～24g，茯苓、丹参各15g，薏苡仁、滑石各18g，郁金6～9g，赤芍、山楂各10g，生甘草3g。主治小儿急性黄疸型肝炎。

5. 舒肝扶脾汤（张志清等） 柴胡20g，香附、当归、丹参、白芍、白术、茯苓各15g，党参、茜草根、甘草各10g。主治肝炎后综合征。

6. 加减一贯煎（刘浩江） 北沙参、麦冬、当归、生地、枸杞、炙甘草各10g，小麦、大枣各20g。主治肝炎后综合征。

7. 清热通腑利胆汤（蒋怀安） 茵陈30～60g，金钱草、板蓝根各30g，大黄、蒲公英各15～20g，栀子13g，甘草9g，皂矾6g，芒硝12g（冲服）。治疗淤胆型肝炎。

8. 凉血活血方（汪承柏） 丹参、葛根各30g，赤芍60～80g，茜草20g，随证可加减。主治急慢性淤胆型肝炎。

9. 茵陈、板蓝根各15g，水煎服，每日2～3次，防治急性肝炎。

10. 鲜马齿苋60g、甘草10g，每日1剂，防治急性肝炎。

11. 田基黄30g，水煎服；每日1剂，治疗急、慢性肝炎。

12. 鲜马鞭草500g，加水1200ml，煎至800ml；每次50ml，每日3次，治疗急性黄疸型肝炎。

13. 鲜嫩柳树叶20g，水煎300ml，每日1剂，治疗急性黄疸型肝炎。

三、其他治疗方法

1. 针灸治疗 针灸治疗由来已久，一般认为单用针灸即可获效。据赵志民报道，对20个患者进行淋巴细胞转化试验，针刺前平均为46.3%，针刺后增加至53.3%，$P<0.05$，认为针刺治疗肝炎的机制在于调整人体免疫系统起到一种非特异性免疫的作用。另有报道治疗急性黄疸型肝炎成人91例，黄疸复常平均21.3天，消化道症状迅速缓解。常用辨证取穴，有大椎、肝俞、胆俞、腹股沟淋巴结、足三里、阳陵泉、行间、合谷、三阴交、外关、曲池、期门、章门、支沟、内关、内庭等，每日1次，交替取穴。应采用每人1套针具，避免交叉感染。

2. 甜瓜蒂散吹入鼻腔 甜瓜蒂散吹入鼻腔引起鼻咽部充血水肿，并大量流涎、流涕，民间曾用于消退黄疸，因不良反应较大已少用。甜瓜蒂的主要成分是葫芦素B、葫芦素E、葫芦素D等，已广泛用于多种肝病的治疗。有报道用甜瓜蒂5g，加水100ml浸10天后，5ml，每日3次口服，治疗急性黄疸型肝炎103例，5天内黄疸消退70.9%。本品有毒，不宜久服。

四、常用中成药和制剂

1. 抗肝细胞炎症药物 甘草甜素制剂，以清热类为主要成分的制剂如双虎清肝冲剂、乙肝清热解毒冲剂、垂盆草冲剂、藏药乙肝健片、肝炎灵注射液、田基黄注射液、苦黄注射液、清开灵注射液、苦参素、碱注射液等。日本对小柴胡汤研究较多，认为其有较好的防治肝损伤作用。

2. 降转氨酶为主的药物 含五味子的制剂如复方益肝灵、护肝片、五仁醇等，联苯双酯、

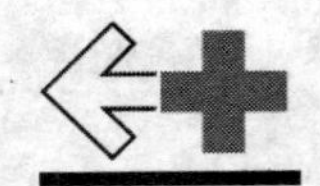

双环醇是源于五味子素的人工合成品，能抑制血清 ALT，对细胞内 ALT 无抑制作用。注意足量用药，巩固治疗，逐渐停药的原则，人工合成品安全，几乎无毒，有效率高。含齐墩果酸类药物也有降酶作用，实验证明齐墩果酸能减少肝细胞变性和坏死，促进肝糖原储积和肝细胞再生，并可抑制胶原纤维增生。

3. 消退黄疸为主的药物 茵栀黄口服液、茵栀黄注射液、苦黄注射液、青黛丸、大黄䗪虫丸，可用于肝炎后残留黄疸的治疗。现代药理研究认为，退黄疸中药具有稀释胆汁、促进肝内外胆管运动、阻断肠肝循环等作用。

五、中医药治疗急性肝炎的研究

中医认为急性肝炎的病机是湿热相搏，治疗以清热利湿为主，病变累及肝、胆、脾、胃，舒肝、利胆、健脾、和胃贯穿于整个治疗过程。《金匮要略》云"诸病黄家，但利其小便"，《丹溪心法》则曰"无疸者，但利小便为先，小便利白，黄则自通矣"，叶天士认为"通阳不在温，而在利小便。……若导邪由膀胱水道外出，则较为妥贴"。常用茵陈、金钱草、车前子、茅根、薏苡仁之类，使清热与利湿得以统一。

清热解毒类药物用于治疗黄疸型肝炎者比比皆是，古人认为黄疸为热毒所致。唐·王焘《外台秘要》认为天行毒热而为黄，现代名医关幼波、钱英也认为"治黄需解毒，毒解黄易除"，因此清热解毒类药物如板蓝根、银花、连翘、黄芩、黄柏、蒲公英等常做首选。这类药物对细菌、病毒具有广谱抑制作用，其中一些药物可以清除和减少内毒素。据施鹤高报道，蒲公英清热解毒，尚能利胆利尿、退黄降转氨酶，动物实验显示，可以保护肝细胞、减轻肝损伤且无毒副反应。

治疗急性肝炎时，有些辨证方剂常加用活血药物，因为中医认为黄疸是湿热蕴于血分，张仲景认为瘀热于里，身目发黄；关幼波认为黄疸是病在百脉，"治黄必治血，血行黄易却"，裴永清同样认为治黄需活血。因此在治疗黄疸时常配合凉血活血的药物，如丹皮、丹参、赤芍、白茅根、大黄等。根据现代病理学认识，急性肝炎时肝脏免疫损伤，肝细胞水肿、充血，肝内存在微循环障碍，活血化瘀类药物能够抑制抗原抗体反应，达到抗炎、消除肝细胞水肿和改善肝脏的血液循环，对促进肝细胞修复有一定作用。

第二节　慢性肝炎的治疗

慢性肝炎在我国主要由乙、丙型肝炎病毒引起，以乙型为多，病情迁延不愈，病史各不相同，体质各异，临床表现也有较大差别，以黄疸为主证的仍需从黄疸辨治；以腹部胀满、纳差、乏力为主的多从脾胃辨治；如以胁肋痛为主则从肝辨证论治。由于机体免疫状态的差别和感染乙肝病毒基因型的不同，临床过程可出现急、慢、重型肝炎，肝硬化、肝癌等各种表现，更多的是无症状病毒携带者，表现在对乙肝病毒的特异性免疫耐受。目前治疗方法虽有了很大进步但仍存在很多问题。中医学认为"邪之所凑，其气必虚"，湿热疫毒为患，内外相合的发病机制和邪正交争的发病过程，决定了慢性肝炎的临床表现，也形成了扶正祛邪的治则大法。辨证论治的个体化治疗模式沿袭了上千年，至今仍具有重要意义。

一、关于慢性肝炎病因病机的几种学说

慢性肝炎病因病机复杂，以乙型肝炎为例，慢性肝炎病因病机存在以下几种学说。

1. 疫毒稽留 乙型肝炎病毒一旦经血液感染，可能长期为患，慢性肝炎时病邪难以尽除，潜伏体内，间歇式发病，病情逐渐加重。不论老幼皆可染病，属于中医的疫病范畴，因此现代中医认为乙型肝炎的发生是疫毒隐伏血分，其性似湿热，具有阴阳双重性，既伤阳气又伤阴津，人体感受此邪，若正气不足，无力驱邪，则邪留体内，长期为患，这是乙型肝炎慢性化的最基本病机。

2. 湿热为患 感受乙型肝炎疫毒之邪，引发内生湿热，导致脾胃运化、升降失常，热蕴肝胆，气机受阻，胁痛纳呆，湿热内盛，熏蒸肝胆，胆汁外溢而成黄疸；湿热困扰日久则导致身体虚弱。

3. 肝郁气滞 乙型肝炎患者起病与禀赋素质、肝气郁结有关。外感疫毒内生湿热，阻遏气机；情志不畅，可导致肝郁，郁生百病。“肝喜条达而恶抑郁”，因此人的精神活动、自我心理暗示、忧郁以及不良的情绪均对疾病和免疫状态有影响。

4. 饮食不节或嗜酒过度 皆能损伤脾胃，以致运化功能失职，湿浊内生，郁而化热，熏蒸肝胆，胆汁不循常道，浸淫肌肤而成黄疸，此即所谓“谷疸”、“酒疸”。酒精中毒与乙肝病毒感染相加导致的乙型肝炎常呈慢性化表现。

5. 气滞血瘀 瘀血既是病理产物又是致病因素，在慢性肝炎时，由于情志抑郁、肝气郁结、气机郁滞、血行不畅，气滞导致血瘀；又因脾胃运行不健，阳气虚损无力，血行迟滞，日久则气血两虚。慢性肝炎、肝硬化患者面色黧黑、晦暗，肝脾肿大，肝区刺痛，肝掌、蜘蛛痣、齿衄等症状均与气滞血瘀相关。

上述因素影响慢性肝炎的发生与发展，中医病机可概括为“疫毒湿热邪不尽，肝郁脾肾气血虚，家族情志当辨析”。早期邪盛而正气不衰，主要表现为中焦湿热证。久病气血受损时，表现为虚证，邪正交争与消长贯穿疾病全过程，决定着疾病的转归。受累的脏腑主要是肝、胆、脾、胃、肾。“五脏之伤，穷必及肾”，“五脏之真，惟肾为根”，肾气为人生命之本，正气之源。肾气虚衰多见于晚期患者，“肝肾同源”在慢性肝病患者的临床表现和病机方面都有所体现。中医认为肾为先天之本，脾胃为后天之本，培补脾肾即可增强机体免疫功能，在慢性肝病的治疗中有着非常重要的意义。

二、慢性肝炎的辨证论治

中华中医药学会肝病专业委员会 2004 年修订的辨证分型标准，基本涵盖了慢性肝炎的多种临床表现，少见的证型可能与特殊体质相关。

1. 湿热中阻证 胁胀脘闷，恶心厌油，纳呆，身目发黄，色泽鲜明，尿黄，口黏口苦，大便黏滞、秽臭或先干后溏，口渴欲饮和(或)口渴欲饮而不多饮，肢体困重，倦怠乏力，舌苔黄腻，脉象弦数或弦滑数。

主症：黄疸，胁胀脘闷，舌苔黄腻。

治则：清热解毒利湿。

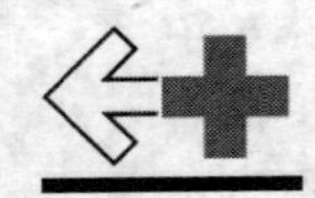

方药：茵陈蒿汤加清热凉血解毒药。茵陈、赤芍、金钱草各30g，栀子、大黄（另包）、郁金、黄芩、车前草各10g，虎杖15g。

2. 肝郁脾虚证　胁肋胀满疼痛，胸闷太息，精神抑郁，性情急躁，纳食减少，口淡乏味，脘痞腹胀，午后为甚，少气懒言，四肢倦怠，面色萎黄，大便溏泄或食谷不化，每因生冷油腻不易消化的食物而加重，舌淡苔白，脉沉弦。

主症：胁肋胀痛，腹胀便溏，舌淡苔白，脉沉弦。

治则：疏肝解郁，健脾益气。

方药：逍遥散合参苓白术散加减。党参、白术、茯苓、柴胡、枳壳、佛手、当归、白芍、鸡内金、谷麦芽各10g，炙甘草10g。

3. 肝肾阴虚证　右胁肋痛，腰膝酸软，四肢拘急，筋惕肉瞤，头晕目眩，耳鸣如蝉，两目干涩，口燥咽干，失眠多梦，潮热或五心烦热，形体消瘦，面色黧黑，毛发不荣，牙龈出血，鼻出血，男子遗精，女子经少经闭，舌体瘦，质红，有裂纹，花剥苔或少苔，舌尖红无苔，脉细数无力。

主症：头晕目眩，腰膝酸软，舌红少津。

治则：养血柔肝，滋阴补肾。

方药：一贯煎、滋水清肝饮加减。沙参、麦冬、生地各15g，女贞子、山萸肉、首乌、枸杞子、桑椹、当归、白芍、川楝子各10g，丹皮12g，龟甲、鳖甲各15g。

4. 瘀血阻络证　面色晦暗，或见赤缕红丝，肝、脾肿大，质地较硬，肝掌，女子行经腹痛，经水色暗有块，舌质暗或有瘀斑，脉沉细涩。

主症：面色晦暗或见赤缕红丝，肝脾肿大，质地较硬。

治则：活血化瘀，散结通络。

方药：血府逐瘀汤或膈下逐瘀汤、或鳖甲煎丸等加减。当归、桃仁、红花、丹皮、香附、泽兰、枳壳、郁金、川芎各10g，丹参30g，炙山甲、炙鳖甲各30g，大黄（另包）10g。

5. 脾肾阳虚证　畏寒喜暖，精神疲惫，四肢不温，面色不华或晦暗，少腹腰膝冷痛，食少脘痞，腹胀便溏或晨泄，完谷不化，甚则失禁，小便不利，余沥不尽或尿频失禁，下肢或全身浮肿，舌淡苔白，或腻，脉沉细弱或沉迟。

主症：畏寒肢冷，神疲脉弱。

治则：健脾益气，温肾扶阳。

方药：四君子汤合附子理中汤，或金匮肾气丸，或右归丸加减。黄芪30g，党参10g，白术10g，茯苓15g，炮姜10g，炙附片6g，桂枝6～10g，大腹皮、泽泻、猪苓各15g，山萸10g，枸杞子10g。

三、慢性肝炎的治疗思路和方法

对于慢性乙型肝炎、丙型肝炎，抗病毒治疗是关键，但是目前抗病毒药物是抑制病毒的复制，可以说是“压而不杀”，停药后反复率高，远期疗效不满意或有不良反应。此外，还有大量非抗病毒适应证者或因费用等因素不宜抗病毒治疗者。中药在改善症状、保肝、辅助抗病毒、抗肝纤维化、调节免疫、改善免疫状态等方面发挥着重要作用。

1. 辨证论治，降酶利胆，修复肝细胞损伤　见急慢性肝炎的辨证论治。

2. 改善蛋白代谢 降低γ球蛋白及提高白蛋白，常用药物有人参、党参、太子参、沙参、玄参、丹参、黄芪、首乌、枸杞子、桑椹、生地、麦冬、天冬、旱莲草、黄精、龟甲、冬虫夏草、乌鸡白凤丸、六味地黄丸、河车大造丸、一贯煎等。

3. 促进肝细胞再生 肝细胞再生能力很强，只要清除了致病因子，满足多种营养供应，肝细胞即可再生。中药是复杂的天然药物，富含人体所需的维生素、微量元素、氨基酸等，如黄芪富含硒，具有抗氧自由基、抗癌、增强免疫功能。人参、枸杞子、甘草、蘑菇、当归等都含有锗，具有强壮、滋补、抗癌、降低血黏度作用，并能促进干扰素等免疫活性因子生成。又如黄精、山豆根、垂盆草、姜黄、柴胡等富含锌，锌是许多金属酶的成分，锌为合成蛋白质、DNA、RNA、细胞增殖所必需，并能稳定细胞膜，加速创伤愈合。慢性肝病患者往往缺乏这些微量元素，选用此类药物对肝细胞修复和再生是非常有利的。

4. 抗肝纤维化 肝组织在修复损伤的同时，细胞外基质胶原的增生也在活跃进行，这是正常的病理生理过程，但是在病毒、炎性因子作用下往往是胶原生成超过胶原的降解而形成肝纤维化、肝硬化，治疗的目的是抑制胶原的形成，促进其降解。韩康玲等研究认为，一贯煎(北沙参、麦冬、地黄、当归、枸杞子、川楝子)加首乌、丹参等对动物肝细胞粗面内质网和线粒体有明显的恢复和新生作用，从而抑制胶原的合成。一些活血、养阴、柔肝的药大都有抑制胶原的生成作用。活血化瘀类药物能促进血管运动，降低血液黏度、减少血流阻力，增加肝血流灌注、改善肝脏缺血状态，有利于肿大的肝脏回缩。中药丹参、桃仁、红花、泽兰、赤芍、三棱、莪术、王不留行、穿山甲、甜瓜蒂、下瘀血汤、大黄䗪虫丸、桃红四物汤、血府逐瘀汤、复元活血汤等都有抗肝纤维化作用。近年研究认为，丹参酚是丹参抗肝纤维化的有效成分。中药复方成分复杂，多层次、多靶点的治疗，对肝纤维化过程中胶原的形成和降解的调节作用、脯氨酸羟化酶和成纤维细胞的抑制等各环节均可能发挥作用。

5. 调节免疫功能 对人体免疫功能的影响是很多中药发挥治疗作用的主要机制之一，大致分为免疫增强和免疫抑制两大类。也有些药物具有双向调节作用，应视临床需要、疾病的不同时段、患者的免疫状态选择适当药物。

(1)免疫增强型药物：以益气、养血、温补、滋阴类药物为多，如增强NK细胞活性药物有黄芪、党参、黄精、香菇、薏苡仁、夏枯草、鸡血藤、女贞子、川芎、黄芩、黄连、银花、地丁等。

(2)促进吞噬细胞功能的药物：肉桂、山萸肉、补骨脂、女贞子、黄芪、刺五加、白花蛇舌草、穿心莲、黄连、甘草、龟甲、鳖甲、夏枯草、丹参、沙参、白芍、桃仁、红花、三棱、莪术等。

(3)促进体液免疫活化B细胞，分化浆细胞并促进各种抗体产生：以益气、健脾和补肾阴、肾阳药及复方为主，如女贞子、黄精、薏苡仁、灵芝、天冬、麦冬、补骨脂、淫羊藿、猪苓等。补阳复方可使抗体提前形成，补阴复方可使抗体存在时间延长。

(4)激活补体系统、活化干扰素、白细胞介素-2、溶菌酶、备解素等细胞因子的药物：黄芪、香菇、枳实、陈皮、麻黄、连翘、丹皮、薏苡仁、枣皮、女贞子、黄精、天冬、麦冬、生地、淫羊藿、白术、补骨脂等。

免疫促进剂的媒介主要是植物血凝素(PHA)，PHA能促进淋巴细胞增殖，刀豆、菜豆、扁豆、豆芽等健脾药含有丰富的PHA的和生物活性多糖，后者也可激活T细胞增强机体免疫功能。紫河车含有多种抗体蛋白，此类免疫增强剂多用于慢性病毒感染性疾病。

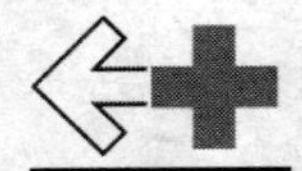

(5)免疫抑制型药物:治疗具有超强免疫反应的疾病,以清热解毒和活血化瘀类药物为多。①抑制或清除抗原:鱼腥草、银花、连翘、紫花地丁、蒲公英、穿心莲、黄连、黄芩、黄柏、白花蛇舌草、山豆根、猪苓、五加皮、川芎、桃仁、红花、当归、大蒜等;②抑制抗体产生:益母草、当归、白芍、赤芍、生地、郁金、红花、雷公藤、昆明山海棠等,此类药物还具有抑制细胞免疫的作用;③抑制过敏介质:丹参、牛膝、灵芝、地肤子、赤芍、荆芥、防风、白鲜皮、僵蚕、苦参、蛇床子、地龙、苍耳子、辛荑花等。葛根汤、柴胡清肝汤具有抑制中和抗体产生的作用;④抑制免疫活性细胞的产生:大青叶、白花蛇舌草等可使试验动物胸腺萎缩。

6. 抗病毒治疗

(1)辨证论治与基本方加减:乙、丙型肝炎的临床研究和报道较多,但是缺乏严格的前瞻性设计,没有大样本、随机对照资料。2005 年启动的由北京中医药大学和上海中医药大学联合牵头,北京地坛医院、解放军 302 医院等 8 个单位参加的国家十五攻关课题将会在这个问题上得到初步结论。丙型肝炎由于病例不多,中医药的临床研究尚需积累资料,有待深入研究。

(2)针对抗乙型肝炎病毒药物的研究已经多年,由国家级研究单位对多种中草药和处方进行筛选,至今未发现能有效杀灭乙肝病毒的药物,但是发现了一批具有抑制肝炎病毒作用的天然药物。

中草药直接作用于人体血清,抑制 HBV 标志物,郑民实等用反向被动血凝抑制(RPHI)试验和酶联免疫(ELISA)检测发现有 8 倍抑制的高效中草药为草果、知母、紫金牛、绵茵陈、黄芪、云实、喜树果、贯众、柿蒂、连翘、木通、地耳草、旋覆花、昆布、荔枝核、淡竹叶、桑寄生、海金沙、过路黄、巴戟天、泡桐、赤小豆、酸浆、马尾松、虎杖、生地、豨莶草、大黄、蜘蛛抱蛋、石莲、橄榄、吴茱萸、蝉翼藤等,高效药物经复筛后,综合评价药效指数,10 种最佳药物顺序为:云实(100)、酸浆(94)、地耳草(92)、桑寄生(86)、马尾松(86)、木通(84)、过路黄(76)、知母(72)、柿蒂(72)、连翘(68)。

杨鉴英等用斑点杂交法检测,发现蚤休、北山豆根、虎杖、公英、大黄、丹参、赤芍、何首乌抑制 HBV-DNA 最强,此外在鸭乙肝病毒试验中还发现一些中草药具有抑制乙肝病毒的作用。

到目前为止,体外试验或动物实验有效的药物,在临床使用并不理想,究其原因是体内难以达到体外试验用浓度,尚未排除螺质蛋白和酸性树脂等高分子杂质与病毒抗原特殊结合的干扰作用以及药物的产地、成分、药用部位、制剂的不同均会产生不同结果。此外,还应研究药物的有效成分,如何逃避体内各种生理屏障的消除作用,如何能直接进入肝细胞内发挥作用,关于中草药抗病毒药物的筛选和机制研究正在进行,还有浩繁的工作。根据临床用药的优秀配方,也可能发现新的抗病毒成分。

四、专病专方

在慢性肝炎的临床治疗中,由于患者体质不同,地域不同,医生用药习惯不同,我国各地都有大量的临床经验和治疗研究,仅举数例。

1. 甘肃中医学院朱靖认为,慢性乙肝的治疗必须把中医的宏观辨证与西医的微观调节病理状况之手段结合在一起,HBV 复制愈活跃,湿热疫毒程度就会愈严重,主张必须选用中药清热解毒类如白花蛇舌草、虎杖、半枝莲、土茯苓、蚤休、板蓝根等,不仅有抑制 HBV 的作用,而且有抗炎、抑制体液免疫的作用。

2. 厦门市第一门诊部陈三才认为，慢性乙肝型炎是邪伏营血，缠绵难愈，当邪正交争较剧烈，机体免疫功能处于亢进、肝功能异常、病毒复制活跃时，应以凉血活血、清化湿热为主，扶正为辅，因势利导，解毒透邪外出；当正虚邪微，机体免疫功能低下，病毒复制活跃时，应扶正与祛邪双管齐下。

3. 上海中医药大学王灵台认为，本病无论虚实，如临床出现 ALT、AST 和 TBIL 三项中一项或两项全部升高，都是湿热之邪较盛的表现，皆应于方内加用性缓的制大黄 10～30g，常配伍车前子，即可前后分消湿热，以大便如泥，一日 2 次为佳。为防止病情反复宜续服含制大黄方药数周。对慢性肝炎日久肾虚患者，应重视补肾，推祟景岳"阴阳互求"之说，选用温而不热、润而不燥之品，如肾阳虚选用巴戟天、肉苁蓉、锁阳、菟丝子、仙茅、仙灵脾；肾阴虚除用生地、首乌、黄精等之外，必稍佐巴戟天、肉苁蓉之温润，以阳中求阴。

4. 中山医科大学张诗军等研究显示，慢性乙型肝炎湿热中阻证型患者用清热利湿法治疗，药用龙胆酸枣汤。龙胆草 10g、柴胡 9g、黄芩 10g、栀子 7g、酸枣仁 9g、大枣 6 枚，煎至每剂 400ml，每日 1 剂，治疗 2 个月后，肝功改善，血清超氧化物歧化酶(SOD)、自然杀伤细胞(NK)水平明显升高。

5. 广西中医学院周培育等用复肝汤(绞股蓝、板蓝根、墨旱莲、赤芍、白芍、丹参、牡丹皮、白术、枳壳、巴戟天、菟丝子等)治疗慢性乙型肝炎，症状改善，肝功复常，并对乙肝病毒标志物有阴转作用。

6. 河南中医学院周宜强等以滋补肝肾、扶正祛邪为大法，自拟乙肝康胶囊(生地、白芍、冬虫夏草、黄芪、柴胡、黄精、紫草、紫河车等)治疗慢性乙型肝炎，设同期对照，结果治疗组在改善肝功能，提高血浆白蛋白，促进乙肝病毒标志物阴转等方面均优于对照组。认为本方既补肝阴又补肝肾之阳，健脾益气，活血解毒，共奏恢复肝功、增强机体识别病毒标志和增强免疫的作用

7. 济南军区 106 医院王延林等报道益肾法治疗慢性乙型肝炎，认为肾虚是乙肝发病的重要原因，益肾法治疗慢乙肝之本，强调慢乙肝的病机是正虚邪恋，病理是"毒湿瘀虚"。主张扶正祛邪，先后有序，虚实难辨时以先补后清，因为补益药能激发人体的免疫功能，有利于清除 HBV，如果患者肝区胀痛，口苦口干，舌红苔黄腻，有黄疸，转氨酶升高，应先清化湿热为主，待病情稳定后逐步加用补肾药，要求用药平和，阴阳双补。

8. 乙肝 1 号片(湖北中医学院脏象肝病研究所)　由茵陈、柴胡、白芍、升麻、栀子、川楝子、香附、龙胆草、甘草、三棱、莪术、姜黄、赤芍、葛根、黄芪、黄芩、青皮等 32 味药组成，共研细末，制为片剂，每服 8 片，每日 3 次，3 个月为 1 疗程。

9. 蜂巢制剂(金国梁)　蜂巢煎煮，去蜡后浓缩加入适量白糖，每日 3 次，用于慢乙肝缓解期。

10. 五灵丹(王家骝)　五味子、灵芝、柴胡精制为蜜丸，每日 30～60g，分 3 次，饭后服；用于慢性肝炎、肝功异常者。

11. 乙肝宁(刘宇福)　黄芪、蚕砂各 15g，党参、蚤休、白芍、丹参、贯众、女贞子、白术、川楝、枳壳各 10g，茵陈、苡米各 30g，菟丝子 20g，甘草 6g，每日 1 剂，用于慢性肝炎湿热型。

12. 复肝煎(金城)　垂盆草、海金沙、生苡米各 30g，平地木、蒲公英各 15g，郁金、茯苓、茜

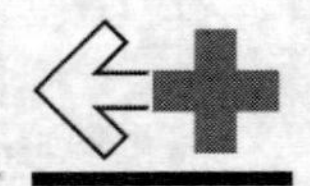

草、赤芍、白芍各12g,柴胡、枳壳各9g,生甘草4g,每日1剂,用于慢性乙型肝炎。

13. 复方水飞蓟蜜丸(李义芳)　水飞蓟、五味子各半,制成蜜丸,每丸含生药10g,每次1丸,每日3次,用于慢性肝炎转氨酶升高者。

14. 强肝1号(韩经寰)　黄芪、丹参各12～30g,当归、白芍、党参、白术、茯苓、生地、茵陈、山楂、山药各6～15g,郁金、甘草各3～12g,泽泻、黄精各5～15g,板蓝根8～12g,每日1剂,用于慢性肝炎气血两虚、肾虚、脾虚证。

15. 益肾解毒汤(赵蕾)　淫羊藿、生黄芪各15g,沙苑蒺藜10～15g,大枸杞、白花蛇舌草各15～20g,制女贞子5～20g,槟榔12～15g,连翘20g,陈皮15g,每日1剂,用于乙肝病毒携带者。

五、其他疗法与保健

1. 蜂蜜疗法

(1)蜂蜜500g、蜂王浆50g、蜂胶10g,将以上3味药搅拌均匀,每日服3次,每次10～15g。本方养肝血,适用于慢性肝炎。

(2)蜂蜜20g、鲜芹菜100g、萝卜100g、鲜车前草30g,将后3味药捣烂取汁,煮沸晾凉后加入蜂蜜,每日1次,疗程不限,用于慢性肝炎。

(3)蜂蜜500g、丹参250g、枸杞子125g、山楂125g,冰糖30g,将3味药水煎2次合并煎液,加入蜂蜜、冰糖,继续煎至蜂蜜渐浓,冷却装瓶。每次10g,每日3次,适用于慢性肝炎恢复期。

(4)蜂蜜2000g、穿山甲500g、醋炙鳖甲300g、鸡内金500g,将3味药物共研细末,加蜂蜜搅匀,加热熬成膏状,每日3次,每次10g。用于慢性肝炎脾肿大、肝硬化,同时忌生冷油腻。另有蜂毒疗法,因过敏者多,较少使用。

2. 针灸治疗　针灸治疗见于历代医家著作中,治疗病毒性肝炎确有一定疗效。急性肝炎用之较多,慢性肝炎主要用于增强体质、调理脾胃功能,因为慢性乙型肝炎或丙型肝炎均是血液传播性疾病,应采用针具专人使用,避免交叉感染。增强体质,取足三里、大椎、陶道、肾俞、曲池透少海。肝区痛,取环跳、阳陵泉、昆仑、支沟、肩井、肝俞、胆俞。调整胃肠功能,取肝俞、胆俞、三焦俞、肾俞、幽门、巨阙、环跳、手三里、曲池、中脘、神阙、天枢、足三里、外关、支沟。实验研究认为,针灸治疗机制在于扩张肝血管、肝管,并能调整免疫及神经功能。

此外,穴位注射中西药物,取其针药同治,刺激穴位时间长而用药少,疗效较单用药物可能提高。

六、中医药治疗慢性肝炎疗效评价与展望

大量动物实验和临床观察都说明中医药治疗慢性病毒性肝炎是有效的,特别是近年在免疫、抗肝纤维化、抑制病毒等多方面研究成果为中医药治疗本病提供了充分的依据。无论是乙型肝炎还是丙型肝炎,其发病机制除病毒感染外均与人体自身免疫功能状态密切相关,而中医的辨证分型论治正是符合于这种发病原理而采用个体化治疗的一种方式,既有基本治疗又因人而异进行调整,但是目前辨证缺乏统一标准和量化指标,用药灵活有余而规范不足,此外,药物品种、产地、采集时间各异,都使得中医药治疗疗效评价未能遵照循证医学的标准进行。针

对中医药治疗原理,应该建立自己的疗效评价体系;研究证候的内在物质联系和推理,建立稳定的药源基地、品质稳定,对提高辨证论治水平是非常重要的。

下列文献资料仅供参考:

北京中医学院周利其等用组化、免疫、电镜、生化和腹腔巨噬细胞吞噬功能测定等方法观察到中药864(黄芪、连翘、虎杖、败酱草、丹参)对实验大鼠肝损伤有保护作用,使酶活性提高、肝糖原、SOD、Ca^{2+}的含量及吞噬细胞功能得以恢复。

湖北王伯祥等在体外观察乙肝1号对肝细胞产生的HBsAg有明显抑制作用,Dane颗粒膨大,核心收缩,出现电子密集团块,DNA-P活性下降。

上海传染病总院发现牛膝多糖可保护实验动物肝损伤,增加白蛋白含量,稳定肝细胞,增强免疫,促进淋巴细胞转化增殖等。

中国医科大学王建松等在严重肝损伤动物实验中发现丹参具有较强的修复肝损伤作用,川芎、赤芍次之。

目前中医药在慢性肝炎的治疗占有重要位置,随着中医药现代化进程,必将对中医药作用机制研究更清楚,使之发挥更大作用。

第三节　淤胆型肝炎的治疗

淤胆型肝炎主要指急性淤胆型肝炎,虽黄疸深、病程长,但预后好。慢性淤胆型肝炎可参照急性淤胆型肝炎治疗,有部分向慢性重型转化,应采取辨证与辨病相结合的思路,随时调整治疗。中华中医药学会肝病委员会于1991年将淤胆型肝炎辨证为瘀热痰阻证,2002年增补了寒湿瘀滞证,是对少数体质虚寒的患者证型进行补充。多数患者病机为湿热之邪不解,入于血分,阻滞血脉,逼迫胆液外溢,浸渍肌肤。清代·程钟龄曾说"去瘀生新而黄自退",关幼波也强调"治黄先治血,血行黄易却",为淤胆型肝炎的治疗提出了方向,淤胆型肝炎与急性黄疸型肝炎的区别在于前者湿热之邪伤肝,湿热胶结于血分,后者重在伤及脾胃,在治疗用药有区别,疗程可长达数月。

一、淤胆型肝炎辨证论治

1. 瘀热痰阻,热重于湿　常见病之初起,黄疸迅速加深,色泽鲜明,发热口渴,身痒,大便秘结,色浅,舌苔黄腻,脉弦数。

治则:清热利湿,通便化浊。

方药:茵陈蒿汤加减,茵陈30g、栀子10g、大黄(另包)5g、枳实10g、厚朴10g、连翘15g、郁金10g、赤芍15g、丹皮12g,热甚者还可适量加黄芩、黄柏,呃逆者加桂枝、竹茹、黄连。

2. 瘀热阻络,湿重于热　发病已逾月或病起缓和,身热不扬,口淡不渴,胸腹痞满,可有便溏,舌苔厚腻微黄,脉濡数。

治则:利湿化浊,佐以清热。

方药:茵陈五苓散加减,茵陈30g、茯苓15g、猪苓10g、白术10g、栀子10g、泽泻10g,呃逆者加陈皮、半夏、蔻仁;食滞腹胀者适量加木香、厚朴、枳壳。

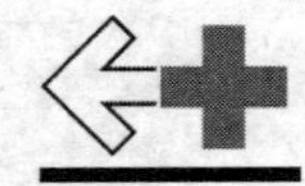

3. 湿热瘀阻，血脉不畅 多见于淤胆时间较长或原有慢性肝炎；面色青黄、晦暗，右胁刺痛；舌青紫或舌下静脉青紫怒张，脉细涩。

治则：活血化瘀，舒肝理气，利胆。

方药：膈下逐瘀汤加减，五灵脂、当归、川芎、桃仁、丹皮、红花、陈皮、香附、枳壳各10g，赤芍20g，茵陈30g。

4. 寒湿瘀滞，气机受遏 多见于病程较长或平素虚寒之体患病，身目色黄而晦暗，纳少，腹胀，大便溏，神疲畏寒，舌淡，苔白腻，脉濡缓。

治则：温中健脾，化湿利胆。

方药：茵陈术附汤加减，茵陈30g、白术10g、茯苓15g、炙附子6～10g、桂枝6g、炙甘草10g，若舌苔厚腻去白术、甘草，加苍术、厚朴；皮肤瘙痒加秦艽、地肤子。

二、淤胆型肝炎的经验治疗

1. 汪承柏教授多年来治疗急慢性淤胆型肝炎在临床实践中积累了丰富的经验。他首先提出凉血活血重用赤芍的组方原则，既师古但不泥古，根据现代医学对胆汁淤积的病因病机的认识，选择具有抑制胆汁郁积因子、降低血栓烷素TXB_2和前列腺素代谢产物($PGF_{1\alpha}$)、血管紧张素(ACE)及血液黏滞度的药物，达到改善肝脏微循环，加强胆红素摄取、结合、转运、弥散及排油的作用，同时还有利尿、减少肠肝循环等作用的药物。

常用药物：丹参、大黄、葛根、茜草、当归、赤芍、生地、丹皮等，水煎服；每日大便保持2～3次，水泻则应停用。

此方剂量最适宜血热兼腑实者，一般用药长达数月，随证调整。另有些学者提出单用大黄或重用大黄治疗淤胆型肝炎，取其清热通腑利湿之效。

这类融合中西医理论的组方常药味少，剂量大，力量专注，有些药物久服伤正，容易出现不良反应，非专业医生慎用，组方也应随病变不同和病理时期不同而调整。

2. 王占英用黛矾散(丸)治疗淤胆型肝炎，硝石12g、矾石10g、青黛30g共研细末，或水泛为丸，每次2g，每日3次，此方也可用于肝炎后黄疸持久不退者。

此方源于《金匮要略》黄疸篇，主治女劳疸挟淤血证，是化瘀结、清痼热、除湿毒之剂，硝石一般用火硝(也可用芒硝)，味苦辛咸，有软坚散结，清脏腑之热，逐浊湿由二便而去。矾石可用青矾、绿矾、白矾、绛矾(也可用明矾、枯矾、胆矾)，味酸涩，性寒，入血分，有燥湿退热、补血杀虫之效。青黛味苦性寒，入肝经血分，清热解毒凉血，三味配合，共达入血清瘀、退黄目的，药后大便色深黑绿色。

3. 北京地坛医院曾用温阳法治疗10例淤胆型肝炎，辨证属寒湿淤滞困脾的阴黄证者。基本处方为茵陈、茯苓、猪苓、泽泻、苍白术、桂枝、炮附子、厚朴，黄疸日久不退体质已虚，黄而晦暗者用之有效。

4. 膈下逐瘀汤为基本处方，治疗顽固性黄疸效果较好，处方为五灵脂10g、当归10g、川芎10g、桃仁10g、赤芍10g、丹皮10g、乌药10g、元胡10g、香附10g、甘草6g、红花10g、枳壳10g。有行气逐瘀、破结止痛之效。现代对其加减化裁，用于重度黄疸者，湿热重则加栀子、败酱草、黄芩、黄柏，并重用茵陈30～90g。

三、其他疗法

1. 针灸治疗黄疸型肝炎早有记载，由于现代医学治疗普通型肝炎效果好，又忌针具传染，所以不提倡针灸治疗普通型肝炎，但淤胆型肝炎病程长，药物疗效不满意时，可试用针灸疗法。晋代皇甫谧《针灸甲乙经》中记载黄疸目黄，劳宫主之。宋王执中《针灸资生经》中记载，脊中主黄疸腹满不能食，脾俞主黄疸喜食。明杨继州《针灸大成》中载伤寒发黄，腕骨、外关、涌泉治之。清李学川《针灸逢源》中载急黄灸巨阙五七壮，瘟疫六七日不解以致热入血室，发黄身如烟熏，面如金色，口燥而热结，砭刺曲池出恶血，刺曲泽出血。现代承浩安《中国针灸学》中记载身柱、至阳、脾俞、阳纲、手三里、腕骨、足三里、丰隆、内庭、每日针灸治疗黄疸。田从豁主编《针灸医学验集》主穴：合谷、阳陵泉、足三里、中封、阴陵泉，配穴：后溪、太冲、期门、章门、三阴交、大椎、至阳、肝俞、胆俞。针刺疗法：湿热并重型用泻法，留针 15 分钟；热重湿轻型用泻法，留针 15 分钟，湿重热轻型用泻法，留针 15 分钟。钱英《肝炎论治学》主穴：太冲、足三里，配穴：阴陵泉、合谷、内关、肝俞、胆俞、脾俞、胃俞，留针 20 分钟，其间每 5 分钟捻针 1 次。

2. 穴位注射(小针疗法)取针刺和药物相结合的治疗方法，本疗法对很多种疾病有一定疗效。取穴：肝俞、右期门、中都、日月等，亦可按针刺疗法中的穴位进行。药液可用维生素 B_1、苦参素、肝炎灵、茵栀黄注射液等，每穴 0.5～1ml，每日 1 次，2～3 周为 1 疗程。急、慢性肝炎均可用，654-2 注射液也可做注射药物，具有解痉、改善血液流变学指标、调节神经等多种作用。一些研究证明本药具有对线粒体膜和溶酶体膜等生物膜的保护作用，可起到减轻肝细胞损伤作用，因而有助于肝细胞的修复。

此外，还有头针、手针、足针、耳针等疗法。

3. 穴位贴敷疗法即在经络学说理论指导下，在人体体表穴位贴敷外用药物，通过药物对穴位及经络的刺激作用，达到治愈疾病的目的，方法和用药很多。

如甜瓜蒂贴脐：有降酶作用，炒盐布裹敷两胁，治肝区胀痛。现代巴布贴等这些源于民间疗法与中药离子导入，超声波穴位药物导入疗法等，可作为非特异性治疗的一种，但缺乏严格的临床验证。

第四节 重型肝炎的治疗

重型肝炎按临床表现大体归属中医急黄、瘟黄、血证、臌胀、昏厥等病证范畴。急性重型肝炎视为疫疠，急夺人命，其外因是感受湿热毒邪，内因是素体脾胃蕴热。慢性重型肝炎是素已久病体虚或湿热内蕴，又受外感侵扰，或饮食劳伤，形似急黄，但病程较长，随时可因出血、昏迷、感染他疾而死亡。病本仍是湿热之邪为患，随其在气分、血分、逆上或凝聚于胸腹三焦，可见毒热炽盛，淤血发黄，热入心包，湿浊上扰清明，毒热迫血妄行或血运失统而出血。任何一证均可危及生命，目前提倡中西医结合综合疗法，急重肝早期应及时应用肾上腺皮质激素抑制超强免疫损伤，必要时果断抗病毒治疗。中医传统理、法、方、药在救治重型肝炎方面也能发挥重要作用。

一、重型肝炎的辨证论治

1. 热毒炽盛，肝胃蕴热 多见于急性重型肝炎，黄疸急起，高度烦躁，高热头昏，呕吐频繁，大便秘结，尿黄赤而少，烦躁不安，舌红少津，苔黄糙，脉弦数或洪大。

治则：清热解毒，泻火退黄。

方药：茵陈蒿汤合黄连解毒汤加减。茵陈60g，黄芩、黄连、栀子各10g，连翘20g，板蓝根、车前草各30g。若脏腑不通，急用大承气汤泻下通便，清泄救阴。若热毒深重，皮肤发斑，牙龈出血，可用清瘟败毒饮清热解毒，凉血救阴。不能口服，可用鼻饲，或加大剂量灌肠。

2. 热毒入营，内陷心包 多见于急重肝发病10天以内，发热、黄疸、尿赤少，皮下斑疹或鼻、齿衄血，躁动不安，神昏谵语，口臭，舌苔秽垢，舌红绛，舌体卷缩，脉弦数。

治则：清热解毒，凉血救阴。

方药：水牛角粉10g，石决明(先煎)、生地、茵陈、连翘、板蓝根各30g，钩藤(后下)10g，大黄10g，丹皮15g，黄连10g，栀子15g。若神昏谵语较突出，则清心、开窍、镇惊，上方冲服安宫牛黄丸、紫雪丹等；若有痰热互结则用至宝丹、猴枣散之类，以芳香开窍，清心涤痰，也可三宝换用、同用。抽搐则加羚羊角粉2分冲服，珍珠母30g，以凉肝息风。出血现象较重者，加用仙鹤草、侧柏叶、地榆炭等凉血止血。

3. 湿浊内陷，上蒙清阳 多见于亚急性重型或慢性重型，黄疸深重，色泽不鲜明，面目污秽，神志不清，嗜睡，恶心呕吐，时有痰涎，腹胀，尿赤黄而少，大便不爽，舌苔白腻或淡黄垢苔，舌质暗红，脉濡滑。

治则：祛湿泄热，化痰开窍。

方药：菖蒲郁金汤加味。茵陈30g、石菖蒲、郁金、藿香各10g，车前草、车前子各15g，虎杖15g，黄芩10g，白蔻仁5g，陈皮、半夏各10g。

慢性重型和亚急性重型病程较长，必须抓紧时机使病情逆转，治疗可参考急重肝或慢性肝炎。

二、合并症的治疗

1. 肝性脑病、肝昏迷 中医认为湿热之邪、秽浊之气上扰清空，或痰热内陷蒙蔽心包，邪毒入营，逆传心包，治疗多以清热解毒，凉血救阴，镇惊祛痰、开窍等方法入手，如上文所述。近年来从阻止肠腑秽浊之气上扰清空辨治入手，对慢、重肝肝昏迷有促醒作用，对肝硬化代谢性肝昏迷效果较好。采用清泄湿热之毒邪，加用大黄、芒硝、枳实等荡涤胃肠之品多能奏效。然病久体弱，肝病不愈，症状反复出现，一日数次大便易伤正，可以采用灌肠给药。自拟复方大黄灌肠汤效较好。

(1)灌肠方：大黄60g、芒硝30g、乌梅30g，加水700～800ml，急煎5分钟，放温，保留灌肠，此液pH是5.5，改变肠道环境，抑制异常菌群活跃，减少NH_3的形成和吸收，调整肠腑、清热泄毒，上病治下，疗效与乳果糖灌肠相当。

注意：肛管应30cm的长度，送达结肠，患者取右侧卧位，臀部垫高20cm，缓缓灌入，尽量保留10分钟，每日2次或隔日1次，视病情需要，如有宿便可先清洁灌肠后用此方。

(2)针刺穴位:至阳、阳陵泉、太冲,神昏则刺人中、中冲、少冲(放血)为主,热重加大椎,抽搐加百会、风府、风池、涌泉,每次30分钟,手法可强一些。

(3)预防昏迷:失代偿慢性肝病可出现反复昏迷,皆因毒素产生多而代谢能力低,注意饮食清淡易消化,少进鸡、肉、蛋、奶制品,保持大便通畅,每日1~2次为宜。避免乱用利尿药,镇静剂、含氨药物,以免引起医源性肝昏迷。

(4)根据肝性脑病患者的症状,也可同时用辨证处方,但在重型肝炎患者往往多种症状同时出现,辨证困难,变化迅速,难以把握,口服药困难可鼻饲,下列针对肝昏迷的辨证处方备选用:

1)湿浊壅滞:表情淡漠,泛恶痰涎多,神昏嗜睡,多见于肝硬化、肝昏迷。

方药:石菖蒲、郁金、陈胆星、半夏、栀子、泽泻各10g,陈皮、远志、竹沥各10g。

2)热毒攻心:壮热烦躁,口干咽燥,谵语,头痛头昏,黄疸迅速上升,大便秘结,多见于急性重型肝炎的肝性脑病。

方药:水牛角粉(冲)1g,黄连6g,生石膏(打,先煎)30g,金钱草、茵陈各30g,黄芩、淡竹叶、栀子、知母、丹皮各10g,生地20g,另安宫牛黄丸化服。

3)邪陷心包:魂不守舍、躁动不安,时有狂叫,继而昏迷,口臭,多见于急性肝昏迷。

方药:羚羊角粉(冲服)18g,夏枯草、赤白芍各10g,炙龟板(先煎)20g,生熟地、丹皮、钩藤各10g,煅石决明(先煎)、生石膏(先煎)各30g,山茱萸10g、菊花10g,加至宝丹1粒化服。

中成药安宫牛黄丸及紫雪丹(散)也常用,现水牛角已代犀角使用,药理成分相似。

2. 内毒素血症 临床表现发热、黄疸、昏迷、出血、腹胀、尿少,便干或不爽等诸症,湿热之邪蕴结血分,在重型肝炎发生率高达50%~80%,其发生的原因是肝衰竭,不能降解代谢内毒素,也与肠道菌群失调、异常活跃或应用抗生素之后,大量革兰阴性杆菌裂解有关。内毒素是肝病恶化的主要原因之一,控制肠源性内毒素常用的方法,是既要清洁肠道抑制菌群,又要改变肠道碱性环境阻止内毒素大量产生并进入血循环。此症是阶段性出现,属本虚标实证,方药应采用急则治标之法,疗程2周以内。

(1)灌肠处方:大黄20~30g,芒硝10~20g,乌梅20g,枳实20g,地榆炭20g,血余炭10g,大小蓟各15g,元参20g。随证加减,水煎500~700ml灌肠,达到凉血泻毒、调整肠腑、吸附内毒素作用,一般3~5天奏效。

(2)内毒素血症的辨证治疗:此证属正虚邪实,此类患者多因重病、久病、气阴两伤、中气不足,邪为内伤湿热之毒,留恋不去,时时发热,全身无力,耗伤阴津。血或腹水鲎试验阳性。

1)气阴两伤,邪热不尽

治则:滋阴益气,清热解毒。

方药:黄芪30g,太子参、茯苓、蒲公英各15g,白术、陈皮、黄连各20g,白花蛇舌草、元参、生地各20g。

2)水湿停滞,大肠湿热

治则:健脾利湿,清热驱毒。

方药:苍白术、茯苓、枳壳、乌梅各10g,大小蓟、生地榆各15g,泽泻、车前子各10g,大黄(另包)10g。

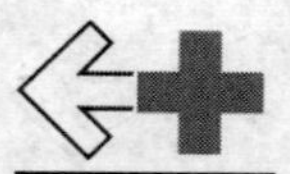

3)经验方：肠源性内毒素血症用清毒汤口服或加倍量改为灌肠。集清热、利湿、吸附、排泄调畅肠腑于一方。用于腹水、腹腔感染；反复不愈，腹胀、大便不爽或干结尤为适宜。

处方：参照(1)灌肠方(上方)高位灌肠。用药后可迅速改善症状，不能代替抗生素，但可酌情减少抗生素剂量和使用时间。

(3)大量实验研究证明中药治疗内毒素血症主要是通过破坏、排除、抑菌、拮抗等机制发挥作用，即祛邪以扶正。王家泰等以中药泻热汤(大黄、芒硝、元参、甘草)进行动物实验，表明本方能加速内毒素的清除，并提示抗感染作用不在于直接抑菌，而主要增强了中性粒细胞的吞噬功能。具有拮抗内毒素作用的中药有黄芪、川芎、穿心莲、丹参、人参、赤芍、香菇、灵芝等。

实验发现穿心莲、蒲公英、板蓝根、玄参具有破坏内毒素的结构，吸附或清除内毒素的作用。林菊生等用热毒清(金银花、大青叶、鱼腥草)处理大肠杆菌内毒素，电镜下观察大肠杆菌失去链状结构，故认为这些药物对内毒素具有一定的降解作用。

已证实攻下法具有排除积滞、治疗肠源性内毒素血症的作用。方中一些中药可以抑制肠道细菌的生长繁殖，减少内毒素的产生，常用药有大黄、厚朴、黄连、黄芩、栀子、蒲公英、银花、连翘、地丁等。此外，清热解毒类中药还有保护内毒素所致溶酶体损伤，对抗内毒素所致过氧化损害等作用。另据杨大国等报道，动物实验表明内毒素可能加强 Fas 的表达而促进肝细胞凋亡，赤芍承气汤可通过清除内毒素的作用而部分抵抗其诱发的肝细胞凋亡。

3. 自发性细菌性腹膜炎 这是重型肝炎和肝硬化常见并发症，病原菌从腹腔外病灶经淋巴或经肠壁渗出性转移等造成。病原菌以大肠杆菌为主，近年厌氧菌感染时有发现。临床见腹水、腹痛、发热等症。本病在中医症候学称为臌胀、腹痛、发热、厥证等，常伴肝功损害，甚至引发重型肝炎。临床常用抗生素治疗是必要的，然而抗生素的长期、大量使用所带来的不良反应及细菌的耐药问题不容忽视，因此采用中西结合治疗是值得提倡的。

(1)辨证论治：

1)肝郁气滞水聚：多见于肝硬化腹腔感染早期，或初发腹水，发热，口干，尿少，腹胀痛，拒按，舌红苔腻。

治则：疏肝行气，解毒活血。

方药：柴胡、黄芩、党参、栀子、川楝、枳壳各 10g，连翘 15g，银花 15g；腹胀甚者加泽泻、茯苓、大腹皮、车前子各 15g。

2)湿热瘀毒入血：多见于各种肝病腹膜炎毒血症期或败血症，腹胀进一步加重，腹痛不减，拒按，气多于水，腹大如球，发热，烦渴，无矢气，尿少，便不爽，舌苔黄腻，或黑厚、少津，脉数。

治则：清解湿热，凉血活血，通腑攻下。

方药：黄连解毒汤合膈下逐瘀汤加减。黄连、黄芩、黄柏、生蒲黄、栀子、丹皮、川芎、乌药、元胡各 10g，蒲公英、地丁、当归各 15g，茵陈、赤芍各 30g。腑气不通，可用大黄 10g，芒硝 15g，枳实 10g，厚朴 10g，木香 10g。

3)气阴两伤：多见于肝硬化腹水病情反复，症状缓和迁延不愈，经常腹胀，隐痛，低热盗汗，消瘦，面色无华，舌淡暗，少苔或剥苔，脉细数。

治则：清热利湿，益气养阴。

方药：生脉散加清热解毒化湿之品。党参、茯苓、猪苓、麦冬各 15g，元参 20g，陈皮、黄芩、黄连各10g,连翘20g,车前子15g,泽泻10g。

阴阳将绝(正虚邪陷)多见于病之晚期感染、中毒性休克,精神委靡,手足不温或四肢厥冷,口干唇燥,舌红降,苔灰黑,脉微弱。

治则:回阳救逆,益气固脱。

方药:参附汤、独参汤均可。人参15g,炙附子片10g或西洋参15g,浓煎频服。稍缓可改用四君子汤加味调服。太子参15g,白术10g,黄芪30g,茯苓20g,甘草10g,生地15g,当归10g,麦冬15g。

(2)实验研究:重型肝炎患者由于免疫功能低下,反复感染,抗生素的大量使用疗效并不理想,其后遗问题多,患者总体预后差。中药具有增强免疫、减少耐药性和拮抗药物的毒副反应等作用,并可直接抑制细菌的生长。一些具有免疫调节作用的药物,可改善细胞免疫功能、清除免疫复合物,促进淋巴细胞转化,提高吞噬细胞功能,提高机体抗病能力(见慢性肝炎——调节免疫)或提高病原菌对抗生素的敏感性。例如浙贝母有效成分贝母素甲盐酸盐在无细胞毒性剂量下,对3种不同耐药菌具有不同程度的逆转作用,抑制耐药菌细胞膜的主动外排作用有关。苍术、黄连、黄芩对携带多种耐药质粒的痢疾杆菌F_{13}有明显清除R质粒的作用。大黄对金葡菌耐药质粒、黄连对大肠杆菌耐药质粒、黄连素对志贺菌耐药质粒均有不同程度的清除作用。金银花在抗耐药金葡菌有增效作用,可增加抗生素抗菌疗效,如葛根芩连汤与氨苄青霉素、头孢哌酮、诺氟沙星有协同作用,多种中药具有抑菌作用,且不易产生耐药。

4. 肝肾综合征 多种不利因素均可能为诱因,本质是肝衰竭导致的肾衰竭,是生命临终前期,应预防和早期阻断。本症突出表现是阳虚水泛,腹胀,无尿或少尿,全身虚衰,四肢不温或厥冷,是为命门火衰,阴阳离绝之候。治疗危候常用经验方,意在回阳救逆,延续将熄之火,为壅盛之湿毒旁开门路,医理虽通但缺乏一定数量的临床验证。

(1)早期:用参附汤加味。人参(先煎)10g,麦冬20g,五味子10g,炙附片10g,桂枝15g,白芍10g,生姜3片。文火,浓煎,少量频服。

(2)晚期:用保留灌肠排毒方。槐米、桂枝、乌梅、生大黄、芒硝各20g,煎至400ml,再加入25%甘露醇250ml,每日1~2次。

(3)用上方中药合氧化淀粉500ml液灌肠。

第五节 治疗病毒性肝炎常用中药及研究

一、板蓝根和大青叶

十字花科植物菘蓝的根和叶。味苦性寒,具有清热解毒凉血等作用,主治温病高热神昏、斑疹、痄腮、丹毒痈肿等热毒炽盛诸证。主要药理成分是靛甙、靛蓝、靛玉红、黄色素及鞣质等。抗多种病原微生物,对金黄色葡萄球菌、链球菌、脑膜炎球菌、大肠杆菌、钩端螺旋体、流行性乙型脑炎病毒和腺病毒等均有抑制作用。在对2215细胞HBV感染抑制实验中,板蓝根注射液对HBsAg和HBeAg分泌抑制率分别是22.27%~53.74%和14.52%~42.31%。

板蓝根具有增强免疫作用,用板蓝根多糖给小鼠腹腔注射可诱导体内淋巴细胞、肝内NK

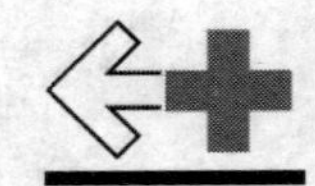

细胞活性增强。此外还有抑制血小板凝聚、抗炎、解热作用。用于病毒性肝炎、多种感染性疾病的辅助治疗。临床上以板蓝根为主组成复方治疗各型肝炎报道甚多,有单味制成糖浆口服。也可外用,已有制剂。水煎服、口服不良反应很少,针剂有过敏报道。

常用量:10～30g。

二、大黄

蓼科植物掌叶大黄、唐古特大黄或药用大黄的根茎。味苦性寒,能荡涤胃肠,推陈出新,素有"将军"之誉。具有凉血逐瘀,清泄湿热,主治热病、脏腑燥结、瘀血发斑等症。主要药理成分是蒽醌类、多糖类、鞣质等。大黄具有导泻、利胆、保肝作用,口服后 6～8 小时排出软泥样大便,大黄泻下成分是番泻甙;大黄水煎剂可促进胆汁分泌,其作用高峰在给药 30 分钟内,大黄对实验动物肝损伤具有明显保护作用。

调节免疫:能明显提高小鼠腹腔巨噬细胞功能,清除免疫复合物,稳定机体内环境,抑制体液免疫。

抗多种病原微生物:对多种细菌有抑制作用,对真菌、人毛滴虫、阴道滴虫等均有抑制作用。对流感病毒抑制的最有效剂量为每个鸡胚 5mg。

抗氧化:清除自由基、抗脂质过氧化,保护组织细胞。抑制巨噬细胞产生白三烯,清除内毒素,促进肾小球、肾小管上皮细胞增殖。大黄刺激肠蠕动,导泻可减少氨的吸收防治肝昏迷。

临床用于多种发热性疾病,肝炎、胆道疾病、慢性肾病及胃肠功能不良,长期大量内服可导致电解质紊乱、肝损害。

常用量:6～10g。

三、蒲公英

为菊科植物蒲公英的带根全草,味甘苦性寒,具有清热解毒、利尿散结、利湿等功效。主治疮毒、乳痈、淋证、湿热黄疸及咽喉肿痛等病证。主要药理成分为蒲公英甾醇、胆碱、菊糖和果胶等。

利胆、利尿作用:据国外报道,蒲公英在动物身上有利胆作用,其利胆效果较茵陈煎剂更为显著,临床上对慢性胆囊炎痉挛及胆石症有效;也有人认为本品有利尿作用,特别是对门脉性水肿有效,可能是由于植物中含有大量钾的缘故。

抗肝损伤:用蒲公英注射液 1ml 肌内注射,或 200%煎剂 1ml 灌胃,每日 1 次,连续 7 日,对四氯化碳所致大鼠的肝损伤均有显著降低血清谷丙转氨酶和减轻肝细胞脂肪变性的作用。体外试验证明,蒲公英提取液对内毒素有拮抗作用。

广泛用于治疗多种肝病。临床上以蒲公英的煎剂和注射液治疗各种肝炎报道甚多。口服不良反应较小,安全有效。酒浸剂有过敏报道。

用量:10～30g。

四、连翘

为木犀科植物连翘的果实,味苦性寒,具有清热解毒、散结、消肿作用。主治温病初起,高热斑疹及疮疡肿毒。主要药理成分布连翘甙、冷杉树脂酚、齐墩果酸等。

抗多种病原微生物：多种体外试验表明，连翘对金黄色葡萄球菌、溶血性链球菌、伤寒杆菌、多型痢疾杆菌等有显著抑制作用。种子挥发油在1：65536稀释情况下仍能抑制甲型流感病毒京科68-1株的复制。

抗炎解热作用：能抑制大鼠蛋清性脚肿，抑制巴豆油性肉芽囊的渗液量，显示连翘抑制炎症早期毛细血管通透性亢进渗出和水肿。

临床上常用于治疗各种感染发热性疾病、皮肤化脓症、急性肝炎、急性肾炎。

常用量：10～30g。

五、茵陈

菊科植物或滨蒿的幼苗。味苦性寒，具有清热利湿退黄作用，为治黄疸的要药。主要药理成分是β-蒎烯、茵陈烯、茵陈酮、6，7-二甲氧基香豆素、绿原酸及对羟基苯乙酮等。

利胆作用：在50mg/kg的剂量时，能增加胆汁中固体物、胆酸和胆红素的排泄量；对于四氯化碳引起的肝损害大鼠，同样也有增加胆汁分泌作用。大量的研究资料表明，茵陈的水煎剂、水浸膏、乙醇提取物、挥发油、去挥发油水提物等都具有明显的利胆作用。

临床上茵陈及其为主的复方广泛应用于治疗肝胆病，尤其在利胆退黄方面疗效显著。

常用量：10～30g，未发现不良反应。

六、苦参

为豆科植物苦参干燥的根，本品苦寒，具有清热燥湿、祛风杀虫、利尿作用，主治皮肤瘙痒，小便淋涩及湿热黄疸等证。主要药理成分是多种生物碱和黄酮类，对苦参碱和氧化苦参碱研究较多。近期已有其注射液生产，纯度达95%以上，用于病毒性肝炎的治疗。

抗多种病原体作用：1%的苦参碱对体外大肠杆菌、痢疾杆菌、金黄色葡萄球菌等均有明显抑制作用。对鸭乙肝病毒有抑制作用。

免疫调节作用：苦参总碱可明显增加放射线损伤小鼠白细胞数量，促进小鼠腹腔巨噬细胞功能，苦参碱对T细胞增殖有抑制作用，但不明显损伤细胞活力，另有报道氧化苦参碱对T、B淋巴细胞及细胞因子呈双向调节作用，高浓度时(1mg/ml)抑制增殖，低浓度时(10～5mg/ml)时有增殖作用。

抗炎作用：2%苦参碱0.25ml/kg肌注可抑制大鼠肉芽组织增生，动物试验还有解热、抗心律失常、保护肝细胞及抗癌作用。

临床用于多种细菌、病毒性感染性疾病，皮肤、黏膜疾病，治疗病毒性心肌炎、抗心律失常和病毒性肝炎。

常用量：肌注无不良反应，当苦参总碱40～60mg静脉注射时，有少数患者出现早搏心律，停药后恢复。

七、山豆根

为豆科植物的根。本品苦寒，具有清热解毒利咽功效，为喉科治疗咽喉肿痛之要药，也可

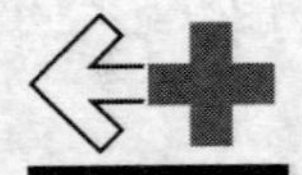

用治湿热黄疸。主要药理成分为总生物碱。

抗菌消炎作用:有抗白色念球菌作用,注射液有消炎解热之效。

抗癌作用:本品对癌细胞有抑制其分裂作用。对正常细胞抑制弱,且不良反应小,无白细胞减少现象。对肝、胃、舌、胆道等的癌细胞均有抑制作用。

临床上用山豆根提取生物碱制成肝炎灵注射液,对急、慢性肝损伤有减轻肝损害和较快修复坏死组织的作用,肝糖原含量增加,有预防和治疗慢性肝损伤纤维化形成作用。同时对HEV有抑制作用。用肝炎灵肌内注射,临床未见明显的毒副反应。

山豆根含生物碱有一定毒性,不能大剂量使用。

常用量:3～10g。

八、栀子

为茜草科植物栀子的成熟果实,又名山栀子。本品苦寒,能清利湿热、泻火除烦、凉血解毒。主治湿热黄疸、热病心烦、血热出血等证。主要药理成分为异栀子甙、栀子素及栀子酮等成分。

抗微生物作用:体外试验对白喉杆菌、金黄色葡萄球菌、伤寒、副伤寒杆菌等有抑制作用。此外,还有抗钩端螺旋体作用及抗血吸虫作用。

对胆汁分泌、排泄及代谢的影响:煎剂或乙醇提取物1g/kg灌胃对结扎胆总管的家兔有抑制血中胆红素升高的作用,并能增加胆汁的分泌。口服栀子煎剂后胆囊明显收缩,有促进胆汁排泄的作用,与葡萄糖醛酰转移酶无关,与Y蛋白、Z蛋白关系不大。Kong YC等实验表明栀子提取物对结扎胆总管动物的AST升高有明显的降低作用。

临床上常用于治疗肝胆病,尤以治疗急性黄疸型肝炎(阳黄)为宜。

常用量:10～20g。

九、虎杖

为蓼科植物虎杖的根茎和根。本品苦寒,功能清热利湿、解毒、活血、化痰止咳,主治湿热黄疸,小便淋浊等证。虎杖含游离蒽醌甙,主要为大黄素、大黄素甲醚、大黄酚等。

抗菌作用:虎杖煎剂(25%～200%)对金黄色葡萄球菌、白色念珠菌、大肠杆菌等有不同程度的抑制作用;在试管外对钩端螺旋体有杀灭作用。

抗病毒作用:20%虎杖液对乙型肝炎抗原有明显抑制作用。虎杖单体Ⅰ和单体Ⅱ可使乙型肝炎抗原滴度降低8倍,尚能杀虫媒病毒。

抗癌作用:所含多聚糖有明显的抗癌活性。用量2～15mg/kg时,在鼠体内能抗肉瘤180,总有效率达90%以上,毒性很低,能刺激单核巨噬细胞系统,提高机体抗病力。

临床常用于预防和治疗肝病,疗效较好。

常用量:10～30g。

十、甘草

为豆科植物的干燥根和根茎,本品味甘而补,生用偏凉,具有清热解毒,祛痰止咳之功;炙用偏温,能益气补中,禀甘平和缓之性,调和诸药,使用最为广泛,可用于各种气虚、咳嗽及热毒之证。主要药理成分为三类,甘草甜素和甘草次酸,黄酮类甘草黄苷、甘草素和槲皮素。

类皮质激素样作用:甘草诱导的假醛固酮作用,只有在醛固酮和氢化可的松存在的情况下才能产生皮质激素样作用,这是因为甘草竞争性地抑制了皮质激素在肝内的代谢,间接提高了其血药浓度而增强了盐皮质激素样作用。

甘草有抗炎、抗过敏、对胃解痉、抗溃疡等作用。

对免疫影响:甘草甜素可抑制蛋清反应引起的过敏反应,阻止过敏介质释放,抑制组胺生成,抑制大鼠巨噬细胞产生的PGE_2释放,甘草葡聚糖成分可提高小鼠记忆细胞生成,具有提高免疫功能。

抗病毒作用:甘草多糖对多种常见病毒如ADVⅢ、HSV-1、HIV等均有明显抑制作用。还能显著抑制细胞突变、抗肿瘤等作用。

临床用于多种感染性疾病、病毒性肝炎、艾滋病等。甘草甜素每日500mg,超过1个月即可能出现钠水潴留、低钾血症。

常用量:3~10g。

十一、五味子

为木兰科植物北五味子和南五味子(华中五味子)的成熟果实。本品味甘性温,具有滋阴补虚,生津安神功效。主治肺虚咳喘,津亏口渴,自汗、盗汗、失眠健忘、心悸等病症。主要药理成分为联苯辛烯类化合物(木脂体类),如五味子丙素、醇乙、酯甲、酯乙、酯丙、酯丁等,其中酯乙、醇乙和丙素的作用最强。

抗微生物消炎作用:煎剂用试管稀释法,对绿脓杆菌、金黄色葡萄球菌、伤寒杆菌、福氏痢疾杆菌有抑制作用;五味子的乙醇浸剂,体外试验对炭疽杆菌、金黄色葡萄球菌、白色念珠菌等皆有抑制作用,体内外试验还表明具有抗病毒作用。

降酶作用:五味子化合物能使四氯化碳所致肝损害血清中的GPT、GOT、LDH、总胆红素显著上升被抑制。

保肝作用:五味子可减轻中毒性肝损伤的物质代谢,轻度增加肝糖原,减轻肝细胞脂肪变性,减轻中毒致病因子对肝细胞线粒体和溶酶体的破坏。

临床用于治疗病毒性肝炎,降谷丙转氨酶疗效显著。已被制成各种制剂广泛应用。

常用量:10~30g。无明显毒性。消化道、胃、十二指肠溃疡患者慎用。

十二、柴胡

为伞形科植物柴胡和狭叶柴胡的根及全草。本品味苦微寒,具有透表泄热,舒肝解郁,升举阳气之功效。适用于肝气郁结,气虚下陷等证。主要药理成分为柴胡皂苷、挥发油、黄酮类化合物、植物甾苷等。

抗炎作用:体外试验表明,柴胡具有抗肝炎病毒引起的细胞病变、促进炎性反应的消除作用。

保肝作用:柴胡煎液对四氯化碳所致大鼠肝损伤,可使肝细胞变性坏死明显减轻,肝细胞

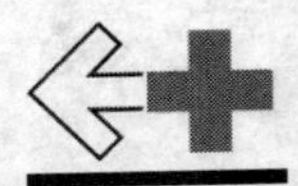

内蓄积的糖原以及核糖核酸含量大部分恢复或接近正常。血清谷丙转氨酶活力显著下降。

此外,柴胡具有明显抑制纤维增生作用。

临床用于治疗多种肝病,具有较好效果。

常用量:10～15g,大剂量柴胡有不良反应。

十三、郁金

为姜科多年生草本植物郁金的块根。本品味辛苦,具有活血通脉,舒肝解郁、利胆退黄之功效。主治气滞血瘀诸证。郁金含挥发油,主要药理成分为挥发油,包括樟脑、莰烯、姜黄素、倍半萜烯等。

抗微生物作用:50%的郁金煎剂对伤寒杆菌、麻风杆菌有抑制作用,郁金水浸液对皮肤真菌有抑制作用。

保肝作用:郁金50%的乙醇提取物对四氯化碳所致的肝损伤有显著抑制效果,有极明显的降低GPT活性的作用,同时有促进肝细胞再生的作用。

此外,郁金挥发油还具有促进胆汁分泌的作用。

临床广泛用于多种细菌性疾病及各种肝病的治疗。

常用量:10～15g,无明显毒副反应。

十四、党参

为桔梗科多年生草本植物党参及同属多种植物的根。本品甘平,不燥不腻。具有补中益气、和胃生津、补血止血功效、主治脾胃虚弱、肺气不足及血虚、津亏等证。在复方制剂中可作人参的代用品。主要药理成分为皂甙、苦味质、挥发油、维生素B_{12}及微生物碱等。

对免疫系统的影响:对正常免疫状态下的小鼠淋巴细胞转化功能不论有无ConA存在,均有一定增高现象,对正常小鼠的抗体形成细胞及血清凝集抗体滴度也有轻度增高现象;对免疫受抑小鼠无论是在细胞免疫还是体液免疫方面均有增强现象。另外,党参还有增强T细胞比值作用。

对糖代谢的作用:煎剂6g/kg灌胃可使实验兔血糖升高。注射液对胰岛素所致低血糖反应有拮抗作用,对肾上腺素引起的高血糖则无影响。

临床上常用于病毒性肝炎的治疗。无明显毒副反应。

常用量:10～30g。

十五、黄芪

为豆科植物黄芪、蒙古黄芪或其他同属相近植物干燥的根。本品甘温益气,升阳固表,能补脾、肺之气,利水消肿,托毒生肌。主治气虚下陷、水肿胀满、表虚不固及疮疡内陷等证。主要药理成分为葡聚糖、三萜黄芪苷。对免疫系统有广泛影响,在对小鼠腹腔注射原生药2.5g/kg剂量下对空斑形成细胞试验(抗体形成)和迟发超敏反应均有明显促进作用,表明其有增强体液免疫和细胞免疫的功能,提高腹腔巨噬细胞数量和吞噬能力,促进PHA诱导的体内淋巴细胞转化。促进小鼠NK细胞活性,使受损T细胞修复,促进干扰素的分泌和抗体合成,提高肝

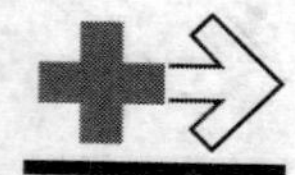

炎患者的总补体(C50)和分补体(C3),根据机体的免疫状态而发生有利的双向反应。黄芪的免疫增强作用与其提高环核苷酸的含量有关。

黄芪抗病毒感染作用:是其增强免疫功能的一种体现。黄芪还有利尿、降血压、抗内毒素等作用。水煎剂 3g/ml 给小鼠灌胃,可使皮肤组织羟脯氨酸含量增加,并使肾上腺显著增重,胸腺增大,可提高受试动物耐缺氧,抗衰老能力。体外试验表明,黄芪使红细胞变应能力得到改善,一般认为这是黄芪益气作用的机制。

临床广泛应用于免疫功能低下、慢性病毒感染、艾滋病、肿瘤等。

常用量:10～30g,无明显不良反应。

十六、苦味叶下珠

为大戟科油柑属一年生草本植物全草。属清热泻火类,主治肝胆湿热黄疸、水肿等证。主要药理成分有多种黄酮类,如槲皮素、黄芪苷、三萜类、生物碱等。

抗乙肝病毒:近年多项实验的研究认为苦味叶下珠具有较强的抗病毒作用,其氯仿粗提物配成 2%溶液与等量 HBsAg 阳性血清在 37℃混合,48 小时后 HBsAg 全部灭活,据称是特异性的,Venkateswaran 等发现苦味叶下珠含有能与 HBsAg 相结合的成分。对鸭乙肝病毒多聚酶也有特异性抑制作用。

抗癌作用:叶下珠分离的木脂素成分具有抗有丝分裂。抗病毒、抗肿瘤作用,在对 32 只慢性 HBV 感染的土拨鼠随机给予苦味叶下珠治疗,死后肝组织检查证实治疗组 4 只(4/23)发生肝癌,对照组 6 只(6/9)发生肝癌。

临床主要用于治疗急慢性肝炎。

常用量:10～30g,多单味代茶。

十七、丹参

为唇形科多年生草本植物丹参的根。本品味苦,微寒,有活血祛瘀,安神宁心,消痈止痛的功效。临床常用于各种淤血证或血行不畅等证。主要药理成分为丹参酮Ⅰ、Ⅱ-A、Ⅱ-B、隐丹参酮、丹参酸、丹多甲酯等。水溶性部分有效成分为甲素、乙素、丙素。

抗微生物作用:对葡萄球菌、大肠杆菌、伤寒杆菌有抑制作用。丹参酮 1mg/ml 对金黄色葡萄球菌及绿脓杆菌有明显抑制作用,对乙肝病毒也有抑制作用。

抗癌作用:丹参水溶性成分,有协同喜树碱的抗癌作用,可延长 L615 小鼠的生存期;显著延长艾氏腹水癌小鼠的存活时间。

改善肝脏纤维化、抑制胶原纤维增生等作用。体外试验表明,丹参煎剂对血凝的三个阶段均有抑制作用,能使纤维蛋白原迅速转变为纤维蛋白单体,纤维蛋白裂解为 FDP,但不能直接溶解纤维蛋白,其纤溶作用在于激活纤溶酶原——纤溶酶系统。

对免疫功能的影响:丹参水溶酚性成分能使巨噬细胞活性增强,γ-球蛋白和血脂下降,IgG 抗核酸抗体减少,尿 17-羟类固醇增强,对免疫功能具有双向调节的作用。

另外,还有改善微循环障碍、改变血液流变学、抗凝血、抗炎、耐缺氧等作用。

大量临床资料表明,丹参具有护肝降酶,升高血清白蛋白含量,提高免疫功能,促进纤维吸

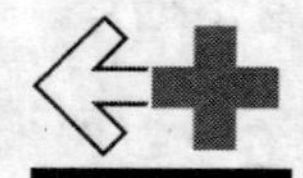

收等疗效，临床上为治疗肝炎常用药物，已有多种制剂用于临床。

常用量：10～30g。

十八、赤芍

为毛茛科植物芍药属芍药的根。本品味苦，性微寒，有行瘀、止痛、凉血、消肿功效。临床常用治疗气滞血瘀经闭，积聚、腹痛胁痛等病证。主要药理成分为：芍药苷、挥发油、脂肪油、树脂等。近年实验研究发现，赤芍对乙肝病毒 DNAP 有较强的抑制作用，直接抑制率达 50％以上。

对免疫系统有抑制作用：赤芍对体液免疫和细胞免疫均有抑制作用。赤芍 70％乙醇提物对小鼠脾脏玫瑰花结形成细胞有明显抑制作用。

保肝作用：可以减少红细胞聚集，改善肝脏微循环，恢复肝细胞的正常代谢和血液供应，促进损伤的修复与肝细胞的再生。

临床运用赤芍多以复方，尤适宜于胆汁淤积型黄疸，也未见赤芍有明显毒副反应及不良反应的报道。

常用量：10～30g。

十九、土鳖虫

为鳖蠊科昆虫地鳖或冀地鳖的雌虫干燥体。其性味咸寒，有小毒。具有破积逐瘀、通络理伤的功效。常用于癥瘕积聚、血滞经闭、产后瘀阻、跌打损伤、瘀滞疼痛等病证。主要药理成分是总生物碱等，有类肝素样作用，干品此作用消失。

保肝作用：动物实验证明，大黄䗪虫丸对肝损伤具有防治作用，同时降酶及改善蛋白代谢异常等作用，同时还具有抑制肝脏胶原形成，减少肝纤维化的作用。

抗癌作用：据报道，土鳖虫对肿瘤细胞有一定的抑制作用。

临床土鳖虫用于治疗肝病很少单用，多以其复方制剂治疗慢活肝、乙肝、重症肝炎、肝硬化、肝癌等的临床报道很多。土鳖虫有小毒，有报道因服用药物中有土鳖虫而引起全身瘙痒与皮疹反应者。

常用量：1.5～4.5g。

二十、白花蛇舌草

为茜草科植物白花蛇舌草的带根全草。本品甘寒无毒，功擅清热解毒消痈，兼能利湿。适用于痈肿疮毒、咽喉肿痛、淋证、黄疸及蛇虫咬伤等病证。主要药理成分是齐墩果酸、黄酮苷及白花蛇舌草素等成分。

抗癌作用：动物实验表明，白花蛇舌草素在体外有抗噬菌体作用和抑制腹水型肝癌细胞的作用；若每日给小鼠 1mg，连续 9 天，可见小鼠移植性肉瘤 S-180 的生长受到抑制，其抑制率为 57.4％。

调节免疫作用：煎剂能刺激正常和人工阑尾炎兔网状内皮系统增生，增强其白细胞在体内外的吞噬活力等，从而提高机体的非特异性免疫功能，发挥抗炎作用。临床常用于治疗肝炎及癌肿。无明显的毒副反应及过敏反应。

常用量：10～30g。

第六节　治疗病毒性肝炎常用方剂及研究

一、茵陈蒿汤

本方出自《伤寒论》，由茵陈六两(15g)、栀子十四枚(9g)、大黄二两(6g)组成，括号内是现代常用量，以下同。具有利胆退黄、通畅大便、清热利湿的作用，主治湿热黄疸，证见一身面目俱黄，黄色鲜明如橘子色，腹微满，口中渴，但头汗出，小便不利，舌苔黄腻，脉象沉实或滑数者。

临床上常用于治疗急性黄疸型病毒性肝炎(多属中医阳黄范畴)、无黄疸型病毒性肝炎(湿热交结为患，无论有无黄疸)、慢性肝炎(湿热偏盛阶段)、重症肝炎、胆汁性肝硬化、肝昏迷、胆囊炎、胆石症等均可用。

实验表明，本方及其组成3味药均具有促进胆汁分泌和弛缓奥狄括约肌的效果，而具有保肝利胆作用。茵陈蒿汤对四氯化碳所致大鼠肝损伤，可显著降低大鼠血清转氨酶，抑制肝细胞的肿胀、气球样变、脂肪变及坏死。临床观察凡阳黄证，服茵陈蒿汤开始10天内血清转氨酶水平有所下降，黄疸指数越高，降低速度越快，旋即逐渐缓慢。

二、茵陈五苓散

本方为《金匮要略》方，由茵陈蒿末十分(4g)、猪苓十八铢(9g)、泽泻一两六铢(15g)、白术十八铢(9g)、茯苓十八铢(9g)、桂枝半两(6g)组成，全方具有清热利湿、化湿行气的功用，使湿热之邪，从小便而去，是治疗湿热黄疸的常用方剂。主治湿重于热的黄疸，证见身目俱黄，但不如热重于湿者之黄色鲜明，头重身困，胸脘满闷，食欲减退，恶心呕吐，腹胀，或大便溏垢，舌苔厚腻微黄，脉象弦滑或濡缓者。临床上常用于治疗病毒性肝炎、肝硬化(湿热蕴结型)、肝癌(肝胆湿热型)。

本方具有显著的利尿作用，对生理盐水负荷小鼠，具有明显利尿效果，对负荷大鼠也有利尿倾向，但尿中Na^+、K^+、Cl^-无改变。根据林氏以中医为主治疗乙型肝炎后肝硬化腹水的体会，对湿热蕴结型证见腹胀、胸闷纳少，口苦，尿少而赤、大便秘结，或有黄疸者疗效较好。

三、大承气汤

本方为《伤寒论》方，由大黄四两，酒炙(12g)，厚朴八两炙(24g)，枳实五枚(12g)，芒硝三合(6g)组成为历代医家所推崇的通里攻下的代表方。全方具有泻热攻积，排除燥屎，破结行气的作用，主治阳明腑实证及热结旁流，下利清水，或热厥等属于里热实证。临床上常用于治疗急性梗阻性化脓性胆管炎、急性胆系感染、胆总管囊肿、肝昏迷等。

研究表明，大黄对四氯化碳所致的肝炎动物，有保肝降酶作用；对乙型肝炎表面抗原有抑制作用，能明显增加胆汁的分泌，同时还能增加胆酸和胆红素的分泌量，对奥狄括约肌也有松弛作用。芒硝有促进胆囊收缩促使胆汁排出的作用。肝衰竭时大便秘结，肠中腐败产物多，异

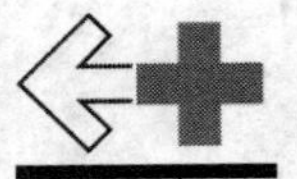

常菌群活跃，产氨增多，经血液吸收过多，可诱导肝性脑病，大脑功能紊乱发生昏迷。泻下药可以加速腐败产物的排泄，抑制异常菌群，改变肠道碱性环境，阻止氨的形成与吸收。因此临床常有多种剂型和给药途径用于治疗重症肝炎。对全身情况不良，腹部空腔脏器梗阻严重，或有绞窄、坏疽、坏死、穿孔先兆，或用下法后可能使局部病变加剧，导致炎症扩散者不宜使用。

四、龙胆泻肝汤

本方始自于金代李东垣《兰室秘藏》，经后世医家的不断衍化，至清代汪昂《医学集解》渐趋定型。本方由龙胆草 6g、柴胡 6g、泽泻 9g、车前子 6g、木通 6g、生地黄 6g、当归 3g、栀子 9g、黄芩 9g、生甘草 6g 组成。全方泻中有补，清中有养，既能清肝火，清湿热，又能养阴血。主治肝胆实火上炎或肝胆湿热循经走至人体内部、皮肤体表的病变。

保肝利胆作用：龙胆草对大鼠所致实验动物急性肝损伤有一定保护效果，能减轻肝细胞变性和坏死，龙胆草有利胆作用，对于健康及肝损伤大鼠或健康犬均可显著增加胆汁流量有利胆作用；当归、栀子、柴胡也均有显著的保肝作用。

抗炎活性：龙胆草的有效成分龙胆碱的抗炎作用较水杨酸强 4～7 倍。此外，生地、当归、柴胡、黄芩、甘草等也均有明显抗炎作用，能抑制多种原因所致炎症早期之毛细血管通透性亢进和渗出、水肿。

调节免疫作用：龙胆泻肝汤能增加幼鼠胸腺重量，建立正反馈机制，进行免疫调节。

临床上常用于治疗病毒性肝炎、肝硬化、胆囊炎等症。同时应注意使用本方时宜对症施用，病除药止，气虚或阴虚火旺患者以及孕妇不宜，木通含马兜铃酸，长期使用有引起肾衰竭的报道。

五、小柴胡汤

本方为《伤寒论》方，由柴胡半斤(24g)、黄芩三两(9g)、半夏半升(9g)、人参三两(9g)、甘草三两(6g)、大枣十二枚、生姜三两组成，是治疗少阳病的主方，属于“八法”中的和法，即和解、调和的意思。本方寒热并用，攻补兼施，有和解少阳，疏利三焦，调畅升降，宣通内外，运行气血的功效，是和解法的首选方。具有舒肝退黄、舒肝和胃、调肝止痛的功效，主治少阳病，证见口苦，咽干，目眩，往来寒热，胸胁苦满，默默不欲饮食，心烦喜呕，舌苔薄白，脉弦，以及黄疸而有少阳病证者。临床只需抓住一两个主证即可遣方用药。

抗炎作用：实验表明，小柴胡汤可抑制血管通透性，其有效成分对金黄色或白色葡萄球菌、甲或乙型链球菌、大肠杆菌、伤寒杆菌、变型杆菌、类产杆菌均有抑制作用，可切断病理环节，控制感染。

保肝作用：小柴胡汤对四氯化碳所致的实验性肝损伤，有较好的保护作用。

免疫作用：小柴胡汤能使实验大鼠的肾上腺重量明显增加，并能使胸腺皮质淋巴细胞减少，具有肾上腺皮质激素样作用。

此外，小柴胡汤能提高胆汁中胆酸及胆红素的含量，增大胆固醇/胆盐系数；并可促进胆汁分泌，增加排泄量，共同起利胆作用。本方还有减轻肝纤维化，防止肝血流降低及抗病毒作用。

临床上常用于治疗病毒性肝炎、胆道疾患等病症。

六、血府逐瘀汤

本方载于《医林改错》，系清·王清任所创，由桃仁四钱(12g)，红花三钱(9g)，当归三钱(9g)，生地黄三钱(9g)，川芎、赤芍一钱半(5g)，牛膝三钱(9g)，桔梗一钱半(5g)，柴胡一钱(3g)，枳壳二钱(6g)，甘草6g组成，为王氏活血化瘀诸方中具有代表性的一首方剂。全方气血兼顾，攻中寓补，升降同施，从而使气血流畅，瘀去新生，诸症可愈。主治胸中血府血瘀，适应证为：①皮肤色素改变；②疼痛；③癥瘕积聚；④口干不欲饮；⑤月经异常，痛经；⑥失眠多梦，思虑过度，心中烦热，干呕呃逆，幻觉幻视等神经、精神系统症状。以上症状不必悉具，有1～2项即可。

本方：①改善组织器官的血液循环；②改善血液的理化性质，调整凝血及抗凝血系统，防止血栓形成；③改善毛细血管通透性及提高吞噬细胞的吞噬功能，增强机体非特异免疫力，减轻炎症反应，促进炎症病灶局限化，降低急性炎症时毛细血管的通透性；④改善神经营养代谢，促进损伤组织的修复；⑤抑制结缔组织代谢，减少瘢痕形成及粘连；⑥降低机体反应，起镇痛作用；⑦抑制肿瘤生长；⑧恢复肝脏清除能力；⑨其他：具有多方面的双向调节作用，这种作用可能与调和气血的作用有关。

临床上常用于治疗慢性肝炎、肝硬化和原发性肝癌等。现代医学认为肝炎或肝硬化为肝脏充血淤血，与中医肝藏血、脉络瘀阻的理论有相近之处。治法当活血为先，选用本方治疗，可改善或清除临床症状，恢复正常肝功能。

七、大黄䗪虫丸

本方源于汉·张仲景《金匮要略》，由大黄十分、黄芩二两、甘草三两、桃仁一升、杏仁一升、芍药四两、干地黄十两、干漆一两、水蛭百枚、蛴螬一升、土鳖虫、虻虫各半升等组成。本方缓消淤血，使淤血去，新血生，则气血恢复，即缓中补虚之意。主治虚劳兼淤血，证见虚劳消瘦，腹满不能饮食，干血内停，肌肤甲错，两目暗红，舌有瘀点，色紫黯，脉多细涩。临床上常用于治疗慢性肝炎、重症肝炎、肝硬化、慢性胆囊炎。

在慢性肝病中普遍应用始于近50年，随着对慢性肝病患者微循环功能障碍的研究，认识到活血化瘀类中药可改善慢性疾病微循环障碍。临床应用大黄䗪虫丸不仅对改善肝功能有效，同时对于慢肝患者的面色晦暗、肝掌、蜘蛛痣等均有减轻的作用，有腹胀、便秘者尤为适宜。近10年舒昌杰等通过实验又发现大黄䗪虫丸具抑制脯氨酸羟化酶的作用，从而减少纤维的增生。还可使实验动物升高的γ-球蛋白下降，使受损肝细胞修复，达到降低升高的ALT的作用。

方中有4个动物药，含有类肝素样物质，经炮制失活。凝血酶原活动度很低、失代偿肝硬化、重型肝炎者慎用。少数人对本品中的某种成分过敏。

八、补中益气汤

本方出自金代医家李东垣的《脾胃论》，由黄芪一钱(18g)、炙甘草五分(9g)、人参三分(6g)、当归二分(3g)、橘皮三分(6g)、升麻二分或三分(6g)、柴胡二分或三分(6g)、白术三分

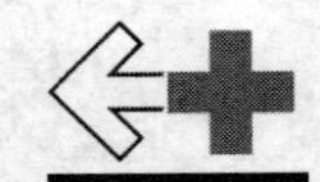

(9g)组成。为补气升阳的代表方,具有益气升阳,调补脾胃之功。主治脾胃气虚,中气不足证,以少气懒言,四肢乏力,饮食无味,舌淡苔白,脉虚无力为辨证要点。

本方对正常小鼠可明显降低血清谷丙转氨酶活性,对荷瘤小鼠可增加其红细胞数,提高血清白蛋白/球蛋白比值,增加白蛋白和甲种球蛋白量,而降低丙种球蛋白量,延长小鼠游泳时间。以上结果表明:补中益气汤可改善荷瘤机体的蛋白代谢,防止贫血的发展,增强体力,对荷瘤机体有某些有益的影响。

临床上常用于治疗慢性肝炎属脾虚湿困者,症见神疲乏力,轻度浮肿,食欲减退,腹胀便溏,舌质淡,舌体略胖,苔腻,脉象细弱;实验室检查肝功能以转氨酶增高(幅度不甚)为主,蛋白电泳改变不明显,免疫功能测定偏低者疗效较好。

九、一贯煎

本方出自《柳州神话》,由北沙参、麦冬、当归各三钱(各 9g)、生地黄六钱至一两五钱(18～30g)、枸杞子三钱至六钱(18～30g)、川楝子一钱半(4.5g)组成,全方具有滋肝肾,舒肝气的作用,诸药合用,使肝阴得养,肝气条达,而诸症可除。主治肝肾阴虚,肝气不舒而见胸闷胁痛,吞酸口苦,舌红少津,脉细弱或虚弦等。

临床上常用于治疗各种肝病、胆道感染等疾患,辨证属于肝肾阴虚者,其适应证为:①具有肝病史,久治未愈,有明显自觉症状者;②大部征象符合阴虚表现者;③脉象弦细或弦数,舌质红或绛红少津者;④有不同程度的肝肿大或脾肿大;⑤面色黧黑,皮肤枯燥,有蜘蛛痣或肝掌者;⑥脾功能亢进、鼻出血、齿出血、肝功能有 2 项不正常者。方中川楝子不宜久服。

十、逍遥散

本方最早见于《太平惠民和剂局方》,由炙甘草半两(4.5g)、当归、茯苓、白巧、白术、柴胡各一两(各 9g)共为散,生姜、薄荷少许煎汤冲服,亦可水煎服之。全方具有舒肝解郁,养血培土的功效,为调和肝脾的常用方剂,主治肝郁血虚,脾虚胃气不和所致的两胁作痛,头痛目眩,神疲乏力,舌淡红,脉弦而虚者。

逍遥散对大鼠四氯化碳实验性的肝损伤模型具有减轻肝细胞脂肪变性及退行性变的作用,在恢复期能促使肝细胞再生,具有保肝作用。

此外,逍遥散还具有改善血液循环,抗菌,增强机体免疫功能,调节新陈代谢,促使增生病灶转化吸收的综合作用。

临床上常用于治疗病毒性肝炎、肝硬化、胆囊炎等属于肝郁血虚证者。

(孙玉凤　张江华　王文斌)

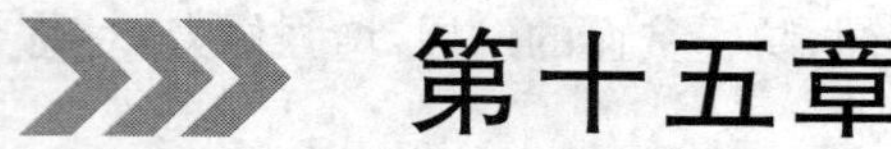

第十五章

病毒性肝炎的最新治疗进展

近年来，在肝炎病毒的生活周期研究中，已经取得了相当的进展，这为探索抗肝炎病毒新型治疗方法奠定了坚实的基础；但是另一方面关于肝炎病毒生活周期的调节，目前还有许多领域没有阐明，有待于进一步研究。但是，我们坚信，随着肝炎病毒感染发病机制研究的不断进展，在不久的将来会出现一系列新的治疗方法。

一、病毒性肝炎的基因治疗

基因治疗在抗肿瘤、遗传性疾病和传染病的治疗中都有十分重要的应用前景。近年来的研究表明，基因治疗在病毒性肝炎的治疗中也能发挥重要的作用。病毒性肝炎的基因治疗研究虽然取得了一系列的进展，但是，由于病毒性肝炎的发病机制还没有完全了解清楚，目前基因治疗在病毒性肝炎治疗中的应用远未达到最高水平。病毒性肝炎的基因治疗一方面取决于基因治疗技术本身发展的速度和状态，另一方面也取决于病毒性肝炎发病机制本身研究的深入程度。

1. 淋巴因子转基因表达 淋巴因子在病毒性肝炎治疗中具有十分重要的作用和广泛的应用前景。其中的 IFN 已成为目前抗肝炎病毒治疗唯一公认有效的基因工程药物。利用淋巴因子转基因表达进行传染病的基因治疗研究，是基因治疗在传染病中的一个重要应用和重要的研究方向。

(1)干扰素的基因转移与表达：Seif 等将小鼠 IFNβ 的基因置于主要组织相容性复合体(MHC)的启动子序列的控制之下，构建重组表达载体，转染 Babl/c 小鼠的成纤维细胞系 NIH3T3，得到了持续的 IFNβ 的表达。表达 IFNβ 的细胞系，对滤泡口炎病毒(VSV)、脑心肌炎病毒(EMCV)和塞姆利基森林病毒的复制和表达均有明显的抑制作用。并发现持续低水平的 IFNβ 的分泌表达，就可以使这一细胞系产生明显的抗病毒状态。然而，用等量的外源重组的 IFNβ 则无此效果。而且，加入相应的 IFNβ 的单克隆抗体并不能阻断这种转导的细胞系对上述三种病毒的抑制效应。因此认为，此细胞系的抗病毒状态的产生，除了和分泌型 IFNβ 的表达有关以外，还有可能存在其他的作用方式。另外，Bednarik 等将人 IFN-α_2 的基因重组到

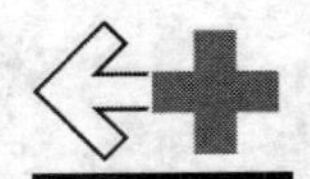

HIV 的长末端重复序列(LTR)中的启动子下游，转入非洲绿猴肾细胞系中，IFN-α_2 的分泌表达水平持续在 50～150U/ml。这一低水平的 IFN-α_2 的表达完全可以抑制 HIV 的复制和转录。同样也发现应用相应水平的外源重组的 IFN-α_2 也无此效果，而且 IFN-α_2 的单抗也不能阻断 IFN-α_2 的抗病毒作用。这一差别的原因，有学者认为体内产生的 IFN-α_2 与体外重组的 IFN-α_2 的抗病毒机制不同。外源重组的 IFN-α 的抗病毒机制，是抑制 HIV 的成熟和装配过程，而内源表达的 IFN-α_2 的抗病毒作用，似乎是主要作用在转录水平以及 HIV mRNA 的稳定性等方面。

(2)白细胞介素-2 的转基因表达：Guidotti 等应用 HBV-DNA 转基因小鼠，证实 IL-2 对 HBV-DNA 转录的 2.1kb 的 mRNA 具有明显的抑制作用。认为 IL-2 对 HBV-DNA 转录 2.1kb mRNA 的启动子活性有明显的负调控作用。同时，还通过 TNF 和 IFN-γ 的诱生达到抗病毒的效果。因为肝细胞膜上没有 IL-2 的受体，所以认为 IL-2 的抗病毒作用是通过其对 HBV-DNA 启动子活性的直接抑制作用来实现的，并且认为 IL-2 抑制 HBV-DNA 的表达是在转录后水平上发生的。

2. 寡腺苷酸合成酶转基因表达 Chebath 等构建了 2’-5’AS 的真核表达载体，和作为标志基因的二氢叶酸还原酶(DHFR)基因的表达载体以共转染的方式，导入到中国仓鼠卵母细胞(CHO)中，得到了 2’-5’AS 的表达。这一转导的细胞系和其亲本细胞相比较，具有显著的抗小 RNA 病毒的能力，如病毒等的感染。这一研究结果表明，表达 2’-5’AS 的细胞系可以绕过 IFN 的诱生，仅仅靠 2’-5’AS 的表达也能产生显著的抗病毒效应。这种 2’-5’AS 诱生在 IFN 抗病毒治疗中是有普遍意义的。因此这是一个很有价值的探索方向。

3. 病毒抗原编码基因的转基因表达 Felgner 等首先将 HIV 的糖蛋白 gp120 的基因与巨细胞病毒(CMV)的即刻早期(IE)启动子序列重组，构建了表达 gp120 的重组表达载体。将这种重组表达载体的质粒 DNA 进行肌内注射，一部分细胞可以获得这种 DNA 而进行表达 gp120。作为一种抗原，机体可以产生免疫保护性抗体。这种特异性的免疫应答是防治 HIV 的重要途径之一。Morin 等也得到了类似的结果。

4. 保护性抗体的基因导入与表达 HIV 感染 $CD4^+$ 细胞并使其破坏造成 $CD4^+$ 细胞的数量减少，甚至完全丧失，以致与之相关的免疫功能缺陷。保护 $CD4^+$ 细胞不受感染其中的一种策略就是利用基因治疗技术导入 HIV-1 抗体的基因进行表达，中和 HIV 的感染性。Marasco 等导入了针对 HIV-1 的单链抗体基因，可以特异性地与 HIV-1 的包膜糖蛋白相结合，以抑制或阻断 HIV 的感染能力。以 HIV 的 cDNA 与单链抗体的编码基因共转染 T 淋巴细胞中，其中 HIV 表达其核心蛋白(gag)的水平变化不大，但产生具有感染能力的 HIV 病毒颗粒的数量却显著降低。最近 Pomerantz 等的研究资料表明，抗 Rev 的单链抗体的表达，在细胞浆中可以捕获 Rev 蛋白，并且可以抑制 HIV 的表达。提示以 HIV 抗体的编码基因作为目的基因进行抗病毒基因治疗是一个有希望的途径。但是 HIV 可以编码多种结构和调节蛋白，作为抗原可以引发机体产生不同的抗体，为了优化细胞内抗体的表达抗 HIV 感染的基因治疗的策略，必须对各种可能的抗体抑制或阻断 HIV 感染的效果进行比较，以获得较为理想的基因治疗效果。

5. 阻断病毒进入细胞的过程 近年来有关 HIV-1 感染的发病机制研究领域中最为令人

兴奋的发现之一就是 HIV-1 感染，必须借助辅助分子融合素即 CC CKR5 这种趋化因子受体的参与。因为 HIV-1 不仅可以高效地感染 $CD4^-$ 细胞系，如中枢神经系统的感染等，而且将 CD4 分子的编码基因转染 CD4 的细胞系，使其表型由 $CD4^-$ 变为 $CD4^+$，也不能导致其对 HIV-1 感染的敏感性增加。最后也想到了辅助分子的可能性，从众多的候选分子中确认融合素是 HIV 感染宿主细胞的必须结合的辅助分子。这一重要发现，必然会导致抗 HIV 感染新疗法的出现。针对融合素分子抗体的基因治疗，以及融合素基因特异性的核酶的分子设计将是抑制或阻断 HIV 感染靶细胞的基因治疗手段。关于 HBV 的受体一直认为 PHSA-R 是 HBV 感染靶细胞的受体分子，但这种观点也存在严重的不足。最近的研究结果表明，附加素 V 可能是 HBV 感染靶细胞的另一个受体分子。关于 HCV 受体的研究发现 CD81 这种跨膜分子可能是 HCV 感染靶细胞的受体分子。根据肝炎病毒的受体分子的性质可能是探索抗肝炎病毒新型治疗方法的重要思路，但目前还没有实质性进展。

6. 细胞内免疫 Malim 等根据 HIV-1 的反式激活剂 Rev 蛋白的结构特点，设计了抗 HIV-1 基因治疗的细胞内免疫策略。Rev 蛋白富含亮氨酸的羧基末端是其反式作用的绝对依赖区。此区的突变体作为野生型 Rev 蛋白的竞争性抑制因子，对未剪切和单剪切的 HIV RNA 的表达和稳定性都有显著的影响。将 HIV Rev 氨基酸序列中 78 位(L-D)和 79 位(E-L)进行定点诱变，则形成突变体 Rev M10。此突变体保持了野生型 Rev 与 Rev 应答元件(RRE)结合的能力，却没有任何激活功能。以逆转录病毒载体-包装细胞系基因转移系统，将编码 Rev M10 的基因导入到人 T 细胞系中以后，稳定表达 Rev M10 的转染细胞系可以显著抵抗 HIV-1 的感染并在人的外周血 T 淋巴细胞中得到重复。另外，将病毒基因特异性核酶的编码基因导入到 T 细胞之中，也能使转导的细胞形成针对这种病毒的细胞内免疫状态。利用噬菌体展示技术筛选得到的肝炎病毒特异性单链可变区抗体可能是进行抗肝炎病毒细胞内免疫基因治疗的重要研究方向，有学者以逆转录病毒表达载体-包装细胞系基因转移系统，将针对 HBsAg 和 HBcAg 的人源化单链可变区抗体导入到 2.2.15 细胞系中进行表达，这种病毒特异性抗体的表达，对于 2.2.15 细胞系中的 HBV 复制和表达具有显著的抑制作用。

7. 诱饵设计 病毒基因的分子生物学研究为抗病毒基因治疗提供了新的设计思路。如人免疫缺陷病毒(HIV)基因调控存在着极为复杂的顺式和反式调节机制，这些调节机制已成为设计抗病毒基因治疗方案的重要依据。HIV 的反式调节，即某些反式激活剂与 HIV RNA 的相应靶位结合和 HIV 基因组复制和表达有着极为密切的关系。因此可以设计一种基因，其转录物与 HIV RNA 竞争性地与反式激活剂相结合，HIV RNA 没有足够的反式激活剂的结合与刺激，就不能进行有效的复制和表达。与 HIV RNA 竞争性及反式激活剂相结合的 RNA 片段称为诱饵分子。

诱饵 RNA 分子表达载体的设计和基因治疗是抑制 HIV 复制和表达的重要策略。诱饵方案的设计和应用寻求病毒核酸与反式激活剂的分离，这就要求诱饵分子要处于量的优势，即必须处于“过表达”状态。只有如此，才能有足够的诱饵分子与 HIV RNA 竞争性地结合反式激活剂。

8. 病毒感染细胞的自杀机制 抗病毒基因治疗的研究大多数情况下是根据病毒的分子生物学特点依照细胞内免疫的原则进行设计的。这些方案的设计在很大程度上依赖于包括蛋

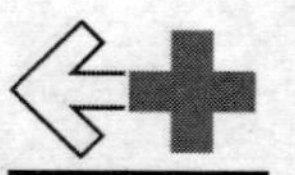

白质和 RNA 在内的感染因素的持续高水平的表达，这也是为什么细胞内免疫难以取得彻底治疗效果的一个重要原因。因此，可以设计清除病毒感染细胞的基因治疗方案，而不是单纯干扰病毒的复制和表达过程。其中自杀基因的导入及病毒感染细胞的清除等基因治疗的策略在这一领域中占有重要地位。

引起细胞自杀的所谓“自杀基因”种类很多，如某些病毒的基因，已知白喉毒素（DTA）在极低水平的情况下即可引起细胞发生死亡，促进药物代谢和转换的基因如水痘-带状疱疹病毒（VSV），胸腺嘧啶核苷激酶（TK），可使无毒的丙氧鸟苷（GAN）转换为毒性极强的代谢产物杀死细胞，HSV 的 TK 基因也有类似的效果。

上述自杀基因的导入可以有效地杀伤转导的细胞，这是毫无疑问的，但怎样保证细胞自杀的范围仅限于病毒感染的细胞而对于正常细胞没有不良反应的设计是其关键。这种基因治疗的方案也同样可以利用病毒感染细胞的特点进行设计。法国的 Klatzman 等根据 HIV 及其感染细胞的特点设计了 HIV 感染细胞的自杀机制，以清除病毒感染的细胞，取得了较为满意的治疗效果。首先，将 DTA 基因重组到缺失突变型 HIV LTR 启动子的下游，如果细胞中没有 HIV 的感染并提供反式激活蛋白，这种 DTA 就不会表达；但如果细胞感染了 HIV，HIV 的复制和表达过程同时为 DTA 的表达提供了反式激活剂，经刺激表达以后，可以引起 HIV 感染细胞的自杀死亡。没有感染 HIV 的细胞不存在反式激活蛋白，DTA 不表达，可以完好存活下来。利用这种机制就能选择性地清除病毒感染的细胞。因此，自杀机制也是抗病毒基因治疗的一个重要组成部分。

9. 反义核苷酸 反义核苷酸包括反义寡聚脱氧核糖核苷酸（ODN）和反义 RNA 两种。反义 RNA 是在研究原核细胞基因调控中发现的一种负性调节因素。但后来证明，真核细胞的基因调控中也有反义 RNA 的参与。认为反义 RNA 分子在基因表达的调控中具有普遍的意义。反义 RNA 与其序列互补的靶 RNA 以碱基配对方式结合，阻断其细胞内的转运，剪切加工，与核糖体的结合，而且激活内源性的核酸酶（如 Rnase H 等）将其分解，以抑制或阻断某一基因的表达和功能。这一基因表达调控的机制，很快也应用到了抗病毒基因治疗的研究中。

10. 核酶 核酶是一种具有酶的催化作用，能够在 GUC 等特定的核苷酸序列的下游切割 RNA 分子的一类小 RNA 分子。核酶 RNA 分子的发现，打破了蛋白质在酶学领域中一统天下的局面，将酶的概念从蛋白质扩展到核酸领域。核酶 RNA 分子与底物 RNA 分子以碱基配对的方式进行结合，保证了核酶作用的高度特异性。同时，核酶与底物结合而形成的酶学活性中心，可对底物进行切割，破坏其结构。这样，经切割的 RNA 链再也不能作为翻译蛋白质的模板，也不能作为逆转录的模板进行核酸的复制。核酶作为抗病毒基因治疗的新型分子，其裂解底物 RNA 高度特异性，高效裂解 RNA 底物的性质，受到了广泛的重视。认为核酶技术是抗病毒基因治疗方案设计中重要的探索方向。

核酶首先是在植物类病毒、卫星病毒及某些原虫，如四膜虫等的研究中发现的。这些核酶 RNA 分子的基本结构，大致有锤头状、发夹状以及斧头状等结构类型。根据这些核酶基本结构类型，设计相对保守的活性中心结构，根据底物 RNA 链中裂解位点及其附近的核苷酸序列结构，设计核酶的侧翼序列。从理论上来讲，只要了解底物 RNA 的序列及结构性质，就能设计出针对任何 RNA 分子的特异性核酶。核酶 RNA 分子中的侧翼序列长度只要保证在 17nt

以上，设计的核酶与底物 RNA 分子结合的特异性，就不会对人体细胞中正常的 RNA 发生裂解反应。因为即使有一个核苷酸不能正确配对，活性中心就不能形成，裂解反应就不会发生。

核酶的本质是 RNA，从自然界中提取纯化针对特异基因片段的核酶 RNA 分子是根本行不通的。人工 RNA 的合成是一条途径，但价格昂贵，没有实用前途。基因工程 RNA 制药又没有突破性的进展。因此，核酶的实际应用还需走基因治疗的途径。即体外设计核酶的编码基因，以逆转录病毒载体导入到靶细胞中进行表达。这种基因治疗的策略已经过较为周密的细胞及动物水平的系统研究，美国已于 1994 年夏天开始抗 HIV 基因治疗的Ⅰ期临床实验。1990 年，Sarver 等首次构建了 HIV 特异性核酶的重组表达载体，并在细胞内，细胞外成功地对 HIV RNA 进行了切割，以及抗 HIV 基因治疗的实验研究。抗 HBV 的核酶基因治疗也顺利进行。1992 年，Chen 等设计了 9 靶位的抗 HIV 核酶及 Weizsacker 等设计了 3 靶位抗 HBV 的核酶，使核酶的抗病毒技术日臻成熟，成为抗病毒基因治疗中又一重要的研究方向。相信核酶抗病毒基因治疗途径在未来的抗病毒基因治疗研究中发挥更大的作用。国内学者也进行了系列的核酶抗 HBV 的基因治疗研究，但只是停留在实验室研究阶段。

二、病毒性肝炎的基因疫苗

基因疫苗的研究在经过短短几年的实验室和临床前研究之后，迅速进入到人体试验的Ⅰ、Ⅱ期临床研究阶段，并显示出广阔的应用前景。因为基因疫苗具有容易生产、价格低廉、储存期长、不需冷链运输、能够诱导细胞免疫应答等优点，因而称为疫苗研究的第三次革命。基因疫苗不仅是预防和治疗各种传染病的有效方法，而且也是抗肿瘤治疗和自身免疫性疾病治疗的重要手段。

1. 基因疫苗的研究背景 基因疫苗就是将抗原的编码基因构建真核细胞表达载体，以这种表达载体的 DNA 通过皮下、肌内注射或颗粒轰击技术进行免疫，目的基因在体内表达诱导机体产生针对这种抗原的体液和细胞免疫应答，达到预防和治疗疾病的目的。$CD8^+$ 的细胞毒 T 淋巴细胞(CTL)是预防和清除细胞内病原体感染的主要免疫因素，但是以亚单位疫苗常常难以诱导。与亚单位疫苗相比，基因疫苗的优势就是在有效诱导体液免疫的同时，主要诱导细胞免疫应答。1993 年，Ulmer 等率先应用流感病毒的基因进行基因疫苗的研究，随后针对各种传染病病原体的抗原进行基因疫苗的研究如雨后春笋。不仅如此，基因疫苗的策略还是治疗恶性肿瘤和自身免疫性疾病的重要方法。

初期的基因疫苗研究是构建某种抗原的重组表达载体，皮下或肌内注射质粒 DNA，诱导机体产生特异性的体液和细胞免疫应答。由于各种疾病的复杂性，近年来的基因疫苗研究又得到了进一步的发展。例如对于病原体不同基因作为基因疫苗靶基因进行了详细的研究，构建了一系列包含不同基因的多基因表达载体，可以同时诱导机体产生针对不同抗原的体液和细胞免疫应答。另外，对于基因疫苗的免疫佐剂也进行了广泛的研究。发现 Th1 细胞因子，特别是 IL-12、IL-18 等的基因作为免疫佐剂，可以抑制基因疫苗的体液免疫应答，促进细胞免疫应答。还发现表达载体序列中的 CpG 岛状结构也是一种基因疫苗有效的免疫佐剂。虽然目前还没有免疫佐剂的临床试验结果，但相信在不远的将来，基因疫苗的免疫佐剂也是提高基因疫苗免疫效果的重要手段。基因疫苗的免疫途径采取了皮下注射、肌内注射和颗粒轰击技

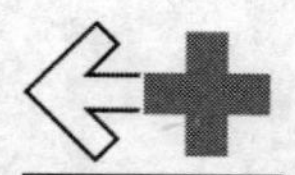

术，但是发现皮下注射和肌内注射都能够诱导有效的体液和细胞免疫应答，但颗粒轰击技术主要诱导体液免疫应答，却不能有效诱导细胞免疫应答。因此，基因疫苗的免疫途径对于基因疫苗的免疫效果也是至关重要的。

2. 肝炎病毒基因疫苗的人体试验 美国马立兰州立大学医学系疫苗研究中心的 Tacket 等 1999 年进行了乙型肝炎病毒表面抗原基因疫苗Ⅰ期临床试验。这项基因疫苗人体试验的基因疫苗接种途径不是皮下或肌内注射而是采用基因枪(PowderJect XR1)，将基因疫苗的 DNA 导入到人体的皮肤。7 例健康志愿者共免疫 2 次，相隔 56 天，分成 3 组，使用不同的接种条件。所有志愿者对基因疫苗的接种都有良好的耐受性。6 个血清学阴性的志愿者中有 1 例在 1 次免疫后就产生了持续高滴度抗-HBs 应答。回顾性资料分析中发现此例志愿者以前可能暴露过 HBV 感染。这一研究结果表明，这一方式的基因疫苗接种，可以诱导很强的加强免疫。但是如果基因疫苗的接种量低至 0.25mg 以下时不能诱导初级免疫应答。

（孙玉凤　王文斌　张江华）

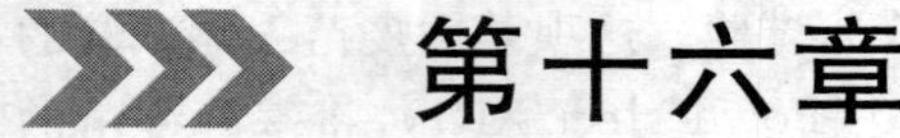

第十六章

病毒性肝炎总的转归情况及预后

第一节　急性肝炎的转归情况及预后

一、急性甲型肝炎

一般认为急性甲型肝炎为自限性肝脏炎症，病后给予充分休息，绝大多数患者可自行痊愈，极少有复发情况或发展为慢性肝炎。迄今为止，也没有见到慢性病毒携带者的报道。上海1988年的暴发流行中观察到30万例甲型肝炎的自然经过，证实多数患者在6个月内治愈。值得注意的一种情况是，少数甲型肝炎患者在病程中可出现再次发热（双峰热）及丙氨酸转氨酶（ALT）波动，使病程延长，但这类患者的愈后也良好。当然，这要首先除外其他感染病症。孕妇感染甲型肝炎后，对妊娠过程无明显影响。据上海甲肝流行中的观察，甲肝孕妇的早期流产率、晚期妊娠的产科并发症、新生儿畸形发生率和死胎率与正常孕妇相似。近年有人发现甲肝病毒（HAV）和乙肝病毒（HBV）间有相互作用效应。即在慢性 HBV 感染时重叠 HAV 感染可短暂抑制 HBV 复制，有利于乙型肝炎 e 抗原（HBeAg）、HBV-DNA 阴转，也并不加重病情。甲型肝炎和乙型肝炎在我国传播十分普遍，因此二者重叠感染很常见，在急性肝炎中可占10%～11.5%，而且几乎都是慢性乙型肝炎重叠 HAV 感染。

二、急性乙型肝炎

急性乙型肝炎也可以是自限性过程。成人患了急性乙型肝炎后90%可在6个月内痊愈，仅10%左右转化为慢性肝炎。而婴幼儿患者90%将演变为慢性肝炎或慢性 HBV 携带者。母亲为 HBeAg 阳性的新生儿约90%会感染 HBV，患儿中98%发展成慢性。这可能与新生儿免疫功能尚不健全，不能清除病毒有关。另外，发展为慢性肝炎还与合并其他疾病有关，如淋巴瘤、血液透析患者、接受免疫抑制剂治疗或免疫功能低下者。个别病例的预后很难在早期作出判断。部分急性乙型肝炎患者在恢复期时可能有以下情况：

1. 肝炎后综合征　少数患者在肝功能恢复正常后仍自感乏力或食欲缺乏或肝区不适，其原因常常来自对肝炎的恐惧心理，思想负担过重。这部分患者宜加强心理治疗和护理，同时要

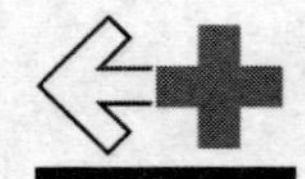

密切观察，长期随访，注意慢性化倾向。

2. 残留的肝组织病理改变　急性乙肝在病后3～4个月内可临床痊愈，但肝组织病理要完全恢复则需在半年到一年以上。因此，在恢复期肝组织仍可看到轻微的炎症浸润、纤维化等。这种残留的表现与轻型慢性肝炎或HBV携带者很难分辨，应该定期观察。

3. 血清HBV-DNA阳性　以往人们认为，在急性乙肝病程中，只有清除病毒，产生抗体，疾病才可称痊愈。近年来，分子生物学发展很快，应用聚合酶链反应(PCR)技术检测患者恢复期血清或外周血单个细胞(PMHC)可发现HBV-DNA的存在。但是这时期病毒含量和复制水平都很低，对整个疾病经过和最终痊愈没有大的影响。

4. 复发性肝炎　在疾病恢复过程中，有2%～5%的患者会有ALT再次升高，肝组织有轻微炎症，有学者称这样的情况为复发。复发的患者中，多数患者病情轻，可完全恢复。少数患者ALT可多次反复升高，容易发展为慢性肝炎。

5. 从病程上判断急性乙型肝炎是否向慢性转化，临床常以6个月为判定期限。超过6个月时即考虑为慢性肝炎。但部分患者病程即超过6个月，临床症状仍逐渐在改善，肝功能继续好转，这些患者最终可以完全康复。

三、急性丙型肝炎

无论是输血后还是散发性的急性丙肝，经过及时有效的治疗可有近半数的患者最终症状消失，肝功能恢复正常，血清中HCV-RNA阴转，但患者可能在一段时间内血清抗HCV阳性。如果病情反复不愈超过6个月以上，就有可能发展为慢性肝炎。急性丙型肝炎有50%～70%的患者演变成慢性丙肝、肝硬化和肝细胞癌，并且转为无症状携带者也较多见。这种预后的恶性程度远远高于乙型肝炎，已引起人们严重关注。国内的资料报道，输血后急性黄疸型肝炎转慢率1年为15%，2年为31.6%；无黄疸型肝炎转慢率1年为70.1%，2年为44%；单项ALT持续升高者转慢率在1年时为66.2%，2年时为40.4%。由此可以看到，急性丙型肝炎中无黄疸型和单项ALT异常者比黄疸型患者更容易转化为慢性肝炎。急性丙型肝炎患者临床多症状轻，症状少，症状表现严重者仅占10%左右。患病后哪些患者能治愈，哪些患者会转为慢性肝炎也难以判定。有些化验室检查指标可供参考。

1. 血清酶的变化　在急性丙肝病程中，血清ALT的变化可预示疾病的转归。血清ALT的变化有：①单峰型，即ALT升高后逐渐降至正常；②双峰型，即ALT下降过程中或降至正常后又上升；③多峰型，即ALT反复波动。急性期的血清ALT呈单峰型者预示病毒能很快清除，预后良好。呈双峰型，ALT恢复正常者也多可痊愈。多峰型者意味病情迁延，转慢性肝炎的可能性增加。另一血清酶γ-GT升高可能预示慢性化。在急性丙肝痊愈者中γ-GT值呈低水平，而慢性丙型肝炎患者血清γ-GT值却很高。同时肝脏病理检查可看到肝细胞变性及坏死程度较重。因此，丙肝患者血清γ-GT持续升高应警惕有慢性化的趋向。

2. HCV-RNA　急性肝炎患者血清HCV-RNA很快消失，是疾病痊愈的标志；若HCV-RNA持续阳性，是确定慢性化或转变为慢性HCV携带者的主要指标。

3. 丙肝抗体　目前常用的检测血清中丙肝抗体为IgM抗HCV、IgG抗HCV。慢性丙肝IgG抗HCV呈持续高滴度，在肝脏炎症活动时可有IgG抗HCV阳性。但痊愈的丙肝患者，其抗 HCV 逐渐下降，并转为阴性。因此动态检测抗 HCV 可鉴别慢性肝炎和急性肝炎自限感染。

4. 病毒基因的亚型 HCV 变异很大，至少存在 6 个丙型肝炎病毒基因亚型。研究人员发现，感染Ⅱ型者，疾病慢性化程度较高，对干扰素治疗应答效果差。而在我国，丙型肝炎患者中 60%～70%为Ⅱ型病毒感染。这也是我国急性丙型肝炎容易发展为慢性肝炎的主要原因。

四、急性丁型肝炎

只有 HBV 感染者才可能有丁肝病毒（HDV）感染，因此 HDV 感染者的预后取决于其 HBV 感染的状态。HDV 可与 HBV 同时感染，或重叠于慢性 HBV 感染。这种感染的类型和疾病演变的经过都有固定的规律性。

1. 同时感染 指健康人同时感染了 HDV 和 HBV。约有 90%的患者仅隐性感染，没有临床症状，检查时发现有抗体产生。在显性发病者中有 75%的患者发生急性丁型肝炎，这种情况一般为自限性经过，大多数患者在 12 周内症状消失，而后完全恢复，并获得保护性抗体。由于两种病毒感染，所以病后约 1 周内 ALT 两次升高呈双峰型。这种同时感染的急性丁型肝炎患者多数可以痊愈。但有 20%的患者将发展为慢性 HBV 与 HDV 感染者，其中包括了慢性肝炎、肝硬化，甚至肝细胞癌。

2. 重叠感染 指在慢性 HBV 感染基础上又感染 HDV。患者中有 20%可发生急性丁型肝炎，其中部分患者 HDV 消失后仍留有慢性乙型肝炎。另有一些患者发展为慢性丁型肝炎，特别是 HBV 重叠或混合慢性乙型肝炎时更加多见。

五、急性戊型肝炎

既往曾有水源污染引起的地方性流行，近年来各地区散发性的患者增多。除孕妇外，急性戊型肝炎为自限性疾病，病情较轻，很少有慢性病例。根据我国新疆大流行的资料统计，死亡率低，约 0.58%。患戊型肝炎后，并不获得终身免疫。因此，在患了戊型肝炎之后，有可能第二次感染戊型肝炎病毒。孕妇容易患急性戊型肝炎，而且病情危重，病死率达 10%～40%，有的地区高达 75%。死亡原因主要是大出血和肝功能衰竭。而非妊娠的女子病死率很低，仅为 0.18%。老年人患了急性戊型肝炎多表现出黄疸，一般病情较轻，预后尚好。少数患者病情较重，黄疸深，突出表现为胆汁淤积现象，黄疸消退缓慢。因此，临床恢复时间较甲型肝炎要长许多。

第二节　急性重型肝炎的转归情况及预后

一、急性重型甲型肝炎

甲型肝炎病毒感染可导致急性重型肝炎，亚急性重型的可能性很小。在欧洲，HAV 感染所致重型肝炎占重型肝炎发病的 1.5%～19%。甲型肝炎的预后明显好于乙型肝炎，存活率高达 33%～61%。上海 310 746 例甲型肝炎中死亡 47 例，其中 25 例死于单纯甲肝病毒所致

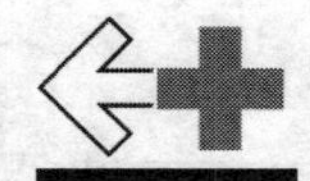

肝衰竭，病死率仅为8.1/10万。我国一学者报道，9例重型甲型肝炎中8例治愈，仅1例死亡。甲型肝炎可合并双重、多重其他肝炎病毒感染，常导致病情加重，甚至诱发急性肝衰竭，病死率高于单一HAV感染患者。

二、急性重型乙型肝炎

急性重型乙型肝炎仅占急性乙型肝炎的1%左右，但HBV感染却是急性重型肝炎最常见的原因。近年来研究发现，感染乙型肝炎变异病毒可造成肝细胞大量坏死。急性重型乙型肝炎病势凶猛，发病10日内快速出现肝昏迷、肝衰竭症状，死亡率远远高于甲型肝炎。国内外对治愈的急性重型乙型肝炎患者跟踪观察发现，绝大多数患者远期恢复良好，并不发展为慢性肝炎或肝硬化。患者的预后常与下列因素有关：

1. 自然因素与预后 ①年龄：年龄不是肝衰竭患者预后的决定因素，但一般认为年龄>50岁，低于14岁者预后差。有资料统计显示，年龄为14～25岁的患者存活率可达69%；②性别：我国曾对121例患者进行分析，死亡率女性为66.7%，男性为51.1%，认为男性比女性预后好。但多数人认为性别对预后的影响不大。

2. 病原与预后 单一乙肝病毒感染和重叠丙肝病毒（HCV）、丁肝病毒（HDV）感染所致急重肝的病死率和肝衰竭后的存活率有所不同。单独乙肝病毒（HBV）感染病死率为38.1%，而重叠HCV或HDV，或HBV、HDV、HCV三重感染则病死率高达80%。乙肝变异病毒感染后更易发生急性重型肝炎。

3. 病期与预后 患者在接受治疗时病情处于早期、中期或晚期与预后关系很大。治疗越早，治愈率越高；治疗越晚，死亡率越高。早期接受治疗的患者病死率仅为4.08%；中期患者已合并有肝性脑病和出血倾向，病死率上升至48%；晚期患者已形成难治性并发症，死亡率高达79.4%以上。

4. 肝脏坏死程度与预后 肝脏的重量与体积的变化常能提示肝细胞的坏死、再生和修复。肝脏的重量<1000g以下的患者死亡率达80%以上。肝脏体积的缩小（肝浊音界叩诊和B超），并且连续观察没有改善者，预后多很差。如果肝脏体积由小渐大，就有恢复的希望。肝组织病理分为坏死型和水肿型。水肿型患者的治疗效果要好于坏死型者。对疾病有益的指标如肝脏的肝细胞生长因子>40ng/ml、肝容积不低于最小值1098ml等可作为患者生存的重要参考指标。

5. 并发症与预后 急性重型肝炎的并发症主要有四个：肝性脑病、感染、消化道出血、肝肾综合征。它们也是导致重肝死亡的最主要原因。国内有人报道，急性重型肝炎有并发症者死亡率为88%。若存在两种以上并发症者，死亡率在93.1%。而无并发症者，死亡率仅为6.1%。在上述这四种并发症中，肝性脑病占发病的第一位，在疾病的早期即能见到。患者的昏迷程度直接影响生存率。有人分析了324例伴肝性脑病的患者，其中死亡178例，死亡者中存在二度以上肝性脑病的164例，可见昏迷程度越深，病死率越高。感染，特别是腹水、腹腔感染是临床十分多见的，在疾病的早期、中期、晚期均可发生，常是导致肝病恶化的直接诱因。消化道出血，特别是大量呕血，反映肝衰竭，使出、凝血功能严重障碍，也是直接导致患者死亡的病因。肝肾综合征多见于疾病中、晚期，在上述并发症存在的基础上疾病进一步恶化。一旦出现肝肾综合征，病死率高达88%～100%，并且多在即日内死亡。

6. 实验室检查与预后 ①凝血酶原时间或凝血酶原活动度(PT、PTA)：肝脏是合成凝血因子的极重要场所。肝功能衰竭时，凝血因子合成减少，消耗增多，PT时间延长，PTA降低，病死率增高。若PT<30%，死亡率高达57.8%，当PTA>60%时，死亡病例明显减少；②血清胆红素：血清胆红素水平高低与疾病的严重程度是一致的。但是患急性重型肝炎时，由于病情发展极快，血清胆红素可能尚未达到很高的水平时患者即已经因肝衰竭而死亡了；③血清转氨酶：血清门冬氨酸转氨酶与血清丙氨酸转氨酶比值(AST/ALT)反映肝细胞损伤严重程度。一般情况下，肝细胞受损时，ALT升高程度大于AST。但对急性重型肝炎的研究结果显示，存活者的比值在1.20～2.26，平均1.73；④酶胆分离现象：ALT从肝细胞中释放入血流的半衰期极短，约在出现肝衰竭10天时，ALT的绝对值开始从高水平下降，而血清胆红素却持续升高。临床称这种现象为"酶胆分离"。这提示了肝细胞急剧坏死，预后不良。但这种现象仅在部分急性重型肝炎患者可以见到。

7. 治疗用药与预后 随着对重型肝炎治疗研究的广泛和深入，人们在坚持以支持疗法为基本治疗的同时，不断探索新途径、新药物，使治愈率显著提高。20世纪70年代主要采用对症治疗，病死率为65%～80%。"六五"期间注重综合基础治疗，使病死率降至54.5%。"七五"期间采用早期应用大剂量抗病毒药物和免疫调节疗法，使存活率达50%～57%。近年来，加用促肝细胞生长素(HGF)，使存活率升至61.63%。国外近年也采用肝移植术治疗重症肝炎，存活率为50%～70%。可见治疗方法的改善有效地提高了治愈率。

三、急性重型丙型肝炎

丙型肝炎的急性重型很少见，更多表现为亚急性重型肝炎。经血液传播者少于1%，散发的丙型肝炎急性重型中抗HCV阳性率为64%。这一数字中包括丙肝混合或重叠其他病毒感染。由单一HCV感染而引起的急性重型丙肝发病率占急性重型肝炎的13%～14%。急性重型丙肝从病原学上分析：混合感染或重叠感染病例多于单一HCV感染，而这一点通常是急性重型肝炎发生、发展的重要因素。无论是单一的HCV感染，还是HCV混合、重叠其他病毒感染而致的急性重型肝炎，预后均不好，死亡率高。从恢复的患者观察到，发生慢性肝炎的机会为40%～50%，较其他病毒感染型肝炎均严重。

四、急性重型丁型肝炎

HDV的感染对急性重型丁型肝炎的发生发展起重要作用。不同的感染方式对预后有直接影响。如果同时感染HDV和HBV，就有发生急性重型肝炎的可能，这种几率可达5%。而在重叠感染的患者中，这种发病几率高达10%。HDV同时或重叠感染HBV时，急性重型肝炎的发病率比单一HBV感染者要高得多。与HDV相关的急性重型肝炎的发病率还存在地区性差异，在美国急性重型肝炎患者30%与HDV感染有关，而在我国台湾高达44%，北京也为28%。HDV感染可加重病情发展，出现并发症和肝衰竭，预后要比单一感染凶险。

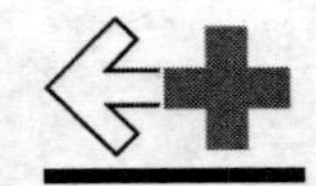

五、急性重型戊型肝炎

戊型肝炎病毒感染可致急性重型肝炎，但非常少见。在欧洲地区仅有个别报道：在亚洲(远东)流行区主要发生在孕妇中，发病率为20%，病死率达10%～70%，孕妇形成流产也很多见。目前机制还不够明确。

第三节　慢性肝炎的转归情况及预后

一、慢性甲型肝炎

既往认为甲型肝炎不会演变为慢性肝炎。但近年来国外学者对甲型肝炎慢性化问题进行了深入研究，发现在一组256例患者中17例(6.6%)有复发，1283例患者中发展为慢性肝炎者占7.3%。因此，甲肝是否会发展为慢性化问题还有待进一步深入探讨。

二、慢性乙型肝炎

慢性乙型肝炎可由急性乙型肝炎发展而来，成人急性乙型肝炎约10%发展为慢性肝炎，更有相当多的人首次发病即表现为慢性肝炎，或在病毒携带过程中出现肝脏炎症活动。轻型慢性肝病经治疗，病情不再继续发展，大多数人可以痊愈。在乙型肝炎e抗原(HBeAg)阳性的患者，由于病变的反复活动，或重叠感染HDV、HCV、HAV等，或病毒发生变异，加快了向肝硬化发展的进程。HBeAg阳性者即使丙氨酸转氨酶(ALT)正常，亦潜在着病变活动的危机。影响慢性乙型肝炎预后的主要因素有：

1. 病毒方面的因素。

2. 机体方面的因素　主要有以下几个方面：

(1)年龄：成年人感染急性乙型肝炎90%可治愈，仅5%～10%转为慢性，而婴幼儿有90%将转为慢性乙肝。老年慢性肝炎HBV清除率低；而中青年者HBV清除率高，抗病毒药物应答佳，肝组织学容易改善。

(2)性别：抗HBe血清转换率女性>男性，可能是女性激素的作用。

(3)嗜酒：常作为肝炎炎症活动诱发和加重的因素。

(4)免疫功能状态：长期处于免疫耐受状态不利于病毒清除，病程延续。特别是合并一些疾病如肿瘤、白血病等，常可加重肝炎病情。

3. 疾病方面的因素　主要有以下几个方面：

(1)疾病分型与预后：慢性肝炎患者临床症状可有可无，有症状者也可轻可重，组织病理的变化也因人而异。临床根据病情轻重将慢性肝炎分为轻型、中型、重型，分型与预后关系很大。轻型慢性肝炎，病变轻，症状较少，组织病理学多属于A亚型和B亚型。轻型慢性肝炎经过治疗后血清ALT渐正常，HBeAg转换成抗HBe，HBV-DNA复制水平降低，这些患者可能最终清除病毒，不直接发展为肝硬化。但也有少数人可长期有自觉不适症状，如乏力、肝区隐痛。一旦出现ALT升高，病情明显加重，提示病变进展。中型慢性肝炎组织学改变以桥样坏死为特征，伴有血清 ALT 异常。这类患者可以隐袭起病，病程缓慢进展，也可以反复发作，病变持续活动，部分患者最终发展为肝硬化。重型慢性肝炎长期存在肝炎症状和体征，血清 ALT 持续升高，组织病理有桥样坏死和融合性坏死，并且有早期肝硬化表现。这类患者病变反复活动，持续加重，5 年病死率为 30%～50%。

(2)病变的活动性与预后：病变的活动性和非活动性对预后的影响很大。活动性的病变肝组织呈融合坏死和桥样坏死，病程进展，病情多恶化。静止的病变常无此病理表现，也极少发展为肝硬化和肝衰竭。但静止病变有少数发生再活动，导致病变加重，甚至发生肝衰竭。

4. 慢性肝炎肝纤维化及早期肝硬化的转归　在慢性肝炎阶段，肝脏炎症反复活动，肝细胞受损伤后进行修复，这样形成了不同程度的肝纤维化。肝纤维化进一步发展，肝内正常组织结构被破坏又重新建立，成为弥漫性并有结节增生，这就叫肝硬化。因此，肝纤维化是慢性肝炎发展到肝硬化的必经阶段。现在已经有药物实验证实，肝纤维化是能防治的，特别是早期抗纤维化治疗可以使肝纤维化逆转。

5. 慢性肝炎肝纤维化的预测

(1)临床没有特异的症状和体征，如果发现原因不明的消化症状、进行性脾肿大及男性乳房发育，应予高度重视。

(2)血清生化 ALT 反复异常，AST/ALT 比值增高，甲胎蛋白(AFP)＞100ng/L，肝纤维化检测指标增高。

(3)肝组织有桥样坏死和多小叶坏死，仅有碎屑样坏死者很少发展为肝硬化。

(4)HBeAg、HBV-DNA 持续阳性，或抗-HBe 阳性转后，ALT 仍然有反复升高情况者。

肝纤维化是可以逆转的，但肝硬化形成后却不可逆。因此，早期发现肝纤维化，给予积极治疗，可逆转肝纤维化，至少能阻止或延缓肝硬化的进程。

三、慢性丙型肝炎

有 50%～70%的急性丙型肝炎会演变为慢性，其中又有 20%将发展为肝硬化和原发性肝癌。病变活跃者预后差。有学者对患者做了 20 年的随访，结果是炎症活动轻者有 21%病情恶化，而炎症活动重者病情恶化高达 80%，且治愈率极低。又有学者做了研究，每隔 5 年定期肝组织活检发现有 45%的患者于 10～20 年内发生肝硬化。与乙肝比较，丙肝发展为肝癌的比例、发生肝功能衰竭及消化道大出血和最终死于肝癌的比例都显著增高。

四、慢性丁型肝炎

当 HDV、HBV 感染超过半年，机体仍不能清除病毒，肝脏有炎症活动时说明疾病已进入慢性阶段。慢性肝病基础上重叠 HDV，因为 HBV 和 HDV 的双重感染加重了肝损害，使病情加重。又因为慢性丁型肝炎缺少有效的治疗用药，病变反复活动加重，易发展为肝硬化和肝细胞癌，并有可能在短期内发生肝衰竭而死亡。

（刘学臣　陈三班　王文斌）

第十七章

病毒性肝炎的护理

俗话说“三分治疗七分护理”，治疗病毒性肝炎更是如此。但大多数人缺少对病毒性肝炎正确的认识，使得病毒性肝炎甚至被人们称为“东方艾滋病”。其实不然，我国是病毒性肝炎高流行地区，每 100 个中国人中，约有 60 人曾经感染乙肝病毒，但只有 10 人左右成为慢性病毒携带者，其中只有少数人会发生慢性病毒性肝炎。对于病毒性肝炎患者，进行自我护理是非常重要的一个环节。

一、护理基础

病毒性肝炎是由多种肝炎病毒引起一组传染病。目前已证实有甲、乙、丙、丁、戊 5 种肝炎，其中甲型、乙型为最常见。这 5 型肝炎在我国均有发生，而且这 5 型之间没有交叉免疫作用，也就是说得了其中任何一型肝炎后，还可能再得其他型肝炎。

甲肝、戊肝的传播途径主要通过粪-口途径传播，乙型肝炎主要通过血液、母婴围产期、医源性、性传播和皮肤黏膜破损造成的密切接触等途径传播，丙肝的传播途径为血液、血制品、性接触传播、母婴传播和日常生活接触传播，丁型肝炎其传播途径与乙型肝炎相同。

病毒性肝炎主要临床表现为明显的乏力，食欲减退，恶心及厌油等消化道症状，肝肿大伴有压痛和肝功能异常，部分患者出现黄疸。急性肝炎多于半年内恢复正常，少数转为慢性，部分慢性肝炎可能发展为肝硬化，甚至肝癌。大多数的慢性肝炎严重危害人们的健康。本病为我国法定传染病之一，甲型肝炎无慢性化也无携带者。丙型肝炎变慢性者甚多。

肝炎病毒携带者和病毒性肝炎病患者是两个概念。肝炎病毒携带者不是肝炎，准确的说算不上患者，很多媒体、广告、医院昧着良心夸大宣传肝炎的危害，现在全世界根本没有能彻底治愈乙型、丙型和丁型肝炎的药物！

二、临床护理

1. 休息　休息是临床上治疗急、慢性病毒性肝炎的重要措施。立位及体力活动会导致肝血流量减少，肝脏营养受损。故肝功能明显异常，胆红素显著上升，凝血酶原时间超过正常

3 秒或年龄>40 岁，均应卧床休息，待症状减轻，或生化检查结果好转可逐渐增加活动量。恢复期应有 1～3 个月不参加工作的康复巩固阶段。重型肝炎，应绝对卧床休息，减少探视，预防交叉感染，禁忌过多的体力和脑力劳动。

2. 饮食与营养 根据不同病期，有不同的饮食要求。急性病毒性肝炎患者：消化道症状明显，应给予易消化，半流质清淡饮食。食欲改善后可逐渐增加营养丰富饮食，鼓励多饮水以利排尿，促进代谢，加快胆红素和毒物的排泄。患者如无肝性脑病的危险，可鼓励进食高蛋白饮食。慢性乙肝的治疗原则在于合理的饮食调理，应予以高蛋白、高维生素、高纤维、低脂肪饮食。少食动物脂肪、油炸食品、咸肉、含脂牛奶，禁忌饮食过量，禁酒。酒的主要成分是乙醇，乙醇在肝脏内可以转化为醛，它们对于肝脏都有直接损害作用。合理的饮食为治疗肝病提供了极大的便利条件。

3. 药物治疗 对于慢性病毒性肝炎，抗病毒治疗是关键，有病毒复制者用抗病毒治疗，也可用适当护肝或中医中药治疗。药物治疗原则为少而精，以安全有效为主。治病应到正规医院，必须在专科医生的指导下，严格规范用药。

4. 心理护理 病毒性肝炎患者的心理状况，概括起来有抑郁、焦虑、疑虑、孤独感、被动依赖、否认、同病相怜等七种。无论出现何种心理状态，都会影响患者的康复。作为医护人员，应当与患者多沟通，对其开导、鼓励，从中了解患者的心理状态，给予对症护理。急性肝炎患者，由于起病急、病情重，慢性肝炎患者因久病不愈，均易产生不良情绪，进一步加重各种不适症状，对康复极为不利。故应指导患者保持豁达、乐观心态，增强战胜疾病的勇气和信心。

三、自我护理

现代医学证明，持久的心理紧张和心理冲突会造成精神疲劳，人体免疫功能减弱，对康复不利。患病后产生焦虑，害怕心理，这是正常现象。其实病毒性肝炎并不可怕，毕竟它不是绝症，目前已有不少有效的治疗方法。因此，正确的态度是“既来之，则安之”，在积极配合医务人员治疗的同时，保持乐观平和的心态，对患者的康复具有十分重要的意义。正确对待疾病，学会从忧郁中走出来、听听音乐、看看电视、与人聊天以及室外活动等，都可以转移患者的注意力，便于从忧郁中解脱出来。培养乐观情绪，心胸开阔，心境平和，保持乐观情绪，不仅有利于患者的康复，而且也是延缓衰老，健康长寿的要诀。

1. 适当休息 避免过度的脑力劳动或繁重的体力劳动。但休息并不意味着成天睡在床上，可以适量的运动，如散步、打太极拳、养花、养鱼等。特别是在饭前要适当的活动，这样有利于增进食欲，但饭后一定要休息，而且以平卧为佳，这样可以让更多的血液流入肝脏，以保证肝脏有足够氧气和养料，有利于肝细胞再生以及患者康复。晚上不要睡得太晚，应保证每晚 7～8 小时的睡眠时间。如果有失眠现象，应求助医护人员给予解决，不能擅自服用安眠药或镇静剂。

2. 营养原则 以适口，清淡，新鲜，易消化的食物为佳，保证供给一定量的优质蛋白质，适量脂肪，碳水化物，同时辅以足量的维生素。蛋白质可选用乳类、蛋类、豆制品及鱼禽或虾类。少用红肉类如：猪、牛、羊肉等。减少油腻或高脂肪饮食的摄入。碳水化物的摄入一般每天 250～300g，或占总热能的 60%～65%。进食要有规律，按时就餐，切不可早一顿，晚一顿，饥一顿，饱一顿。

3. 自觉养成良好的卫生习惯 不吸烟，禁酒，适量饮茶，和谐适度性生活。香烟在燃烧时烟雾中含有3000多种有毒化学物质，除了对呼吸道有损害外，对口唇、胃肠道、肝脏、胰腺、心血管、膀胱及前列腺等都有危害。嗜酒可导致多种危害，如酒精性肝炎、肝硬化、脂肪肝、肝癌、诱发糖尿病及胰腺炎等。患者在急性肝炎和慢性肝炎急性活动期应暂停性生活，急性肝炎痊愈后可恢复正常性生活；慢性肝炎肝功能稳定时要节制，以房事后次日不觉疲劳为度。另外，就防止疾病传播角度而言，最好使用避孕套，以杜绝肝炎病毒经性交传播的机会。做好隔离，一般认为成人间密切接触而感染发病的机会是极少的，婴幼儿的感染，则多数可成为慢性感染者，故未感染乙肝病毒的家庭成员，尤其是儿童，应该注射乙肝疫苗，进行正规的免疫。

4. 定期复查 在医生指导下用药，定期复查肝功能、病毒指标。一般在出院头几个月，每月复查一次，如无自觉不适，半年后可适当延长复查时间，2～3个月一次。同时也应定期复查B超，观察肝、脾的变化。

四、家庭护理

病毒性肝炎，是以肝脏炎性病变为主并可引起多器官损害的一种传染病，面对危害性如此大的疾病，如何与患者及家属沟通显得非常重要。

首先，应帮助患者和家属正确认识及对待肝炎病毒的感染，正确认识不同类型的肝炎和不同的预防措施及不一样的预后。让他们了解多数感染肝炎病毒者经过正规治疗是可以获得较为满意的效果的，只有少数患者才会演变为肝硬化甚至肝癌。对于肝炎病毒携带者，我国病毒性肝炎防治方案规定：可正常工作和学习，但要定期复查肝功能、甲胎蛋白及B超检查等。同时保持乐观豁达的良好心态，适度进行休闲娱乐等也是非常重要的。对于处在慢性肝炎活动阶段的患者，即使临床上没有任何症状，也要注重休息，切忌高枕无忧。从目前情况来看，保肝护肝，调整免疫和抗病毒应并举，除了正确用药还要注意治疗以外的因素，那就是定期随访、平和心态、饮食有节、劳逸结合等。

其次，要帮助患者及家属了解几个误区：①家里一旦有肝炎患者，家庭其他成员则不应处处设防，如临大敌，甚至有歧视的态度等。患者只要在日常生活中碗筷、茶杯、牙刷、毛巾、剃须刀等用品与他人分开即可。患有乙型、丙型和丁型肝炎的妇女注意经期卫生，避免互相传播；②患者认为使用保肝药物多多益善。其实，慢性乙肝的患者经常会超出医生建议范围吃很多所谓“保肝药”、保健品。其实，这对肝脏并不一定有利。因为用药剂量过大过频，品种过多或疗程过长，可能加重肝脏的代谢，甚至诱发危险；③误认为空气及一般接触可传染肝炎。乙型、丙型和丁型病毒主要是通过血液传播，其他如生活密切接触传播率很小，同室工作、交谈、一起进餐等一般不会被传染，也不会通过握手传染给其他人，除非双方手都有裂口，并有出血情况；④有人认为成年人无须接种乙肝疫苗。处于HBV感染高度危险状态的易感者均应接种乙肝疫苗。主要包括：新生儿、婴幼儿和未感染过乙肝病毒的学龄前儿童、医务人员以及和乙肝病毒携带者有密切接触者，如性伴侣和配偶等。

（刘　蕾　王　卜　王宇涵）

第十八章

病毒性肝炎的预防

病毒性肝炎作为一种传染性强、传播途径复杂的传染病,目前尚缺乏特效治疗方法。甲型和乙型可通过疫苗预防。其预防应采取综合措施,具体包括以下几个方面。

1. 管理传染源　对急性甲型肝炎患者应采取早期隔离措施。即患者暂时不与外界接触,单独在家休息治疗。患者应自觉进行隔离,不要把肝炎病毒传染给别人,防止肝炎的传播、蔓延。急性黄疸型肝炎患者如不能住院治疗时,应在医生指导下,在家严格隔离治疗。一般从发病日期起隔离3周(不能确知发病日者,可从确诊日期算起)。必须做到:

(1)患者与健康人不在一个床上睡眠,患者的被褥、衣物要与健康人分开,并进行消毒。

(2)患者的食具、漱口用具、水碗、脸盆、毛巾、便盆等也与健康人分开使用。患者要单独吃饭,剩余的食物不要给他人吃。也不要给其他人拿直接入口的食物和东西,如香烟等。

(3)患者的书报、刊物、物品、玩具等不要借给他人传阅、玩耍,必须经过消毒处理后才能传借别人。

(4)在患者隔离期间,邻居、亲友不要到患者家串门,尤其儿童不要与患者一起玩耍。

(5)患者在患病期间不要串门,不要到公共场所,更不要到饮食部门用餐。

慢性肝炎也有传染性,应同样注意隔离。对于甲型肝炎患者的密切接触者要注意观察,一般观察45天,没有发病的才可视为健康人。另外,加强对从事饮食业、托幼工作人员和献血人员的检查也是控制传染源的重要环节。

2. 切断传播途径

(1)提倡用流动水洗手,注射时要一人一针一管,用后高压或煮沸消毒;不使用他人生活用具,搞好个人卫生。

(2)非必要时不输血及血制品;输血员要进行筛选。

(3)消毒也是切断传播途径,控制、消灭传染源的另一方法。肝炎患者确诊后,病患住所应及时做一次较彻底的消毒,食具、漱口用具、毛巾等要煮沸30分钟,家具、物体表面、地面要用3%漂白粉液擦拭。患者的粪便要用漂白粉(粪便4份,漂白粉1份)或生石灰(粪便1份,生石灰1份)进行搅拌后放2小时倒掉。患者使用的便器要专用,使用后,用3%漂白粉水浸泡

2 小时后再洗刷。患者和大家应做到饭前、便后用 2%过氧乙酸溶液浸泡洗手 2 分钟。

3. 保护易感人群

(1)甲型肝炎：抗 HAV IgG 阴性者均可接种甲型肝炎减毒活疫苗以获得主动免疫，主要用于幼儿、学龄前儿童及其他高危人群。接种后免疫期至少 5 年。对近期有与甲型肝炎患者密切接触的易感者，可用人丙种球蛋白进行预防注射以获得被动免疫，时间越早越好，免疫期 2～3 个月。

(2)乙型肝炎：①乙型肝炎疫苗：易感者均可接种，新生儿应进行普种；②乙型肝炎免疫球蛋白(HBIG)：属于被动免疫。从人血液中制备。目前国产 HBIG 为 100IU/支。主要用于新生儿及暴露于 HBV 的易感者，应及早注射，保护期约 3 个月，必要时可在此期限后重复注射；③目前对丙、丁、戊型肝炎尚缺乏特异性免疫预防措施。

4. 肝炎患者必须注意休息，不能疲劳，保持乐观的情绪，急性肝炎早期要卧床休息。

5. 饮食宜清淡、易于消化，且富含维生素 B、维生素 C，多吃些高蛋白、低脂肪的食物，不宜吃过多的糖，严禁饮酒，以防止肝炎复发和加重。

6. 注意消毒隔离，患者吃住，生活用品要和健康人分开，餐具、用具要及时消毒，患病期间，减少外出活动，避免交叉感染。

7. 在医生指导下，适当服用保肝药或中药治疗。

8. 一旦出现乏力，食欲减退、恶心、呕吐、腹胀、肝区疼痛不适等症状加重的情况，应随时就医检查。

9. 痊愈或稳定后还需定期复查肝功能及其他有关检查。

10. 食药预防　可选用以下任何一方水煎服，连服 7～10 天。

(1)茵陈蒿 30g，生甘草 10g。

(2)决明子 15g，贯众 15g，生甘草 10g。

(3)茵陈蒿 30g，凤尾草 30g。

(4)茵陈蒿 30g，大枣 10 枚。

附：3%漂白粉水配制方法：取漂白粉 500g，先加水调成糊状，然后加水到 5000g，盖好放置 24 小时后取上清液 2 份，加水 7 倍即可配好使用。

(刘学臣　梁保丽　郭沛然)

参 考 文 献

1 韩硬海,李树桐．临床肝脏病学．济南:山东科技出版社,2004

2 巫协宁．临床肝胆系病学．上海:上海科学技术文献出版,2002

3 姚光弼．临床肝脏病学．上海:上海科学技术出版,2004

4 骆抗先．乙型肝炎基础和临床．北京:人民卫生出版社,2001

5 杨大明,孟宪镛．肝硬化腹水形成机理及治疗研究进展．国外医学内科学分册,1996,23:1-4

6 中华医学会传染病与寄生虫学分会、肝病学分会．病毒性肝炎防治方案．中华肝脏病杂志,2000,8(6):324-329

7 初玉琳．拉米夫定治疗失代偿乙型肝炎肝硬化 60 例．肝脏杂志,2006,11(2):115-116

8 王吉耀．内科学．第 6 版．北京:人民卫生出版社,2005

9 江绍基．临床肝胆系病学．第 2 版．上海:上海科学技术出版社,1994

10 耿贯一．流行病学．第 2 版．北京:人民卫生出版社,1996

11 刘克洲,陈智．人类病毒性疾病．北京:人民卫生出版社,2002

12 李梦东,王宇明．实用传染病学．第 3 版．北京:人民卫生出版社,2004

13 马亦林．传染病学．第 4 版．上海:上海科学技术出版社,2005

14 陈菊梅．现代传染病学．北京:人民军医出版社,1999

15 陈紫榕．病毒性肝炎．北京:人民卫生出版社,2002

16 刘锡光．病毒性肝炎实验诊断学．第 2 版．北京:人民卫生出版社,1999

17 巫协宁．临床肝胆系病学．上海:上海科学技术文献出版社,2002

18 叶维法,钟振义．肝胆病诊断学．天津:天津科学技术出版社,1997

19 梁扩寰．肝脏病学．天津:天津科学技术出版社,1995

20 叶维法．临床肝胆病学．天津:天津科学技术出版社,1994

21 林庚金．消化病新概念．上海:上海医科大学出版社,1997

22 陆玮,曹灿红．肝硬化时血流动力学变化及其治疗．中华消化杂志,1999,19:405-407